"十四五"职业教育国家规划教材

国家卫生健康委员会"十三五"规划教材

全国高等职业教育教材

供助产专业用

助产学

第 2 版

U0284606

主　编　魏碧蓉

副主编　崔　萱　王　玉

编　者（以姓氏笔画为序）

王　玉　山东医学高等专科学校

王　侠　皖西卫生职业学院

朱桐梅　苏州卫生职业技术学院

杨春红　长春医学高等专科学校

李金芝　蚌埠医学院护理学院

李柳丽　广西科技大学医学院

李韶莹　山西卫生健康职业学院

李耀军　长沙卫生职业学院

张　露　山西医科大学汾阳学院

顾　琳　莆田学院护理学院（兼秘书）

崔　萱　江苏护理职业学院

程　艳　大庆医学高等专科学校

魏碧蓉　莆田学院护理学院

人民卫生出版社

图书在版编目（CIP）数据

助产学 / 魏碧蓉主编 . —2 版 . —北京：人民卫
生出版社，2018

ISBN 978-7-117-27019-9

Ⅰ.①助… Ⅱ.①魏… Ⅲ.①助产学 – 高等职业教育
– 教材 Ⅳ.①R717

中国版本图书馆 CIP 数据核字（2018）第 294291 号

人卫智网 www.ipmph.com	医学教育、学术、考试、健康，购书智慧智能综合服务平台	
人卫官网 www.pmph.com	人卫官方资讯发布平台	

助　产　学
第 2 版

主　　编：魏碧蓉

出版发行：人民卫生出版社（中继线 010-59780011）

地　　址：北京市朝阳区潘家园南里 19 号

邮　　编：100021

E - mail：pmph @ pmph.com

购书热线：010-59787592　010-59787584　010-65264830

印　　刷：北京市艺辉印刷有限公司

经　　销：新华书店

开　　本：850×1168　1/16　印张：20　插页：8

字　　数：633 千字

版　　次：2014 年 2 月第 1 版　　2019 年 2 月第 2 版
　　　　　2024 年 4 月第 2 版第 11 次印刷（总第 17 次印刷）

标准书号：ISBN 978-7-117-27019-9

定　　价：58.00 元

打击盗版举报电话：010-59787491　E-mail：WQ @ pmph.com

（凡属印装质量问题请与本社市场营销中心联系退换）

修 订 说 明

高等职业教育三年制护理、助产专业全国规划教材源于原国家教育委员会"面向 21 世纪高等教育教学内容和课程体系改革"项目子课题研究,是由原卫生部教材办公室依据课题研究成果规划并组织全国高等医药院校专家编写的"面向 21 世纪课程教材"。本套教材是我国高等职业教育护理类专业第一套规划教材,第一轮于 1999 年出版,2005 年和 2012 年分别启动第二轮和第三轮修订工作。其中《妇产科护理学》等核心课程教材列选"普通高等教育'十五''十一五'国家级规划教材"和"'十二五''十三五''十四五'职业教育国家规划教材",为我国护理、助产专业人才培养做出卓越的贡献!

根据教育部和国家卫生健康委员会关于新时代职业教育和护理服务业人才培养相关文件精神要求,在全国卫生职业教育教学指导委员会指导下,组建了新一届教材建设评审委员会启动第四轮修订工作。新一轮修订以习近平新时代中国特色社会主义思想为指引,全面落实党的二十大精神进教材相关要求,坚持立德树人,对接新时代健康中国建设对护理、助产专业人才培养需求。

本轮修订的重点:

1. 秉承三基五性 对医学生而言,院校学习阶段的学习是一个打基础的过程。本轮教材修订工作秉承人民卫生出版社国家规划教材建设"三基五性"优良传统,在基本知识、基本理论、基本技能三个方面进一步强化夯实医学生基础。整套教材从顶层设计到选材用材均强调思想性、科学性、先进性、启发性、适用性。在思想性方面尤其突出新时代育人导向,各教材全面融入社会主义核心价值观,体现"敬佑生命、救死扶伤、甘于奉献、大爱无疆"的卫生与健康工作者精神,将政治素养和医德医技培养贯穿修订、编写及教材使用全过程。

2. 强化医教协同 本套教材评审委员会和编写团队进一步增加了临床一线护理专家,更加注重吸收护理业发展的新知识、新技术、新方法以及产教融合新成果。评委会在全国卫生职业教育教学指导委员会指导下,在加强顶层设计的同时注重指导各修订教材对接最新专业教学标准、职业标准和岗位规范要求,更新包括疾病临床治疗、慢病管理、社区护理、中医护理、母婴护理、老年护理、长期照护、康复促进、安宁疗护以及助产等在内的护士执业资格考试所要求的全部内容,力求使院校教育、毕业后教育和继续教育在内容上相互衔接,凸显本套教材的协同性、权威性和实用性。

3. 注重人文实践 护理工作的服务对象是人,护理学本质上是一门人学,而且是一门实践性很强的科学。第四轮修订坚持以学生为本,以人的健康为中心,注重人文实践。各教材围绕护理、助产专业人才培养目标,将知识、技能与情感、态度、价值观的培养有机结合,引导学生将教材中学到的理论、方法去观察病情、发现问题、解决问题,在加深学生对理论的认知、理解和增强解决未来临床实际问题的能力的同时,更加注重启发学生从心灵深处自悟、陶冶灵魂,从根本上领悟做人之道。

4. 体现融合创新 当前以信息技术、人工智能和新材料等为代表的新一轮科技革命迅猛发展,包括护理学在内的多个学科呈深度交叉融合。本套教材的修订与时俱进,主动适应大数据、云计算和移动通讯等新技术新手段新方法在卫生健康和职业教育领域的广泛应用,体现卫生健康及职业教育与新技术的融合成果,创新教材呈献形式。除传统的纸质教材外,本套教材融合了数字资源,所选素材主题鲜明、内容实用、形式活泼,拉近学生与理论课和临床实践的距离。通过扫描教材随文二维码,线上与线下的联动,激发学生学习兴趣和求知欲,增强教材的育人育才效果。

　　全套教材包括主教材、配套教材及数字融合资源,分职业基础模块、职业技能模块、人文社科模块、能力拓展模块、临床实践模块5个模块,共47种教材,其中修订39种,新编8种,供护理、助产2个专业选用。

教材目录

序号	教材名称	版次	所供专业	配套教材
1	人体形态与结构	第2版	护理、助产	√
2	生物化学	第2版	护理、助产	√
3	生理学	第2版	护理、助产	√
4	病原生物与免疫学	第4版	护理、助产	√
5	病理学与病理生理学	第4版	护理、助产	√
6	正常人体结构	第4版	护理、助产	√
7	正常人体功能	第4版	护理、助产	
8	疾病学基础	第2版	护理、助产	
9	护用药理学	第4版	护理、助产	√
10	护理学导论	第4版	护理、助产	
11	健康评估	第4版	护理、助产	√
12	基础护理学	第4版	护理、助产	√
13	内科护理学	第4版	护理、助产	√
14	外科护理学	第4版	护理、助产	√
15	儿科护理学	第4版	护理、助产	√
16	妇产科护理学	第4版	护理	
17	眼耳鼻咽喉口腔科护理学	第4版	护理、助产	√
18	母婴护理学	第3版	护理	
19	儿童护理学	第3版	护理	
20	成人护理学（上册）	第3版	护理	
21	成人护理学（下册）	第3版	护理	
22	老年护理学	第4版	护理、助产	
23	中医护理学	第4版	护理、助产	√
24	营养与膳食	第4版	护理、助产	
25	社区护理学	第4版	护理、助产	
26	康复护理学基础	第2版	护理、助产	
27	精神科护理学	第4版	护理、助产	
28	急危重症护理学	第4版	护理、助产	

序号	教材名称	版次	所供专业	配套教材
29	妇科护理学	第 2 版	助产	√
30	助产学	第 2 版	助产	
31	优生优育与母婴保健	第 2 版	助产	
32	护理心理学基础	第 3 版	护理、助产	
33	护理伦理与法律法规	第 2 版	护理、助产	
34	护理礼仪与人际沟通	第 2 版	护理、助产	
35	护理管理学基础	第 2 版	护理、助产	
36	护理研究基础	第 2 版	护理、助产	
37	传染病护理	第 2 版	护理、助产	√
38	护理综合实训	第 2 版	护理、助产	
39	助产综合实训	第 2 版	助产	
40	急救护理学	第 1 版	护理、助产	
41	预防医学概论	第 1 版	护理、助产	
42	护理美学基础	第 1 版	护理	
43	数理基础	第 1 版	助产、护理	
44	化学基础	第 1 版	助产、护理	
45	信息技术与文献检索	第 1 版	助产、护理	
46	职业规划与就业指导	第 1 版	助产、护理	
47	老年健康照护与促进	第 1 版	护理、助产	

数字内容编者名单

主　编　魏碧蓉

副主编　崔　萱　王　玉

编　者（以姓氏笔画为序）

王　玉　山东医学高等专科学校

王　侠　皖西卫生职业学院

朱桐梅　苏州卫生职业技术学院

杨春红　长春医学高等专科学校

李金芝　蚌埠医学院护理学院

李柳丽　广西科技大学医学院

李韶莹　山西卫生健康职业学院

李耀军　长沙卫生职业学院

张　露　山西医科大学汾阳学院

顾　琳　莆田学院护理学院（兼秘书）

崔　萱　江苏护理职业学院

程　艳　大庆医学高等专科学校

魏碧蓉　莆田学院护理学院

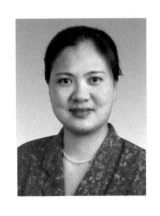

魏碧蓉,教授,硕士研究生导师。现任莆田学院护理学院院长,兼任教育部高职高专护理专业助产分专业教学指导委员会委员、中国妇幼保健协会助产士分会助产教育专业学组副主任委员、全国高等医学教育学会护理教育分会理事、全国普通高等医学院校护理学类专业"十三五"规划教材评审委员会委员、全国护理学专业考试用书专家指导委员会委员、《中华护理教育》杂志编委、福建省高校高级职称评委专家库成员、福建省护理学会护理教育分会常委。

从事助产教学工作 38 年,主要承担"助产学""高级助产学""助产技术""妇产科护理学""护理教育"等课程的教学工作。现为福建省高校精品课程《高级助产学》、福建省本科院校护理学重点学科、福建省高校助产特色专业建设点项目、福建省护理实验教学示范中心负责人;福建省第三届高校教学名师。先后完成省级教学研究课题 10 项,获福建省高校教学成果一、二等奖各 1 项,主编和副主编国家级教材 10 部,发表教学研究论文近 40 篇。

寄语:

崇高的理想是人生的指路明灯。有了它,生活就有了方向;有了它,内心就感到充实。迈开坚定的步伐,走向既定的目标,去守望生命,静待花开。

前　言

随着护理教育理念的变革,以学生为主体,以活动为中心,与专业实践紧密结合的开放式教学受到重视。互联网的不断发展,改变了教师教学和学生学习的方式,也对我们的教材提出了新的要求。根据第四届全国高等职业教育护理、助产专业教育教材建设评审委员会二次会议、国家卫计委"十三五"规划教材、第四轮全国高等职业教育护理、助产专业规划教材主编人会议精神,为了遵循当前人人皆学、处处能学、时时可学,以学生为中心,推动素质及创新教育的指导思想,建设新型数字融合教材迫在眉睫。为了适应国家计划生育政策的改变,助产专业人才需求激增的现状,组织全国 12 所高职高专和护理院校从事助产教学和临床一线的教师,对第一版的《助产学》进行了新一轮的修订和补充,融合了数字化内容。

本教材全面落实党的二十大精神进教材相关要求,编写遵循"三基"(基本理论、基本知识、基本技能)、"五性"(科学性、思想性、先进性、启发性、实用性)的原则,从形式到内容都有创新和改革。每个章节除了原有的学习目标、情景导入、知识链接、思考与练习等模块,还增加了扫一扫、测一测,思路解析、数字资源及教学大纲等,通过扫描书中二维码可以获得。PPT 增加了思维导图。全书四部分内容:产科学基础、生理产科、病理产科和产科常用手术及护理配合;内容组织以助产执业内容为主体,更新了新产程的概念,以助产职业能力为核心,与护士职业资格考试紧密接轨。力求合理利用信息技术和数字资源解决教学难点、突出教学重点、优化教学过程、完成教学任务。本书方便学生利用数字资源进行自学。

本教材适用于高职教育院校的助产专业,也可供妇幼卫生专业、护理专业和在职助产士、护士继续教育使用,也可使相关专业人员作为参考用书。

本教材编写得到全国 12 所高职高专和护理院校领导及骨干教师的大力支持,解放军第 95 医院护理部及妇产科护士长廖丽为本书视频的拍摄给予大力支持,在此表示诚挚的谢意! 同时,感谢第一版教材的编者们为我们提供的编写基础。

由于编写任务重,编者水平有限,内容和编排难免有不妥之处,殷切希望广大师生及同行批评指正,提出宝贵意见,以便不断修订完善。

魏碧蓉

2023 年 10 月

教学大纲
(参考)

目 录

绪 论

绪论 PPT

一、助产学的定义与范畴

助产学是一门协助新生命安全诞生的医学科学。是研究妇女妊娠期、分娩期、产褥期以及胎儿、新生儿的生理、心理、病理与社会因素变化,进行保健指导、促进产妇自然分娩的一门学科。它以产科系统理论为基础,重在孕期保健、产前监护、助产及产后护理等理论知识和技能操作,是助产专业中一门专业性、技术性与实践性很强的专业核心课程。此外,还涉及相关的护理理论与技能等多方面的知识,对保障妇女的身心健康和下一代的健康成长有着重要的意义。

二、助产学的发展概要

自有人类以来,就有专人参与照顾妇女的生育过程。古代通常由年长、有过分娩经验的妇女帮助年轻的母亲分娩,这就是早期的助产雏形。在我国,公元前 12 世纪的甲骨文就有"育疾"两字。2000 年前诞生的《黄帝内经》是我国现存最早的一本医书,其中详述了女子成长、发育、月经疾患、妊娠的诊断与疾病治疗等内容。公元 2 世纪后张仲景著《金匮要略》中记载妇人妊娠病、产后病等。唐代孙思邈(公元 581~682 年)在《千金要方》和《千金翼方》"妇人方"中详细论述了胎儿生长发育和孕妇保健等问题,至今书中的"逐月养胎法"仍具有临床指导价值。公元 8 世纪中叶,咎殷所著《经效产宝》是现存最早的一部中医妇产科专著,标志着在我国传统医学上产科与内科分立。至宋代嘉佑五年(1060 年)正式规定产科为九科之一。在西方,大约在公元前 1500 年,古埃及《埃伯斯纸草文稿》(*Ebers Papyrus*)中就有关于妇产科学的专论,书中描述了公元前 2200 年古埃及民间对缓解产痛的处理、胎儿性别的判断及诊断妊娠的方法,该书也记载了关于月经、分娩的知识、流产和一些妇科疾病的处理方法以及避孕技术等。公元前 460 年,著名"医学之父"希波克拉底(Hippocrates)创立了著名的"希氏医学",他的医学巨著描述了古希腊的妇产科学,并记载了他反对堕胎的誓言,之后创立了克斯学校,建立了培养医师的标准,首次对助产妇女进行了培训。19 世纪后叶之前,欧美国家一直沿用"midwifery"一词代表产科学。

三、助产学的现状与发展趋势

20 世纪中叶,随着基础医学的发展,助产学也取得了重大进展。早期以"母亲为中心"的产科理论体系逐渐被"母子统一管理"理论体系取代。产科学理论体系的转变、产科诊断技术、治疗方法的不断提高,引发了许多新学科的兴起和建立。采用近代科学新技术,开展系列的监护和诊治,如超声测定胎头双顶径;羊膜腔穿刺抽羊水测定胎儿成熟度及筛查先天性代谢性疾病和遗传性疾病、胎儿-胎盘单位功能判断;胎儿宫内情况的电子监护;胎儿镜下观察胎儿生长状态,还可镜下取血作胎儿血氧分析;宫内输血及给药等。这些新技术,为开展遗传学研究和检测创造了条件,也提高了

笔记

妇女孕产期保健服务质量及助产水平,有效地降低了孕产妇和围生儿死亡率,促进了家庭幸福,社会稳定。

随着经济的发展和时代的进步,社会需要受过专业训练和具备专科技能的助产士参与产时服务及相关管理。目前,选择高质量的产前、产时及产后服务已是普遍现象,以"家庭为中心"的产科整体护理理念逐渐被人们所理解和接受,助产士工作场所逐渐由医院扩大到家庭、社区。一些新的服务内容,如婚前健康检查、生殖各期的保健、妊娠后上"孕妇学校"、导乐陪伴分娩、无痛分娩等已在全国各地推广;设立助产士门诊、舒适的分娩环境,如以母婴健康为中心的"生育中心""爱婴医院""温馨待产室""母婴同室、LDR(labor,deliver and recovery)产房"等类似家庭式的待产及分娩环境,大大降低产妇与家庭成员的紧张与焦虑,有力地保障孕妇以最佳心情轻松、愉快地完成分娩,提高了产妇分娩的满意度。分娩是一个自然的生理现象已逐渐被人们所接受,正常分娩不再是以产科医生为主导,将由助产士为主导来判断和协助完成的生育观念正在逐步形成。

为加强我国助产专业人才的培养,2015年5月我国妇幼保健协会成立了助产士分会,旨在促进助产士人才培养、助产士规范化培训及开展科研与学术活动。2017年教育部批准助产学列入高等教育本科招生目录。

四、助产学的特点及学习方法

1. 照顾对象的特殊性　助产士面对特殊时期的女性。妇女在妊娠、分娩及产褥这三个特殊时期中,随着全身各器官发生明显的生理变化,临床过程中有正常和异常种种表现。由于家庭及社会各种因素的影响,妇女在妊娠、分娩及产褥三个时期也会出现各种心理变化。部分妇女可能表现出紧张、焦虑、恐惧或抑郁状态,这些不良因素可能诱发流产、难产、产时与产后大出血,产后抑郁等异常情况的发生。因此,助产士面对这些特殊的服务对象,无论产前、产时及产后均应"以母婴的健康为中心",既要重视孕产妇的健康安全,还应考虑胎儿在宫内的安危和出生后新生儿的健康问题。助产士等医务人员均应加强对孕产妇的身心照顾和护理。

2. 工作性质的特殊性　临床产科的特点是"危"、"急"、"快"。病人多,周转快,产妇、胎儿及新生儿病情变化快,医疗抢救和护理措施能否及时到位,不仅关系到母儿两条生命的安危,甚至关系到孕产妇家庭的幸福,社会的稳定。因此,要求助产士做到监测仔细、思维清晰、反应敏捷、判断准确、技能熟练与相互配合密切,采取切实有效措施,保证母儿生命安全。

3. 学习方法　树立人是整体的观念。人是由生理、心理、社会、文化及精神等诸多因素构成的统一整体。孕妇的身心健康与她所处的各种环境因素有着密切的关系,任何一种健康问题的出现,都要综合考虑上述因素的影响。我们要用整体护理的理念与科学的管理方法,为孕产妇提供优质的护理服务,最大限度满足孕产妇的需求。另外,助产学是一门涉及范围广,整体性及实践性很强的学科,学习中应坚持理论联系实际,在做中学,学中做,善于总结经验,不断巩固和提高自己的理论知识和技能水平。

五、助产士的基本职责和职业素质

1. 基本职责　针对个案、家庭、新生儿在生理、心理、社会等方面的需要,为她们提供安全、高质量的健康照顾和优质护理。

2. 职业素质　助产士应具备的职业素质:

(1)良好的医德修养:产科工作是一个高风险的工作,肩负着保障两代人身心健康与安危的光荣职责。一个助产士,应有高度的事业心和强烈的责任感,遵循护理工作的行为规范和护理质量标准,关心、爱护、体贴和尊重服务对象,语言亲切、态度和蔼、工作认真细致、服务热情周到,为保障母婴健康,为千家万户的家庭幸福尽职尽责。

(2)扎实的专业知识及熟练的操作技能:助产士应具备扎实的理论基础和娴熟的操作技术,具备良好的人际沟通能力,主动了解孕产妇的情况,及时准确地判断其存在的或潜在的健康问题;具备良好的应急处理与协调能力,能针对个案,积极配合医疗,顺利完成助产及护理工作。

(3)全面的综合素质:现时代的助产工作,已从单一性的"助产",向"全方位的医疗卫生保健服务"

方向发展。一个助产士,除了掌握丰富的专业知识外,还应掌握人文及社会科学等多方面的知识。坚持理论联系实际,创造性开展工作,在工作中不断完善自己,使孕产妇及其家庭成员感到安全、满意与放心。在工作中,形成良好的医、护、患关系。此外,在工作之余,应坚持锻炼身体、关爱社会、开阔视野、陶冶性情,具备健康的体魄,养成热情开朗的性格,以便更好、更有效地适应产科紧张及繁忙的工作节奏。

(魏碧蓉)

01章PPT

学习目标

　　1. 掌握女性骨盆的特点、结构、平面及径线,骨盆底组织在产科中的功能及会阴的解剖特点与分娩的关系,内生殖器的解剖及功能。
　　2. 熟悉外生殖器及内、外生殖器与邻近器官的关系。
　　3. 了解生殖系统的血管、淋巴及神经。
　　4. 会辨认女性骨盆及骨盆底的解剖结构和内、外生殖器的解剖特点。

情景导入

　　余女士,27 岁,婚后 1 年,未孕。至生殖门诊咨询,想了解女性的生殖器官和女性骨盆特点与怀孕之间关系等相关知识,以便为孕育和顺利分娩一个健康的宝宝做好充分准备。
　　请思考:
　　助产专业人员应对余女士做哪些方面的知识宣教呢?

第一节　骨　盆

　　女性骨盆(pelvis)是生殖器官所在,也是胎儿娩出时必经的骨性产道,为躯干和下肢之间的骨性连接,具有支持躯干和保护盆腔脏器的重要作用。其大小、形状对分娩过程有直接影响。

0101

图片:骨盆 1

【骨盆的组成】

(一) 骨盆的骨骼

　　骨盆由左右 2 块髋骨(coxae)、1 块骶骨(sacrum)和 1 块尾骨(coccyx)共同组成。其中每块髋骨又由髂骨(ilium)、耻骨(pubis)和坐骨(ischium)融合而成;骶骨由 5~6 块骶椎融合而成,呈楔形、内凹外凸,第一骶椎向前突出称为骶岬(promontory);尾骨由 4~5 块尾椎组成(图 1-1)。

(二) 骨盆的关节

　　骨与骨之间有耻骨联合(pubic symphysis)、骶髂关节(sacro-iliac joint)和骶尾关节(sacro-coccygeal joint)。在骨盆前方的两耻骨之间由纤维软骨相连成为耻骨联合;位于骨盆后方的两髂骨与骶骨相接处为骶髂关节;骶骨末端与尾骨相连处为骶尾关节,骶尾关节有一定活动度,分娩时下降的胎头可使

笔记

尾骨向后,若骨折或病变可使骶尾关节硬化,尾骨前翘,致使骨盆出口狭窄,影响分娩。

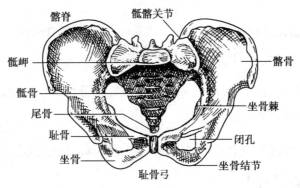

图 1-1 正常女性骨盆

(三)骨盆的韧带

以上关节周围均附有韧带,但以骶、尾骨与坐骨结节之间的骶结节韧带(sacrotuberous ligament)和骶、尾骨与坐骨棘(ischial spine)之间的骶棘韧带(sacrospinous ligament)最为重要,骶棘韧带的宽度即坐骨切迹宽度,是判断中骨盆是否狭窄的重要标志。妊娠期受激素的影响,韧带较为松弛,各关节的活动性略增加,有利于分娩时胎儿通过(图 1-2)。

【骨盆的分界】

以耻骨联合上缘、髂耻缘及骶岬上缘的连线为界,将骨盆分为上、下两部分。上部为大骨盆(greater pelvis)又称假骨盆,为腹腔的一部分,其前为腹壁下部,两侧为髂翼,其后为第 5 腰椎,假

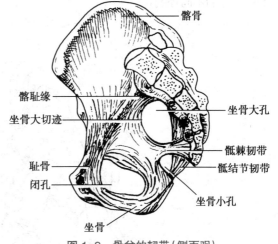

图 1-2 骨盆的韧带(侧面观)

骨盆与分娩产道无直接关系,但测量某些径线可为间接了解真骨盆的大小提供参考。下部为小骨盆(lesser pelvis),称真骨盆(true pelvis),是胎儿娩出的通道,又称骨产道(bony birth canal)。真骨盆有上、下两口,即骨盆入口(pelvic inlet)与骨盆出口(pelvic outlet),两口之间为骨盆腔(pelvic cavity)。骨盆腔的后壁是骶骨与尾骨,两侧为坐骨、坐骨棘和骶棘韧带,前壁为耻骨联合、闭孔和坐骨支(图 1-3)。

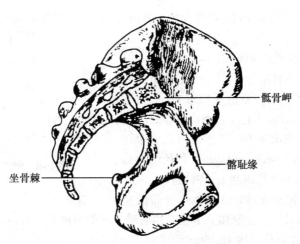

图 1-3 骨盆的分界(侧面观)

【骨盆的标记】

(一) 骶岬

骶骨前面凹陷成骶窝,底的中部前缘凸出,形成骶岬,相当于髂总动脉分叉水平,骶岬是妇科腹腔镜手术的重要标志之一,也是产科骨盆内测量的重要据点。

(二) 坐骨棘

坐骨后缘中点的突起称为坐骨棘,位于中骨盆的中央,是分娩过程中衡量胎先露下降成都的重要标志,肛门指诊和阴道内诊可触及。

(三) 耻骨弓

耻骨联合下缘与两侧耻骨降支的前部形成耻骨弓(pubic arch),正常角度为90°。

【骨盆的平面及其径线】

为便于描述分娩过程中胎儿通过骨产道的机制,骨盆可人为地分成3个假想平面,每个平面有特殊的形态和不同径线(图1-4)。

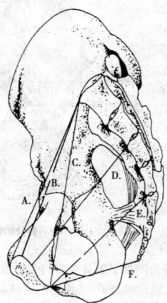

A.解剖结合径(真结合径)11cm
B.产科结合径10.6cm
C.对角结合径(骶耻内径)12.5cm
D.骨盆最大平面前后径12.75cm
E.骨盆中部平面前后径11.5cm
F.骨盆出口前后径11.5cm

图1-4 骨盆各平面及径线(侧面观)

(一) 入口平面

入口平面(pelvic inlet plane)即真、假骨盆的分界面,为横椭圆形。前方为耻骨联合上缘,两侧为髂耻缘,后方为骶岬上缘。该平面有4条径线(图1-5)。

1. 入口前后径 又称真结合径,从耻骨联合上缘中点至骶岬上缘正中间的距离,正常值平均为11cm,由于耻骨联合有一定的厚度,故实际胎儿在娩出时通过的径线是耻骨联合内面自上缘向下1cm处至骶岬前缘中点的距离,称产科结合径(obstetric conjugate),此径线为胎头进入骨盆腔最短径线,与分娩机制关系密切。

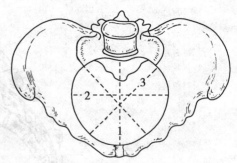

图1-5 骨盆入口平面各径线

2. 入口横径 左右髂耻缘间的最大距离,正常值平均为13cm。

3. 入口斜径 左右各一。左骶髂关节至右髂耻隆突间的距离为左斜径;右骶髂关节至左髂耻隆突间的距离为右斜径。正常值平均12.75cm。

(二) 中骨盆平面

中骨盆平面(midplane of pelvis)为骨盆最小平面,呈前后径长的纵椭圆形,其前方为耻骨联合下缘,两侧为坐骨棘,后方为骶骨下端。该平面在产科临床有重要意义,有2条径线(图1-6)。

1. 中骨盆前后径 耻骨联合下缘中点通过两侧坐骨棘连线中点至骶骨下端间的距离,正常值平均约11.5cm。

2. 中骨盆横径 又称坐骨棘间径。指坐骨棘间的距离,正常值平均为10cm,为评估胎头下降的重要径线,其长短与分娩有重要关系。

(三)骨盆出口平面

骨盆出口平面(pelvic outlet plane)为骨盆腔下口,由两个在不同平面的三角形所组成。前三角平面顶端为耻骨联合下缘,两侧为耻骨降支;后三角平面顶端为骶尾关节,两侧为骶结节韧带。骨盆出口平面有4条径线(图1-7)。

1. 出口前后径 耻骨联合下缘至骶尾关节的距离,正常值平均为11.5cm。

2. 出口横径 又称坐骨结节间径。指坐骨结节内侧缘的距离,正常值平均为9cm,此径线与分娩关系密切。

3. 出口前矢状径 耻骨联合下缘至坐骨结节间径中点的距离,正常值平均为6cm。

4. 出口后矢状径 骶尾关节至坐骨结节间径中点的距离,正常值平均8.5cm。若出口横径稍短,而出口横径与出口后矢状径之和大于15cm时,正常大小的胎头可以通过后三角区经阴道娩出。

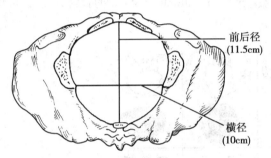

图1-6 中骨盆平面及各径线

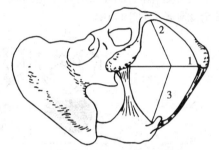

图1-7 骨盆出口平面及各径线

【骨盆轴及骨盆的倾斜度】

(一)骨盆轴

骨盆轴(axis pelvis)为连接骨盆4个平面中心的假想曲线。直立时,其上段向下稍向后;中段向下,下段向下向前。分娩时,胎儿沿此轴娩出,故又称产轴(birth axis)(图1-8)。

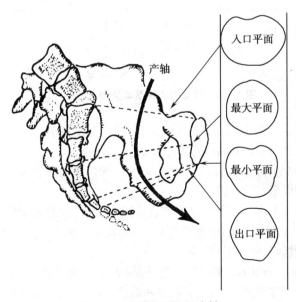

图1-8 骨盆各平面及产轴

7

（二）骨盆的倾斜度

女性直立时，骨盆入口平面与水平面所形成的角度为骨盆倾斜度（inclination of pelvis）（图 1-9）。正常值为 60° 左右，若倾斜度过大，则不利于胎头的衔接与下降。

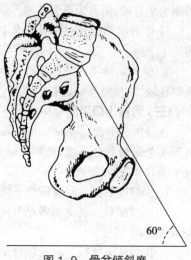

【骨盆类型】

（一）女性骨盆的特点

女性骨盆与男性骨盆有显著差异性。女性骨盆宽且短，骨盆壁骨质较薄，倾斜度大，入口较宽大，呈横椭圆形。骶骨短宽且呈浅弧状，骶岬前突，坐骨棘平伏，坐骨切迹宽，坐骨结节间距宽，耻骨弓角度较大。女性骨盆诸多特点均利于胎儿经骨产道分娩。

图 1-9　骨盆倾斜度

（二）骨盆的类型

骨盆的形态、大小因人而异，造成差异的因素有遗传、营养、生理发育和疾病等。即使骨盆外径线的测量值接近，其外形和肌肉发育亦可不同，因此没有两个绝对相同的骨盆。通常按 Callwell 与 Moloy 的骨盆分类法，可将骨盆分为 4 种类型（图 1-10）。

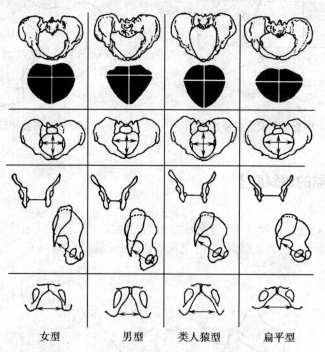

女型　　男型　　类人猿型　　扁平型

图 1-10　骨盆的 4 种基本类型及各部比较

1. 女型（gynecoid type）　骨盆入口呈横椭圆形，入口横径稍长于前后径。骨盆侧壁直，坐骨棘不突出，耻骨弓较宽，坐骨棘间径 ≥ 10cm。最常见为女性正常骨

2. 扁平型（platypelloid type）　骨盆入口呈扁椭圆形，入口横径大于前后径。耻骨弓宽，骶骨失去正常弯度，变直后翘或深弧形，故骨盆较浅。

3. 类人猿型（anthropoid type）　骨盆入口呈纵椭圆形，入口前后径大于横径。骨盆两侧壁稍内聚，坐骨棘较突出，坐骨切迹较宽，耻骨弓较窄，骶骨向后倾斜，骨盆前部较窄而后部较宽。类人猿型骨盆较其他类型骨盆深。

4. 男型（android type）　骨盆入口略呈三角形，两侧壁内聚，坐骨棘突出，耻骨弓较窄，坐骨切迹窄呈高弓形，骶骨较直而前倾，致出口后矢状径较短。骨盆腔呈漏斗形，往

往往容易造成难产。

四种骨盆的基本类型,我国女性骨盆中女型骨盆所占比例52%~58.9%,最利于分娩。临床所见多为混合型骨盆。

<h1 style="text-align:center">第二节 骨 盆 底</h1>

骨盆底(pelvic floor)是封闭骨盆出口的软组织,由多层肌肉和筋膜组成,其间有尿道、阴道和直肠贯穿。骨盆底承载和支持盆腔脏器并使之保持正常位置。分娩时,盆底肌肉伸展而成为软产道的一部分,并能协助调节胎儿先露在产道中转动和前进。骨盆底的前面为耻骨联合下缘,后面为尾骨尖,两侧为耻骨降支、坐骨升支及坐骨结节。骨盆底由外向内可分为3层。

【外层】

外层由浅层筋膜与肌肉组成,为盆底的浅层。解剖层次为:在外生殖器、会阴皮肤和皮下组织下面有一层会阴浅筋膜,其深面为肛门外括约肌及左右成对的球海绵体肌、坐骨海绵体肌和会阴浅横肌。浅肌层的肌腱会合于阴道外口和肛门之间,形成中心腱(图1-11)。在分娩过程中行会阴切开术时,常涉及会阴浅横肌及球海绵体肌的末端。缝合时应注意对合。

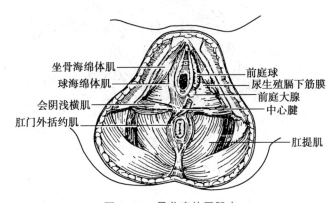

图 1-11 骨盆底外层肌肉

(一)球海绵体肌(bulbocavernosus muscle)
覆盖前庭球和前庭大腺,向前经阴道两侧附于阴蒂海绵体根部,向后与肛门外括约肌交叉混合。此肌收缩时能紧缩阴道,故又称阴道括约肌。

(二)坐骨海绵体肌(ischiocavernosus muscle)
起于坐骨结节内侧,沿坐骨升支及耻骨降支前行,向上止于阴蒂海绵体。

(三)会阴浅横肌(superficial transverse perineal muscle)
从两侧坐骨结节内侧面中线向中心腱会合。

(四)肛门外括约肌(external sphincter muscle of anus)
是围绕肛门周围的环形肌束,前端会合于中心腱。

【中层】

中层为泌尿生殖膈(urogenital diaphragm)。由上、下两层坚韧的筋膜及其间的一对会阴深横肌及尿道括约肌组成,覆盖于由耻骨弓和两侧坐骨结节形成的骨盆出口前部三角形平面的尿生殖膈上,又称三角韧带,其中有尿道和阴道穿过。尿道括约肌环绕于尿道口周围,控制排尿。会阴深横肌(deep transverse perineal muscle)始于坐骨结节内侧面,止于中心腱处(图1-12)。此层损伤易导致尿失禁及尿道膨出。

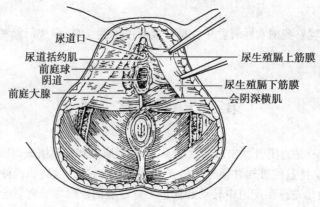

图1-12 骨盆底中层肌肉及筋膜

【内层】

内层是骨盆最坚韧的一层,即盆膈(pelvic diaphragm)。由肛提肌及其筋膜组成。有尿道、阴道和肛管3个管道穿过,该层组织封闭整个盆腔的出口(图1-13)。

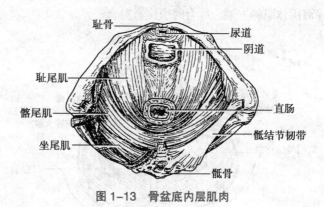

图1-13 骨盆底内层肌肉

(一)肛提肌(levator ani muscle)

是位于骨盆底的成对扁阔肌,向下、向内合成漏斗形,肛提肌构成骨盆底的大部分。每侧肛提肌自前内向后外由3部分组成,由中间向边缘依次为:

1. 耻尾肌(pubococcygeal muscle) 为肛提肌的主要部分,肌纤维从耻骨降支内面,绕过阴道、直肠向后,止于尾骨,其中有小部分肌纤维终止于阴道及直肠周围,耻尾肌受损伤可致膀胱、直肠脱垂。

2. 髂尾肌(iliococcygeal muscle) 为居中部分。从腱弓(即闭孔内肌表浅筋膜的增厚部分)后部,向中间及向后走行,与耻尾肌会合,绕肛门两侧,止于尾骨。

3. 坐尾肌(ischiococcygeal muscle) 两侧坐骨棘,止于尾骨与骶骨。在骨盆底肌肉中,肛提肌起最重要支持作用。又因肌纤维在阴道和直肠周围交织,起到加强肛门和阴道括约肌的作用。

肛提肌封闭整个骨盆出口,其中部分肌纤维在阴道及直肠周围紧密交织。其生理功能除加强盆底的托力、提升和支托盆腔器官外,排便时肛提肌使肛门上提促使粪便排出;加强肛门与阴道括约肌的作用;在分娩机制中协助胎头内旋转。若阴道和直肠周围的肌纤维损伤,可引起膀胱、阴道壁和(或)直肠脱垂膨出。

(二)筋膜

肛提肌的外层筋膜为肛筋膜,到达骨盆底前半部时分为内、外两层,外层即为尿生殖膈的内筋膜,内层为盆筋膜。它是一层坚韧的结缔组织,覆盖骨盆底及骨盆壁,其中部分组织增厚与盆腔内脏肌纤维会合形成相应的韧带,如子宫骶韧带、主韧带等,对维持盆腔器官的正常位置起重要作用。此外,在盆筋膜的上面即为盆腔腹膜,两者间有一层疏松的结缔组织,其中含有盆腔血管、淋巴、神经和输尿管等。

【会阴】

会阴（perineum）是指阴道口肛门之间的楔形软组织，厚 3~4cm，也称为会阴体（perineal body）。由外向内包括皮肤、皮下组织、筋膜和部分肛提肌与会阴中心腱，会阴体正常长度 3~4cm，伸展性大，妊娠后期会阴组织变软，有利于胎儿娩出。分娩时会阴体伸展变薄，助产时应保护此区域以避免发生会阴裂伤，必要时可行会阴切开术。

第三节　外生殖器

女性外生殖器（external genitalia）又称外阴（vulva），是指生殖器官外露部分，位于两股内侧之间，前面为耻骨联合，后面以会阴为界（图 1-14）。

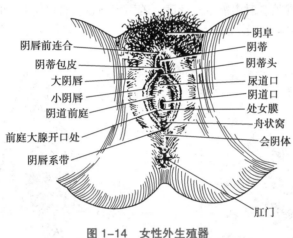

图 1-14　女性外生殖器

【阴阜】

阴阜（mons pubis）即耻骨联合前面隆起的脂肪垫，青春期该部皮肤开始生长阴毛，分布呈尖端向下的倒三角形。阴毛疏密、粗细、色泽存在个体和种族差异。阴毛为第二性征之一。

【大阴唇】

大阴唇（labium majus）为邻近两股内侧的一对隆起的纵行皮肤皱襞。起自阴阜，止于会阴。前端融合形成阴唇前联合，后端在会阴体前相融合形成阴唇后联合。大阴唇外侧面与皮肤相同，青春期长出阴毛，皮层内有皮脂腺和汗腺，内侧面皮肤湿润似黏膜。大阴唇皮下脂肪层含丰富血管、淋巴管和神经。局部受伤时，发生出血易形成大阴唇血肿，疼痛明显。未婚妇女的两侧大阴唇自然合拢，遮盖阴道口及尿道外口。经产妇大阴唇因分娩影响向两侧分开。绝经后女性大阴唇呈萎缩状，阴毛较稀疏。

【小阴唇】

小阴唇（labium minus）为位于大阴唇内侧的一对薄皱襞。表面湿润、无毛，呈褐色，富含神经末梢，故极敏感。两侧小阴唇前端相互融合，并分为前后两叶包绕阴蒂，前叶形成阴蒂包皮，后叶会合形成阴蒂系带（frenulum of clitoris）。小阴唇后端与大阴唇后端相会于正中线形成一条横皱襞，称阴唇系带（frenulum labium pudendal），经产妇受分娩影响此系带已不明显。

【阴蒂】

阴蒂（clitoris）位于两小阴唇顶端的联合处下方，与男性阴茎同源，由海绵体组织构成，具有勃起功能。它分为 3 部分，前端为阴蒂头，直径 6~8mm，显露于外阴，神经末梢丰富，为性反应器官；中部为阴蒂体;后部分为两个阴蒂脚,分别附着于各侧的耻骨支上。

【阴道前庭】

阴道前庭(vaginal vestibule)为两小阴唇之间的菱形裂隙。其前为阴蒂,后为阴唇系带。在此区域内,前方有尿道外口,后方有阴道口,阴道口与阴唇系带之间有一浅窝,称舟状窝(又称阴道前庭窝)。经产妇受分娩影响此窝消失。在此区域内有以下各部:

（一）前庭球（vestibular bulb）

又称球海绵体,位于前庭两侧,由具有勃起性的静脉丛构成,其前部与阴蒂相接,后部与前庭大腺相邻,表面为球海绵体肌覆盖(图1-15)。

（二）前庭大腺（major vestibular glands）

又称巴氏腺(Bartholin glands),位于大阴唇后部,如黄豆大小,左右各一,亦为球海绵体肌所覆盖。腺管细长1~2cm,向内侧开口于前庭后方小阴唇与处女膜之间的沟内。性兴奋时分泌黄白色黏液起阴道润滑作用。正常情况检查时不能触及此腺。若因感染致腺管口闭塞,可形成前庭大腺脓肿。若仅腺管开口闭塞使分泌物集聚,形成前庭大腺囊肿。

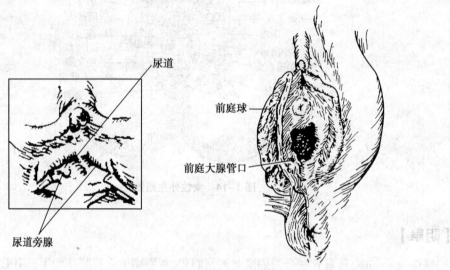

图1-15 尿道、尿道旁腺、前庭球、前庭大腺

（三）尿道口（urethral orifice）

位于阴蒂头的后下方及前庭前部,也称尿道外口(external orifice of urethra),略呈圆形。其后壁上有一对并列腺体称尿道旁腺或斯基思腺(para urethral or Skene glands),其分泌物有润滑尿道口作用,但此腺常为细菌潜伏之处。

（四）阴道口及处女膜（vaginal orifice and hymen）

阴道口位于尿道口后方,前庭的后部,为阴道的开口,其大小、形状常不规则。阴道口周缘覆有一层较薄黏膜皱襞,称为处女膜。处女膜的两面为鳞状上皮所覆盖,含结缔组织、血管与神经末梢。其有一小孔位于中央,孔的形状、大小及膜的厚薄因人而异,常见为环状,也可见间隔状和筛状处女膜。处女膜可因剧烈运动或性交而破裂,破裂时可有少量出血,受分娩影响,产后仅残留部分乳头状突起,称处女膜痕。

第四节 内 生 殖 器

女性内生殖器(internal genitalia, internal reproductive organs)包括阴道、子宫、输卵管及卵巢,后二者也称为子宫附件(uterine adnexa)(图1-16)。

图片:女性内生殖器矢状断面

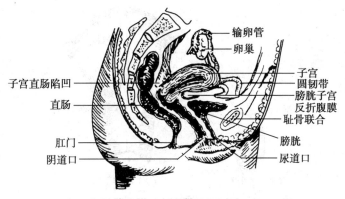

(1) 矢状断面观

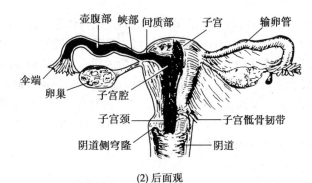

(2) 后面观

图 1-16　女性内生殖器

【阴道】

阴道(vagina)是性交器官、月经血排出及胎儿娩出的通道。

(一) 位置与形态

位于真骨盆下部中央,外阴与子宫颈之间,呈上宽下窄的管道。上端包绕宫颈,下端开口于阴道前庭后部。前壁较短 7~9cm,与膀胱和尿道相邻;后壁较长,10~12cm,与直肠贴近。环绕宫颈周围的部分称阴道穹隆(vaginal fornix),按位置分为前、后、左、右 4 部分,其中后穹隆最深,与子宫直肠陷凹紧密相邻,为盆腹腔最低部位,临床上可经此处行穿刺或引流,是某些疾病诊断和手术实施的途经部位。

(二) 组织结构

阴道壁由黏膜层、肌层和纤维层构成,有很多横纹皱襞,故伸展性大。平时阴道前后壁紧贴,自然分娩时皱襞展平,阴道扩张,以利于胎儿通过。阴道黏膜由复层鳞状上皮细胞覆盖,无腺体,呈淡红色。其上端 1/3 在性激素影响下呈周期性变化,因此,临床上阴道涂片检测女性卵巢或胎盘功能时在此采集标本。幼女及绝经后女性的阴道黏膜上皮较薄,皱襞少,伸展性较小,容易受创伤而感染。阴道肌层由内环外纵两层平滑肌纤维构成,肌层的外面是一层纤维组织膜,其弹力纤维成分多于平滑肌纤维。阴道壁因富有静脉丛,创伤后易出血或形成血肿。

【子宫】

子宫(uterus)是产生月经、性交后精子到达输卵管的通道、孕育胚胎及胎儿、促使胎儿娩出的器官。

(一) 形态

子宫是有腔、壁厚的肌性器官,成年人子宫呈前后略扁的倒置梨形,重约50g,长 7~8cm,宽4~5cm,厚 2~3cm,子宫腔容积 5ml。子宫上部较宽称为子宫体(uterine body or corpus uteri),其上端隆突部分称为子宫底(fundus uteri),子宫底两侧为子宫角(cornua uteri),与输卵管相通。子宫下部较窄呈圆柱状称子宫颈(cervix uteri)。子宫体与子宫颈的比例,婴儿期为 1:2,成年女性为 2:1,老年期为 1:1(图 1-17)。

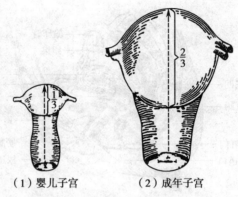

（1）婴儿子宫　　　（2）成年子宫

图 1-17　不同年龄子宫体与子宫颈发育的比例

子宫腔（uterine cavity）冠状断面为上宽下窄的三角形。在宫体与宫颈之间形成最狭窄的部分称子宫峡部（isthmus uteri），在非孕期长约 1cm，妊娠期子宫峡部逐渐伸展延长，妊娠末期可达 7~10cm，成为子宫下段。子宫峡部上端因解剖上较狭窄，称为解剖学内口（anatomical internal os）；其下端因黏膜组织在此处由宫腔内膜转变为宫颈黏膜，称为组织学内口（histological internal os）。子宫颈内腔呈梭形称子宫颈管（cervical canal），成年女性长 2.5~3cm，其下端称为宫颈外口，子宫颈下端伸入阴道内的部分称宫颈阴道部；在阴道以上的部分称宫颈阴道上部（图 1-18）。未产妇的宫颈外口呈圆形；已产妇的宫颈外口受分娩影响成"一"字形横裂状。

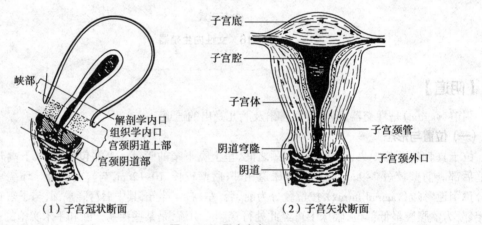

峡部
解剖学内口
组织学内口
宫颈阴道上部
宫颈阴道部

子宫底
子宫腔
子宫体
子宫颈管
阴道穹隆
子宫颈外口
阴道

（1）子宫冠状断面　　　　　　　　　（2）子宫矢状断面

图 1-18　子宫各部

（二）组织结构

子宫体与子宫颈的组织结构不同。

1. 子宫体　子宫体壁由内向外由 3 层组织构成，依次为内层黏膜层（子宫内膜）、中间层肌层和外层浆膜层（脏腹膜）。

（1）子宫内膜层：子宫内膜直接与肌层紧贴，为一层粉红色黏膜组织，无内膜下组织，可分 3 层：致密层、海绵层和基底层。表面上皮层为单层柱状上皮，部分上皮具有纤毛，上皮层下浅表 2/3 部分为致密层和海绵层，海绵层结缔组织内有管状腺体，又称腺体层，致密层和海绵层合称功能层。其从青春期开始受卵巢激素影响发生周期性剥脱。基底层为余下 1/3 靠近子宫肌层的内膜，基底层含有丰富的血管，月经期后在卵巢激素作用下，可增生修复形成子宫内膜功能层。

（2）子宫肌层：肌层由平滑肌束及弹性纤维所组成，非孕时厚约 0.8cm。大致分 3 层：外层肌纤维多纵行排列，中层肌纤维多各方交织纵横交错如网状，内层肌纤维环行排列（图 1-19）。肌层中含血管，子宫收缩时血管被压迫，能有效制止产后子宫出血。

（3）子宫浆膜层：为覆盖宫体底部及子宫前后面的脏腹膜，与肌层紧贴。在子宫前面近子宫峡部处，腹膜与子宫壁结合较疏松，向前返折覆盖膀胱，形成膀胱子宫陷凹（vesicouterine pouch），与前腹壁腹膜相连续。在子宫后面，腹膜沿子宫壁向下，至宫颈后方及阴道后穹隆再反折覆盖直肠，形成直肠子宫陷凹（rectouterine pouch）亦称道格拉斯陷凹（Douglas pouch），并向上与后腹膜相连续［图 1-16（1）］。

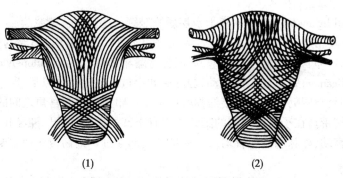

(1)　　　　　　　　(2)

图 1-19　子宫肌层肌束排列

2. 子宫颈　主要由结缔组织构成，内含少量血管、平滑肌纤维及弹性纤维。宫颈管黏膜呈纵行皱襞，黏膜为高柱状单层上皮细胞，黏膜层内有许多腺体能分泌碱性黏液，形成宫颈管内的黏液栓，将宫颈管与外界隔开防止细菌侵入宫腔，其成分及性状受性激素影响而发生周期性变化，在排卵期则变得稀薄以利精子通过。宫颈阴道部为复层鳞状上皮覆盖，表面光滑。宫颈外口柱状上皮与鳞状上皮交界处是子宫颈癌的好发部位。

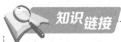

宫颈癌的好发部位

胎儿期，来源于泌尿生殖窦的鳞状上皮向上生长，至宫颈外口与宫颈管柱状上皮相邻，形成原始鳞-柱状交接部。青春期后，在雌激素作用下，宫颈发育增大，宫颈管黏膜组织外翻，即宫颈管柱状上皮及其下间质成分到达宫颈阴道部，导致原始鳞-柱状交接部外移，在阴道酸性环境或致病菌的作用下，宫颈阴道部外翻的柱状上皮被鳞状上皮替代，形成新的鳞-柱状交接部，原始鳞-柱状交接部和生理性鳞-柱状交接部之间的区域为转化区，又称移行带区，而这个移行带区即为宫颈癌的好发部位。

（三）位置

子宫位于盆腔中央，膀胱与直肠之间，下端接阴道，两侧有输卵管和卵巢。直立时子宫底位于骨盆入口平面以下，子宫颈外口在坐骨棘水平稍上方。当膀胱空虚时，成人子宫的正常位置呈轻度前倾前屈位，子宫底朝前朝上，宫颈外口则朝向后下，二者间呈 120°~170°，子宫体纵轴与阴道纵轴角度约为 90°，主要靠子宫韧带、骨盆底肌和筋膜起支托作用。

（四）子宫韧带

共有 4 对（图 1-20）。主要由结缔组织增厚而成，具有维持子宫位置的功能。

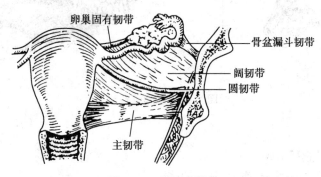

卵巢固有韧带　　　　　骨盆漏斗韧带
阔韧带
圆韧带
主韧带

图 1-20　子宫各韧带

1. **圆韧带（round ligament）** 呈圆条索状，长12~14cm，由结缔组织与平滑肌组成。起自双侧子宫角的前面、输卵管近端的下方，向前下方伸展达两侧骨盆壁，再穿过腹股沟管终止于大阴唇前端。圆韧带肌纤维与子宫肌纤维连接，表面为阔韧带前叶的腹膜层覆盖。有维持宫底保持子宫前倾位置的作用。

2. **阔韧带（broad ligament）** 为一对翼形双层腹膜皱襞。起自子宫侧浆膜层，止于两侧盆壁，上缘游离，下端与盆底筋膜相连。阔韧带分为前后两叶，其上缘向上延伸，内2/3部包围输卵管（伞部无腹膜遮盖），外1/3部从输卵管伞端伸至骨盆壁，形成骨盆漏斗韧带（infundibulopelvic ligament）或称卵巢悬韧带（suspensory ligament of ovary），卵巢动、静脉由此穿过。在输卵管以下、卵巢附着处以上的阔韧带称输卵管系膜，卵巢与阔韧带后叶相接处称卵巢系膜。卵巢内侧与宫角之间的阔韧带稍增厚称卵巢固有韧带或卵巢韧带。在子宫体两侧的阔韧带中有丰富的血管、淋巴、神经和大量疏松结缔组织，称为宫旁组织。子宫动、静脉和输尿管均从阔韧带基底部穿过。阔韧带作用主要是维持子宫在盆腔正中的位置。

3. **主韧带（cardinal ligament）** 位于阔韧带的下部，横行于宫颈两侧和骨盆侧壁之间，为一对坚韧的平滑肌与结缔组织纤维束，又称宫颈横韧带，子宫动静脉和输尿管下段穿越此韧带。主韧带是起固定子宫颈位置，防止子宫向下脱垂的作用。

4. **宫骶韧带（utero-sacral ligament）** 起自子宫颈与子宫体交界处后面的上侧方（相当于组织学内口水平），向两侧绕过直肠到达第2、3骶椎前面的筋膜上，由结缔组织和平滑肌纤维组成，外有腹膜遮盖，短厚坚韧，将宫颈向后向上牵引，间接维持子宫处于前倾位置。

【输卵管】

输卵管为卵子与精子结合的受精场所及运送受精卵的管道。

（一）解剖结构

输卵管（fallopian tube or oviduct）为一对细长而弯曲的肌性管道，位于子宫阔韧带的上缘内，内侧与子宫角相通，外端游离呈伞状，与卵巢接近，全长8~14cm。输卵管的形态不同，由内向外可分为4部分（图1-21）：①间质部（interstitial portion）：为潜行于子宫壁内的部分，狭窄而短。长约1cm，管径0.5~1mm。②峡部（isthmic portion）：紧接间质部外侧，管腔较窄，长2~3cm，管径2~3mm。③壶腹部（ampulla）：峡部外侧，管腔较宽大，长5~8cm（占输卵管全长的1/2以上），管径6~8mm。④伞部（fimbrial portion）：形似漏斗，也称为漏斗部。为输卵管的最外侧端，游离，开口于腹腔，有许多指状突起。伞的长度多为1~1.5cm，有"拾卵"作用。

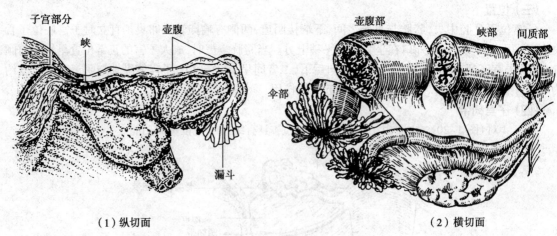

（1）纵切面　　　　　　　　　　　　　　　　　（2）横切面

图1-21　输卵管各部

（二）组织结构

由浆膜层、肌层、黏膜层组成。

1. **浆膜层** 为腹膜的一部分，亦为阔韧带上缘。

2. 中层　由内环行、外纵行的两层平滑肌组成平滑肌层,该层肌肉有节奏地收缩引起输卵管由远端向近端的蠕动,有协助拾卵、运送受精卵的作用。

3. 黏膜层　由单层高柱状上皮组成。有4种上皮细胞,分别是纤毛细胞、无纤毛细胞、楔状细胞和未分化细胞。其中纤毛细胞的纤毛摆动有助于运送卵子;无纤毛细胞有分泌作用,又称分泌细胞。输卵管肌肉的收缩和黏膜上皮细胞的形态、分泌和纤毛摆动均受性激素影响而有周期性变化。

【卵巢】

卵巢(ovary)为具有产生和排出卵子的生殖功能和分泌性激素的内分泌功能的器官。

(一) 位置与形态

为一对扁椭圆形的性腺,卵巢外侧以骨盆漏斗韧带与骨盆壁连接,内侧以卵巢固有韧带与子宫连接,位于输卵管的后下方。以卵巢系膜连接于阔韧带后叶的部位称卵巢门,卵巢血管与神经由此处出入。青春期前,卵巢表面光滑;青春期排卵后,卵巢表面逐渐凹凸不平;成年女性的卵巢约4cm×3cm×1cm大,重约5~6g,呈灰白色;绝经后卵巢萎缩变小变硬。卵巢大小可因个体和月经周期不同阶段而不同。

(二) 组织结构

卵巢无腹膜覆盖,表面由单层立方上皮覆盖称生发上皮(germinal epithelium),其内有一层纤维组织称卵巢白膜(tunica albuginea)。白膜下卵巢组织分为皮质与髓质。外层为皮质,是卵巢的主体,其中有数以万计的原始卵泡(又称始基卵泡)和致密结缔组织;内层为髓质,无卵泡,由疏松结缔组织及丰富血管、神经、淋巴管及少量与卵巢悬韧带相连续、对卵巢运动有作用的平滑肌纤维构成。(图 1-22)

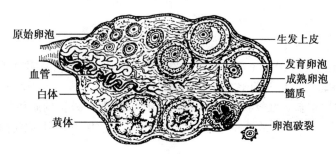

图 1-22　卵巢的构造(切面)

第五节　内生殖器官的邻近器官

女性生殖器官与盆腔其他器官不仅在位置上互相邻接,而且血管、淋巴及神经系统相互也有密切联系。当某一器官有病变时,如创伤、感染和肿瘤等,都易累及邻近器官,增加诊断与治疗上的困难,反之亦然。

【尿道】

尿道(urethra)位于耻骨联合和阴道前壁之间,长 4~5cm,直径约 0.6cm,始于膀胱三角尖端,穿过泌尿生殖膈,开口于阴蒂下 2.5cm 处。尿道内括约肌为不随意肌,尿道外括约肌为随意肌,且与会阴深横肌联合。由于女性尿道短而直,且与阴道接近,易引起泌尿系统上行感染。

【膀胱】

膀胱(urinary bladder)为一囊状肌性器官。位于耻骨联合与子宫之间。膀胱壁由浆膜层、肌层及黏膜层构成,膀胱后壁与宫颈及阴道前壁相邻,因覆盖膀胱顶的腹膜与子宫体浆膜层相连,故膀胱充盈与否影响子宫位置,因此膀胱充盈妨碍盆腔检查,且手术时易受损伤,故妇科检查及手术前必须排空膀胱。

【输尿管】

输尿管（ureter）为一对肌性圆索状管道，各长约 30cm，粗细不均，最细部分的内径仅 3~4mm，最粗可达 7~8mm。输尿管腰段在腹膜后从肾盂开始沿腰大肌前偏中线侧下降；骨盆段在骶髂关节处经髂外动脉起点的前方进入骨盆腔继续下行，至阔韧带基底部向前内方行，于宫颈外侧约 2cm 处，在子宫动脉的后方与之交叉；膀胱段经阴道侧穹隆顶端绕向前方而入膀胱壁，在壁内斜行 1.5~2cm，开口于膀胱三角区的外侧角。在行子宫切除结扎子宫动脉时，注意避免损伤输尿管（图 1-23）。

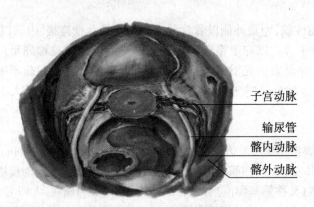

　　子宫动脉

　　输尿管

　　髂内动脉

　　髂外动脉

图 1-23　输尿管与子宫动脉的关系

【直肠】

直肠（rectum）是位于乙状结肠下部与肛管间的一段管道。前为子宫及阴道，后为骶骨。直肠上段有腹膜遮盖，至直肠中段腹膜折向前上方，覆于宫颈及子宫后壁，形成直肠子宫陷凹，该陷凹为盆腔最低部。直肠下部无腹膜覆盖。肛管长 2~3cm，在其周围有肛门内、外括约肌和肛提肌，肛门外括约肌为骨盆底浅层肌的一部分。因此，妇科手术及分娩处理时应注意保护会阴，避免损伤直肠和肛管。

【阑尾】

阑尾（vermiform appendix）上连接盲肠，远端游离，长 7~9cm，通常位于右髂窝内，其位置、长短、粗细有较大个体差异。有的下端可达右侧输卵管及卵巢部位，因此，女性患阑尾炎时有可能累及子宫附件，应注意鉴别诊断。而妊娠期时阑尾位置可随妊娠月份增加子宫增大而向外上方移位。

第六节　生殖系统的血管、淋巴及神经

【血管】

女性生殖系统的血液供应主要来自卵巢动脉、子宫动脉、阴道动脉和阴部内动脉（图 1-24）。

（一）卵巢动脉

起自腹主动脉。在腹膜后沿腰大肌前下行至骨盆腔，跨过输尿管与髂总动脉下段，经骨盆漏斗韧带向内横行，再经卵巢系膜进入卵巢门。到达卵巢门时分出若干支供应输卵管，其末梢在子宫角附近与子宫动脉上行的卵巢支相吻合。

（二）子宫动脉

为髂内动脉前的分支，在腹膜后沿骨盆侧壁向下向前行。经阔韧带下缘到达子宫外侧，距宫颈内口水平约 2cm 处横跨输尿管至子宫侧缘后分为上、下两支。上支较粗，沿子宫上缘迂曲上行称宫体支，至子宫角处又分为宫底支（分布于宫底部）、卵巢支（与卵巢动脉末梢吻合）和输卵管支（分布于输卵管）；

下支较细,分布于宫颈及阴道上段称宫颈 – 阴道支(图 1-25)。

（三）阴道动脉

为髂内动脉前干分支,与子宫动脉阴道支和阴部内动脉分支相吻合。因此,阴道上段由子宫动脉宫颈 – 阴道支供应,而中段由阴道动脉供应,下段主要由阴部内动脉和痔中动脉供应。

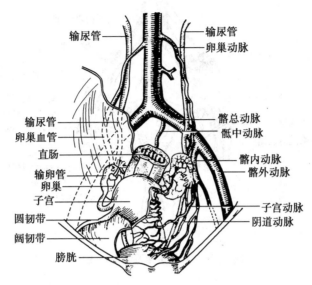

图 1-24 盆腔动脉的血液供应

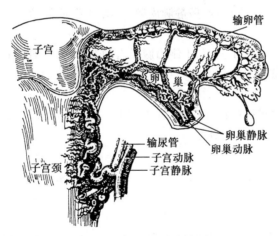

图 1-25 子宫、卵巢动静脉

（四）阴部内动脉

为髂内动脉前干终支,经坐骨大孔穿出骨盆腔,绕过坐骨棘背面,再经坐骨小孔到达会阴及肛门,并分出 4 个分支:①痔下动脉,供应直肠下段及肛门部。②会阴动脉,分布于会阴浅部。③阴唇动脉,分布于大、小阴唇。④阴蒂动脉,分布于阴蒂及前庭球。

（五）静脉

盆腔静脉均与同名动脉伴行,但数目较动脉多,并在相应器官及其周围形成静脉丛,且互相吻合,故盆腔静脉感染容易蔓延。卵巢静脉出卵巢门后形成静脉丛,亦与同名动脉伴行,右侧汇入下腔静脉,左侧汇入左肾静脉,故左侧盆腔静脉曲张较常见。

【淋巴】

女性生殖器官具有丰富的淋巴系统,淋巴结一般沿相应的血管排列,是内外生殖器官发生感染和恶性肿瘤扩散的重要途径。其数目、大小和位置变异性大,主要分为外生殖器淋巴与盆腔淋巴两组(图 1-26)。

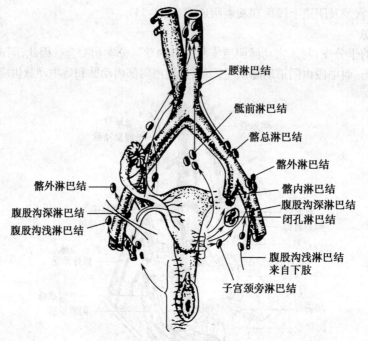

图 1-26　女性生殖系统淋巴流向

（一）外生殖器淋巴

分为腹股沟深淋巴结和腹股沟浅淋巴结两部分。

1. 腹股沟深淋巴结　位于股管内、股静脉内侧，收纳阴蒂、股静脉区和腹股沟浅淋巴，汇入闭孔、髂内等淋巴结。

2. 腹股沟浅淋巴结　分上、下两组，上组沿腹股沟韧带排列，收纳外生殖器、阴道下段、会阴和肛门部的淋巴；下组位于大隐静脉末端周围，收纳会阴和下肢的淋巴。

（二）盆腔淋巴

包括髂、骶前和腰 3 组淋巴结：①髂淋巴组，由髂内、髂外和髂总淋巴结组成。②骶前淋巴组，位于骶骨前面。③腰淋巴组，位于主动脉旁。

盆腔淋巴回流

子宫底、输卵管、卵巢淋巴大部分汇入腰淋巴结，小部分汇入髂内外淋巴结。宫体两侧淋巴沿圆韧带汇入腹股沟浅淋巴结。阴道下段淋巴主要汇入腹股沟浅淋巴结。阴道上端淋巴回流基本与子宫颈淋巴回流相同，大部分汇入髂内及闭孔淋巴结，小部汇入髂外淋巴结，并分别经髂总淋巴结汇入腰淋巴结和经宫骶韧带汇入骶前淋巴结。

【神经】

（一）外生殖器的神经支配

外阴部神经主要由阴部神经支配，由第 Ⅱ、Ⅲ、Ⅳ骶神经分支组成，含感觉和运动神经纤维，在坐骨结节内侧下方分成 3 支，即会阴神经、阴蒂背神经和肛门神经（又称痔下神经），分布于会阴、阴唇、阴蒂和肛门周围。

（二）内生殖器的神经支配

主要由交感神经与副交感神经所支配。交感神经纤维自腹主动脉前神经丛分出，下行入盆腔分为卵巢神经丛和骶前神经丛。因子宫平滑肌有自律活动，完全切除其神经后仍能有节律收缩，故临床上可见下半身截瘫的产妇能顺利完成自然分娩。

思考与练习

1. 尚女士,58 岁,孕 5 产 4,因"子宫脱垂"行子宫全切及阴道前后壁修补术,试从子宫韧带和骨盆底组织的解剖学作用解释子宫脱垂发生的可能原因。

2. 白女士,34 岁,孕 3 产 1,因"输卵管妊娠"行患侧输卵管根治术,试从输卵管解剖学特点解释异位妊娠中输卵管妊娠的发病原因。

3. 李女士,27 岁,孕 1 产 0,因"宫内妊娠 39^{+4} 周,腹痛 2 小时,左枕前位"入院待产,请问:在检查时依据骨盆的哪个平面来判断胎先露下降的程度?

思路解析　　　　　扫一扫，测一测

（杨春红）

第二章　女性生殖系统生理

学习目标

1. 掌握卵巢、子宫内膜的周期性变化和卵巢激素的生理功能。
2. 熟悉女性一生各时期的生理特点。
3. 了解下丘脑 – 垂体 – 卵巢轴的相互关系。
4. 学会运用月经的周期性调节，解释卵巢、子宫内膜的周期性变化及相互关系。
5. 具有良好的人文素养和职业道德，尊重与关爱妇女，工作严谨，责任心强。

第一节　女性一生各时期的生理特点

女性从胎儿的形成至衰老是一个渐进的生理过程，也是下丘脑 – 垂体 – 卵巢轴功能发育、成熟和衰退的过程。根据女性一生的生理特点，可按年龄将女性一生分为 7 个阶段，即胎儿期、新生儿期、儿童期、青春期、性成熟期、绝经过渡期、绝经后期。但每一个阶段无截然界限，均有其各自的特点，可因遗传、营养、环境和气候等影响而出现个体差异。

（一）胎儿期（fetal period）

受精卵是由父系和母系来源的 23 对（46 条）染色体组成的新个体，其中一对性染色体。X 与 Y 决定胎儿性别，XX 合子发育为女性，XY 合子发育为男性。性腺分化缓慢，至胚胎 8~10 周女性性腺组织才出现卵巢的结构。卵巢形成后因无雄激素，无副中肾管抑制因子，因此中肾管退化，两条副中肾管发育成为女性生殖道。

（二）新生儿期（neonatal period）

自胎儿娩出脐带结扎开始至生后 28 天内称新生儿期。女性胎儿在子宫内受母体卵巢和胎盘所产生的女性激素的影响，出生后子宫和乳房可有一定程度的发育，乳房稍增大或有少量乳汁分泌，出生后脱离胎盘循环，血中女性激素水平迅速下降，阴道可有少量血性分泌物排出，这些均属生理现象，不需处理，数日内自然消失。

（三）儿童期（childhood）

从出生 4 周到 12 岁左右为儿童期。8 岁之前，体格持续生长和发育，但性腺和生殖器官呈幼稚状态，子宫、输卵管及卵巢位于腹腔内，下丘脑 – 垂体 – 卵巢轴功能处于抑制状态，卵泡无发育，外阴、阴道抵抗力低下。约 8 岁起，卵巢内少量卵泡开始发育并分泌少量性激素，虽无排卵，但乳房和内外生殖器开始发育,仍达不到成熟阶段。胸、肩、髋及耻骨前等处皮下脂肪逐渐增多,女性特征开始出现,子宫、输卵管及卵巢逐渐向骨盆腔内下降。

(四) 青春期(adolescence or puberty)

从月经初潮到生殖器官逐渐发育成熟的时期为青春期。世界卫生组织(WHO)规定青春期为10~19 岁;一般认为此期为 12~18 岁,这一时期是幼儿向成年阶段转变的重要时期,在体格和心理等方面将发生很大变化。其变化特点如下:

1. **性征发育(生殖器官发育)**　除体格生长迅速外,由于促性腺激素作用,卵巢增大,卵泡开始发育和分泌雌激素,内、外生殖器官进一步发育成熟。生殖器从幼稚型变为成人型,阴阜隆起,大小阴唇变肥厚并有色素沉着;阴道长度及宽度增加,黏膜变厚并出现皱襞;子宫体增大,占子宫全长的 2/3;输卵管变粗,但生殖系统功能尚未完善。

2. **第二性征出现**　包括音调变高,乳房发育,阴毛及腋毛的出现,骨盆横径发育大于前后径,胸、肩、髋部皮下脂肪增多,形成女性特有体态。乳房发育是女性第二性征的最初特征,为女性青春期发动的标志。接近 10 岁时乳房开始逐渐发育,数月至 1 年后开始生长阴毛及腋毛。

3. **月经初潮**　女性第一次月经来潮称月经初潮,始于 11~18 岁,是青春期开始的重要标志。月经来潮提示卵巢产生的雌激素足以使子宫内膜增殖,由于此期卵巢功能尚未完善,月经周期常不规律。在此阶段,少女的心理状态和思想情绪往往不稳定,应给予心理疏导。

(五) 性成熟期(sexual maturity)

一般自 18 岁开始,历时 30 年左右,是卵巢功能最旺盛的时期,故又称为生育期。此期建立了规律的下丘脑-垂体-卵巢轴调节,在卵巢激素的作用下发生周期性变化,表现为周期性月经来潮和排卵。

(六) 绝经过渡期(menopausal transition period)

女性卵巢功能逐渐减退到完全衰竭的过渡阶段,称为绝经过渡期。此期长短不一,因人而异,可始于 40 岁,历时短可 1~2 年,长至 10~20 年。表现为月经紊乱,最后完全停止。绝经指月经完全停止1 年以上,绝经年龄平均为 50 岁左右,80% 发生在 44~54 岁。

(七) 绝经后期(postmenopausal period)

指绝经一年后的整个生命历程。60 岁以后机体逐渐老化进入老年期。此期卵巢功能进一步萎缩并纤维化,体小质硬,内分泌功能停止,生殖器官逐渐萎缩老化,局部抵抗力降低,易患萎缩性阴道炎。骨代谢失常导致骨质疏松,易发生骨折;脂代谢失调易肥胖,血液中胆固醇升高,易导致动脉硬化性心血管疾病。

第二节　卵巢的周期性变化及其功能

卵巢是女性的性腺,其主要功能是产生卵子并排卵,同时分泌性激素,分别称为卵巢的生殖功能和内分泌功能。

(一) 卵巢的周期性变化

性成熟期妇女除妊娠期和哺乳期外,卵巢形态和功能均呈现周期性变化称为卵巢周期(ovarian cycle)。其主要变化如下:

1. **卵泡的发育及成熟**　卵泡发育始于胚胎时期,新生儿出生时卵巢的卵泡总数大约有 200 万个。儿童期多数卵泡退化,到青春期下降至约 30 万个。青春期后原始卵泡在促性腺激素的刺激下,逐渐发育至成熟。妇女一生中大约只有 400~500 个卵泡发育成熟并排卵,其余卵泡在发育过程中退化,称闭锁卵泡(atretic follicle)。卵泡的生长分为以下几个阶段:

(1)始基卵泡:也称原始卵泡(primordial follicle)(图 2-1)。由停留在减数分裂前期的初级卵母细胞(primary oocyte)外围包绕一层梭形前颗粒细胞组成。

(2)初级卵泡:此时包绕卵母细胞的梭形前颗粒细胞变为柱状颗粒细胞,并有丝分裂。此期卵泡的颗粒细胞出现卵泡刺激素(follicle stimulating hormone,FSH)受体,并产生雌激素。

(3)次级卵泡:在雌激素和 FSH 的协同作用下产生卵泡液,积聚在颗粒细胞间,形成卵泡腔。在

FSH 作用下该期卵泡的颗粒细胞获得黄体生成激素（luteinizing hormone，LH）受体，并在 LH 协同作用下，产生雌激素量较初级卵泡明显增加。

（4）成熟卵泡：为卵泡发育的最后阶段，卵泡液急剧增加，卵泡腔增大。卵泡直径可达 10~20mm，卵泡突出于卵巢表面。其结构由外向内依次为：卵泡外膜、卵泡内膜、颗粒细胞、卵泡腔、卵丘、放射冠、透明带和卵母细胞（图 2-2）。

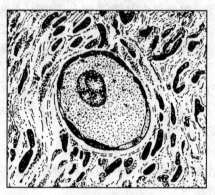

图 2-1　原始卵泡

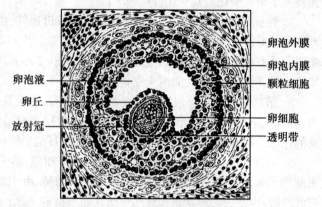

图 2-2　发育成熟的卵泡

2. 排卵　排卵的发生是由于成熟的卵泡分泌的雌激素高峰对下丘脑产生正反馈作用，使下丘脑大量释放促性腺激素释放激素（GnRH），引起垂体释放 LH/FSH 排卵峰值。成熟卵泡逐渐向卵巢表面移行，当卵泡接近卵巢表面时，该处表层细胞变薄、破裂，卵母细胞和它周围的卵丘颗粒细胞一起被排出的过程称排卵。排卵多发生在下次月经来潮前 14 日左右。两侧卵巢交替排卵，亦可一侧卵巢连续排卵。在排卵期，大多数妇女无异常症状，个别妇女可出现一侧下腹部酸胀、阴道少量流血（排卵期出血），不需要特殊处理，2~3 日后出血自然停止。

3. 黄体形成及退化　排卵后，卵泡液流出，卵泡壁塌陷，血液流入卵泡腔内凝成血块，称为血体；破口随即由纤维蛋白封闭，卵泡颗粒细胞和卵泡内膜细胞在 LH 的作用下，进一步黄素化，形成颗粒黄体细胞和卵泡膜黄体细胞，此时血体变成黄体（corpus luteal）。排卵后 7~8 日（相当于月经周期第 22 日左右），黄体体积和功能达到高峰，直径 1~2cm，外观色黄。若卵子未受精，在排卵后 9~10 日黄体开始退化，黄体细胞逐渐缩小，由结缔组织所代替，外观色白，称白体。正常黄体的功能一般仅维持 14 日，黄体衰退后月经来潮，卵巢中又有新的卵泡发育，开始新的周期。

（二）卵巢分泌的性激素及功能

卵巢合成及分泌的性激素主要包括雌激素、孕激素和少量雄激素等甾体激素。

1. 雌激素（estrogen）　又称卵泡素。排卵前主要由发育的颗粒细胞、卵泡内膜细胞和排卵后由黄体细胞产生。在卵泡开始发育时，雌激素分泌量很少，随着卵泡的发育，于排卵前形成第一个分泌高峰，排卵后下降。排卵后 1~2 日，黄体开始分泌雌激素使循环中雌激素又逐渐上升，在排卵后 7~8 日黄体成熟时，雌激素水平出现第二个高峰，但峰值低于第一个高峰。黄体萎缩时，雌激素水平急剧下降，至月经前达最低水平。卵巢分泌的雌激素其活性以雌二醇为主，雌酮次之，雌三醇最弱；雌三醇是前两者代谢产物，在肝脏中分解，由尿中排出。临床上常通过测定血或尿中雌激素的浓度作为了解卵巢功能的指标。雌激素的生理功能如下：

（1）子宫：促进和维持子宫发育；使子宫肌细胞增生和肥大，肌层增厚；提高子宫平滑肌对缩宫素的敏感性；使子宫内膜呈增生期改变；使宫颈口松弛、宫颈黏液分泌量增多、性状变稀薄，富有弹性易拉成丝状，涂片检查呈羊齿植物状结晶。

（2）输卵管：促进输卵管肌层发育及上皮的分泌活动，并可加强输卵管节律性收缩的振幅，有利于受精卵的运行。

（3）卵巢：协同 FSH 促进卵泡发育。

（4）阴道上皮：促进阴道上皮细胞增生角化，增加细胞内糖原含量，保持阴道酸性环境（pH<4.5）。

(5)乳房:使乳腺腺管增生,乳头、乳晕着色,并促进其他第二性征的发育。大量雌激素可抑制泌乳。

(6)下丘脑和垂体:通过对下丘脑和垂体的正、负反馈调节作用,控制促性腺激素的分泌。

(7)代谢作用:促进水钠潴留,同时促进和维持骨基质代谢。

2. 孕激素(progesterone)　又称孕酮(或黄体素),可由卵巢、肾上腺皮质和胎盘合成。排卵后黄体分泌孕酮逐渐增加,至排卵后7~8日黄体成熟时,分泌量达最高峰,以后逐渐下降,到月经来潮时降到排卵前水平。孕激素以孕酮和17-羟孕酮为主,其代谢产物为孕二醇,在肝脏中降解灭活后,随尿排出。孕激素的生理功能如下:

(1)子宫:降低子宫平滑肌兴奋性及其对缩宫素的敏感性,抑制子宫收缩,有利于胚胎及胎儿在宫内生长发育;使子宫内膜由增生期转变为分泌期,为受精卵着床做好准备;宫颈口闭合,黏液分泌减少、变得黏稠,涂片检查呈椭圆体结晶。

(2)输卵管:抑制输卵管平滑肌节律性收缩。

(3)阴道:加快阴道上皮细胞脱落。

(4)乳房:在雌激素影响的基础上促进乳腺腺泡发育。

(5)下丘脑和垂体:对下丘脑和垂体有负反馈作用,抑制促性腺激素的分泌。

(6)体温:兴奋下丘脑体温调节中枢,使基础体温在排卵后升高0.3~0.5℃,可作为排卵的重要指标。

(7)代谢作用:促进水钠排泄。

3. 雄激素(androgen)　女性的雄激素主要来自肾上腺,少量来自卵巢,包括睾酮及雄烯二酮,是维持女性生殖功能的重要激素。雄激素的生理功能如下:

(1)促使阴蒂、阴唇和阴阜发育,促进阴毛、腋毛生长。

(2)大量雄激素具有抗雌激素的作用,可减缓子宫及其内膜的生长及增殖,抑制阴道上皮的增生和角化。

(3)能促进蛋白质的合成,促进肌肉生长。

(4)刺激骨髓中红细胞的增生,促进肾远曲小管对Na^+、Cl^-的重吸收。

(5)能使基础代谢率增加。

此外,卵巢还分泌多肽激素(抑制素、激活素、卵泡抑制素)和生长因子等。

图片:卵巢周期性变化与子宫周期性变化的关系

第三节　月经及月经期的临床表现

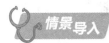

小林,22岁,未婚。14岁月经初潮,既往月经规律,周期32日,经期5~7日,月经血呈暗红色、不凝固、量中等。本次月经来潮时伴有头痛、失眠,今天喝了冷饮后出现下腹坠胀不适、腹泻。来院咨询。

请思考:

作为一名助产士,该对小林做哪些方面的知识宣教呢?

(一)月经

子宫内膜随卵巢周期性变化而发生周期性脱落及出血,称为月经(menstruation),为性功能成熟的标志之一。

女性第一次月经来潮称为初潮,初潮年龄一般在11~18岁,大多在13~14岁。时间早晚与遗传、环境、营养及气候条件等因素有关。据调查近年初潮年龄有提前趋势。正常月经具有周期性。出血的第一日为月经周期的开始,相邻两次月经第一日间隔的时间称月经周期(menstrual cycle),一般为28~30日,提前或延迟3~5日仍属正常。月经周期的长短因人而异,每位妇女的月经周期有自己的规律性。每次月经持续的时间称为月经期,正常为2~7日,大多数为3~5日。每次月经的总出血量称经量,一般为30~50ml,超过80ml称为月经过多。

(二)月经血的特征

月经血呈暗红色,碱性、黏稠而不凝固。除了血液外,内含有子宫内膜碎片、宫颈黏液及脱落的阴道上皮细胞。由于经血中存有大量纤溶酶,可溶解纤维蛋白,故月经血不凝固,呈液体状态,若出血多时可有些小血凝块。

（三）月经的临床表现

月经期一般无特殊症状,但经期由于盆腔充血及前列腺素的作用,有些妇女可有下腹与腰骶部下坠感或子宫收缩痛,少数妇女可有轻度神经系统不稳定症状(如头痛、失眠、精神忧郁、易于激动等)、胃肠功能紊乱症状(如恶心、呕吐、便秘或腹泻),一般不影响生活和工作。

（四）月经期的健康教育

月经期由于盆腔充血,子宫颈口松弛,子宫内膜剥脱留下创面,阴道酸性环境改变,机体抵抗力减弱,一旦外来致病菌侵入易引起生殖器官炎症。因此应加强健康教育,采取卫生保健措施。

1. 正确对待,放松心情　月经的来潮是女性的正常生理现象,它受大脑皮质中枢神经的控制,外界环境、精神紧张、情绪波动可以直接影响月经周期,而导致月经不调、经期症状加重。因此,应学习月经生理知识,正确认识月经的生理现象。月经期应避免精神刺激和情绪波动,加强心理沟通和指导,以减轻精神压力,保持心情舒畅。

2. 注意月经期卫生,防止病原体上行感染

（1）注意个人卫生,养成良好卫生习惯:月经期保持外阴清洁,每日清洗外阴、勤换清洁卫生巾与内裤。月经期可以淋浴,不宜盆浴更不可游泳,防止脏水进入阴道;避免共用洗盆、浴巾;禁止性生活、阴道冲洗或上药,便后应由前向后擦拭外阴部,防止病原体上行感染。

（2）注意保暖:月经期机体防御能力减弱,盆腔充血,应防止突然过冷的刺激引起盆腔血管痉挛而导致痛经。避免淋雨、冷水浴,及时调整衣物,防止感冒。经期腹部绞痛可做局部热敷,以促进血液循环,有助肌肉松弛,喝热饮也可减轻疼痛。

（3）劳逸结合,保证休息:月经期保证充足的睡眠,最好要午睡1~2小时,避免过度疲劳和剧烈运动。体力劳动者和运动员,应减轻劳动强度和运动量,注意劳逸结合。

（4）合理饮食,加强营养:月经期应多饮开水,多吃新鲜蔬菜,保持大便通畅,减轻盆腔充血,避免吃生冷、辛辣及刺激性的食物,补充足够的蛋白质、铁剂、钙质和维生素。

月经期出现异常表现,如严重腹痛、经血量明显增多或减少,月经血浑浊污秽或有臭味等,应及时就诊。

第四节　子宫内膜及其他生殖器官的周期性变化

随着卵巢激素的周期性变化,生殖器官也发生相应的周期性变化,其中以子宫内膜变化最为显著。

（一）子宫内膜的周期性变化

子宫内膜分为功能层和基底层,从青春期开始受卵巢激素的影响功能层发生周期性变化,根据其组织学变化将子宫内膜功能层的周期性变化分为增生期、分泌期、月经期3个阶段(以一个正常月经周期28日为例)。

1. 增生期　月经周期的第5~14日。相当于卵泡发育至成熟的阶段。子宫内膜在雌激素的作用下,腺体和间质呈增生状态,间质细胞呈星状,并相互结合成网状;组织水肿明显,小动脉增生、延长呈螺旋状弯曲,并形成毛细血管网。

2. 分泌期　月经周期的第15~28日。相当于排卵至黄体形成与黄体退化阶段。子宫内膜受雌激素和孕激素的影响继续增厚可达10mm,腺体增大呈分泌状,间质疏松水肿,血供充足,小动脉因增长超出内膜厚度而呈卷曲状。适宜受精卵植入和发育。若卵子未受精,至月经周期第25~28日,黄体退化,雌激素和孕激素分泌减少,腺上皮细胞逐渐缩小变性,间质水肿消失,内膜厚度减少,螺旋小动脉受压,血流受阻。整个分泌期亦分为三期:

（1）分泌早期:月经周期第15~19日。此期内膜腺体更长,屈曲更明显;腺上皮细胞核下开始出现含糖原小泡,为分泌期早期的组织学特征。

（2）分泌中期：月经周期第 20~23 日。内膜较前更厚并呈锯齿状；腺体内的分泌上皮细胞顶端胞膜破裂，细胞内的糖原排入腺腔，称顶浆分泌，为分泌期中期的组织学特征。

（3）分泌晚期：月经周期第 24~28 日。此期为月经来潮前期，相当于黄体退化阶段。子宫内膜增厚达 10mm，呈海绵状。内膜腺体开口面向宫腔，有糖原等分泌物溢出，间质更加疏松、水肿。

3. 月经期　月经周期第 1~4 日。此期由于黄体萎缩，雌、孕激素水平下降，子宫内膜失去激素支持而萎缩，水肿消失。由于螺旋小动脉痉挛，子宫内膜缺血、坏死，导致内膜下血肿形成，促使组织坏死、剥脱、出血，即月经来潮。

（二）其他生殖器官的周期性变化

1. 阴道黏膜的周期性变化　在月经周期中，随着雌、孕激素的变化，可引起阴道上皮周期性改变，这种改变在阴道上段最为明显。排卵前，阴道上皮在雌激素的影响下，底层细胞增生，逐渐演变成中层与表层细胞，使整个上皮的厚度增加，表层细胞出现角化，其程度在排卵期最为明显。细胞内富有糖原，糖原经阴道杆菌分解成为乳酸，使阴道保持酸性环境，可以防止致病菌的繁殖，这种作用称为阴道"自净作用"。排卵后，阴道上皮细胞在孕激素的作用下，发生大量脱落，其中以表层细胞为主。临床上常根据阴道脱落细胞的变化作为了解卵巢功能的方法。

2. 宫颈黏液的周期性变化　宫颈黏膜腺细胞分泌的黏液在卵巢性激素的影响下也有明显的周期性变化。月经来潮后，体内雌激素水平降低，此时宫颈管分泌的黏液量很少。随着雌激素水平提高，黏液分泌量不断增加，至排卵期宫颈分泌的黏液变得非常稀薄、透明，拉丝度可达 10cm 以上。宫颈黏液涂片干燥后置于显微镜下检查，可见羊齿植物叶状结晶。这种结晶在月经周期第 6~7 日即可出现，到排卵期结晶形状最清晰而典型。排卵后，受孕激素影响，黏液分泌量逐渐减少，质地变黏稠而混浊，拉丝度差，易断裂。涂片检查可发现结晶模糊，至月经周期第 22 日左右，完全消失，而代之以排列成行的椭圆体。临床上根据宫颈黏液检查，可了解卵巢的功能状态。

3. 输卵管的周期性变化　在月经周期中，除输卵管肌肉的节律性收缩外，输卵管上皮也有相应的变化。在卵泡期，由于雌激素的影响，纤毛细胞变宽大，非纤毛细胞较细小，细胞内无分泌颗粒。到黄体期，受孕激素影响，纤毛细胞变短小，非纤毛细胞则突出于表面，并含有大量糖原，成为分泌细胞。

知识链接

生殖器其他部位的周期性变化的生理作用与临床意义。

（一）输卵管的周期性变化

雌孕激素的协同作用保证受精卵在输卵管内的正常运行。

（二）宫颈黏液的周期性变化

涂片发现结晶至月经周期第 22 日左右完全消失，代之排列成行椭圆体。检查宫颈黏液可了解卵巢功能状态。

（三）阴道黏膜的周期性变化

临床上检查阴道上 1/3 段阴道侧壁脱落细胞变化，了解体内雌激素浓度和有无排卵。

0202

文档：宫颈黏液的周期性变化

第五节　月经周期的调节

月经周期的调节是一个非常复杂的过程，主要受下丘脑 – 垂体 – 卵巢轴（hypothalamus pituitary ovarian axis，HPOA）的影响。子宫内膜变化受卵巢激素的影响，卵巢功能受垂体的控制，垂体的活动又受下丘脑的调节，而下丘脑接受大脑皮层的支配。任何内、外因素的刺激均可影响下丘脑 – 垂体 – 卵巢轴的调节而引起月经的变化。其中卵巢分泌的激素又通过正、负反馈，影响下丘脑与垂体的功能。

（一）下丘脑对垂体的调节作用

下丘脑弓状核神经细胞分泌的促性腺激素释放激素（gonadotropin releasing hormone，GnRH），通过垂体门静脉系统进入腺垂体,调节垂体促性腺激素的合成和分泌。

（二）垂体对卵巢的调节作用

垂体产生促性腺激素及催乳激素。

1. 促性腺激素 卵泡刺激素（FSH）可刺激卵泡生长发育,在少量黄体生成素共同作用下使卵泡成熟,分泌雌激素;促黄体生成素（LH）在一定量卵泡刺激素的协同作用下,使成熟卵泡排卵并形成黄体,分泌雌、孕激素。

2. 催乳激素（prolactin,PRL） 催乳激素是垂体嗜酸性粒细胞分泌的一种纯蛋白质,具有促进乳汁合成功能。主要受下丘脑分泌的催乳激素抑制因子的调控。促甲状腺激素释放激素也能刺激催乳激素的分泌。

（三）卵巢激素对下丘脑和腺垂体的反馈作用

卵巢激素受垂体激素的调节,而卵巢激素对下丘脑 GnRH 和垂体促性腺激素的合成和分泌又具有反馈作用。排卵前,在卵泡发育早期,分泌逐渐增多的雌激素负反馈作用于下丘脑,抑制 GnRH 释放,并降低垂体对 GnRH 的反应性,使垂体 FSH 分泌减少。随着卵泡发育成熟,分泌水平达到高峰的雌激素又对下丘脑产生正反馈作用,刺激 LH 分泌高峰,FSH 同时形成一个较低峰值（形成排卵前 LH、FSH 高峰）。排卵后,雌激素和孕激素水平明显升高,两者联合对下丘脑和垂体产生负反馈作用,FSH 和 LH 的合成和分泌又受到抑制。

（四）月经周期的调节

下丘脑分泌 GnRH 作用于垂体,使垂体分泌 FSH 增加,促使卵泡发育并分泌雌激素,雌激素作用于子宫内膜发生增生期的改变。由于卵巢中雌激素的水平不断升高,负反馈作用于下丘脑,抑制下丘脑分泌 GnRH,使腺垂体 FSH 分泌减少。随着卵泡逐渐发育成熟,雌激素分泌达到高峰,对下丘脑产生正反馈作用,促使垂体释放大量 LH,在大量 LH 和一定量 FSH 协同作用下,促使成熟卵泡排卵。排卵后血中 LH 和 FSH 急剧下降,在少量 LH 和 FSH 作用下,黄体形成并逐渐发育成熟。黄体分泌大量雌激素和孕激素,使增生期子宫内膜发生分泌期改变。由于黄体分泌大量雌激素和孕激素,对下丘脑和腺垂体产生负反馈作用,抑制腺垂体分泌,LH、FSH 迅速减少,黄体开始萎缩,黄体分泌的雌激素和孕激素也减少,子宫内膜因失去卵巢性激素的支持而坏死、剥脱出血,从而月经来潮。雌、孕激素和抑制激素水平降到了最低点,解除了对下丘脑、垂体的负反馈抑制,下丘脑再度分泌 GnRH,新的月经周期又开始了,如此周而复始（图 2-3）。

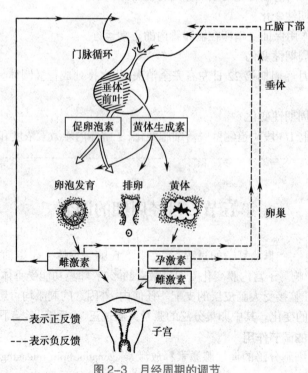

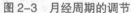

图 2-3 月经周期的调节

思考与练习

1.小华,女,14岁。于13岁月经初潮,现月经周期为20~50日,月经期为6~12日,量时多时少,基础体温呈单相型体温。

请问:小华月经正常吗? 为什么?

2. 女性,30岁,已婚,未生育。停经2月余,阴道少量流血4日,今晨流血量较多,伴下腹隐痛入院。检查:阴道少量血液,宫口闭,宫体中位、2个月妊娠大小,两侧附件阴性。尿妊娠试验(+),诊断为先兆流产。护士遵医嘱用地屈孕酮片(达芙通)进行保胎。

请问:地屈孕酮片保胎的原理是什么?

思路解析　　　　扫一扫,测一测

（崔萱）

第三章　妊娠生理

 学习目标

  1. 掌握胎儿附属物的功能、胎头结构特点及其临床意义；掌握妊娠期母体生殖系统、乳房和循环及血液系统的生理变化。

  2. 熟悉不同孕周胎儿的发育特征。

  3. 了解受精及受精卵输送与着床、胎儿附属物的形成及胎儿的生理特点；了解妊娠期母体呼吸系统、消化系统、泌尿系统、内分泌系统的生理变化及心理变化。

  4. 学会孕期宣教，能开展孕期保健指导。

  5. 具有良好的人文素养和职业道德。

情景导入

  某初孕妇，26 岁，大学文化，既往月经周期规律。现妊娠 32 周，常规进行产前检查，妊娠期过程顺利。检查血压 120/80mmHg，脉搏 90 次 / 分，呼吸 19 次 / 分；听诊心尖部闻及 I 级柔和吹风样收缩期杂音；踝部轻微水肿。

  请思考：

  1. 这些表现是否为正常妊娠的生理变化？

  2. 该孕妇目前胎儿发育情况如何？

  3. 该孕妇妊娠期间身体会发生哪些变化？作为助产士，应如何给孕妇进行指导？

  妊娠（pregnancy）是胚胎和胎儿在母体内发育成长的过程。成熟卵子受精标志着妊娠的开始，胎儿及其附属物自母体排出是妊娠的终止。临床上常以末次月经的第一天作为妊娠的开始，妊娠全过程约 280 天，即 10 个妊娠月或称 40 孕周，是非常复杂而又极为协调的生理过程。

第一节　受精及受精卵的发育、输送与着床

（一）受精

  男女成熟生殖细胞（精子和卵子）结合的过程，称为受精（fertilization）。受精后的卵子称受精卵或孕卵，受精卵的形成标志着新生命的诞生。

1. **卵细胞的输送** 卵子又称卵细胞,含22条常染色体和1条X性染色体,属次级卵母细胞。成熟卵泡排卵时,卵子由卵巢排出,经输卵管伞端进入输卵管内,停留在壶腹部和峡部连接处等待受精。当排出的次级卵母细胞未能与精子结合时,则在24小时内退化。

2. **精子的运行及获能** 精子射入阴道内,依靠自身活动和尾部摆动等,经宫颈管进入宫腔,最后到达输卵管。在子宫腔和输卵管腔,精子顶体表面的糖蛋白被生殖道分泌物中的α、β淀粉酶降解,同时顶体膜结构中胆固醇与磷脂比率和膜电位发生变化,降低顶体膜稳定性,此过程称为精子获能(capacitation),需7小时左右。

3. **精卵的结合** 受精多发生在排卵后12小时内,整个受精过程约需24小时。当精子与卵子相遇,精子头部顶体外膜与精细胞膜顶端破裂,形成小孔释放出顶体酶,溶解卵子外围的放射冠和透明带,称为顶体反应(acrosome reaction)。借助酶的作用,精子穿过放射冠和透明带。

精子进入卵细胞后,透明带结构立即发生改变,精子受体糖蛋白分子变性,不能再与精子结合,阻止其他精子进入卵细胞内,此过程称为透明带反应(zona reaction),保证人类为单精受精(monospermy)。

精子含22条常染色体和1条X性或Y性染色体,它进入卵细胞后通过两性原核的融合,形成一个二倍体的受精卵,恢复46条染色体,完成受精过程。性染色体是XX的胚胎发育成女性,XY的胚胎发育成男性。

0301 图片:受精

(二) 受精卵的发育与输送

受精后24小时受精卵即开始有丝分裂,其形成多个子细胞,分裂过程称为卵裂。受透明带限制,子细胞虽增多,并不增大,适应在狭窄的输卵管腔中移动。受精后约30小时受精卵为双细胞阶段,以后平均约12小时分裂一次。约在受精后72小时受精卵即发育成一个由12~16个细胞组成的实心细胞团,形如桑葚,称为桑葚胚,形成早期囊胚。

受精卵分裂发育的同时,借助输卵管平滑肌的蠕动和上皮纤毛的推动作用,向宫腔方向移动,约在受精后第4日,早期囊胚进入宫腔,在子宫内继续分裂发育,形成晚期囊胚。

0302 图片:受精卵的发育与输送

(三) 着床

晚期囊胚逐渐侵入子宫内膜的过程,称受精卵着床(implantation)或植入(imbed)(图3-1)。受精卵着床需经过定位、黏附和侵入3个过程。着床在受精后第6~7日开始,第11~12日结束。着床部位多在子宫后壁上部。完成着床必须具备的条件是:①透明带消失。②囊胚滋养层分化出合体滋养层细胞。③囊胚和子宫内膜同步发育并相互配合。④孕妇体内有足够的孕酮水平,子宫有一极短的敏感期允许受精卵着床。

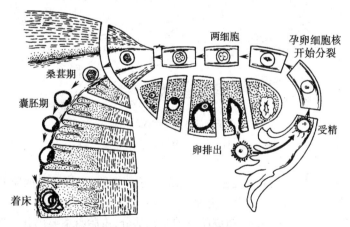

图 3-1 卵子受精与受精卵发育

0303 图片:受精卵着床过程

(四) 蜕膜的形成

囊胚着床后,子宫内膜在孕激素、雌激素作用下转化为蜕膜(decidua)。蜕膜具有供给囊胚营养和保护子宫内膜免受滋养层过度侵蚀的功能,蜕膜于分娩时脱落。依其与受精卵着床部位的关系分为3部分(图3-2):

笔记

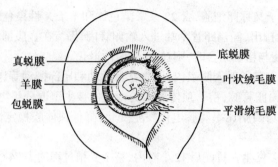

图 3-2 妊娠蜕膜与绒毛的关系

1. 底蜕膜(basal decidua) 是指囊胚着床部位的蜕膜，以后发育成为胎盘的母体部分。

2. 包蜕膜(capsular decidua) 是指覆盖在囊胚表面的蜕膜，随囊胚发育逐渐凸向宫腔。这部分蜕膜高度伸展，缺乏营养而逐渐退化，妊娠 14~16 周羊膜腔明显增大，包蜕膜和真蜕膜相贴并逐渐融合致宫腔消失，分娩时这两层已无法分开。

3. 真蜕膜(true decidua) 是指底蜕膜及包蜕膜以外覆盖子宫腔其他部分的蜕膜。

第二节 胎儿附属物的形成及其功能

图片：胎儿及其附属物

胎儿附属物是指胎儿以外的组织，包括胎盘、胎膜、脐带和羊水。

（一）胎盘

1. 胎盘(placenta)的组成 胎盘由羊膜、叶状绒毛膜和底蜕膜构成(图 3-3)。胎盘是母体和胎儿间进行物质交换的重要器官，也是妊娠期特有的器官。

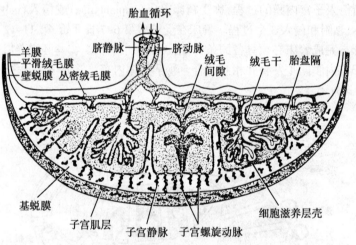

图 3-3 胎盘的结构与血液循环模式图

（1）羊膜(amnion)：羊膜为附着在绒毛膜板表面的半透明薄膜，组成胎盘的胎儿部分，在胎盘最内层。羊膜光滑，无血管、神经及淋巴，具有一定弹性。

（2）叶状绒毛膜(chorion frondosum)：组成胎盘的胎儿部分，占胎盘主要部分。晚期囊胚着床后，滋养层细胞迅速分裂增殖，内层为细胞滋养细胞，是分裂生长的细胞；外层为合体滋养细胞，是执行功能的细胞。滋养层内面有一层细胞称为胚外中胚层，与滋养层共同组成绒毛膜。胚胎发育至 13~21 日时，是绒毛膜分化发育最旺盛的时期，此时绒毛逐渐形成。约在受精后 3 周，当绒毛内血管形成时，胎儿-胎盘循环建立。

与底蜕膜相接触的绒毛营养丰富发育良好，称为叶状绒毛膜；与包蜕膜接触的绒毛膜因血液供应不足而萎缩退化，称为平滑绒毛膜(chorion leave)。叶状绒毛膜的主干末端附着于底蜕膜，称为固定绒毛;固定绒毛周围的绒毛游离于充满母血的绒毛间隙中,称为游离绒毛。母儿间物质交换在悬浮于母血的绒毛处进行。

(3)底蜕膜:组成胎盘的母体部分,占妊娠足月胎盘的很小部分。底蜕膜与其表面覆盖的一层来自固定绒毛的滋养层细胞共同构成蜕膜板,并从此板向绒毛膜方向伸出一些蜕膜间隔,深度一般不超过胎盘全层的 2/3,将胎盘母体面分成肉眼可见的母体叶。

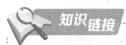

知识链接

胎盘的血液循环

母血由底蜕膜的螺旋动脉(也称子宫胎盘动脉)开口处进入到绒毛间隙,再由底蜕膜板的静脉开口处回流到子宫静脉;胎儿血来自脐动脉,经脐动脉分支进入绒毛干及绒毛内的毛细血管网,注入绒毛膜静脉,再经脐静脉回到胎儿体内。由此可见,胎盘内有母体血液循环和胎儿血液循环,互不相混,两者之间隔着绒毛毛细血管壁、绒毛间质及绒毛滋养细胞层,构成母胎界面(maternal-fetal interface),有胎盘屏障(placental barrier)作用,靠渗透、扩散及细胞的选择力进行物质交接(图 3-3)。

2. 胎盘的大体结构　妊娠 6~7 周时开始形成,12 周末时完全形成。妊娠足月的胎盘呈盘状,多为圆形或椭圆形,重 450~650g,直径 16~20cm,中央厚,边缘薄,平均厚 2.5cm。胎盘分母体面和胎儿面,母体面呈暗红色、粗糙,约有 20 个左右母体叶;胎儿面覆盖羊膜,呈灰蓝色,光滑、半透明。脐带附着于胎儿面中央附近,脐动静脉从脐带附着点向四周呈放射状分布,分支伸入胎盘各小叶,直达边缘。

3. 胎盘的功能　胎盘是维持胎儿在子宫内营养发育的重要器官,具有气体交换、供给营养等功能。

(1)气体交换:维持胎儿生命的重要物质是 O_2。在胎盘中,利用胎血与母血间 O_2 和 CO_2 分压的差异,通过简单扩散的方式进行气体交换。

(2)供给营养:胎儿生长发育所需要的葡萄糖、氨基酸、脂肪酸、维生素及电解质等以易化扩散、主动运输或简单扩散的方式通过胎盘输送到胎儿血中。同时胎盘含有的多种酶,能把结构复杂的物质分解为简单的物质(如蛋白质分解成氨基酸、脂质分解为自由脂肪酸等),也能把结构简单的物质合成后供应胎儿(如将葡萄糖合成糖原、氨基酸合成蛋白质、脂肪酸合成胆固醇等)。

(3)排泄废物:胎儿的代谢产物如尿酸、肌酐、肌酸等,经胎盘进入母血,由母体排出。

(4)防御功能:胎盘屏障(placental barrier)主要由合体滋养层、基膜、绒毛内结缔组织、毛细血管基膜及内皮组成。胎盘屏障具有阻止母血某些有害物质进入胎儿血液循环的作用,但胎盘屏障作用极有限。各种病毒(如风疹病毒、巨细胞病毒等)可通过胎盘侵袭胎儿,部分细菌、弓形虫、衣原体、支原体和结核杆菌可通过破坏绒毛结构而进入胎体感染胚胎或胎儿。分子量小、对胎儿有害的药物可通过胎盘致胎儿畸形甚至死亡,故妊娠期用药需在专科医师的指导下使用。母血中免疫物质如 IgG 可通过胎盘,使胎儿在出生后短时间内获得被动免疫力。而母体内的抗 A、抗 B、抗 Rh 抗体亦可进入胎儿血液循环,导致胎儿及新生儿溶血。

(5)合成功能:胎盘能合成多种激素和酶。激素有蛋白激素(如人绒毛膜促性腺激素和人胎盘生乳素等)和甾体激素(如雌激素和孕激素等)两大类。酶有缩宫素酶、耐热性碱性磷酸酶等。胎盘还能合成前列腺素、多种神经递质和多种细胞因子与生长因子。

1)人绒毛膜促性腺激素(human chorionic gonadotropin,HCG):由合体滋养细胞分泌 HCG,HCG 为水溶性,易被吸收入母血,在受精后 10 日左右可用放射免疫法自母体血清中测出,成为诊断早孕的敏感方法之一。HCG 的分泌量于妊娠第 8~10 周达到高峰(50~100kU/L),以后迅速下降;妊娠中晚期,HCG 仅为高峰时的 10%,一般产后 2 周内消失。

HCG 的功能:①刺激月经黄体继续发育成妊娠黄体,增加甾体激素的分泌以维持妊娠。②促进雄激素芳香化转化为雌激素,同时能刺激孕酮的形成。③抑制植物血凝素对淋巴细胞的刺激作用,HCG

能吸附于滋养细胞表面,以免胚胎滋养层被母体淋巴细胞攻击。④刺激胎儿睾丸分泌睾酮,促进男性性分化。⑤与母体甲状腺细胞 TSH 受体结合,刺激甲状腺活性。

2)人胎盘生乳素(human placental lactogen,HPL):由合体滋养细胞合成,于妊娠 5~6 周用放射免疫法在母体血浆中测出 HPL,随妊娠进展和胎盘逐渐增大,其分泌量持续增加,于妊娠 34~36 周达高峰直至分娩,为产后泌乳作好准备。其分泌量产后迅速下降,产后 7 小时即测不出。

HPL 的功能:①促进乳腺腺泡发育,刺激乳腺上皮细胞合成乳清蛋白、乳酪蛋白、乳珠蛋白,为产后泌乳作准备。②有促进胰岛素生成作用,使母血胰岛素值增高。③通过脂解作用,提高游离脂肪酸、甘油浓度,抑制母体对葡萄糖的摄取和利用,使多余葡萄糖运送给胎儿,成为胎儿的主要能源以及蛋白合成的能源来源。④抑制母体对胎儿的排斥作用。因而认为,HPL 是通过母体促进胎儿发育的代谢调节因子。

3)雌激素和孕激素:受精卵着床后,卵巢的月经黄体转变为妊娠黄体,继续分泌雌、孕激素以维持妊娠。自妊娠第 8~10 周起妊娠黄体逐渐萎缩,由胎盘合成雌、孕激素。雌、孕激素的协同下,对妊娠期母体各系统的生理变化起重要作用。

(二)胎膜

胎膜(fetal membrane)是一层膜状物,由平滑绒毛膜和羊膜组成。胎膜外层为平滑绒毛膜;胎膜内层为结实、坚韧而柔软的羊膜,与覆盖胎盘、脐带的羊膜层相连。妊娠晚期绒毛膜和羊膜虽然紧贴,但产后检查胎膜时可以将其完全分开。完整胎膜可防止细菌进入宫腔,故胎膜早破容易引起感染。

(三)脐带

脐带是系于胎儿和母体之间的纽带,一端连接于胎儿腹壁脐轮,另一端附着于胎盘胎儿面。足月胎儿的脐带长 30~100cm,平均 55cm,直径 0.8~2.0cm。脐带表面由羊膜覆盖,内有一条脐静脉(位于中央,管腔较大、管壁较薄)和两条脐动脉(位于脐静脉两侧,管腔较小、管壁较厚)。由于脐血管较长,故脐带呈螺旋迂曲状。围绕在血管外的胶状结缔组织,称为华通胶(Wharton jelly),有保护脐血管的作用,内含前列腺素,使切断后的血管收缩阻止血液流出。脐带是母儿之间气体交换、营养物质和代谢产物交换的重要通道,一旦受压,脐带内的血液循环受阻,可危及胎儿生命。

(四)羊水

羊水(amniotic fluid)是充满在羊膜腔内的液体。

1. 羊水的来源、吸收 妊娠早期的羊水主要来自母体血清的透析液。妊娠中期以后,胎儿尿液成为羊水的主要来源,妊娠晚期胎儿肺也参与羊水的生成,每日 600~800ml 液体从肺泡分泌至羊膜腔。50% 羊水通过胎膜吸收,还可通过胎儿吞咽、脐带和胎儿角化前皮肤吸收,从而使羊水呈动态平衡状态。

2. 羊水量、性状 羊水量随妊娠周数逐渐增加,妊娠 38 周约 1000ml,此后羊水量逐渐减少;妊娠 40 周羊水量约 800ml;过期妊娠羊水量明显减少,可减至 300ml 以下。

妊娠足月时羊水比重 1.007~1.025,pH 约 7.20,内含水分 98% ~99%。妊娠早期羊水为无色澄清液体。妊娠足月羊水略浑浊、不透明,含有片状悬浮物,如胎脂、胎儿脱落上皮细胞、毳毛等,并含有大量激素、酶和蛋白质。穿刺抽取羊水,进行细胞染色体检查或测定羊水中某些物质的含量,有助于早期诊断某些先天性疾病。

3. 羊水的功能

(1)保护胎儿:羊水是维持胎儿生命和发育不可缺少的生存环境,对胎儿有重要的保护作用。有利于胎儿活动,防止胎体畸形及胎肢粘连;保持羊膜腔内恒温;有利于胎儿体液平衡,若胎儿体内水分过多,可以胎尿方式排至羊水中;羊水的流体静压作用在妊娠期可缓冲外界对胎儿的不良刺激,在分娩时可减少产力对胎儿的不良影响。

(2)保护母体:妊娠期减少胎动给母体带来的不适感;临产后,前羊水囊借助楔形水压扩张宫颈口及阴道;破膜后羊水冲洗和滑润阴道,减少感染机会。

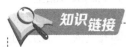

胎盘形态异常

胎盘在发育阶段时,由于部分蜕膜发育不良,胎盘的血供不足或绒毛发育异常,均可致形态异常。胎盘形态异常可影响母儿的安危。胎盘形态异常的常见类型如:

(1)单胎多叶胎盘:孕卵着床后,底蜕膜血管供应障碍,呈局灶状分布,仅血管丰富的底蜕膜处才有叶状绒毛膜发育,故形成的胎盘可呈多叶状。

(2)副胎盘和假叶胎盘:副胎盘是一个或多个分出的胎盘叶,与主胎盘有一定的距离(至少2cm),且借胎膜、血管与主胎盘相连。如果其间无血管相连,即为假叶胎盘。

(3)轮廓胎盘和有缘胎盘:胎盘的胎儿面中央凹陷,周边为一层白色、不透明的厚膜环(由双层反折的绒毛膜及羊膜组成,其间含有变性的蜕膜与纤维素),称为轮廓胎盘或轮状胎盘。当此环紧靠胎盘边缘,则称有缘胎盘。

第三节 胎儿发育及其特征

(一)胎儿发育特征

受精后8周的人胚称为胚胎(embryo),是其主要器官结构完成分化的时期。受精后9周起称为胎儿(fetus),是其各器官进一步发育渐趋成熟的时期。以4周为一个孕龄单位描述胚胎、胎儿的发育特征如下:

4周末:可以辨认出胚盘与体蒂。

8周末:胚胎初具人形,头大,占整个胎体近一半。可分辨出眼、耳、鼻、口,四肢已具雏形。超声显像可见原始心管搏动。

12周末:胎儿身长约9cm,顶臀长(crown-rump length,CRL) 6~7cm,体重约14g。外生殖器已发育,四肢可活动。

16周末:胎儿身长约16cm,顶臀长12cm,体重约110g。从外生殖器可确认胎儿性别。头皮已长出毛发,皮肤菲薄呈深红色,无皮下脂肪。胎儿已开始出现呼吸运动,部分经产妇已能自觉胎动。

20周末:胎儿身长约25cm,顶臀长16cm,体重约320g。皮肤暗红,出现胎脂,全身覆盖毳毛。开始出现吞咽、排尿功能。检查孕妇时能听到胎心音。20周至满28周前娩出的胎儿,称为有生机儿。

24周末:胎儿身长约30cm,顶臀长21cm,体重约630g。各脏器均已发育,皮下脂肪开始沉积,出现眉毛。

28周末:胎儿身长约35cm,顶臀长25cm,体重约1000g。皮肤粉红色,皮下脂肪沉积不多,四肢活动好。有呼吸运动,但肺泡Ⅱ型细胞中表面活性物质含量低,此期出生者易患新生儿呼吸窘迫综合征,如加强护理,可以存活。

32周末:胎儿身长约40cm,顶臀长28cm,体重约1700g。皮肤深红,面部毳毛已脱落,趾甲全部出现,睾丸下降,生活力尚可。此期出生者注意护理,可以存活。

36周末:胎儿身长约45cm,顶臀长32cm,体重约2500g。皮下脂肪较多,毳毛明显减少,指(趾)甲已达指(趾)端,睾丸位于阴囊。出生后能啼哭及吸吮,生活力良好。此期出生者基本能存活。

40周末:胎儿发育成熟,身长约50cm,顶臀长36cm,体重约3400g。胎头双顶径>9.0cm。外观体形丰满,皮下脂肪多,皮肤粉红色,肩、背部有时尚有毳毛,足底皮肤有纹理。男性睾丸已降至阴囊内,女性大小阴唇发育良好。出生后哭声响亮,吸吮能力强,能很好存活。

临床常用新生儿身长作为判断胎儿妊娠月数的依据。妊娠前5个月的胎儿身长(cm)=妊娠月数的平方,妊娠后5个月的胎儿身长(cm)=妊娠月数×5。

(二)胎儿生理特点

胎儿宫内结构既要满足其生长发育的需要,又要在出生后迅速发生适应性改变。

图片:胚胎发育4~32周

初频:胚胎发育0~40周

笔记

1. **循环系统** 胎儿的营养供给和代谢产物排出,均需经胎盘脐血管由母体完成。来自胎盘的血液进入胎儿体内分为3支:一支直接入肝,一支与门静脉汇合入肝,此两支血液经肝静脉入下腔静脉;另一支经静脉导管直接入下腔静脉。下腔静脉进入右心房的血液绝大部分经卵圆孔进入左心房。上腔静脉进入右心房的血液流向右心室,随后进入肺动脉。肺动脉血液绝大部分经动脉导管流入主动脉,仅部分血液经肺静脉进入左心房。左心房血液进入左心室,继而进入主动脉直至全身后,经腹下动脉再经脐动脉进入胎盘(图3-4)。

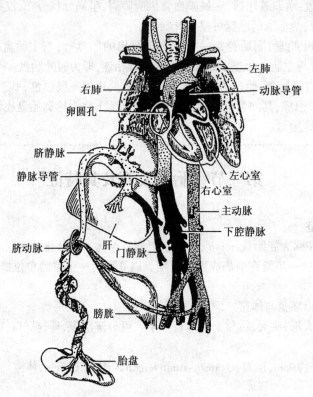

图3-4 胎儿的血液循环

胎儿体内无纯动脉血,为动静脉混合血,各部分血液含氧量不同,进入肝、心、头部及上肢的血液含氧量较高及营养较丰富,进入肺及身体下半部的血液含氧量及营养较少。因此出生时上肢的发育较下肢好。

2. **血液系统** 在胎儿体内,红细胞、白细胞的总数均较高;胎儿的血红蛋白随妊娠的进展,逐渐由原始血红蛋白过渡为胎儿血红蛋白和成人血红蛋白。

3. **呼吸系统** 母儿血液在胎盘进行气体交换。但胎儿出生前需具备呼吸道(包括气管直至肺泡)、肺循环及呼吸肌发育。妊娠11周B型超声可见胎儿胸壁运动,妊娠16周时出现呼吸运动,使羊水进出呼吸道而促进肺泡的扩张及生长。胎儿窘迫时出现大喘息样呼吸运动。

4. **消化系统**

(1)胃肠道:妊娠16周时胎儿的胃肠功能已基本建立,胎儿可吞咽羊水并通过排出尿液参与羊水循环。但消化系统功能未成熟,故仍由胎盘供应养分及处理废物。

(2)肝脏:胎儿肝内缺乏许多酶,不能结合因红细胞破坏产生的大量游离胆红素。少部分在肝内结合,胆红素经胆道排入小肠氧化成胆绿素,胆绿素降解产物导致胎粪呈黑绿色。胎粪内含肠道上皮脱落细胞、分泌液及吞入羊水中的胎毛与胎脂。

5. **泌尿系统** 妊娠11~14周时胎儿肾脏具有排泄功能,通过胎儿排尿参与羊水的循环。

6. **内分泌系统** 胎儿甲状腺于妊娠第6周开始发育,是胎儿最早发育的内分泌腺。妊娠12周已能合成甲状腺激素。胎儿肾上腺发育良好,能产生大量甾体激素,与胎儿、胎盘及母体共同完成雌三醇的合成。妊娠12周胎儿胰腺分泌胰岛素。若胎儿的母亲为糖尿病患者,血糖控制不良时,高血糖刺激胎儿胰岛素分泌增加,形成高胰岛素血症,后者具有拮抗糖皮质激素促进肺泡Ⅱ型细胞表面活性物质合成及释放的作用,使胎儿肺表面活性物质产生及分泌减少,胎儿肺成熟延迟,新生儿易患呼吸窘迫综合征。

(三)足月胎头

足月胎头是胎体最大的部分,也是通过产道最困难的部分,胎儿头颅的结构特点如图3-5所示:

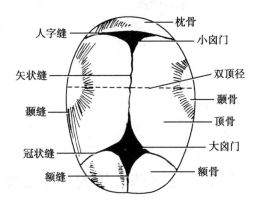

图3-5　胎头颅骨、颅缝、囟门及径线

0313

图片:胎头颅骨

1. 结构　胎儿头颅是由2块顶骨、2块额骨、2块颞骨及1块枕骨构成。颅骨之间的缝隙称为颅缝,缝与缝之间的空隙称为囟门。

(1)颅缝:共有5条。

1)矢状缝:位于头顶部中央,两顶骨之间。

2)冠状缝:位于两顶骨与两额骨之间。

3)额缝:位于两额骨之间。

4)人字缝:位于枕骨与顶骨之间

5)颞缝:位于颞骨与顶骨之间。

(2)囟门

1)前囟:呈菱形,由额缝、冠状缝和矢状缝汇合而成,位于胎头前方,亦称大囟门。通常在出生后12~18个月闭合,以提供新生儿出生后脑部发育的空间。

2)后囟:呈三角形,由矢状缝与人字缝汇合而成,位于胎头后方,亦称小囟门。通常在出生2~4个月内闭合。

颅缝与囟门均有软组织覆盖,使骨板有一定的活动余地,故胎头具有一定的可塑性。在分娩过程中,通过颅缝轻度重叠使头颅变形,缩小胎头体积,有利于胎头娩出。

2. 胎头径线(图3-6)　临床可以通过胎头各径线的长短了解胎头的大小。

(1)枕下前囟径:从前囟中央至枕骨隆突下方的距离,又称小斜径,胎头俯屈后以此径通过产道,妊娠足月时平均9.5cm。

(2)枕额径:从鼻根至枕骨隆突的距离,胎头以此径衔接,妊娠足月时平均11.3cm。

(3)枕颏径:从颏骨下方中央至后囟顶部的距离,又称大斜径,妊娠足月时平均13.3cm。

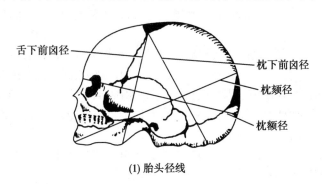

(1)胎头径线

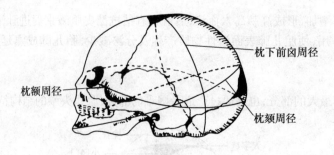

枕下前囟周径

枕额周径

枕颏周径

(2) 胎头周径

图 3-6 胎头各径线

(4) 双顶径(biparietal diameter,BPD):是胎头的最大横径,两顶骨隆突之间的距离,临床用 B 型超声检测此值以判断胎头大小,妊娠足月时平均 9.3cm。

第四节　妊娠期母体的生理变化

为满足胎儿生长发育和分娩的需要,同时为产后哺乳做好准备,妊娠期在胎盘产生的激素参与和神经内分泌的影响下,母体各系统发生了一系列适应性的生理变化。了解妊娠期的母体变化,有助于做好孕期保健工作。根据妊娠期母体发生的变化,分析患器质性疾病的孕妇能否承受妊娠,以便尽早采取积极措施防止病情恶化。

(一) 生殖系统

1. 子宫

(1)宫体:逐渐增大变软,子宫由非孕时 7cm×5cm×3cm 增大至妊娠足月时 35cm×25cm×22cm。妊娠早期,子宫略呈球形且不对称,受精卵着床部位的子宫壁明显突出。妊娠 12 周后,增大子宫逐渐均匀对称并超出盆腔,在耻骨联合上方可触及。妊娠晚期的子宫右旋,与乙状结肠占据在盆腔左侧有关。

宫腔容量由非孕时 5ml 增加至妊娠足月时约 5000ml 或更多。子宫重量由非孕时约 70g 增至妊娠足月约 1100g,子宫增大主要是肌细胞肥大,细胞质内充满有收缩性能的肌动蛋白和肌球蛋白,为临产后子宫阵缩提供物质基础。子宫肌壁厚度非孕时约 1cm,至妊娠中期逐渐增厚达 2.0~2.5cm,但妊娠末期又逐渐变薄为 1.5cm 或更薄,可经腹壁较容易触及胎体。子宫各部增长速度不一,宫底于妊娠后期增长最快,宫体含肌纤维最多,子宫下段次之,宫颈最少,此特点适应临产后子宫阵缩由宫底向下递减,促使胎儿娩出。

自妊娠 12~14 周起,子宫出现不规律无痛性收缩,腹部检查时可以触及,孕妇有时也能感知。特点为宫缩稀发、不规律和不对称,幅度及频率随妊娠进展而逐渐增加,但宫缩时宫腔内压力通常为 5~25mmHg,持续时间不足 30 秒,这种无痛性宫缩称为 Braxton Hicks 收缩,即生理性宫缩。该收缩通常是无效的,一般不引起疼痛感,也不致宫颈扩张。

子宫血流量包括供应子宫肌层、蜕膜和胎盘的总血流量。随着子宫的增大和伸展,螺旋动脉变粗变直,以适应增加的胎盘血流。宫缩时血管被紧压,子宫血流量明显减少,可使分娩时胎盘剥离面迅速止血。

(2)子宫峡部:是宫体与宫颈之间最狭窄部位,非孕时长约 1cm。妊娠 12 周后,子宫峡部逐渐伸展拉长变薄,扩展成宫腔一部分,临产后伸展至 7~10cm,成为产道一部分,此时称为子宫下段。

(3)宫颈:妊娠早期在激素作用下因黏膜充血、组织水肿,致宫颈肥大,呈紫蓝色,质地软。宫颈管内腺体肥大增生,宫颈黏液增多,形成黏稠黏液栓,有保护宫腔免受外来感染侵袭的作用。接近临产时,宫颈管变短并出现轻度扩张。

2. 卵巢　妊娠期卵巢略增大,停止排卵。一侧卵巢可见妊娠黄体,产生的雌、孕激素可维持早期妊娠。黄体功能约于妊娠 10 周后逐渐由胎盘取代,妊娠黄体开始萎缩。

3. 输卵管 妊娠期输卵管伸长，但肌层不增厚，有时黏膜呈蜕膜样反应。

4. 阴道 妊娠期阴道壁黏膜增厚变软，充血水肿呈紫蓝色，阴道皱襞增多，伸展性增加。阴道上皮脱落细胞增多，分泌物增多呈白色糊状。阴道上皮细胞含糖原增加，乳酸含量增高，阴道 pH 降低，对防止感染有一定的作用。

5. 外阴 妊娠期外阴部充血，皮肤增厚，大小阴唇色素沉着。大阴唇结缔组织变软，伸展性增加，有利于胎儿娩出。

（二）乳房

妊娠早期乳房开始增大，充血明显。孕妇自觉乳房发胀或刺痛，孕 8 周后乳房明显增大，腺泡及腺管增生，乳房较硬韧。乳头增大，乳晕变黑，出现散在的皮脂腺肥大隆起，称为蒙氏结节（Montgomery's tubercles）。

妊娠期胎盘分泌大量雌、孕激素，刺激乳腺管和乳腺泡发育。此外，垂体催乳素、人胎盘生乳素、胰岛素、皮质醇、甲状腺素等多种激素也参与乳腺发育，做好泌乳准备。但妊娠期间无乳汁分泌，可能与大量雌、孕激素抑制乳汁生成有关。妊娠末期接近分娩时挤压乳房，可有少量稀薄的淡黄色液体，称为初乳。但正式泌乳要在分娩以后新生儿吸吮乳头时。

（三）循环及血液系统

1. 心脏 妊娠后期因膈肌升高，心脏向左、上、前方移位，更贴近胸壁。加之心脏容量增加，血容量增加，血液黏稠度下降，使心尖搏动左移 1~2cm，心浊音界稍扩大。心率于妊娠晚期休息时每分钟增加 10~15 次。心脏移位使大血管轻度扭曲，加之血流量增加及血流速度加快，多数孕妇心尖区可听及 Ⅰ～Ⅱ级柔和吹风样收缩期杂音，产后逐渐消失。

2. 心搏出量和血容量 心搏出量增加对维持胎儿生长发育极为重要。心搏出量自妊娠 10 周逐渐增加，至妊娠 32~34 周达高峰，持续至分娩。临产后尤其是第二产程心排血量显著增加。左侧卧位时心排血量约增加 30%。

血容量于妊娠 6~8 周开始增加，至妊娠 32~34 周达高峰，增加 40%~45%，平均约增加 1450ml，维持此水平直至分娩。血浆增加多于红细胞增加，血浆平均增加 1000ml，红细胞平均增加 450ml，使血液稀释，出现生理性贫血。

3. 血压 在妊娠早、中期血压偏低，妊娠晚期血压轻度升高。一般收缩压无变化，舒张压因外周血管扩张、血液稀释及胎盘形成动静脉短路而轻度降低，使脉压稍增大。孕妇体位影响血压，坐位稍高于仰卧位。

4. 静脉压 妊娠期盆腔血液回流至下腔静脉的血量增加，增大右旋的子宫压迫下腔静脉使血液回流受阻，致下肢、外阴及直肠静脉压增高，加之妊娠期静脉壁扩张，孕妇易发生下肢、外阴静脉曲张和痔，产后多自行消退。

妊娠中晚期，若孕妇长时间处于仰卧位姿势时，下腔静脉受压，回心血量减少，心排血量减少使血压下降，称为仰卧位低血压综合征（supine hypotensive syndrome），表现为血压下降、心率变慢、头晕眼花、轻度头痛和恶心，甚至晕厥。随血压下降胎儿也受影响，可出现急性胎儿宫内窘迫，表现为胎心率加快，胎动增强，继而胎心率慢，胎动减弱。当下腔静脉受压过久，下腔静脉压升高，绒毛间隙内压力也升高，可能引起胎盘早剥，因此妊娠中晚期建议左侧卧位休息。

5. 血液成分

（1）红细胞：妊娠期骨髓不断产生红细胞，网织红细胞轻度增多。由于血液被稀释，红细胞计数下降至 3.6×10^{12}/L 左右，血红蛋白值下降至 110g/L 左右（非孕妇女约 130g/L），血细胞比容下降至 0.31~0.34（非孕时约 0.38~0.47）。为适应红细胞增加和胎儿生长及孕妇各器官生理变化的需要，当血红蛋白进行性下降或 <l00g/L，应适当补充铁剂，以防缺铁性贫血。

（2）白细胞：非孕妇女正常为 $(5~8) \times 10^9$/L，从妊娠 7~8 周开始轻度增加，至妊娠 30 周达高峰，为 $(5~12) \times 10^9$/L，有时可达 15×10^9/L。临产及产褥期显著增加，主要为中性粒细胞增多。

（3）凝血因子：妊娠期血液处于高凝状态。凝血因子 Ⅱ、Ⅴ、Ⅶ、Ⅷ、Ⅸ及 Ⅹ增加，仅凝血因子Ⅺ、ⅩⅢ降低。血小板数无明显改变。由于血液的高凝状态，减少了分娩时出血的危险，但血栓形成的风险增加，血栓脱落易发生肺栓塞及弥散性血管内凝血，故产后应鼓励尽早活动。

（4）血浆蛋白：由于血液稀释，妊娠早期开始降低，至妊娠中期血浆蛋白约为 60~65g/L，主要是白蛋白减少，以后持续此水平直至分娩。

（四）呼吸系统

妊娠期上呼吸道（鼻、咽、气管）黏膜增厚，轻度充血、水肿，易发生上呼吸道感染。

妊娠期孕妇胸廓改变主要表现为肋膈角增宽、肋骨向外扩展，胸廓横径及前后径加宽使周径加大。妊娠肺活量无明显改变，因此患有呼吸系统疾病的孕妇在妊娠期间疾病不易加重。妊娠中期肺通气量增加大于耗氧量，有过度通气现象，使动脉血 PO_2 增高，PCO_2 下降，有利于孕妇及胎儿的供氧和胎儿血中二氧化碳的排出。妊娠晚期子宫增大，膈肌活动幅度减小，胸廓活动加大，以胸式呼吸为主，气体交换保持不减。呼吸次数于妊娠期变化不大，每分钟不超过 20 次，但呼吸较深。

（五）泌尿系统

由于孕妇及胎儿代谢产物增多，肾脏负担加重。肾血浆流量（renal plasma flow，RPF）及肾小球滤过率（glomerular filtration rate，GFR）于妊娠早期均增加，并在整个妊娠期维持高水平。由于 GFR 增加，而肾小管对葡萄糖再吸收能力不能相应增加，故孕妇饭后可出现妊娠生理性糖尿，应注意与真性糖尿病相鉴别。

妊娠早期，由于增大的子宫压迫膀胱引起尿频。妊娠 12 周以后，子宫体超出盆腔，压迫症状消失。妊娠末期，当胎先露入盆后，孕妇可再次出现尿频，腹压增加时甚至出现尿液外溢现象。此现象产后可逐渐消失，孕妇无须减少液体摄入量来缓解症状。

受孕激素影响，泌尿系统平滑肌张力降低。自妊娠中期肾盂及输尿管轻度扩张，输尿管增粗及蠕动减弱，尿流缓慢，且右侧输尿管常受右旋妊娠子宫压迫，可致输尿管部分梗阻，以右侧肾盂积水更明显。孕妇易患急性肾盂肾炎，并以右侧居多，近足月时约 3% 的孕妇出现输尿管尿液反流，亦是感染诱因。建议取左侧卧位休息，鼓励多饮水、勤排尿预防感染。

（六）消化系统

妊娠早期多数孕妇出现恶心、呕吐、食欲缺乏等现象。妊娠中晚期，胃肠平滑肌张力降低，贲门括约肌松弛，胃内酸性内容物反流至食管下部产生胃烧灼感。胃排空时间延长，可致上腹部饱胀感。肠蠕动减弱，粪便在大肠停留时间延长可致便秘。妊娠期受大量雌激素影响，齿龈肥厚，容易充血、水肿，齿龈易出血，分娩后可自然消退。由于肠道充血、血管平滑肌松弛、盆腔静脉受胎先露部压迫、静脉回流障碍等，妊娠后期常发生痔疮或原有痔疮加重。胆道平滑肌松弛，胆囊排空时间延长，胆汁稍黏稠使胆汁淤积，妊娠期间容易诱发胆囊炎及胆石病。

（七）内分泌系统

妊娠期腺垂体增大 1~2 倍，嗜酸性粒细胞肥大、增多，形成“妊娠细胞”。于产后 10 天左右恢复。产后有出血性休克者，可使增大的垂体缺血、坏死，继发严重的腺垂体功能低下，导致席汉综合征。促甲状腺激素（TSH）、促肾上腺皮质激素（ACTH）分泌增多，但游离的甲状腺素及皮质醇不多，故孕妇没有甲状腺、肾上腺皮质功能亢进的表现。

（八）其他

1. 体重　妊娠期体重在 13 周以前无明显变化，以后平均每周增加 350g，如果超过 500g 要注意有无隐性水肿。妊娠期增加的体重包括胎儿及其附属产物，母体重量的增加如子宫、乳房、血液系统、脂肪储备、细胞内外液等。至足月妊娠时，体重平均增加 12.5kg。

2. 皮肤　妊娠期垂体分泌促黑素细胞激素增加，增加的雌激素和孕激素有黑色素细胞刺激效应，使黑色素增加，使孕妇面部、乳头、乳晕、腹白线、外阴等处出现色素沉着。面部呈蝶形分布的褐色斑，习称妊娠斑，可于产后逐渐消退。随逐渐增大的妊娠子宫致皮肤弹性纤维过度伸展，以及肾上腺皮质分泌糖皮质激素增多，该激素分解弹性纤维蛋白致弹性纤维变性，使之断裂，故腹壁皮肤呈现紫色或淡红色不规则平行略凹陷的条纹，称妊娠纹。产后变为银白色，持久不退。

3. 矿物质　胎儿的生长发育需要大量的矿物质，如钙、磷、铁等。若妊娠次数过多、过密又不注意补充钙或维生素 D 时，可导致骨质疏松。胎儿骨骼及胎盘的形成需要较多的钙，绝大部分钙是在妊娠末期 2 个月内积累的，故应至少于妊娠最后 3 个月补充维生素 D 及钙，提高血钙含量，以保证胎儿生长发育的需要。

第五节　妊娠期母体的心理变化

妊娠期可以被看作是家庭发展的一个阶段。妊娠虽然是一种自然的生理现象,但对妇女及其家庭而言,仍是一生中一件独特的事件,是一项挑战,是家庭生活的转折点。新生命到来,造成的家庭结构改变、经济负担增加及角色扮演冲突等问题,都会给家庭生活带来极大的影响。尤其妇女妊娠后,体内激素的急剧变化,会使孕妇情绪产生很大的改变,变得脆弱。因此,妊娠使孕妇家庭产生不同程度的压力和焦虑,且孕妇及家庭成员的心理随着妊娠的进展而有不同的变化。当新生命来临时,家庭中角色需重新定位和认同,原有的生活形态和互动情形也发生改变。由此孕妇及其家庭成员的心理及社会方面需要重新适应和调整。

孕妇的心理状态受其心理接受能力、社会文化背景、家庭支持系统、经济条件和是否为计划内妊娠等多方面因素的影响。其中最重要的影响因素是孕妇对抚养孩子这一事件的准备和认识程度。孕妇若能很好地适应并调整妊娠期心理变化,则可以促进孕期顺利度过;反之,则会影响妊娠期母子健康,乃至今后的生活。所以护理人员应在产前对孕妇及其家庭成员进行仔细的心理评估与指导,协助他们以良好的心理状态适应产后亲子关系的建立及母性角色的完善。

（一）孕妇常见的心理反应

1. 惊讶和震惊　在妊娠初期,不管是否计划内妊娠,几乎所有的孕妇都会产生惊讶和震惊的反应。对于原本未计划怀孕的妇女来说,怀孕无疑是一件意外的事件;但即使对一直期盼怀孕的妇女而言,怀孕一旦成为事实,她同样感到惊讶和震撼,因为没有人能确定自己在想怀孕的时候就顺利地怀孕了。

2. 矛盾　在惊讶和震惊的同时,大多数妇女可能会出现喜忧参半的矛盾心理,尤其是原先未计划怀孕的妇女。既享受怀孕的欢愉,又感到自己未做好为人母的准备,并反复权衡利弊。这种矛盾心情通常表现为:情绪低落,抱怨身体不适,认为自己变丑,不再具有女性魅力等。甚至有些孕妇因为此种矛盾心理而考虑到人工流产。但一般而言,在妊娠早期初孕妇也能渐渐接受怀孕这个事实。

3. 接受　对妊娠的接受程度会受到多种因素的影响,如妊娠的时间、是否计划中的妊娠、家庭的经济状况及配偶的态度等。而孕妇对妊娠的接受程度,直接影响着她对妊娠的生理反应:接受程度越高,对不适的耐受程度越高,其感受到的妊娠不适反应也越少;反之,如果孕妇无法接受怀孕事实,就可能会感到失望和无助,情绪压抑,感到自己的生活世界将因怀孕而受破坏,怨恨自己,感觉自己好像是生病了,且对自己身体的不适存有非常多的抱怨。

在妊娠早期,即使妊娠试验呈阳性,但由于孕妇最初的妊娠感受只有月经停止、恶心、呕吐等各种不良反应,并未感受到胎儿的真实存在。

妊娠中期以后,随着腹部逐渐的膨隆,尤其是胎动的出现,孕妇真正感受到孩子的存在,这时大多数的孕妇接受怀孕的事实。孕妇开始构想自己将成为怎样的母亲,并幻想孩子的模样,关心孩子的喂养和生活护理方面的知识,给未出生的孩子起名字、猜测性别,甚至计划孩子未来的职业等。此时孕妇开始穿上孕妇服,购买婴儿衣服、睡床等。

4. 情绪波动　受到体内雌激素与黄体酮持续上升的影响及妊娠所带来各方面的压力,妊娠期大多数妇女的心理反应都不稳定,对周围的事情比较敏感,可能会因为极小的事,甚至不明原因就产生强烈的情绪波动,如易发怒、哭泣、烦闷、忧郁及无法控制自己等情绪反应。这种情况有时会使得丈夫不知所措,严重影响夫妻感情。孕妇在妊娠期所表现出的这种情绪变化,是妊娠的一种自然现象,说明她需要更多情感上的支持,这也是为以后养育孩子作准备。若孕妇的家庭成员能充分理解她,则能帮助孕妇很好地应对和处理好家庭关系。

5. 内省　妊娠期孕妇可能会对以前所喜欢的活动失去兴趣,表现出以自我为中心,专注自己的身体,喜欢独处和自身休息,这种内省状态有助于更好地应对妊娠和分娩,为接受新生儿的到来做好充分准备。孕妇的这种内省行为可能会使配偶及家庭其他成员感受冷落而影响相互关系,故孕期保健服务人员需帮助孕妇及其家庭成员共同认识孕期的心理变化特点,并提供针对性措施加以应对。

（二）孕期女性的心理发展

大量研究表明，情绪不良的孕妇容易发生异常妊娠和分娩期并发症。如孕妇心境不良可导致胎儿脑血管收缩，影响胎儿脑的发育，重者可致大脑畸形。严重焦虑的孕妇，容易恶心、呕吐，流产、早产发生率增高。分娩过程中过度紧张、恐惧可使子宫收缩乏力，导致产程延长。因此，需要帮助孕妇消除不良情绪，保持心情愉悦。美国心理学家鲁宾（Rubin，1984）认为，妊娠期孕妇为接受新生命的诞生，维持其自身及家庭的功能完整性，必须完成4项孕期母性心理发展任务：

1. 确保安全 孕妇通过各种渠道寻求有关妊娠、分娩的知识，以达到顺利、安全地度过妊娠、分娩期的目的，如获取有关营养、活动、性生活及避免意外伤害的知识等。

2. 接受孩子 在妊娠初期，孕妇可能会表现为不愿接受妊娠这一事实，但随着胎动的出现，孕妇感觉到孩子的存在，逐渐接受了孩子，并努力寻求他人对孩子的接受和认可。在此过程中，配偶是关键人物，他的支持和接受，使孕妇更顺利地完成孕期心理发展任务和形成母亲角色的认同。

3. 学会奉献 孕妇自准备承担母亲角色后即开始学习，并可能为满足孩子的需要而忽略或推迟自身需要的满足，将孩子的需求放在首位，学会为孩子而奉献。在这段时期，她特别需要丈夫及家人的支持和关心，来减轻她所承受的生理和心理的负担。

4. 融为一体 随着妊娠的进展，尤其是胎动出现以后，孕妇和胎儿逐渐建立起亲密的感情。孕妇想象着自己孩子的模样，通过抚摸腹部、对着腹部讲话等行为表现她对胎儿的情感，这种情绪及行为将为她日后与新生儿建立良好情感奠定基础。

思考与练习

1. 某孕妇引产一胎儿，其身长30cm，各脏器均已发育完全。

请问：

（1）请估计该孕妇妊娠多少周？

（2）请比较妊娠8周末、16周末、20周末、28周末、36周末、40周末胎儿的发育特征。

2. 某孕妇，26岁，已婚，未避孕。平时月经规律，经量正常。现停经50余天，近一周感觉嗜睡、疲乏，晨起恶心、呕吐，乳房胀痛。

请问：

（1）该孕妇最可能的诊断是什么？

（2）请描述妊娠期母体生殖系统、乳房和循环、血液、泌尿、消化系统的生理变化。

思路解析　　扫一扫，测一测

（王侠）

第四章　妊娠诊断与孕期管理

学习目标

　　1. 掌握妊娠早、中、晚期的诊断和孕期检查;掌握胎产式、胎先露、胎方位的概念及胎位的判断;掌握孕期管理的内容。

　　2. 熟悉妊娠期妇女的健康指导。

　　3. 了解妊娠期监测方法及妊娠期妇女的心理变化。

　　4. 学会识别正常胎位与异常胎位、进行骨盆外测量、对孕期常见症状实施护理。

　　5. 具有良好亲和力及沟通能力,稳定的工作情绪,关爱母儿的健康。

第一节　妊　娠　诊　断

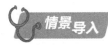

　　张女士,26 岁,已婚未产妇,述说平素月经规律,周期 28 天,每次经期阴道流血持续 3~4 天,末次月经是 6 月 11 日,距今已有 7 周,现感觉疲乏困倦,乳房触痛明显。

　　请思考:

　　(1)张女士可能发生了什么?

　　(2)用什么方法可以确定?

　　根据妊娠不同阶段的特点,临床上将妊娠全过程分为 3 个时期:妊娠 13 周末以前为早期妊娠,妊娠第 14~27 周末为中期妊娠,妊娠第 28 周及以后为晚期妊娠。若妊娠满 42 周及以后未分娩,为过期妊娠。

【早期妊娠诊断】

　　(一)病史和症状

　　1. 停经　生育期妇女,有性生活史,既往月经规律,未避孕,超过月经周期 10 天以上无阴道流血,应首先考虑妊娠。如停经已达 8 周,则妊娠的可能性更大。对月经周期规律的已婚育龄妇女,停经是妊娠最早和最重要的症状,但停经不一定是妊娠,精神、环境因素也能引起停经,产后哺乳期可无月经来潮。在哺乳期时月经恢复之前可能再次妊娠,应注意鉴别。

2. **早孕反应**(morning sickness) 约有半数左右的妇女,停经6周左右出现晨起恶心、呕吐、食欲缺乏减退、饮食习惯改变及困乏无力等症状,称为早孕反应,常于妊娠12周左右自行消失。

3. **尿频** 妊娠早期因增大子宫压迫膀胱,可引起尿频,在妊娠12周左右,增大子宫超出盆腔后,此症状自然消失。

4. **乳房** 自妊娠8周起,乳房逐渐增大饱满,轻度胀痛及乳头刺痛。哺乳期受孕者,乳汁分泌量锐减。

(二)体征

1. **乳房变化** 乳房增大,检查乳房触痛,乳头及乳晕着色加深,乳晕周围出现皮脂腺肥大隆起而形成的深褐色蒙氏结节。

2. **生殖器官变化**

(1)外阴、阴道壁及宫颈 于妊娠6~8周时,外阴色素加深,阴道与宫颈变软,充血,呈紫蓝色。

(2)黑加征 在妊娠6~8周时,妇科双合诊检查发现宫颈变软,子宫峡部极软,感觉宫颈与宫体似不相连,称黑加征(Hegar sign)。

(3)宫体 增大变软。最初是子宫前后径增大,于妊娠5~6周,宫体饱满呈球形;至妊娠8周宫体约为非妊娠状态的2倍;妊娠12周以后,宫底超出骨盆腔,在耻骨联合上方可触及,此时,宫体约为非妊娠子宫的3倍。

(三)辅助检查

1. **妊娠试验** 妊娠后胚胎的绒毛滋养层细胞产生大量绒毛膜促性腺激素(HCG),该激素存在于孕妇尿液和血清中,通过检测血、尿标本中HCG含量,可辅助诊断早期妊娠。于受精后10天左右,可用放射免疫法测定孕妇血β-HCG诊断早孕。临床上常用试纸法测定尿中的HCG,若在白色显示区上下呈现两条红色线为阳性,提示妊娠;在白色显示区上端呈现一条红色线为阴性,阴性结果者可在一周后复查。

2. **超声检查** 妊娠早期超声检查的主要目的是确定宫内妊娠,排除异位妊娠和滋养细胞疾病,估计孕龄;停经35日时,宫腔内见到圆形或椭圆形妊娠囊(图4-1);妊娠6周时,可见到胚芽和原始心管搏动。

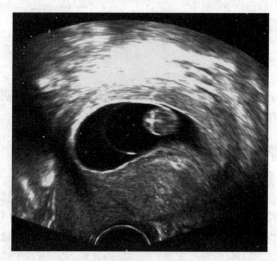

图4-1 早期妊娠B型超声图像

3. **黄体酮试验** 利用孕激素在体内突然撤退可引起子宫出血的原理,对既往月经规律,月经过期未来潮的可疑早孕妇女,可考虑每天肌注黄体酮20mg,连续3天。未孕者多在停药3~7天后阴道流血。超过7天仍无阴道流血者,则妊娠的可能性较大。

4. **宫颈黏液涂片** 宫颈黏液量少质稠,涂片干燥后光镜下,视野内为排列成行的椭圆体,如椭圆体持续时间超过2周不消失,则早孕的可能性大。

5. **基础体温测定** 基础体温曲线呈双相型的妇女,停经后高温相持续18天不下降,早孕的可能性大;如高温相持续 3 周以上,则早孕的可能性更大。

诊断早期妊娠,应根据症状、体征、辅助检查结果综合判断。对临床表现不典型者,应注意与下腹部包块如卵巢囊肿、囊性变的子宫肌瘤、尿潴留等区别,以及与假孕相鉴别。

【中、晚期妊娠的诊断】

(一) 病史和症状

1. 有停经史和早孕反应史。

2. 腹部增大随停经时间延长,腹部逐渐增大。

3. 胎动(fetal movement,FM) 胎儿在子宫内的活动称胎动,是孕妇自我监测胎儿宫内安危的重要指标。胎动可分为转动、翻动、滚动、跳动等。妊娠 18~20 周时,孕妇感知生命迹象胎动,经产妇可更早感知,正常胎动每小时 3~5 次,胎动强度随妊娠时间逐渐增多,至妊娠 32~34 周达高峰,38 周后逐渐减少。

(二) 体征

1. 子宫增大 子宫随妊娠进展逐渐增大。检查腹部,根据手测或软尺测量宫底高度(简称宫高),可大体判断妊娠周数(表 4-1,图 4-2)。

表 4-1 不同妊娠周数的宫底高度及子宫长度

妊娠周数	手测宫底高度	尺测耻子宫长度(cm)
12 周末	耻骨联合上 2~3 横指	
16 周末	脐耻之间	
20 周末	脐下 1 横指	18(15.3~21.4)
24 周末	脐上 1 横指	24(22.0~25.1)
28 周末	脐上 3 横指	26(22.4~29.0)
32 周末	脐与剑突之间	29(25.3~32.0)
36 周末	剑突下 2 横指	32(29.8~34.5)
40 周末	脐与剑突之间或略高	33(30.0~35.3)

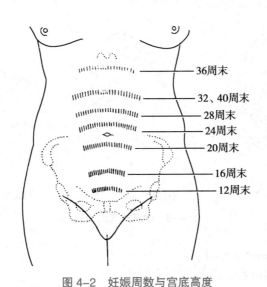

图 4-2 妊娠周数与宫底高度

2. 胎动 腹壁薄且松软者,在腹壁上可看到胎动。检查腹部时可触及胎动,用听诊器可听到胎动音。

3. 胎心音 听到胎心音能够确诊为妊娠且为活胎,妊娠 12 周可用多普勒胎心仪经孕妇腹壁探

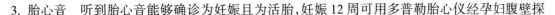

测到胎心;妊娠 18~20 周用听诊器经孕妇腹壁可听到胎心音,呈双音,如钟表的"嘀嗒"声,每分钟110~160 次。妊娠 24 周前,胎心音多在脐下正中或稍偏左、右侧听到;妊娠 24 周后,胎心音多在胎背侧听诊最清楚,但需与子宫杂音(uterinesouffle)、腹主动脉音和脐带杂音(umbilical souffle)相区别。子宫杂音为吹风样低响,腹主动脉音为"咚咚"样强音,均与孕妇脉搏一致,脐带杂音与胎心率一致。

4. 胎体　妊娠 20 周后,可经腹壁触到胎体,妊娠 24 周后更为清楚,经四步触诊法可区分胎头、胎臀、胎背和四肢,进一步判断胎产式、胎先露及胎方位。

（三）辅助检查

1. 超声检查

（1）B 型超声检查:可显示胎儿数目、胎方位、胎心搏动、胎盘位置及分级,初步判断胎盘功能;也可通过测量胎头双顶径、股骨长度了解胎儿大小是否与孕周相符;可做系统超声了解胎儿有无发育畸形。

（2）超声多普勒:能探测出胎心音、胎动音、脐带血流音及胎盘血流音,对早期诊断先天性心血管畸形有重要价值。

2. 胎儿心电图　可反映胎儿心脏的活动情况。通常在妊娠 12 周后,用间接法检测胎儿心电图,可显示较规律的图形,于妊娠 20 周后的成功率更高。临床可据此考虑胎儿有无缺氧或先天性心脏病。

【胎姿势、胎产式、胎先露、胎方位】

不同时期胎儿在宫腔内的姿势和位置不一样,因胎儿在宫腔内的位置不同,从而表现出不同的胎产式、胎先露及胎方位。妊娠晚期,胎儿生长较快,羊水相对较少,胎儿在宫腔内的姿势和位置相对较固定,此时应明确胎儿在宫腔内的位置,如有异常应及时给予纠正,避免导致难产。

（一）胎姿势（fetal attitude）

胎儿在母体子宫内的姿势,称胎姿势,也称胎势。正常为胎头俯屈,颏部贴近胸壁,脊柱略前弯,四肢交叉抱于胸腹前,胎儿体积及体表面积均明显缩小,以适应妊娠晚期宫腔形态。

（二）胎产式（fetal lie）

胎体纵轴与母体纵轴之间的关系,称胎产式(图 4-3)。胎体纵轴与母体纵轴平行者为纵产式(longitudinal lie),占妊娠足月分娩总数的 99.75%,头在下者为头位,最常见;臀在下者为臀位,较少见。两轴垂直者为横产式(transverse lie),占妊娠足月分娩总数的 0.25%。两轴交叉成锐角者称斜产式,为暂时性,在分娩过程中多转为纵产式,偶尔转为横产式。

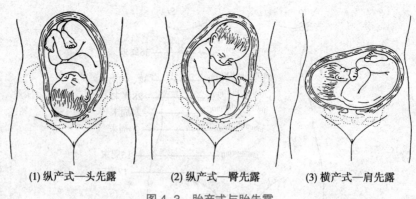

(1) 纵产式—头先露　　　(2) 纵产式—臀先露　　　(3) 横产式—肩先露

图 4-3　胎产式与胎先露

（三）胎先露（fetal presentation）

最先进入母体骨盆入口的胎儿部分,称为胎先露。

1. 头先露　可因胎头俯屈良好、俯屈不良及仰伸等不同情况,分为枕先露、前囟先露、额先露及面先露等,其中以枕先露最常见,前囟、额及面先露少见(图 4-4)。

2. 臀先露　因胎儿下肢屈曲程度的不同可分为混合臀先露、单臀先露、单足先露以及双足先露(图 4-5)。

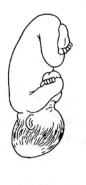
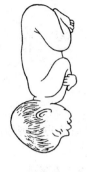
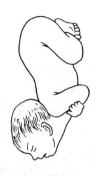

| 枕先露 | 前囟先露 | 额先露 | 面先露 |

图 4-4 头先露的种类

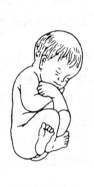
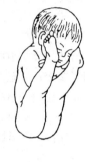
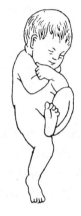
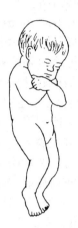

| (1) 混合臀先露 | (2) 单臀先露 | (3) 单足先露 | (4) 双足先露 |

图 4-5 臀先露的种类

3. 肩先露 横产式的先露部为肩,较少见,足月活胎不能从阴道分娩(图 4-3)。

4. 复合先露(compound presentation) 少见,头先露或臀先露与胎手或胎足同时入盆时称复合先露(图 4-6)。

（四）胎方位(fetal position)

胎儿先露部指示点与母体骨盆的关系称胎方位,简称胎位。枕先露以枕骨为指示点,面先露以颏骨、臀先露以骶骨、肩先露则以肩胛骨为指示点。根据指示点与母体骨盆前、后、左、右、横的关系而有不同的胎方位(表 4-2)。

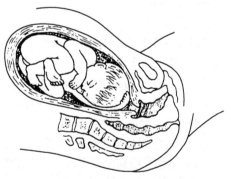

图 4-6 头手复合先露

表 4-2 胎产式、胎先露和胎方位的关系及种类

纵产式(99.75%)	头先露(95.75%~97.75%)	枕先露(95.55%~97.55%)	枕左前(LOA)、枕左横(LOT)、枕左后(LOP) 枕右前(ROA)、枕右横(ROT)、枕右后(ROP)
		面先露(0.2%)	颏左前(LMA)、颏左横(LMT)、颏左后(LMP) 颏右前(RMA)、颏右横(RMT)、颏右后(RMP)
	臀先露(2%~4%)		骶左前(LSA)、骶左横(LST)、骶左后(LSP) 骶右前(RSA)、骶右横(RST)、骶右后(RSP)
横产式 - 肩先露(0.25%)			肩左前(LScA)、肩左后(LScP) 肩右前(RScA)、肩右后(RScP)

第二节　孕　期　管　理

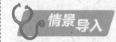

李女士,27岁,已婚,孕2产1,平素月经规律,2年前曾经分娩一先天性心脏病患儿,在出生后27小时死亡,夫妻家族中无先天性心脏病史。现停经41天,本次妊娠她和家属都非常紧张。

请思考:

李女士应该在什么时候做检查以及做哪些检查及早发现异常?

对孕妇的管理主要通过孕妇定期产前检查发现高危妊娠,预防妊娠并发症发生,促进孕产妇及围生儿的健康(详见第十一章"高危妊娠及其管理")。

产前检查(antenatal care)时间:从确诊早孕开始,根据2011年孕前和孕期保健指南(第1版)推荐的产前检查孕周分别是妊娠6~13^{+6}周、14~19^{+6}周各检查一次,从妊娠20周起进行产前系统检查,妊娠20~36周期间,每4周检查一次,妊娠37周起每周检查一次。属高危妊娠或孕期出现异常者,应酌情增加产前检查次数及检查项目。

围生儿是指处于围生期的胎儿和新生儿。围生期是指产前、产时、产后的一段时间。国际上对围生期的规定有4种:①围生期Ⅰ:从妊娠满28周(即胎儿体重≥1000g或身长≥35cm)至产后1周。②围生期Ⅱ:从妊娠满20周(即胎儿体重≥500g或身长≥25cm)至产后4周。③围生期Ⅲ:从妊娠满28周至产后4周。④围生期Ⅳ:从胚胎形成至产后1周。目前,我国采用围生期Ⅰ标准统计围生期死亡率,以此评估产科质量。研究围生期的医学为围生医学(perinatology),它是一门新兴医学,具体研究胚胎发育、胎儿生理病理、新生儿和孕产妇疾病诊断及防治,对降低围生期母儿死亡率、缺陷儿出生率和保障母儿健康有重要意义。

【首次产前检查】

(一) 健康史

1. 一般资料

(1)年龄:年龄小于18周岁或大于35周岁的孕妇容易发生难产。尤其是35周岁以上的高龄初产妇,易并发妊娠期高血压疾病、产力和产道异常,应予以重视。

(2)职业:在孕期应避免接触有害物质及放射线。接触铅、汞、苯及有机磷农药,一氧化碳中毒等,在妊娠早期均可造成流产或胎儿畸形,放射线能诱发基因突变,造成染色体的异常。处于高温及高噪声工作环境的孕妇应调换工作。

(3)其他:孕妇受过何等教育,不同教育背景对妊娠相关知识的了解程度及重视程度有差异。饮食习惯不同,也会影响到营养摄入。还需了解婚姻状况、经济状况如何,现住址及联系方式等。

2. 既往史　有无高血压、糖尿病、心脏病、肾脏疾病,以及有无肝炎、结核病史及接触史,注意其发病时间及药物治疗情况,停药时间。有无手术、外伤史等。

3. 月经史　询问月经初潮年龄、月经周期、经期持续时间和经量,有无痛经等。询问末次月经时间,以便推算预产期。

4. 家族史　询问家族有无心脏病、高血压、糖尿病、双胎及结核病等病史。

5. 丈夫身体状况　了解孕妇丈夫有无不良嗜好,如抽烟、酗酒等,有无传染性疾病及家族遗传性疾病。

6. 生育史　既往妊娠情况及妊娠终止方式、分娩方式,有无流产、难产、早产、死胎、死产、产后出血及妊娠并发症等不良孕产史。

7. 本次妊娠经过　了解妊娠早期有无早孕反应及出现的时间,反应的程度如何,何时感觉到胎动,有无病毒感染及用药史,是否接触有害物质和宠物饲养史,有无水肿、阴道流血、恶心、呕吐、心悸、气短、头晕、眼花、头痛及下肢水肿等症状。

8. 推算预产期(expected date of confinement,EDC)　月经规律,且末次月经(last menstrual period, LMP)第一天记忆清楚,计算方法是:末次月经第一天算起,月份加9或减3,日期加7(农历加15,也可换算为公历后再推算预产期)。实际的分娩日期与推算的预产期可以相差1~2周。若孕妇记不清末次月经、月经周期不固定或于哺乳期月经未复潮而受孕者,可根据早孕反应出现和消失的时间、孕妇自觉胎动的时间、宫底高度及B超测得胎头双顶径值等推断预产期。

(二) 身体评估

1. 全身检查　注意观察孕妇营养、步态、精神状态及身高发育情况,身材矮小者(<145cm)常伴骨盆狭窄。测量血压,孕妇正常血压不超过140/90mmHg,或与基础血压相比不超过30/15mmHg;测量体重,妊娠晚期每周体重增加不超过0.5kg,超过者常伴水肿或隐性水肿;检查孕妇乳房发育状况及心、肺、肝、脾、肾功能有无异常;注意检查脊柱、下肢有无畸形,腹壁、下肢有无水肿。必要时查血常规、血型及尿常规等,发现异常应积极处理。

2. 产科检查　包括腹部检查(宫底高度、腹围、胎位、听胎心音)、骨盆测量、阴道检查、肛诊和绘制妊娠图。

(1)腹部检查:了解胎儿大小、胎产式、胎先露及胎方位。孕妇排空膀胱后仰卧于检查床上,头部稍抬高,暴露腹部,双腿略屈曲分开,放松腹肌。检查者站在孕妇右侧。

1)视诊:注意腹部的大小和形状,有无妊娠纹、手术瘢痕及水肿等。腹部过大、宫底过高者,可能为双胎、羊水过多或巨大儿等;腹部过小、宫底过低者,可能为胎儿宫内发育迟缓、孕周推算错误等;腹部向两侧膨出、宫底位置较低者,肩先露的可能性较大;腹部向前突出(初产妇多见的尖腹)或腹部向下悬垂(经产妇多见的悬垂腹),可能伴有骨盆狭窄,需进一步检查。

2)触诊:检查腹壁肌肉紧张度,有无腹直肌分离。用手或尺测量耻骨上宫底高度和腹围。运用四步触诊法检查子宫大小、胎先露、胎方位,了解先露部是否衔接及羊水情况,估计胎儿体重(图4-7)。四步触诊时,胎头手感为圆、硬、有浮球感,胎臀手感为宽、软、形状不规则,平坦饱满者为胎背,高低不平甚至活动者为胎儿四肢。

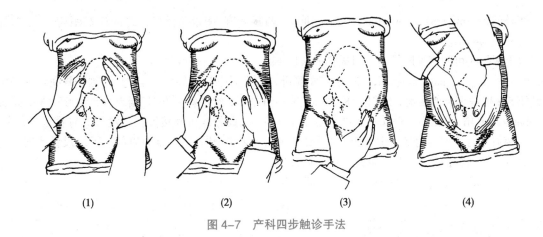

| (1) | (2) | (3) | (4) |

图4-7　产科四步触诊手法

第一步:检查者面对孕妇头端,双手置于子宫底部,检查子宫底高度,估计胎儿大小与妊娠月份是否相符,双手指腹相对交替轻推,辨别在子宫底部的胎儿部分。

第二步:检查者仍面对孕妇头端,双手分别置于腹部两侧,一手固定,另一手轻轻深按,双手交替进行检查,辨别在子宫两侧的胎儿部分。触及平坦饱满的为胎背,可变形的高低不平部分是胎儿肢体,有时能触诊到肢体活动。

第三步:检查者面对孕妇腹部,将右手大拇指和其他四指分开,置于耻骨联合上方握住胎先露,向左右推动,了解先露部是否衔接,若先露部仍可左右移动,表示为未衔接,若先露部不能被推动,则表示已衔接。

第四步:检查者面对孕妇足端,双手置于先露部两侧,向骨盆入口处深按,进一步确定先露部及其衔接程度,如遇胎先露已衔接,头、臀难以鉴别时,可做肛查、阴道检查、B型超声检查协助诊断。

3)听诊:妊娠18~20周在脐下正中线附近听到胎心音,以后随胎儿的增长及胎位的不同,胎心音的部位也有所改变。胎心音在胎背上方的腹壁听得最清楚,故头先露的可在脐下两侧听取,臀先露可在脐上两侧听取,横位可在脐偏下方听取(图4-8),胎心音在左侧听诊的胎位就在左侧,胎心音在右侧听诊的胎位就在右侧。因此,也可借助听诊胎心音的位置判断胎位。

(2)骨盆测量:真骨盆是胎儿娩出时的通道,其大小和形态对分娩影响很大,狭小或畸形骨盆均可引起难产。骨盆测量分为外测量和内测量。

1)骨盆外测量(external pelvimetry):间接反映骨盆腔大小,需测量下列各径线。

髂棘间径(interspinal diameter,IS):孕妇仰卧,两腿伸直,测量两髂前上棘外缘间的距离,正常值为23~26cm(图4-9)。

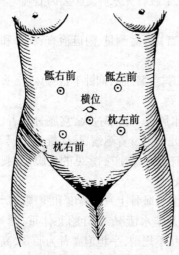

图4-8 胎心音听诊位置

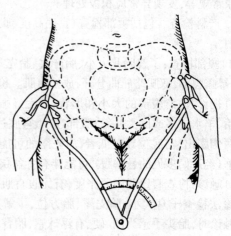

图4-9 髂棘间径测量法

髂嵴间径(intercristal diameter,IC):孕妇仰卧,两腿伸直,测量两髂嵴外缘间最宽距离,正常值为25~28cm(图4-10)。

以上两径线可间接推断骨盆入口横径的长度。

骶耻外径(external conjugate,EC):孕妇左侧卧,右(上)腿伸直,左(下)腿弯曲,测耻骨联合上缘中点到第5腰椎棘突下的距离,正常值18~20cm(图4-11)。第5腰椎棘突下,相当于米氏菱形窝(Michaelis rhomboid)的上角,也相当于髂嵴后连线中点下1~1.5cm。此径线可间接推测骨盆入口前后径的大小。骶耻外径值与骨质厚薄有关,测得的骶耻外径值减去1/2尺桡周径(围绕右侧前臂下端尺骨茎突与桡骨茎突测得的周径值),即相当于骨盆入口前后径值。

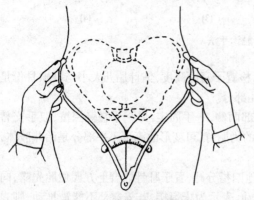

图4-10 髂嵴间径测量法

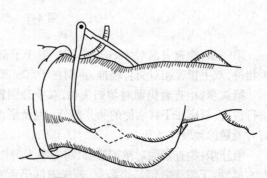

图4-11 骶耻外径与米氏菱形窝

坐骨结节间径(intertuberal diameter,IT),又称出口横径(transverse outlet,TO):孕妇仰卧,双下肢屈膝屈髋外展,双手抱膝,测量两坐骨结节内侧缘间的距离(图4-12),正常值8.5~9.5cm,平均值9cm。

也可用检查者的手拳粗略测量,若能容纳成人一横置手拳,即为正常。如出口横径小于8cm,则需测量出口后矢状径。

出口后矢状径(posterior sagittal diameter of outlet):为坐骨结节间径中点至骶骨尖端的长度(图4-13),正常值为8~9cm。出口横径与出口后矢状径之和大于15cm,骨盆出口狭窄不明显,足月胎儿可利用后三角娩出。

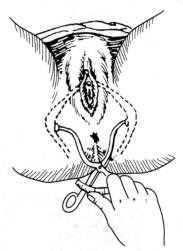

图4-12 坐骨结节间径测量法

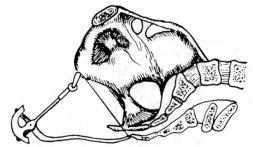

图4-13 出口后矢状径测量法

耻骨弓角度(angle of pubic arch):用左右两拇指平放在耻骨降支的上面,两拇指指尖斜着对拢,放于耻骨联合下缘,测两拇指之间的角度,即为耻骨弓角度(图4-14),正常值为90°,小于80°为不正常。此角度反映骨盆出口横径大小。

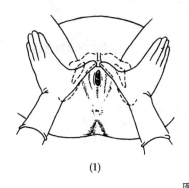

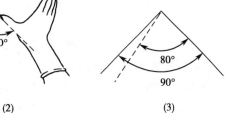

(1)　　　　　　　(2)　　　　　　　(3)

图4-14 耻骨弓角度测量法

2)骨盆内测量(internal pelvimetry):适用于骨盆外测量狭窄者,一般于妊娠24~36周进行。测量时孕妇取膀胱截石位,严格消毒外阴,检查者戴无菌手套,涂以润滑油,示指、中指放入阴道。主要测量以下径线:

对角径(diagonal conjugate,DC):为耻骨联合下缘至骶岬上缘中点的距离,正常值为12.5~13cm,此值减去1.5~2cm,即为骨盆入口前后径的长度,又称真结合径(conjugate vera)。测量时,检查者将一手的示指和中指并拢伸入阴道,中指尖触到骶岬上缘中点,示指上缘紧贴耻骨联合下缘,以另一手示指标志与耻骨联合下缘的接触点,抽出阴道内的手指,测量中指尖至此接触点间的距离,即为对角径(图4-15),正常值约为11cm。如测量时中指尖触不到骶岬,表示对角径大于12.5cm。

坐骨棘间径(interspinous diameter):测量两坐骨棘间的距离,正常值为10cm。测量方法是将一手示指、中指放入阴道内,分别触及两侧坐骨棘,估计其间距离(图4-16)。

坐骨切迹宽度:可了解中骨盆侧壁情况,为坐骨棘与骶骨下部间的距离,即骶棘韧带的宽度(图4-17)。将阴道内的示指置于韧带上滑动,若能容纳3横指(5.5~6cm)为正常。

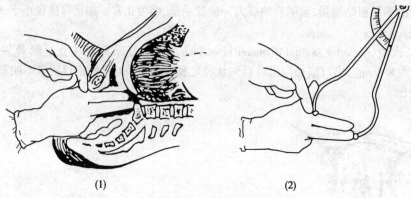

(1)　　　　　　　　　　　(2)

图 4-15　对角径测量法

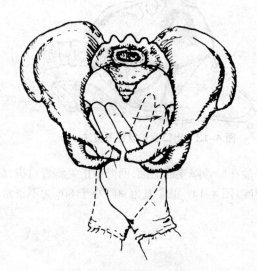

图 4-16　坐骨棘间径测量法

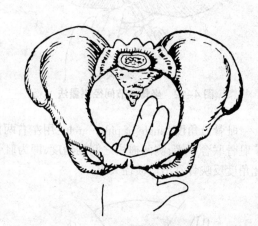

图 4-17　坐骨切迹宽度测量法

　　骶骨弧度:骶骨弧度类型有浅弧、中弧、深弧,有利于分娩的骶骨弧度为中弧(图 4-18)。

　　(3)阴道检查:确诊早孕时,应做阴道检查,妊娠最后一个月及临产后,应避免不必要的阴道检查,以防感染。如确实需要,则需注意无菌操作。

　　(4)肛门检查:通过肛门指诊可了解胎先露部、骶骨弧度、坐骨棘及坐骨切迹宽度,还有骶尾关节的活动度。

　　(5)绘制妊娠图:将每次的各项检查结果填至妊娠图中,绘成曲线,观察动态变化,能及早发现孕妇和胎儿的异常情况,并能及时处理。检查的项目有血压、体重、宫高、腹围、胎位、胎心率等(图 4-19)。

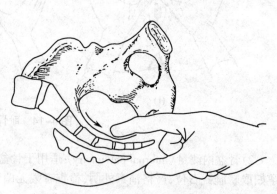

图 4-18　骶骨弧度检查法

(三) 心理 - 社会评估

　　妊娠不仅会造成孕妇身体各系统的生理变化,其心理也会随着妊娠进展而变化。医务人员在进行孕妇管理时,应对孕妇进行心理社会评估,其主要内容如下:

　　1. 孕妇对妊娠知识的了解程度。

　　2. 孕妇对妊娠的态度及感受。

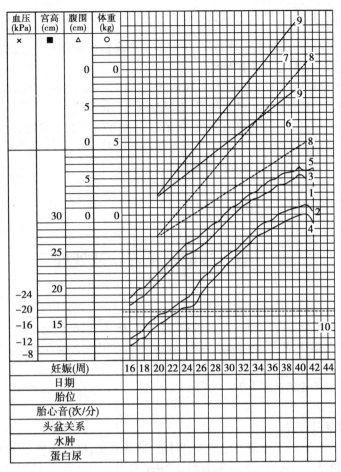

图 4-19　妊娠图

1. 宫高正常区; 2. 胎龄小样儿宫高警戒区; 3. 胎龄大样儿宫高警戒区; 4. 胎龄小样儿宫高异常区; 5. 胎龄大样儿宫高异常区; 6. 腹围正常区; 7. 体重正常区; 8. 腹围警戒线; 9. 体重警戒线; 10. 血压正常区

3. 孕妇有无异常心理反应如过度焦虑、恐惧、淡漠、表现行为不当等。在妊娠中、晚期，随着子宫增大，孕妇活动受限，有的甚至出现睡眠障碍等异常症状。随着预产期的到来，面对角色的改变和分娩，孕妇常有焦虑、恐惧心理。孕妇常因胎儿即将出生而感到愉快，又对分娩产生的痛苦而忧虑，担心分娩能否顺利进行，母子是否平安，胎儿是否有畸形，孩子的性别能否满足家人的愿望等。

4. 评估家庭和社会支持系统，尤其是丈夫对此次妊娠的态度。他会为妻子在妊娠过程中的身心变化而感到惊讶与迷惑，更因时常要适应妻子怀孕时多变的情绪而不知所措。评估他对孩子的接受程度与期望。因此，评估准父亲对妊娠的感受和态度，才能有针对性地协助他承担父亲角色，继而成为孕妇强有力的支持者。

(四) 辅助检查

除常规检查血常规、血型、尿常规和肝脏功能、乙型肝炎病毒标志物检查外，还应根据情况选择检查项目。

1. 心电图用于妊娠合并症如心脏病的检查等。

2. 电解质、二氧化碳结合力对妊娠剧吐或腹泻者应查此项目。

3. 超声检查　用于胎位查不清、胎心音听不清者，或对双胎妊娠及胎儿有畸形等的产前超声检查（系统超声）。

4. 羊水检查　对有异常妊娠史的孕妇如死胎、死产、胎儿畸形等，可进行羊水检查。

5. 血、尿雌三醇及胎盘生乳素的测定了解胎盘的功能（详见第十一章高危妊娠及其管理）。

53

【复诊产前检查】

复诊产前检查目的是动态观察母儿情况,了解前次产前检查后有无不适,及早发现异常、及时干预,促进妊娠顺利发展。主要包括以下内容:

1. 询问前次产前检查后有无异常症状,如腹痛、阴道流血、头痛、眼花、下肢水肿及胎动异常等。

2. 测量体重及血压,检查有无水肿及程度,必要时尿蛋白定量检查。

3. 孕妇腹部检查,测宫高、腹围,复查胎位,听胎心;了解胎儿生长发育情况与孕周是否相符;有无羊水量异常等。

4. 根据情况进行胎儿成熟度检查和胎盘功能检查。

5. 进行妊娠期健康指导。

6. 记载检查结果,预约下次复查时间。

第三节 孕期常见症状及处理

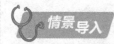

黄女士,32 岁,已婚,孕 2 产 0,既往月经规律,现停经 45 天,已经确定妊娠,出现恶心、呕吐、尿频症状 28 小时,感到非常难受,更不知以后还可能出现哪些症状及怎么应对,倍感沮丧。

请思考:

可以给予黄女士哪些方面的指导?

(一)消化系统症状及处理

1. 恶心、呕吐 妊娠早期因胃酸分泌减少,胃排空时间延长,可出现恶心、呕吐等症状,又因贲门括约肌松弛,胃内容物反流至食管可出现胸骨后烧灼感,轻者不需处理,症状明显者给予维生素 B$_6$、苯巴比妥等;消化不良者给予酵母片 2~3 片及胃蛋白酶合剂 10ml,每日 3 次口服;也可服用开胃健脾理气中药。

2. 便秘 妊娠期肠蠕动及肠张力减弱,且运动量减少,容易出现便秘。由于子宫及胎先露部的压迫,也会感排便困难,应养成定时排便的习惯,减少辛辣食物摄入,多吃富含纤维素的蔬菜、水果,摄取充足水分,适当运动。必要时遵医嘱使用粪便软化剂等方法缓解症状。

3. 痔 因子宫增大,腹压增高,使直肠静脉丛回流受阻,导致痔发生或加重,以妊娠晚期尤甚。应预防及纠正便秘,避免痔形成。若痔已形成且脱出,可以手法还纳。痔症状于分娩后可减轻或自行消失。

(二)泌尿生殖系统症状及处理

1. 尿频 常发生在孕早期增大子宫超出盆腔以前和孕晚期胎先露衔接后,因膀胱受压所致,孕妇无须减少液体的摄入量来缓解症状,有尿意即排空膀胱。此现象产后即消失。

2. 阴道分泌物增多 于孕早期和孕晚期明显,可为生理现象。因此,需每日清洗外阴,保持外阴的清洁,穿透气性好的内裤,并经常更换,增加舒适感。若伴瘙痒,分泌物呈豆渣样、血性或脓性,异味明显,应及时就诊。

(三)血液循环系统症状及处理

1. 下肢及外阴静脉曲张 静脉曲张可因妊娠次数增多而加重。妊娠后期应尽量避免长时间站立、行走,下肢可绑以弹性绷带,或穿弹力裤或袜,休息时适当垫高下肢以利静脉回流。会阴部静脉曲张者,分娩时应防止外阴部曲张的静脉破裂。

2. 贫血 妊娠晚期,胎儿生长发育加快,孕妇对铁的需要量增多,单靠日常饮食补充不够,应给予铁剂,如硫酸亚铁 0.3g,每日 1~2 次口服以防贫血,同时加服维生素 C,促进对铁的吸收。若已发生贫血,应查明原因,以缺铁性贫血最常见。

3. 仰卧位低血压综合征 妊娠晚期,孕妇较长时间取仰卧位时,增大的子宫压迫下腔静脉,使回心血量及心排血量减少,发生低血压。改为左侧卧位后,使下腔静脉血流通畅,血压随之恢复正常。

(四) 运动系统症状及处理

1. 下肢肌肉痉挛 妊娠中晚期多见,痉挛常发生于小腿腓肠肌,夜间发作。痉挛发作时,将腿伸直使腓肠肌紧张并予局部按摩,可迅速消失。注意局部保暖,避免腿部疲劳,走路时脚跟先着地,有助于预防此症状发生。必要时遵医嘱补充钙剂。

2. 腰背痛 妊娠期关节韧带松弛,子宫增大向前突出,重心向后移,腰椎向前突,背伸肌持续紧张,故有轻微腰背痛。指导孕妇穿平底鞋,在提举物品时双手均分重量,保持上身直立。腰背痛明显者应及时查找原因并给予治疗。必要时卧床休息及服止痛药。

3. 下肢水肿 孕妇于妊娠后期多有轻度下肢水肿,经休息后消退,属正常现象。若水肿明显,经休息后不消退,应及时查明原因,可能发生妊娠期高血压疾病及其他合并症,针对病因处理。此外,睡眠时取左侧卧位,下肢稍垫高,水肿多可减轻。

第四节 孕期健康指导

(一) 日常生活指导

1. 着装 孕妇服装以松软、透气、宽大为宜,清洗衣物时,尽量减少洗涤剂残留,鞋宜平底、防滑、适足。

2. 个人卫生 妊娠期间孕妇基础代谢率增高,新陈代谢旺盛,应注意卫生,包括全身皮肤卫生和局部卫生。全身皮肤卫生通过沐浴达到,具体沐浴次数根据季节和个体需要而定;多采用淋浴方式,可减少生殖器官逆行感染机会;注意环境通风,沐浴时间不可太长,避免晕倒。局部卫生主要是口腔和外阴卫生,因孕期牙龈充血,应用小头软毛牙刷,每次饭后及就寝前刷牙,若有口腔疾病应及时就诊。孕妇妊娠期阴道分泌物增加,外阴部充血,皮脂腺分泌增加,易导致泌尿系统感染,所以孕妇应勤换内裤,外阴每天用清水冲洗 1~2 次;便后使用清洁卫生纸,从前向后擦干净。

3. 环境 生活环境应注意清洁、安全、安静、通风良好,光线充足。每天适度日照,促进身体健康。避免到人多的地方,避免和患传染性疾病的患者接触。

4. 活动与休息 无不良孕产史的健康孕妇可正常工作、学习,但避免重体力劳动,从事有毒有害工种应酌情调离。孕妇因身体负荷加重需要充足睡眠,每天至少有 8 小时睡眠,午休 30 分钟以上;睡眠时采取左侧卧位,以增加胎盘血流灌注,避免仰卧位低血压综合征发生。妊娠期由于松弛素作用,关节、韧带较松弛,增大子宫使孕妇下肢及脊柱负荷加重,重心改变,活动时注意保持身体平衡,避免大幅度跳跃、急转等动作,避免腹部受压,避免受伤导致流产、胎盘早剥等。可在医护人员指导下做孕期运动。

5. 性生活指导 妊娠期性生活应因人而异。健康孕妇在妊娠 12 周以前和 32 周以后应避免性生活,防止发生流产、早产、胎盘早期剥离和感染等。对有不良孕产史的孕妇、前置胎盘孕妇,孕期应禁止性生活。妊娠期性生活注意减少频率,性器官应清洁,避免动作粗暴致腹部受挤压。

(二) 营养指导

妊娠期由于胎儿的生长发育以及母体内的物质代谢和各器官系统功能的适应性变化,对营养的要求更加严格,此时期营养不足或过剩将影响母亲的健康和胎儿的发育。良好的营养有利于保证母体自身的营养要求,有利于保证胎儿及分娩后婴儿期生长发育的需求,有利于减轻早孕反应,防止妊娠并发症及难产的发生,也为分娩和产后哺乳做好充分的营养储备。可从以下几方面着手进行指导:

1. 要注意孕妇过去、现在的膳食情况,既往有无胃肠道病史,有无甲亢或糖尿病病史,有无食物过敏史,妊娠后饮食习惯有无改变,早孕反应对饮食的影响程度等。

2. 帮助孕妇制订合理的饮食计划,以满足自身和胎儿的双重需要,并为分娩和哺乳做准备。

(1)热量:妊娠早期热量的需要量增加不多,每日约增加 200kcal,妊娠中、晚期热量需要量增加,每日增加 200~400kcal,需注意热量增加适度,尤其是妊娠晚期孕妇活动减少,以免胎儿过大增加难产的可能。恰当安排膳食三大营养素所占比例,一般碳水化合物占总热量 60%~65%,脂肪占 20%~25%,蛋白质占 15%。

(2)蛋白质:是构成体内各细胞和组织,包括脑髓、内脏、血液、肌肉等的物质基础。蛋白质具有促进胎儿生长发育、增强身体健康、抵抗疾病和供给机体能量的作用。蛋白质需通过饮食获得,蛋白质摄入不足不仅影响胎儿体格生长发育,而且影响胎儿的大脑发育,同时可使孕妇贫血、妊娠期高血压疾病的发生率增加。我国营养学会建议,孕妇摄入蛋白质以 80~90g/d 为宜。膳食中的蛋白质主要来自蛋、奶、豆制品、鱼和家禽等。

(3)脂肪:脂肪可提供热量和促进脂溶性维生素的吸收。必需脂肪酸对维持正常的生殖很有必要,有利于胎儿器官发育。

(4)矿物质

1)铁:孕妇饮食当中的铁含量不足易发生缺铁性贫血。因此孕妇应多食一些动物肝脏、瘦肉、豆类、蛋黄及各种绿叶蔬菜等含铁较多的食品。

2)钙和磷:钙对骨、牙的发育,肌肉的收缩,心肌功能,神经 – 肌肉的正常传导等有多种作用。若孕妇长期缺钙则影响胎儿骨骼的正常发育,新生儿出现骨质钙化不良,骨质较透明、组织内钙水平下降,体重下降,易患佝偻病,甚至出现死胎。这就要求孕妇体内必须吸收和保留一定量的钙、磷(钙200mg,磷 100mg)。钙在体内不宜被吸收,因此要注意饮食搭配,多食豆类、瘦肉及海产品等。含钙、磷丰富的食物有:乳及乳制品、含草酸少的蔬菜和豆类、虾米、虾皮、骨粉等。

3)碘:妊娠期孕妇和胎儿的新陈代谢较高,甲状腺功能旺盛,碘的需要量增加,要多食一些含碘多的食品,如海带、紫菜等。

4)锌:缺锌可导致 DNA 和含有金属的酶合成发生障碍,抑制 DNA 的合成,导致核酸的合成能力下降,神经管及其他细胞的有丝分裂时间延长,神经管等细胞数目减少以及由之而来的形态发育异常。在妊娠的最初几天发生缺锌,可出现着床和卵裂及胚泡形成障碍,影响第二性征的发育。动物性食品、谷类和豆类食品含锌多。

5)锰:对维持正常骨骼发育,生殖、神经系统及智力都很重要。缺锰的危害包括:①可使后代产生多种畸变。对骨骼的影响最大,常出现关节严重变形,而且死亡率较高。②子代容易出现先天性共济失调或运动失调。③引起体内线粒体的结构异常及功能下降,含有锰的超氧化物歧化酶的活力下降,进而影响到脑的功能,造成显著的智力低下。④引起后代癫痫或抽搐症。因此,应适当摄入锰,谷类、豆类、干果类和叶菜类食物锰含量较高。

(5)维生素:妊娠期间孕妇对维生素的需要量也增加。各种维生素如维生素 A、维生素 C、维生素 B 及维生素 D 等对孕妇及胎儿的发育是有利的,尤其是胎儿骨骼和牙齿的发育。适当补充维生素可防止流产、早产或胎儿畸形的发生。孕妇可从食物中获取维生素,多食动物的肝肾、鱼、肉、蛋、奶及新鲜的瓜果、蔬菜等,常到户外活动,接受阳光照射。

3. 监测孕妇体重,防止体重增加过快,使胎儿发育过大,导致难产。

4. 选用新鲜天然的食品,注意饮食搭配,掌握正确的烹饪方法,防止营养素丢失。多食易消化食物,饮用白开水,避免饮用咖啡及饮料,忌食辛辣食品、烟、酒和浓茶等。

(三)乳房健康指导

妊娠后乳房增大,应用合适胸罩托起乳房,防止下垂。保持乳房卫生,每天用温热水擦洗乳头,然后涂上一层油脂,可预防哺乳时乳头皲裂。如乳头内陷,擦洗时可轻轻向外提捏数次,做乳头伸展练习或乳头牵拉练习使乳头突出,以利日后哺乳。如先兆流产、前置胎盘和早产等禁止做乳房按摩以及刺激乳头。

(四)用药指导

孕妇用药要谨慎,尤其在孕早期。药物可致胎儿畸形或流产。患病时根据医嘱用药,以免对母子带来不良后果。

(五)促胎儿健康指导

1. 监测胎动 胎动为 3~5 次 / 小时。孕妇每天应早中晚各计数胎动 1 小时,3 次相加后乘以 4 为12 小时胎动次数,不应低于 10 次,否则胎儿可能为宫内缺氧,应查找原因,对症处理。

2. 胎教 胎儿有进行交流的能力,可通过胎教促进胎儿智力发育,常用听觉、触觉两种途径。因此孕妇应该经常听轻柔舒缓的音乐,欣赏艺术自然美景,保持良好的心态促进胎儿身心发展;还可以触摸腹部,胎儿非睡眠状态下会作出反应,与母亲互动,有利于胎儿发育及培养感情。

3. 初步识别异常妊娠 指导孕妇定期产前检查,预防妊娠并发症发生。介绍妊娠期常见的疾病,如流产、妊娠期高血压疾病、妊娠期肝内胆汁淤积症、妊娠合并心脏病、肝炎、糖尿病等。如出现腹痛、阴道流血、阴道流液、心悸、头晕、恶心呕吐等应及时到医院就诊。

第五节 分 娩 准 备

妊娠晚期应从以下几方面帮助孕妇及家人做好分娩准备。

(一) 知识准备

1. 介绍分娩先兆,如不规律宫缩、见红、等症状出现,应及时到医院。

2. 介绍正常分娩的过程,分娩过程中可能有的不适、检查、治疗和护理,有助于配合助产士及医护人员。

3. 介绍应对分娩不适的技巧,如呼吸、放松以及转移注意力,丈夫陪伴分娩等,具体有拉姆兹法、迪克－瑞德法、布莱德雷法。

(二) 心理准备

1. 介绍相关知识,帮助孕妇消除陌生感和无助感,增强孕妇分娩的信心。

2. 鼓励孕妇提出问题,并对错误理解加以纠正。

3. 耐心倾听孕妇述说心中焦虑,使孕妇获得心理支持。

(三) 物品准备

1. 母亲物品 准备足够的消毒卫生垫,合适的胸罩,数套更换衣物,干净毛巾数条(用于全身擦浴、乳房护理等)。

2. 新生儿物品 准备尿布应质地柔软、吸水性和透气性好,便于洗涤和消毒;衣物选柔软、宽大、便于穿脱和无刺激性的纯棉制品,用刺激性不强的清洁剂洗净后再穿;还要准备婴儿包被、大小毛巾、澡盆、围嘴、爽身粉、调羹、婴儿沐浴液等;准备数个能消毒、有刻度的奶瓶和奶嘴、奶锅,以备母乳不足或不宜母乳喂养时给婴儿喂奶和喂水;消毒棉签、纱布、75% 乙醇、1% 甲紫溶液等护理脐部用。

(四) 分娩地点和家庭护理人员准备

1. 根据家庭住址、产后休养地点及妊娠情况,确定分娩地点及医院。

2. 分娩及产后家庭护理人员应在妊娠晚期安排妥当,及时到位。最好选择身体健康、有分娩经历并具备母婴护理知识和能力的家庭护理人员。

思考与练习

1. 李女士,25 岁,已婚,平时身体健康,月经规律,现停经 48 天,恶心 4 天,未呕吐,尿频,能正常工作。

请问:

(1)该女士目前最可能的诊断是什么?

(2)可做什么检查确诊?

(3)确诊后应怎样护理?

2. 田女士,27 岁,初孕妇,妊娠 22 周,感到胎动 4 周,双下肢无水肿。检查:胎心音 138 次 / 分。骨盆外测量:髂棘间径 24cm,髂嵴间径 26cm,骶耻外径 19cm,坐骨结节间径 9cm。

请问:

(1)田女士目前处于妊娠的哪个时期?

(2)田女士的骨盆正常吗?

3. 陈女士,30 岁,初孕妇,平时月经不规律,且末次月经记不清。产科检查:生命体征正常,双下肢无水肿。胎心率 144 次 / 分,宫底脐上 3 横指,四步触诊:宫底部感宽、软、不规则的胎儿部分,右侧腹部感高低不平,左侧腹部感平坦、宽,耻骨联合上方感圆、硬、浮球感。骨盆外测量:髂棘间径 23cm,髂嵴间径 28cm,骶耻外径 18cm,坐骨结节间径 9cm。

请问:

(1)陈女士现在可能妊娠多少周?

(2)目前的胎方位是什么?

(3)该如何对陈女士进行健康指导?

思路解析　　扫一扫,测一测

（张露）

学习目标

1. 掌握先兆临产、临产诊断及前三个产程的临床经过和正确处理方法;第四产程的概念及检测内容。

2. 掌握枕前位的分娩机制和影响分娩的 4 个因素。

3. 掌握不同接生方式的要领。

4. 熟悉新生儿护理的内容。

5. 了解导乐陪伴分娩及无痛分娩;脐带延迟结扎的意义。

6. 能正确书写正常分娩的各种记录单并熟练掌握顺产接生基本功。

7. 具有良好的沟通能力,批判性思维能力,恪尽职责,关爱产妇。

视频:正常分娩的基本概念

情景导入

陈女士,29 岁,孕 1 产 0,妊娠 40 周,因腹部阵痛 10 小时入院。产科检查:宫高 33cm,腹围 96cm,胎方位 LOA,胎心 150 次 / 分,宫缩 40″~50″/2′~3′,阴道检查宫口扩张 5cm,胎头 "S=0",LOA,骨盆内诊无明显异常。

请思考:

(1)陈女士处于产程中的哪个阶段?

(2)列出主要的护理问题。

(3)制订相应的护理措施。

妊娠满 28 周及以后,胎儿及其附属物从临产开始到由母体娩出的全过程,称为分娩(delivery)。妊娠满 28 周至不满 37 足周(196~258 日)间分娩,称为早产(premature delivery);妊娠满 37 周至不满 42 足周(259~293 日)间分娩,称为足月产(term delivery);妊娠满 42 周(294 日)及其后分娩,称为过期产(postterm delivery)。影响分娩的四因素为产力、产道、胎儿及精神心理因素。各因素均正常并能相互适应,足月胎儿能顺利经阴道自然娩出,母儿健康者称为正常分娩(normal delivery),即顺产。

第一节　分娩动因

分娩是一个自然的生理现象,是哺乳动物本能的生物反应。分娩发动的原因复杂,目前尚不清楚。

虽然有关分娩发动机制的学说众多,但至今仍无统一的结论和满意的解释,目前认为是多因素综合作用的结果。

(一) 机械性理论

妊娠末期随着子宫容积、伸展力及张力不断增加,胎儿增长速度超过子宫增长速度,子宫腔内压力升高,子宫肌壁和蜕膜受压,肌壁的机械感受器受到刺激,同时胎先露部压迫子宫下段及宫颈内口,发生机械性扩张作用,通过交感神经传至下丘脑,使神经垂体释放缩宫素,引起子宫收缩。在双胎妊娠和羊水过多者中早产发生率较高支持这一学说。

(二) 内分泌控制理论

1. 母体方面　妊娠末期临产前,母体子宫蜕膜及羊膜中前列腺素的前身物质游离花生四烯酸明显增加,在前列腺素合成酶等作用下形成前列腺素(PG)。蜕膜主要合成 $PGF_{2\alpha}$,刺激子宫收缩;羊膜主要合成 PGE_2,促进宫颈成熟。PG 直接作用于子宫平滑肌细胞受体使子宫收缩,导致分娩发动。同时,临产前子宫缩宫素受体显著增多,增强子宫对缩宫素的敏感性。此外,妊娠末期血浆中孕酮值下降,"孕酮阻滞"消失,促使子宫收缩。

2. 胎儿方面　动物实验证实,胎儿下丘脑 - 垂体 - 肾上腺轴及蜕膜、羊膜和胎盘的内分泌活动与分娩发动有关。胎儿随妊娠进展对氧气和营养物质的需要不断增加,胎盘供应相对不足,胎儿腺垂体分泌促肾上腺皮质激素(adrenocorticotropic homone, ACTH),刺激肾上腺皮质产生大量皮质醇,经胎儿胎盘单位合成雌三醇,从而诱发宫缩。

(三) 神经介质理论

子宫主要受自主神经支配,交感神经能兴奋子宫肌层 α 肾上腺素能受体,促使子宫收缩。乙酰胆碱能使子宫肌细胞膜对 Na^+ 的通透性增加,Na^+ 向细胞内移,K^+ 向细胞外移,加强子宫收缩。

不管分娩动因如何,宫颈成熟是分娩的必备条件,前列腺素和缩宫素是促进宫缩的最直接因素。

第二节　影响分娩的因素

影响分娩的因素包括产力、产道、胎儿及精神心理因素。当这些因素均正常且能相互适应时,分娩则顺利进行,反之,将发生分娩困难。近年来精神心理因素在分娩中的作用越来越受到人们的重视。

【产力】

将胎儿及其附属物从母体子宫内逼出的力量,称为产力(powers)。它包括子宫收缩力、腹肌及膈肌和肛提肌收缩力,其中子宫收缩力为主力,其他为辅助力。

(一) 子宫收缩力

子宫收缩力简称宫缩,是临产后的主要产力,它是一种规律的、阵发性的收缩,贯穿于分娩全过程。临产后的宫缩能使宫颈管消失、宫颈口扩张、胎儿先露部下降。正常子宫收缩具有以下几个特点:

1. 节律性　宫缩的节律性是临产的重要标志。临产后的正常宫缩是子宫体部不随意、有节律的阵发性收缩即阵缩,因伴有疼痛,亦称为阵痛。每一次子宫收缩都是由弱渐强(进行期),维持一定时间(极期)后由强渐弱(退行期),直至消失进入间歇期(图 5-1)。阵缩如此反复出现,直至分娩结束。临产初期,宫缩持续约 30 秒,间歇时间 5~6 分钟。随着产程进展,宫缩持续时间逐渐延长,间歇期逐渐缩短。宫口开全后,宫缩持续时间可长达 60 秒,间歇时间可缩短至 1~2 分钟。宫缩强度亦随产程进展而逐渐增强,临产初期,宫缩时子宫腔内压力为 25~30mmHg,第一产程末可增至 40~60mmHg,第二产程可高达 100~150mmHg,间歇期子宫内压力为 6~12mmHg(表 5-1)。宫缩时,宫内压力增高,子宫肌壁内血管及胎盘受压,子宫血流量减少;宫缩间歇期,子宫肌肉处于松弛状态,有利于血液循环的恢复,以保证胎儿血液供应。

2. 对称性与极性　正常宫缩起自于两侧宫角部,以微波形式迅速而均匀地向宫底中线集中,左右对称,此为子宫收缩的对称性。然后以每秒 2cm 的速度向子宫下段扩散,约 15 秒内协调地遍及整个子宫。宫缩以子宫底部最强且最持久,向下逐渐减弱,子宫底部收缩力的强度约为子宫下段的 2 倍,此为子宫收缩的极性(图 5-2)。

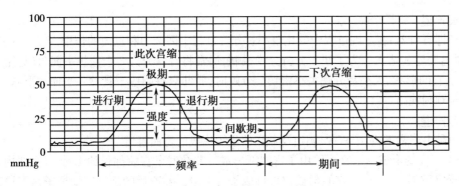

图 5-1 临产后宫缩节律性示意图

表 5-1 临产后子宫收缩的变化

时间	宫缩间歇期(分)	宫缩持续时间(秒)	宫腔压力(mmHg)
妊娠晚期	不规律	<30	0~15
第一产程潜伏期	1~15	30~40	25~30
第一产程活跃期	3~4	40~60	40~60
第二产程	1~2	60	100~150

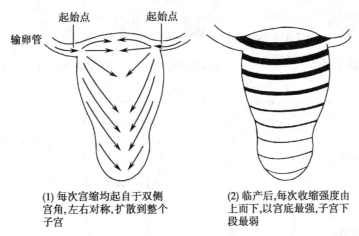

(1) 每次宫缩均起自于双侧
宫角,左右对称,扩散到整个
子宫

(2) 临产后,每次收缩强度由
上而下,以宫底最强,子宫下
段最弱

图 5-2 子宫收缩的对称性及极性

3. 缩复作用 宫缩时,子宫体部肌纤维缩短变宽,间歇期肌纤维放松,但不能完全恢复到原来的长度,而较原来略短,经过反复收缩,肌纤维越来越短,这种现象称为缩复作用。随着产程进展,缩复作用使子宫腔容积逐渐缩小,子宫下段被拉长,因而胎先露逐渐下降、宫颈管逐渐消失与宫口扩张。

(二)腹肌及膈肌收缩力

腹肌及膈肌收缩力(即腹压)是第二产程时娩出胎儿的重要辅助力量。当宫口开全后,宫缩时先露部压迫盆底组织及直肠,反射性地引起排便动作,产妇主动屏气。此时,产妇腹直肌及膈肌收缩,腹压增高,配合子宫收缩力,促使胎儿娩出。第三产程使用腹压还可迫使胎盘娩出。

(三)肛提肌收缩力

当宫口开全后,胎先露部压迫盆底组织,引起肛提肌收缩。它的收缩有助于胎先露进行内旋转、仰伸及胎儿娩出,第三产程有助于已剥离的胎盘娩出。

【产道】

产道(birth canal)是胎儿娩出的通道,分为骨产道和软产道两部分。

（一）骨产道

骨产道即真骨盆,在分娩过程中变化较小。分娩过程中因产力和重力的作用,各骨之间有轻度的移位,使骨盆腔容积增大。为了便于分析分娩机制,通常将骨盆分为3个假想平面(详见第一章第一节"骨盆"),它的形状、大小与分娩关系密切。分娩时,胎儿只有顺应于骨盆各平面的形状及大小时,才能沿产轴顺利娩出。

（二）软产道

软产道是由子宫下段、子宫颈、阴道及盆底软组织构成的弯曲管道。

1. 子宫下段的形成　子宫下段由子宫峡部形成。非孕时子宫峡部长约1cm。孕12周以后逐渐扩展成为子宫腔的一部分,子宫峡部被拉长形成子宫下段。临产后的规律宫缩把子宫下段进一步拉长达7~10cm,成为软产道一部分。由于子宫肌纤维的缩复作用,子宫上段越来越厚,子宫下段被牵拉扩张越来越薄,在两者之间的子宫内面形成环状隆起,称为生理性缩复环(physiologic retraction ring)(图5-3)。正常情况下,此环不易从腹部见到。

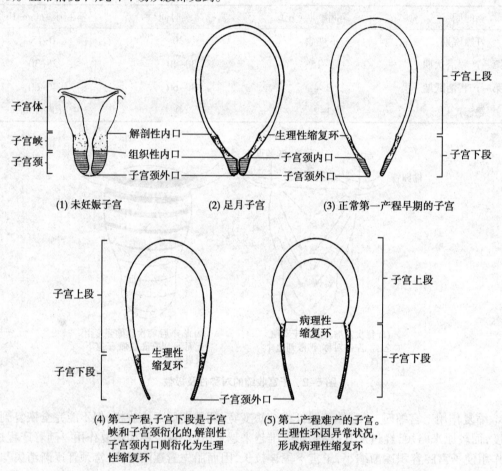

(1) 未妊娠子宫　　　　(2) 足月子宫　　　　(3) 正常第一产程早期的子宫

(4) 第二产程,子宫下段是子宫峡和子宫颈衍化的,解剖性子宫颈内口则衍化为生理性缩复环

(5) 第二产程难产的子宫。生理性环因异常状况,形成病理性缩复环

图 5-3　宫颈扩张及子宫下段形成

2. 宫颈的变化

(1) 宫颈管消失(effacement of cervix):临产前的宫颈管长2~3cm,初产妇较经产妇略长。临产后的规律宫缩牵拉宫颈内口的子宫肌纤维及周围韧带,加之宫内压升高、胎先露部支撑前羊膜囊呈楔状,使宫颈管呈漏斗状,随后宫颈管逐渐短缩、展平至消失(图5-4)。初产妇多是宫颈管先消失,而后宫颈口扩张;经产妇则多是宫颈管消失与宫口扩张同时进行。故经产妇产程较初产妇短。

(2) 宫颈口扩张(dilatation of cervix):临产前,初产妇的宫颈外口仅容一指尖,经产妇则能容纳一指。临产后,由于子宫收缩向上牵拉、胎先露及前羊膜囊的扩张作用,宫颈口逐渐开大。胎膜多在宫口近开全时自然破裂。胎膜破裂后,胎先露部直接压迫宫颈,机械性扩张宫口的作用更明显。随着产程进展,子宫口从指尖逐渐扩大直至开全(10cm)时,妊娠足月的胎头方能通过。

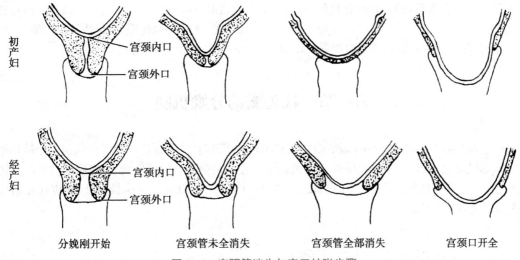

初产妇 ——宫颈内口 ——宫颈外口

经产妇 ——宫颈内口 ——宫颈外口

分娩刚开始　　　　宫颈管未全消失　　　　宫颈管全部消失　　　　宫颈口开全

图 5-4　宫颈管消失与宫口扩张步骤

3. 盆底、阴道及会阴的变化　临产后,胎先露部下降直接压迫并扩张阴道及骨盆底,使软产道扩张形成一个向前弯的长筒,阴道外口开向前上方,阴道黏膜皱襞展平使腔道加宽(图 5-5)。初产妇的阴道较紧,扩张较慢;而经产妇的阴道较松,扩张较快。同时肛提肌向下及两侧扩展,肌纤维拉长,使 5cm 厚的会阴体变成 2~4mm,以利胎儿娩出。分娩时,会阴体虽能承受一定压力,但若保护会阴不当,也容易造成裂伤。

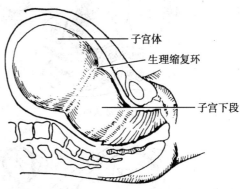

——子宫体
——生理缩复环
——子宫下段

图 5-5　软产道在临产后的变化

【胎儿】

胎儿(fetus)的大小、胎位、胎儿发育有无异常均与能否正常分娩有关。

1. 胎儿大小　在分娩过程中,胎儿大小是决定分娩难易的重要因素之一。足月胎头是胎儿最大、可塑性最小的部分,也是最难通过骨盆的部分。胎儿过大致胎头径线大时,虽然骨盆大小正常,也可因相对性头盆不称造成难产。也应注意巨大儿肩难产者。

2. 胎位　产道为一纵形管道。若为纵产式时,胎体纵轴与骨盆轴相一致,胎儿容易通过产道。头先露是胎头先通过,由于颅骨重叠,使胎头变形,周径变小,有利于胎头娩出;若胎头俯曲不良或不能完成内旋转等,也可造成分娩困难;头先露矢状缝和大小囟门是确定胎位的重要标志。臀位时,小而软的胎臀先娩出,产道未充分扩张,当胎头娩出时颅骨又无变形机会,所以分娩较头位困难。横产式时,胎体纵轴与骨盆轴垂直,足月的活胎不能通过产道,对母儿威胁极大。

3. 胎儿畸形　胎儿身体的某一部分发育异常,可以增加胎儿的径线,造成胎儿难产。如脑积水、联体双胎等。

【精神心理因素】

近年来,产妇的精神心理状态在分娩过程中的作用,越来越受到人们的重视,它能影响机体内部的平衡、适应力和健康。助产士必须认识到影响分娩的因素除了产力、产道、胎儿以外,还有产妇的精神心理因素。

分娩虽然是一个生理过程,但对于产妇来说是持久而强烈的应激过程。分娩应激既可以产生生理上的应激,亦可以产生精神心理上的应激。分娩应激是产妇对内外环境中各种因素作用于身体时所产生的非特异性反应。生理应激表现为心率加快、呼吸急促、肺内气体交换不良等,心理应激常表现为紧张、焦虑、恐惧。上述应激反应可导致子宫收缩乏力、宫口扩张缓慢、胎先露下降受阻、产程延长等不良后果。有资料证明,获取分娩的知识越多,对分娩有正确认识和理解的产妇,自信心较高,其紧张、焦虑、恐惧的程度较轻。此外,安静、舒适、优美的环境,先进的医疗设备、优质的护理服务,良好的支持系统,既往的成功经历等都会增强产妇的信心,使产妇能主动参与分娩过程。

第三节 枕先露的分娩机制

分娩机制(mechanism of labor)是指胎儿先露部通过产道时,为了适应产道的形状与大小被动地进行一系列适应性转动,以其最小径线通过产道的全过程。包括衔接、下降、俯屈、内旋转、仰伸、复位及外旋转、胎儿娩出等动作。临床上枕先露占95.75%~97.55%,又以枕左前位最多见,故以枕左前位的分娩机制为例说明(图5-6)。

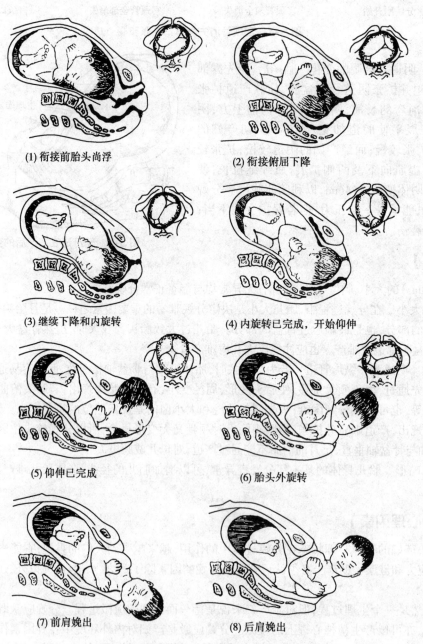

(1) 衔接前胎头尚浮

(2) 衔接俯屈下降

(3) 继续下降和内旋转

(4) 内旋转已完成,开始仰伸

(5) 仰伸已完成

(6) 胎头外旋转

(7) 前肩娩出

(8) 后肩娩出

图5-6 枕左前位分娩机制示意图(盆底观)

【衔接】

胎头双顶径进入骨盆入口平面,胎头颅骨最低点接近或达到坐骨棘水平,称为衔接(engagement),也称为入盆(图5-7)。胎头进入骨盆入口时,呈半俯屈状态,以枕额径衔接,胎头矢状缝落在骨盆入口右斜径上,枕骨位于骨盆入口的左前方。初产妇多在预产期前1~2周内胎头衔接,经产妇多在分娩开始后衔接。如初产妇在分娩开始后仍未衔接,应警惕有头盆不称或其他异常的可能。

【下降】

胎头沿骨盆轴前进的动作,称为下降(descent)。下降贯穿于分娩全过程,与其他动作相伴随。下降动作呈间歇性,宫缩力是产生下降的主要动力,它通过以下方式促使胎儿下降:①宫缩时通过羊水传导压力,促使胎儿下降。②宫缩时宫底直接压迫胎臀。③宫缩时胎体伸直伸长,有利于压力的传递。④腹肌膈肌收缩,压力经子宫传至胎儿。临床上以观察胎头下降的程度作为判断产程进展的重要标志之一。

【俯屈】

胎头以枕额径进入骨盆腔后,继续下降至骨盆底时,处于半俯屈状态的胎头枕部遇肛提肌阻力,借杠杆作用进一步俯屈(flexion),使胎头衔接时的枕额径(11.3cm)俯屈为枕下前囟径(9.5cm)(图5-8),变胎头衔接时的枕额周径(平均34.8 cm)为枕下前囟径周径(平均32.6 cm),以最小周径适应产道形态,有利于胎头继续下降。

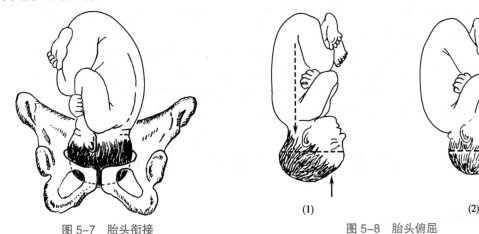

图5-7 胎头衔接   图5-8 胎头俯屈

(1)   (2)

【内旋转】

胎头为适应中骨盆的形状、大小而在骨盆腔内旋转的动作,称为内旋转(internal rotation)。当胎头俯屈下降时,枕部最先与盆底肛提肌接触,肛提肌收缩时,促使胎头枕部向前(盆底观,即逆时针)旋转45°(图5-9),使胎头矢状缝与中骨盆和骨盆出口平面前后径相一致,以适应中骨盆、出口平面前后径大于横径的特点,有利于胎头下降。胎头于第一产程末完成内旋转动作。

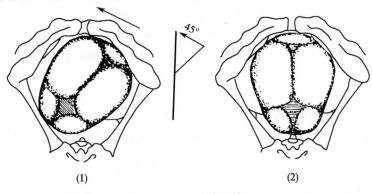

(1)   (2)

图5-9 胎头内旋转

【仰伸】

当胎头完成内旋转后继续下降达阴道外口。由于产道下段的前壁为较短的耻骨联合,后壁为较长的骶骨与尾骨,使产轴下段的方向向前向上,前面的阻力小而后面的阻力大。此时,宫缩和腹压迫使胎头下降,而肛提肌收缩力又将胎头向前推进,两者的共同作用,使胎头逐渐仰伸(extension),胎头的顶、额、鼻、口、颏相继娩出(图5-10)。胎头仰伸时,胎头双肩径沿左斜径进入骨盆入口。

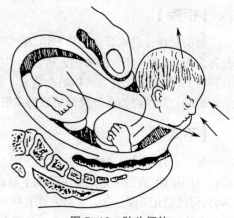

图5-10 胎头仰伸

【复位及外旋转】

当胎头内旋转时,胎肩未发生旋转,胎头与双肩成一扭曲角度。胎头娩出后,为使胎头与胎肩恢复正常关系,胎头枕部自然向左(盆底观,即顺时针)旋转45°恢复到原来的位置,称为复位(restitution)。此时,胎肩在盆腔内继续下降,为适应中骨盆、骨盆出口平面前后径大于横径的特点,前肩在骨盆内向前向中线旋转45°,阴道外胎头则随胎肩的内旋转而继续顺时针(盆底观)转45°,称为外旋转(external rotation)。

【胎儿娩出】

胎头完成外旋转动作后,胎儿前肩在耻骨弓下首先娩出,继之后肩娩出,胎儿躯干、臀部及下肢以侧屈姿势相继娩出,完成分娩全过程。

上述的分娩机制应被视为一个连续的过程,下降是贯穿于始终的动作,胎先露部的各种适应性转动都是伴随着下降而逐渐完成,每个动作并没有完全的界限,在经产妇尤为明显。这一系列动作,大部分是在产道内完成的,接产过程中只能看到仰伸、复位及外旋转、胎儿娩出的动作。所以,助产士只有熟练掌握分娩机制,才能正确判断与处理分娩过程中所出现的异常问题。

第四节 先兆临产、临产与产程分期

【先兆临产】

分娩发动前孕妇常出现一些的预示不久将临产的症状,称先兆临产(threatened labor)。

1. 轻松感或胎儿下降感 初产妇多在分娩前1~2周,由于胎先露部入盆,宫底位置下降,此时孕妇有轻松感(lightening),感到上腹部较以前舒适,呼吸较前舒畅,胃部饱胀感消失,进食量较前增多。但下腹部及腰骶部有胀满及压迫感,膀胱因受压常有尿频症状。

2. 假宫缩 即不规则的宫缩,其特点为持续时间短(不超过30秒),且不恒定,强度不增加,间歇时间长且不规则,以夜间多见,清晨消失,多在分娩前1~2周出现。不规律宫缩虽然可引起下腹部轻微胀痛,但不伴有宫颈管缩短和宫颈口扩张。应用镇静药物后可抑制这种假宫缩(false labor)。

3. 见红 多在分娩发动前1~2天出现,是即将临产比较可靠的征象。是由于胎儿下降,宫颈内口附近胎膜与子宫壁分离,毛细血管破裂而出现少量出血,与宫颈管黏液混合经阴道流出,称见红(show)。若阴道流血超过平时月经量,则为病理现象,应考虑妊娠晚期出血性疾病。

【临产诊断】

临产(in labor)是指出现规律且逐渐增强的子宫肌收缩,宫缩持续30秒或以上,间歇5~6分钟,同时伴有进行性宫颈管消失、宫颈口扩张和胎先露部下降。用强镇静药物不能抑制宫缩。

【产程分期】

分娩全过程是从出现规律宫缩开始至胎儿、胎盘娩出为止,简称为总产程(total stage of labor)。临床上根据不同阶段的特点又分为三个时期,即三个产程。

1. **第一产程**(first stage of labor) 又称宫颈扩张期,是从规律宫缩开始至宫口开全为止。初产妇的宫颈较紧,宫口扩张较慢,但不超过22小时;经产妇的宫颈较松,宫口扩张较快,不超过16小时。初产妇需11~22小时,经产妇需6~16小时。

2. **第二产程**(second stage of labor) 又称胎儿娩出期,是从宫口开全开始至胎儿娩出为止。初产妇约需40分钟~3小时;经产妇往往数分钟即可完成,但也有长达2小时者。

3. **第三产程**(third stage of labor) 又称胎盘娩出期,是从胎儿娩出开始至胎盘娩出为止。需5~15分钟,不超过30分钟。

视频:第一产程的临床经过及处理

第五节 第一产程的临床表现及助产经过

何女士 G_1P_0,孕 39^{+4} 周,昨晚发现内裤沾有少量血性分泌物,今晨起出现腹部阵发性疼痛,持续20~30秒,间歇3~5分钟,在丈夫及家人的陪同下来到医院。产前检查9次均正常。

请思考:

1. 入院后应该做哪些检查?

2. 助产士应重点观察什么?

3. 如何指导何女士的饮食起居?

【临床经过】

1. **规律宫缩** 产程开始时,子宫收缩力弱,持续时间较短(约30秒),间歇时间较长(5~6分钟)。随着产程进展,子宫收缩力逐渐增强,宫缩持续时间逐渐延长(50~60秒),间歇时间逐渐缩短(2~3分钟)。当宫口近开全时,宫缩持续时间可长达1分钟或以上,间歇时间仅为1~2分钟。助产士一定要亲自评估至少2次宫缩,即使做胎心监护的孕妇,也不能完全依赖胎心监护。

2. **宫口扩张**(dilatation of cervix) 当子宫收缩力逐渐增强时,宫颈管逐渐短缩直至消失,宫口逐渐扩张。通过阴道检查,可以确定宫口扩张的程度。宫颈口扩张有一定的规律性,潜伏期宫口扩张速度较慢,进入活跃期后宫口扩张速度加快。若宫口不能如期扩张,应注意查找可能的原因。

3. **胎头下降** 胎先露下降的程度以胎头颅骨的最低点与骨盆坐骨棘平面的关系为标志。伴随宫缩和宫颈扩张,胎头逐渐下降。潜伏期胎头下降不明显,活跃期下降加快。胎头下降程度是决定能否经阴道分娩的重要指标。

4. **胎膜破裂**(rupture of membranes) 简称破膜。宫缩时,子宫羊膜腔内压力增高,胎先露部下降,将羊水阻断为前、后两部。在胎先露部前面的羊水量约100ml,称为前羊水,形成的前羊膜囊有扩张宫颈口的作用。宫缩继续增强,子宫羊膜腔内压力逐渐增高,当压力增到一定程度时胎膜破裂称为破膜,正常破膜多发生在宫口近开全时。

【护理评估】

1. **健康史** 根据产前检查记录了解产妇的一般情况,重点了解年龄、身高、体重、营养状况;询问末次月经的第一天、月经史、婚育史,对既往有不良孕产史者要了解原因。询问本次妊娠的经过,有无腹痛、阴道流血等高危因素。着重询问末次产前检查以来及临产后的情况,如宫缩开始的时间、强度及频率。

2. **身体状况**

(1)一般情况:观察产妇生命体征,血压应在宫缩间歇期每隔4~6小时测量一次,发现血压升高,应增加测量次数并汇报医生给予相应处理。评估皮肤张力,有无水肿。临产后,产妇的脉搏、呼吸可能稍有增加,体温变化不大。有些产妇可有腰酸、腰骶部胀痛等。

(2)产程进展情况:子宫收缩的评估不能只凭产妇的主观感觉,而应认真检查评估。了解子宫收缩的规律性、持续时间、间歇时间、强度等情况。临产后应适时在宫缩时行肛门检查或阴道检查,以了解宫颈口扩张程度、胎位及胎先露下降程度、羊膜囊破裂与否、骨盆腔的形状与大小等。

(3)胎儿宫内情况:用胎心听诊器或多普勒仪于宫缩间歇期听胎心,亦可用胎儿监护仪进行胎心监测。正常胎心率为110~160次/分。

3. 心理-社会支持状况

(1)心理状况:因第一产程时间较长,加上环境的陌生、分娩知识的缺乏和宫缩所致的疼痛,产妇容易产生紧张、焦虑和急躁的情绪,有些产妇可出现恶心、呕吐等消化道症状,不能很好进食和休息,精力和体力消耗较大,可影响子宫收缩和产程进展。

产妇的心理状态可以表现在以下几个方面:①行为:是健谈或沉默,是否听从医护人员指导、安排;②身体姿势:是放松或紧张;③感知敏感性:有无关于分娩知识的不正确认识,能否听懂医护人员的解释、说明,是否需要反复解释才能明白;④精力:有无疲倦或过度兴奋,睡眠及饮食情况有无改变等;⑤对宫缩引起的疼痛或不适的反应:呻吟、尖叫或沉默。

(2)疼痛耐受性:产妇对疼痛的耐受性因人而异,与产妇的精神状态、文化背景、对分娩的认知、周围环境等因素有关。详细了解产妇既往对疼痛的感受及其应对方法,对分娩时的宫缩痛是否有心理准备;询问目前疼痛的持续时间、间歇时间、强度,同时注意观察产妇的面部表情;是否了解如何缓解宫缩痛的方法。

(3)产妇的支持系统:产妇对于社会支持系统的期望值如何,评估产妇可能得到有效的社会支持系统有哪些。

4. 辅助检查 可根据胎儿监护仪、胎儿头皮血等检查进一步了解胎儿在宫内的安危状态。

【常见护理诊断/问题】

1. 疼痛 与临产后逐渐加强的子宫收缩有关。
2. 舒适改变 与子宫收缩、陌生环境等因素有关。
3. 焦虑 与知识缺乏、担心分娩能否顺利进行有关。
4. 知识缺乏:与缺乏分娩知识有关。

【护理目标】

1. 产妇能描述正常分娩过程并表现主动参与和配合的行为。
2. 产妇表示不适程度减轻。
3. 产妇情绪稳定,有信心正常分娩。

【护理措施】

1. 入院护理 产妇入院时,护士协助办理住院手续,向产妇及其家属做自我介绍,介绍待产室及产房的环境;采集病史并完成护理病历书写。

2. 观察生命体征 每4~6小时测体温、脉搏、呼吸、血压1次,如有异常,应增加检查次数并予相应处理。

3. 观察产程进展

(1)子宫收缩:用触诊法或胎儿监护仪进行监测。最简单的方法是由助产人员一手手掌放于产妇腹壁上,宫缩时宫体部隆起变硬,间歇期松弛变软,定时连续观察宫缩的强度、持续时间、间歇时间,并及时记录。触诊时手法应轻柔,用力适当。也可用胎儿监护仪观察宫缩,每隔1~2小时观察一次,连续观察3次宫缩并记录。

(2)胎心监测:用胎心听诊器或多普勒仪于宫缩间歇期听胎心。潜伏期应每隔1~2小时听1次,进入活跃期后,每隔15~30分钟听1次,每次听诊1分钟。此方法较简单,但仅能获得每分钟的胎心率,不能分辨瞬间的变化,也不能识别胎心率的变异及其与宫缩、胎动的关系。亦可用胎儿监护仪进行胎心监测,将测量胎心的探头置于胎心音最响亮的部位,宫缩的探头置于宫底下2~3横指,以腹带固定于产妇腹壁上,连续观察胎心率的变异及其与宫缩、胎动的关系,若宫缩过后胎心率不能迅速恢复,节律不齐,或胎心率<110次/分或>160次/分,均提示胎儿缺氧,应立即报告医生,并查找原因积极处理,如给产妇吸氧,改为左侧卧位等。

(3)宫口扩张及胎头下降:经肛门检查或阴道检查可判断宫口扩张及胎头下降。目前对单胎、头位、初产妇多采用产程图(partogram)记录,使宫口扩张、胎头下降情况一目了然,有助于异常情况的及时发现、及早处理,具有实用价值。产程图是一种反映产程进展情况的坐标图,有交叉产程图和伴行产程图两种。若两条曲线在图中呈反向交叉者,称为交叉型产程图(图5-11)。两条曲线呈伴行者,称为伴行型产程图(图5-12)。

横坐标为产程时间,以临产为"0"点,以小时为单位。纵坐标有两个内容,即宫颈口扩张程度和先露下降程度,宫颈扩张程度以厘米为单位,从1到10表示;头先露以坐骨棘水平为标志,胎头颅骨最低点在坐骨棘水平时以"0"表示,高于坐骨棘水平1cm,以"S-1"表示,低于坐骨棘水平1cm,以"S+1"表示,依此类推(图5-13)。

宫口扩张曲线将第一产程分为潜伏期和活跃期。潜伏期是指从规律宫缩开始至宫口扩张6cm,此期扩张速度较慢,宫口从4cm扩张到5cm可能需要6小时以上,从5cm扩张到6cm可能需要3小时以上,此期初产妇不超过20小时,经产妇不超过14小时。活跃期是指宫口扩张6~10cm,活跃期以宫口扩张6cm作为标志,此期约需1.5~2小时。活跃期停滞的诊断标准:当破膜且宫口扩张≥6cm,如宫缩正常,而宫口停止扩张≥4小时可诊断为活跃期停滞;如宫缩欠佳,而宫口停止扩张≥6小时可诊断活跃期停滞。活跃期停滞为剖宫产的指征。

胎头下降曲线标明胎头颅骨最低点与坐骨棘平面的关系。坐骨棘平面是判断胎头高低的标志。胎头于潜伏期下降不明显,于活跃期下降加快,平均每小时下降0.86cm。胎头下降程度可作为估计分娩难易的有效指标之一。

正常情况下宫口扩张与胎头下降是并行的,但胎头下降稍微滞后。对于大多数产妇,尤其是初产妇,在宫口近开全时先露应达坐骨棘平面以下。但也有一部分产妇宫口扩张与先露下降并不并行,破膜后胎头才迅速下降,以经产妇多见。

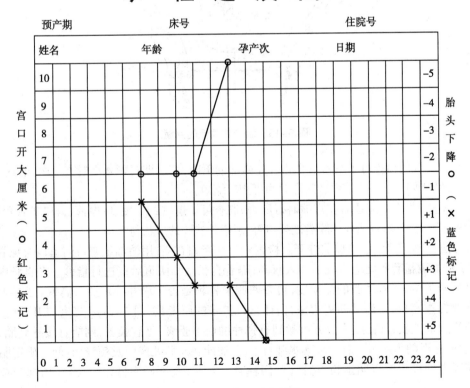

图5-11　交叉型产程图

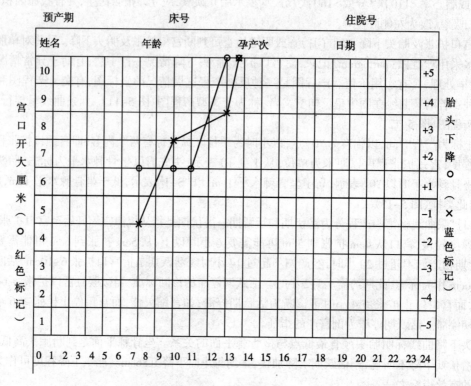

图 5-12 伴行型产程图

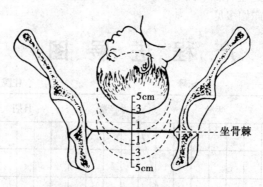

图 5-13 胎先露高低的判断

　　阴道检查或肛门检查可了解宫口扩张和先露部的下降，潜伏期每隔 4 小时查 1 次，活跃期每隔 2 小时查 1 次，经产妇或子宫收缩强者间隔时间可相应缩短。

　　1）肛门检查：临产后应适时在宫缩时行肛查，肛查可了解宫颈软硬度、厚薄、宫口扩张程度；确定胎位及胎先露下降程度；查清前羊膜囊破裂与否；了解骨盆腔的形状与大小。

　　肛查方法：产妇仰卧、两腿屈曲分开。检查者站在产妇右侧，用消毒纸遮盖阴道口避免粪便污染阴道，右手示指戴指套蘸肥皂水轻轻伸入直肠，隔着直肠壁和阴道后壁进行指诊。在直肠内的示指向后触及尾骨尖端，了解尾骨的活动度，再查两侧坐骨棘是否突出并确定胎头高低（图 5-13）；然后用指端掌侧探查宫口，摸清其四周边缘，估计宫口扩张的厘米数（图 5-14）。当宫口开全时，则摸不到宫口边缘。未破膜者，在胎头前方可触到有弹性的前羊膜囊；已破膜者，则能直接触到胎先露部，硬而圆，表面光滑的为胎头。若胎头无水肿（产瘤），还能触及胎儿囟门及颅缝，有助于确定胎位。

　　目前国内外提倡应以阴道检查替代肛门检查，因为肛查准确率低，且有潜在增加产道感染的机会。

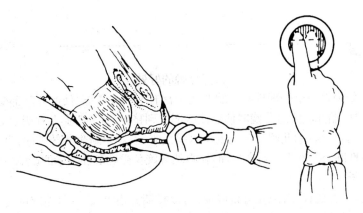

图 5-14 肛查宫口扩张程度

2）阴道检查：当肛门检查不清时，严格消毒后进行阴道检查。阴道检查能直接触清胎头矢状缝及囟门，判断胎方位、胎头有无水肿、颅骨重叠程度、宫口扩张及胎先露下降程度、是否破膜、有无脐带先露或脐带脱垂等，并能全面了解盆腔内部情况。

每一次肛门检查或阴道检查及听取胎心后均应做好详细记录。若触及有搏动的索条状物，应考虑为脐带先露，需及时报告医生进行处理。若有异常阴道流血或怀疑有前置胎盘，应禁止肛检，以免诱发出血。

（4）胎膜情况：若胎膜未破，肛门检查或阴道检查时可触到有弹性的前羊膜囊；已破膜者，则能直接触到先露部，推动先露部，有羊水自阴道流出，用 pH 试纸检测阴道流水，呈碱性。一旦出现破膜应立即听取胎心、注意观察并记录羊水的性状、颜色、量和破膜时间。破膜后应注意外阴清洁，垫上消毒垫；若破膜后胎头未入盆，应卧床休息、垫高臀部，预防脐带脱垂。

4. 促进舒适

（1）提供良好的环境：提供安静、舒适、温馨的环境。避免一些负面的、不良的刺激。

（2）补充液体和热量：助产人员应鼓励产妇在宫缩间歇期少量多次进食清淡而富有营养的饮食及液体，以保证分娩时的体力消耗。

（3）活动与休息：临产后，若胎头已入盆，胎膜未破，宫缩不强者，日间多鼓励在室内活动，加快产程进展。对胎位异常或胎头未衔接的孕妇，若发生破膜，应立即卧床，并抬高臀部预防脐带脱垂，听胎心音，记录破膜时间，羊水的性状及羊水量等。

（4）排尿和排便：临产后，应鼓励产妇每 2~4 小时排尿一次，以免膀胱充盈影响宫缩及胎头下降，必要时可导尿。排便时应注意避免发生胎儿坠厕。

（5）清洁卫生：分娩过程中产妇出汗增多，外阴分泌物及羊水外溢等使产妇不适及疲劳，助产人员应协助产妇洗脸、洗手、更衣、换床单、擦浴等，使产妇保持清洁和舒适。

5. 心理护理　助产人员应安慰产妇，讲解分娩是正常的生理过程，增强产妇对自然分娩的信心；加强与产妇的沟通，耐心回答产妇的问题，及时提供产程进展的情况；指导产妇采取良好的应对措施，密切配合助产人员，以便顺利分娩。提倡一对一导乐陪伴分娩，有条件可提供家庭分娩室，允许丈夫或家人在分娩过程中陪伴，安抚产妇，增加产妇安全感。

6. 健康指导　鼓励产妇说出对疼痛的感受，帮助其采取有效的应对措施缓解疼痛。如指导产妇深呼吸，用手掌压迫腰骶部，常能减轻产妇腰骶部的不适感。宫缩间歇期指导产妇全身放松。也可通过音乐、谈话等方法转移产妇的注意力，减轻产妇疼痛的感觉。

【护理评价】

1. 产妇表现不适程度减轻，保持适当的摄入和排泄。

2. 产妇能描述正常分娩过程知识。

3. 产妇是主动参与并积极配合分娩的过程，适当休息、活动。

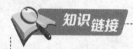

知识链接

自然分娩的好处

胎儿经阴道分娩是一个生理现象。胎儿经子宫有节律地收缩，使胎儿胸部受到压缩和扩张，有利于胎儿肺活动；胎儿经阴道分娩时使胎儿胸部受到挤压，有利于胎儿呼吸建立。同时，分娩时宫缩和产道的阻力可以将胎儿呼吸道内的羊水挤出来，有利于新生儿的呼吸，可减少新生儿湿肺及羊水胎粪吸入性肺炎的发生。对产妇而言，自然分娩免受麻醉和手术的影响，产后恢复快，可以早日亲自照顾孩子。

目前不少人认为剖宫产可免受分娩阵痛，可以择期分娩等，故盲目追求剖宫产。虽然剖宫产随着医疗技术水平的提高和抗感染药物的更新，安全性提高了，但手术的危险性如麻醉意外、羊水栓塞等仍存在。而且剖宫产后的产妇子宫及全身的恢复都比自然分娩慢，术后并发症如子宫粘连、异位妊娠发生率显著高于自然分娩的产妇。

第六节 第二产程的临床表现及助产经过

【临床经过】

1. 规律宫缩加强 宫口开全后，宫缩紧而频，胎膜多已自然破裂。若未破膜，应行人工破膜。破膜后前羊水流出，先露下降，宫缩较前增强，可持续1分钟以上，间歇期1~2分钟。

2. 产妇屏气 当胎头下降至盆底并压迫直肠时，产妇出现排便感，不自主地运用腹压，向下屏气，协同宫缩迫使胎儿进一步下降。

3. 胎头拨露 当胎头下降至骨盆出口时，会阴逐渐膨隆、变薄，肛门逐渐松弛。胎头于宫缩时露出阴道口，间歇期又回缩至阴道内，这种现象称为胎头拨露（head visible on vulval gapping）（图 5-15）。

4. 胎头着冠 随着产程进展，胎头露出的部分逐渐增多，直至双顶径越过骨盆出口，宫缩间歇期胎头不再回缩，称为胎头着冠（crowning of head）（图 5-16）。此时，会阴极度扩张变薄，应注意保护会阴。

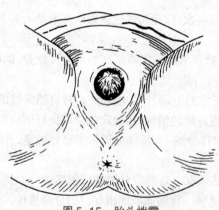

图 5-15 胎头拨露

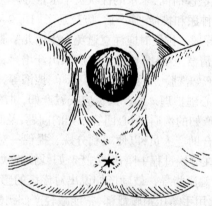

图 5-16 胎头着冠

5. 胎儿娩出 产程继续进展，胎头枕骨从耻骨联合下露出后开始仰伸、复位及外旋转，接着前肩、后肩、胎体相继娩出，并伴后羊水流出，子宫迅速缩小，宫底降至脐平。

经产妇的第二产程短，有时仅需几次阵缩，即可完成胎头娩出，因而上述临床经过不易截然分开。

【护理评估】

1. 健康史 了解第一产程进展情况及产妇和胎儿的安危情况。

2. 身体状况 了解子宫收缩力的持续时间、间歇时间、强度;观察产妇使用腹压的情况;了解胎先露下降情况;观察胎头拨露和着冠;评估会阴部情况并结合胎儿大小,判断是否需要行会阴切开术。

3. 心理-社会支持状况 评估产妇此时的心理状态,有无焦虑、紧张、恐惧情绪,对自然分娩有无信心。

4. 辅助检查 用胎儿监护仪严密观察宫缩及胎心变化,及时发现异常情况并及时处理。

【常见护理诊断/问题】

1. 焦虑 与缺乏顺利分娩的信心和担心胎儿的健康有关。
2. 疼痛 与子宫收缩及会阴部伤口疼痛有关。
3. 有受伤的危险 与行会阴切开或发生会阴撕裂、新生儿产伤有关。

【护理目标】

1. 产妇情绪稳定,有信心配合分娩。
2. 产妇正确使用腹压,积极参与、控制分娩过程。
3. 产妇未发生会阴裂伤,新生儿没有发生头颅血肿等产伤。

【护理措施】

1. 密切观察产程及监测胎心 此期宫缩频而强,应密切观察产力及胎先露下降情况,监测胎儿有无急性缺氧,每隔 5~10 分钟听胎心 1 次,必要时用胎儿监护仪观察胎心率及基线变异。若发现第二产程延长或胎心变化,应立即检查处理,争取尽快结束分娩。

2. 接产准备 以国内最常见的分娩体位——平卧位(截石位)为例。初产妇宫口开全,经产妇宫口扩张 6cm 且宫缩规律有力时,应将产妇送到分娩室,作好接生准备。仰卧于产床上,两腿屈曲分开,露出外阴部,消毒液消毒外阴部 2~3 次,顺序是大小阴唇、阴阜、大腿内上 1/3、会阴及肛门周围(图 5-17)。铺无菌巾于臀下。助产士按无菌操作常规洗手、穿接生衣、戴手套、打开产包、铺好消毒巾准备接产。

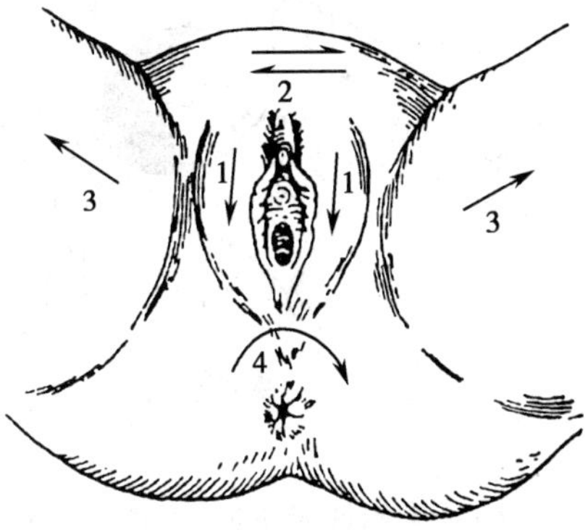

3. 指导产妇屏气 宫口开全后,指导产妇正确的屏气用力,增加腹压促使产程加快,并减少产妇的体力消耗。让产妇双手紧握产床上的把手,双足蹬在产床上,一旦出现宫缩,先深吸一大口气,然后屏住使腹肌和膈肌收缩,如解大便样向下用力屏气用力,以增加腹压。间歇期则让产妇呼气,使全身肌肉放松,安静休息。当再次出现宫缩时,再做屏气动作,如此反复直至胎头着冠。此时不应再让产妇在宫缩时屏气,以免胎头娩出过快致使会阴撕裂,而应让产妇张口哈气,于宫缩间歇期时稍微用力,使胎头、胎肩缓慢地娩出。

图 5-17 外阴部擦洗顺序

4. 接产

(1)评估会阴条件:有诱发会阴裂伤的因素存在,如会阴过紧缺乏弹性、会阴水肿、耻骨弓过低、胎儿过大、胎儿娩出过速等,助产士在接产前应作出正确判断,并适时给予会阴切开(详见第十六章第二节"会阴切开缝合术"),以免胎儿娩出时发生严重的会阴撕裂。

(2)接产要领:保护会阴,协助胎头俯屈,让胎头以最小径线在宫缩间歇时缓慢地通过阴道口,正确娩出胎肩,预防会阴撕裂。

(3)接产步骤:助产士首先正确评估会阴条件,接着根据情况选择传统助产法或适度保护助产法。

传统助产方法:

1)保护会阴:当胎头拨露使阴唇后联合紧张时开始保护会阴。方法:助产士站在产妇右侧,右肘支在产床上,右手拇指与其余四指分开,掌内垫以无菌纱布,当宫缩时,向内上方托压会阴部,左手轻压胎头枕部,协助胎头俯屈(图 5-18)。宫缩间歇时,稍微放松右手,以免压迫过久引起会阴水肿。

2)协助胎头仰伸:当胎头枕部在耻骨弓下露出时,应嘱产妇在宫缩时张口哈气,间歇时稍向下屏气,左手协助胎头仰伸(图5-19),使胎头缓慢娩出。

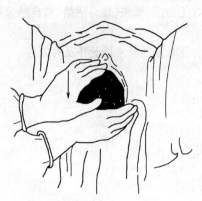

图5-18 保护会阴,协助胎头俯屈

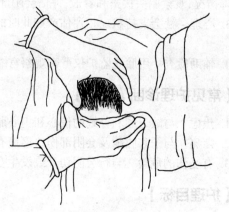

图5-19 保护会阴,协助胎头仰伸

3)挤出口鼻内的黏液和羊水:胎头娩出后,右手仍应注意保护会阴,左手自鼻根向下颏挤出口鼻腔内的黏液和羊水。

4)协助胎头复位、外旋转:枕左前位时,枕部转向产妇的左侧,枕右前位时,枕部转向产妇的右侧,使胎儿双肩径与骨盆出口前后径相一致。

5)娩出胎肩:左手将胎儿颈部向下轻压,使前肩自耻骨弓下娩出(图5-20),继而上托胎颈,使后肩从会阴前缘缓慢娩出(图5-21)。

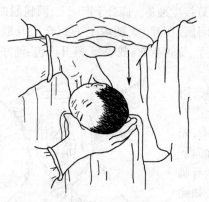

图5-20 保护会阴,协助前肩娩出

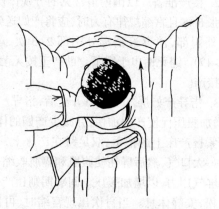

图5-21 保护会阴,协助后肩娩出

6)娩出胎体及下肢:双肩娩出后,松开保护会阴的右手,双手协助胎体及下肢以侧位娩出,并记录胎儿娩出时间。胎儿娩出后,在产妇臀下放一聚血盆接血,以计出血量。

7)脐带绕颈的处理:当胎头娩出时,发现脐带绕颈一周且较松时,可用手将脐带顺肩推下或沿头滑出。若脐带绕颈较紧或绕颈2周以上,可用两把止血钳将其一段夹住,从中剪断脐带,注意勿伤及皮肤,松解脐带后再协助胎肩娩出(图5-22)。

适度保护助产法:

1)娩出胎头 胎头拨露一元硬币大小,会阴后联合紧张时开始控制胎头娩出速度(图5-23),宫缩时控制胎头,宫缩间歇时放松,同时与产妇沟通取得配合,控制胎头娩出速度但不要协助胎头俯屈。胎头双顶径娩出时,指导产妇宫缩时均匀用力,但对产力过强的产妇,则于宫缩间歇期缓缓娩出。待胎儿双顶径娩出时,等待仰伸,协助胎头仰伸容易造成小阴唇内侧和阴道前庭的裂伤。相继娩出额、鼻、口、颏。

2)迅速挤出口鼻内的黏液和羊水:待胎头完全娩出后,左手自鼻根向下颏挤出口鼻腔内的黏液和羊水。

74

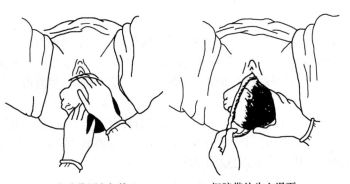
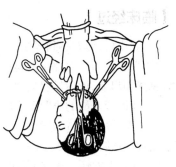

(1) 将脐带顺肩部推上　　(2) 把脐带从头上退下　　(3)用两把止血钳夹住,从中间剪断

图 5-22　脐带绕颈的处理

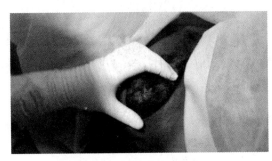

图 5-23　控制胎头娩出

3)胎头自然复位、协助外旋转:枕左前位时,枕部转向产妇的左侧,枕右前位时,枕部转向产妇的右侧,使胎儿双肩径与骨盆出口前后径相一致。协助外旋转后,不要急于娩出胎肩,等待下次宫缩。

4)娩出胎肩:宫缩时,双手托住胎头,嘱产妇均匀用力娩出前肩,助产士不要用力下压,以免会阴裂伤。前肩娩出后,双手托住胎头缓缓娩出后肩,产力较强的产妇娩后肩时不要用力。

5)娩出胎体及下肢:双肩娩出后,双手协助胎体及下肢以侧位娩出。

5. 心理护理　第二产程时间虽短,但产妇的恐惧、急躁情绪比第一产程加剧,助产士应陪伴在旁,给予安慰和支持,缓解、消除产妇紧张和恐惧,出汗多时及时用湿毛巾擦拭,宫缩间歇时协助饮水。

【护理评价】

1. 产妇情绪稳定,积极配合分娩。
2. 产妇未发生会阴撕裂,新生儿未发生产伤。
3. 产妇能正确使用腹压,积极参与、配合完成分娩过程。

第七节　第三产程的临床表现及助产经过

情景导入

助产士处理好新生儿的脐带后,帮助新生儿和产妇进行皮肤接触并吸吮乳头时,产妇告诉助产士腹部又开始疼痛,当助产士协助产妇娩出胎盘等一系列操作完成,更换干净的床单后,嘱产妇继续留在产房休息 2 小时。

请思考:

1. 为什么要留产妇在产房继续观察 2 小时?

2. 应重点观察哪些内容?

3. 如何做好护理?

视频:第三产程的临床经过及处理

【临床经过】

胎儿娩出后,产妇感到轻松,心情比较平静而喜悦。宫底平脐,子宫暂停收缩。几分钟后宫缩重现,随之娩出胎盘。由于宫缩引起宫腔容积突然明显缩小,胎盘不能相应缩小,与子宫壁发生错位而部分剥离,剥离面出血,形成胎盘后血肿,随子宫的继续收缩,血肿不断增大,最后完全剥离,剥离后的胎盘随着宫缩及助产人员的协助而娩出。

1. 胎盘剥离征象　①子宫再次收缩,子宫体变硬呈球形,胎盘剥离后降至子宫下段,宫体被推向上,宫底升高达脐上(图 5-24);②阴道口外露的一段脐带自行延长;③阴道少量流血;④用手掌尺侧在产妇耻骨联合上方轻压子宫下段时,宫体上升而外露的脐带不再回缩。

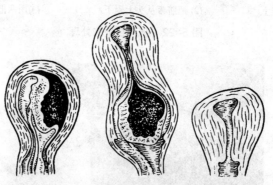

图 5-24　胎盘剥离时子宫的形状

2. 胎盘剥离及娩出方式　由于胎盘首先剥离的部位不同,剥离后排出的方式也不同(图 5-25)。

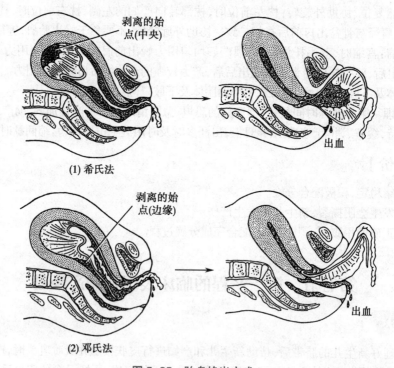

(1) 希氏法

(2) 邓氏法

图 5-25　胎盘娩出方式

(1) 胎儿面娩出式(Schultz mechanism,希氏法):胎盘先从中央开始剥离,而后向周围扩大,胎盘后血肿被胎膜包住。娩出时,首先露出阴道口的为胎盘的胎儿面。其特点是先娩出胎盘,随后见少量阴道流血,这种方式多见。

(2) 母体面娩出式(Duncan mechanism,邓氏法):胎盘先从边缘开始剥离,血液沿剥离面流出。娩出时,首先露出阴道口的为胎盘的母体面。其特点是先有较多量阴道流血,而后娩出胎盘,这种方式少见。

3. 阴道流血　由于胎盘剥离引起阴道流血,正常分娩出血量多数不超过 300ml。

【护理评估】

1. 健康史　了解第一、第二产程的经过以及产妇、新生儿的情况。
2. 身体状况
(1)母亲:胎盘娩出前,应评估阴道出血的颜色和量,是否有胎盘剥离的征象;胎盘娩出后应评估胎盘胎膜是否完整,有无胎盘或胎膜残留;主要评估软产道裂伤的情况。产后在产房观察 2 小时期间,重点评估产妇的生命体征、子宫收缩、阴道出血量等情况。
(2)新生儿:对新生儿进行 Apgar 评分,评估有无新生儿窒息及窒息的程度。评估新生儿的健康状况,以及新生儿身高、体重、体表有无畸形等。
3. 心理 - 社会支持状况　评估产妇的情绪状态,产妇对新生儿的第一反应,能否接受新生儿的性别及外形等健康情况,有无进入母亲角色等。
4. 辅助检查　根据产妇、新生儿情况选择必要的检查。

【常见护理诊断 / 问题】

1. 有母子依恋关系改变的危险　与产后疲惫、会阴伤口疼痛、新生儿性别与期望不符有关。
2. 潜在并发症:新生儿窒息、产后出血。

【护理目标】

1. 产妇接受新生儿,并开始亲子间的互动。
2. 住院期间未发生产后出血及新生儿窒息情况。

【护理措施】

胎儿娩出后立即处理好新生儿,同时注意阴道出血,确定胎盘已剥离,则协助其排出。
1. 新生儿护理
(1)清理呼吸道:新生儿娩出后,应及时用吸痰管清除口鼻腔内的黏液和羊水,如黏液较多,应用左手按住新生儿胸部,控制其吸气,必须在第一口呼吸之前,清理上呼吸道,以免发生吸入性肺炎。如呼吸道黏液和羊水已吸净而仍无哭声时,可用手轻拍新生儿足底,以促其啼哭。新生儿大声啼哭,表示呼吸道已通畅。
(2)Apgar 评分:用以判断新生儿有无窒息及窒息的严重程度,以新生儿娩出后 1 分钟时的心率、呼吸、肌张力、喉反射及皮肤颜色 5 项体征为依据,每项为 0~2 分(表 5-2),满分为 10 分。8~10 分属正常

表 5-2　新生儿 Apgar 评分法

体征	应得分数			出生后 1 分钟评分	生后 5 分钟评分
	0	1 分	2 分		
心率(次 / 分)	0	<100	≥ 100		
呼吸	0	浅表而不规则	佳		
肌肉张力	松弛	四肢稍屈	四肢活动好		
喉反射	无反射	有些反射	有咳嗽恶心		
皮肤颜色	口唇青紫	躯干红润	全身红润		
	全身苍白	四肢青紫			
总评分数	0	5	10		

新生儿;4~7分为轻度窒息,又称青紫窒息,需清理呼吸道、人工呼吸、吸氧等一般处理;0~3分为重度窒息,又称苍白窒息,需紧急抢救,应在出生后5分钟、10分钟时再次评分,直至连续两次评分均≥8分。

1分钟评分反映在宫内的情况;5分钟及以后评分是反映复苏效果,与预后密切相关。新生儿阿普加评分以呼吸为基础,皮肤颜色最灵敏,心率是最终消失的指标。临床上恶化的顺序:皮肤颜色→呼吸→肌张力→反射→心率。复苏有效的顺序:心率→反射→皮肤颜色→呼吸→肌张力。肌张力恢复越快,复苏效果越好。目前临床认为阿普加评分与新儿出生时缺氧严重程度不完全相关。评分低且脐动脉血气分析pH<7.0,低氧血症对预后的评价意义更大。

(3)处理脐带:目前提倡晚断脐。当新生儿娩出后,迅速擦干身体,将其放置在母亲胸部,进行皮肤接触。1分钟后可以结扎脐带,在距脐带根部15~20cm处,用两把血管钳钳夹,在两钳之间剪断脐带。用无菌纱布擦净脐根周围,在距离脐根0.5cm处用粗线结扎第一道,再在结扎线外0.5cm处结扎第二道。结扎时注意用力要适当,既要扎紧防止脐带出血,又要避免用力过猛造成脐带断裂。在第二道结扎线外0.5cm处剪断脐带,挤出残余血液,用5%聚维酮碘或20%高锰酸钾液消毒脐带断面。注意药液不可接触新生儿皮肤,以防灼伤。继以无菌纱布覆盖,再用脐带布包。目前常用气门芯、脐带夹等方法替代结扎。处理脐带时,应注意新生儿保暖。

(4)一般护理:新生儿断脐后用毛巾擦干皮肤并保暖,擦净足底胎脂,印足印及母亲拇指印于新生儿病历上。经体格检查后,系上标明母亲姓名、床号、住院号、新生儿性别、出生时间、体重的手腕带。将新生儿抱至母亲怀里进行第一次吸吮。

2. 协助胎盘娩出　当确定胎盘已完全剥离时,应及时协助娩出胎盘。于宫缩时让产妇向下屏气稍用腹压,左手拇指置于子宫前壁,其他四指放于子宫后壁,揉按宫底。同时右手轻拉脐带,协助胎盘娩出。当胎盘娩出至阴道口时,接产者用双手捧住胎盘,向一个方向旋转并缓慢向外牵拉(图5-26),如胎膜在排出过程中发生断裂,可用血管钳钳住断端,再继续向原方向旋转,直至胎膜完全排出为止。切忌在胎盘剥离前,粗暴地揉按子宫及牵拉脐带,以免造成脐带断裂、胎盘胎膜残留、子宫翻出、产后出血等并发症。

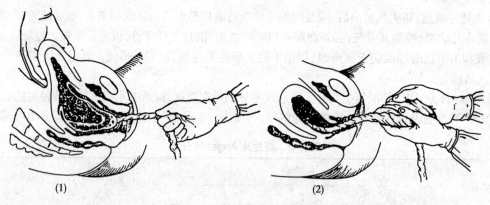

(1)　　　　　　　　　　　(2)

图5-26　协助胎盘、胎膜娩出

3. 检查胎盘、胎膜　将胎盘铺平,先检查胎盘母体面,用纱布把血块拭去,观察胎盘形状、颜色、有无钙化、梗死及小叶缺损等。然后将脐带提起,检查胎膜是否完整、破裂口高低(测裂口至胎盘边缘距离)。脐带长短及其附着部位,再检查胎盘胎儿面边缘有无血管超越胎盘边缘,如有,则沿其至末端查看母体面是否存在远离主胎盘的胎盘小叶,及时发现副胎盘(succenturiate placenta)。测量胎盘直径、厚度及重量。

如有副胎盘、部分胎盘或大部分胎膜残留时,应在严格无菌操作下伸手入宫腔,以手掌面向胎盘、手背面向子宫壁剥离并取出残留组织,避免损伤子宫。如仅有少部分胎膜残留,可给予宫缩剂待其自然排出。

4. 检查软产道　胎盘娩出后,应仔细检查会阴、小阴唇内侧、尿道口周围、阴道及宫颈有无裂伤。

若有裂伤应及时修补缝合,缝合时应注意解剖位置,按层次分别缝合(详见第十六章第二节"会阴切开缝合术")。缝合后消毒外阴,并敷以碘伏纱布。

5. 预防产后出血　胎盘娩出后,及时按摩子宫,是防止产后出血的一种有力措施。如既往有产后出血史或估计有产后出血可能者,可在胎儿前肩娩出后静脉推注麦角新碱0.2mg,或缩宫素10U加于25%葡萄糖液20ml内静脉推注,也可在胎儿娩出后立即将缩宫素10U加20ml生理盐水经脐静脉快速注入,均能助胎盘迅速剥离减少出血。

6. 评估阴道出血量　分娩结束后应仔细收集并记录产时阴道的出血量,它包括聚血盆内收集的血量和敷料上的血量。单纯用目测估计出血量不准确,目测估计的出血量往往比实际的量要少,应加以注意。

7. 填好分娩记录单。

8. 胎盘娩出后2小时护理　胎盘娩出后2小时是产后出血及母体循环障碍发生的高危期,产妇应继续留在产房观察2小时(也有人称此为第四产程)。

(1)清洁、舒适:第三产程结束时,移去产妇臀下污染敷料,为产妇擦身、垫好消毒会阴垫,并更换衣服、床被单。夏季应防止中暑,冬季应注意保暖,让产妇感到清洁、舒适。

(2)饮食、饮水:由于分娩过程体力消耗大,进食少,出汗多,产后应及时补充水分,喂养易消化、营养丰富的食物,以帮助产妇恢复体力。

(3)观察:应注意观察产妇的体温、脉搏、呼吸、血压及一般情况;检查子宫收缩情况及宫底高度,揉按子宫以查子宫腔内是否积血;注意阴道出血量,外阴、阴道有无血肿;膀胱是否充盈等。

9. 心理护理　帮助产妇接受新生儿,协助产妇和新生儿进行皮肤接触和早吸吮,建立母子情感。

【护理评价】

1. 产妇接受新生儿并开始与新生儿进行目光交流、皮肤接触和早吸吮。

2. 产妇产后出血量小于500ml。

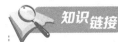

特殊情况下的急产处理原则

个别产妇事先毫无准备,可在田间、路上、车上发生急产。在此情况下,接产者应随机应变,因地制宜,因陋就简,沉着处理。让产妇不要用力屏气;并将产妇转移到避风、安静处,就地平卧;注意保暖;尽量做到清洁,于产妇臀下放一块塑料布或清洁衣物;用干净毛巾来保护会阴;待胎盘娩出后,暂用丝线在脐中段结扎,但不切断,连同胎盘一起送到就近医院或卫生院重新无菌处理脐带,并进一步消毒后断脐;会阴消毒后检查软产道,若有裂伤应及时送医院修补缝合;注意子宫收缩情况及出血量;给予抗生素,包括必要的破伤风抗毒素1500U试敏后肌内注射;如胎膜未破,包裹胎儿一并娩出,应立即破膜,以防新生儿窒息或发生吸入性肺炎。

第八节　产时服务

一、导乐陪伴分娩

导乐源于Doula,Doula是一个希腊词,原意为一个有分娩经历的妇女,帮助一个正在分娩的妇女。现指一位经过培训和有经验的人,在产妇分娩前后持续在物质、情感、教育上提供帮助,使其顺利完成分娩过程。

【国外经验】

在国外,导乐员可以提供全程支持,包括在妊娠后期就开始与孕妇及其家人进行沟通,共同制订分娩过程和产后康复的导乐计划。有些导乐员在孕期开始时就来到产妇家,帮助产妇了解妊娠、分娩过程,并指导她如何放松,之后每周会见孕妇1~2次,陪她一起进行产前检查。产程中,导乐员担负支持作用,帮助产妇面对各种挑战,帮助其丈夫或其他亲属减少焦虑。在产后,导乐员指导产妇护理新生儿,帮助产妇完成角色转变等。总之,导乐员从信任的关系开始,很快就转变成合作和安抚的角色,她的作用是多方面的。

【我国现状】

20世纪90年代,世界卫生组织专家、上海第一妇婴保健院王德芬教授最先将"导乐"引入中国。目前国内的导乐员大多从有接生经验的助产士中选拔具有爱心、责任心并乐于助人的优秀人员,经过导乐师培训合格后上岗,"一对一"地陪伴产妇分娩。国内的导乐员目前只在临产开始和产后2小时内提供服务。在产程中,导乐员进行产程观察,为产妇进行心理疏导,帮助产妇克服恐惧感,给予穴位按摩,完成生活护理,包括助产和孩子出生后指导早接触、早吸吮等。

【导乐分娩的优点】

1. 提高顺产率,降低剖宫产率。
2. 降低产后出血等并发症。
3. 缩短产程。
4. 增进夫妻感情。
5. 提高孕产妇、新生儿生活质量。
6. 保护个人隐私。

【导乐员的基本要求】

1. 有接生经验并经培训考核合格的助产士。
2. 有良好的生理、心理素质。
3. 有责任心、耐心、爱心及同情心,服务主动、周到。
4. 有良好的人际交流、沟通技巧和适应能力。
5. 有鼓励、帮助别人排解焦虑紧张的能力,能支持和帮助产妇度过分娩。
6. 动作轻柔、态度温和,给人以信任感和安全感。

【导乐分娩的内容】

(一)第一产程

导乐员最好在第一产程早期(最晚必须在产妇宫口开到2~3cm时)接触产妇,与产妇交流、沟通,给予产妇以适当的支持与帮助。

大多数产妇最初出现兴奋和焦虑互相交织的心理反应,为即将见到婴儿感到兴奋,但对母儿能否安全分娩感到担忧,特别是初产妇,由于缺少分娩经验,加之有分娩经验的亲朋好友夸大分娩时所经历的疼痛,使初产妇对自己能否承受分娩疼痛更感到焦虑不安。潜伏期产妇精力较充沛,乐于与人交谈和寻求分娩的信息,是导乐与产妇建立相互信任、收集资料、进一步指导的良好时刻。进入活跃期后,产妇将注意力集中在产程进展上,产程进展顺利,信心较足,产程进展缓慢或停滞时,产妇焦虑、恐惧不断增加。可表现为对宫缩无法忍受,甚至失去自控能力。此期产妇精力疲惫,神情淡漠,害怕孤独,依赖性强,更应加强关心与支持。

设置安静、舒适的环境,有条件时可设家庭化产房,播放产妇喜欢的背景音乐;导乐员应主动、热情地向产妇及亲属做自我介绍,并对环境、常用的设备和常规护理进行讲解;评估产妇对分娩的心理准备和需求;运用倾听等技巧,提供心理上的支持;鼓励产妇采取自我照顾措施,以维持自我控制感;温

笔记

习或示教第一、二产程中采用呼吸和松弛的技巧;鼓励产妇尽可能多走动,变换体位,使胎头下降;鼓励产妇饮水、进食和排尿(每 2~4 小时提醒产妇排尿一次);鼓励亲属给予亲情支持;随时告知产程进展情况。

(二)第二产程

产妇由于恐惧、疲惫,可表现为闭眼,不回答外界的问话,甚至情绪失控,不配合。

导乐员不可离开产妇,对产妇每做出的一点努力及时给予鼓励;指导产妇宫缩时正确应用腹压,宫缩间歇期多饮水和进食;给予产妇吸氧、持续胎心监护、观察宫缩及胎心,并详细记录;预热新生儿辐射保暖台,通知妇产科医生到场,做好接生准备。

(三)第三产程

胎儿娩出后,可由家属选择给新生儿断脐,导乐员将新生儿抱到母亲面前辨认性别。产妇多表现为兴奋,部分产妇可因婴儿性别与期待不相符而感失望,严重者可导致子宫收缩乏力,阴道流血增多。

应给予及时疏导、安慰;进行早接触、早吸吮、目光接触等,促进母子间感情;密切注意产妇的一般情况,严密观察宫缩及阴道出血情况;观察新生儿反应,进行新生儿 Apgar 评分;帮助产妇清洁护理乳房,指导产妇母乳喂养,教会产妇使用正确的哺乳方法;做好产后会阴伤口及新生儿护理的宣教。

【导乐分娩的评价】

导乐分娩应用于自然分娩过程中,使产妇得到护理人员家庭式照顾和关怀,获得满足感和安全感;使分娩家庭化、自然化,提高了自然分娩率;更加丰富了"以人为本,以产妇为中心"的整体护理内涵,提高广大孕产妇对产时服务的满意度,充分地展现了助产士的多角色功能,达到优质护理目的。

二、分娩镇痛

分娩疼痛是客观事实,有其生理和心理学基础,如何使产妇安全、无痛苦地分娩,一直是人们的追求。随着医学模式的转变,爱母行动的倡导,打破了"分娩必痛"的传统观念。分娩镇痛已实用于临床。

疼痛是机体组织遭受损伤后(暂时或永久)伴发的一种不愉快的情绪感受,是一种复杂的生理和心理过程,是人体的主观感受,个体差异较大。

为产妇减轻分娩痛苦是医生的责任,是对生命个体的尊重。分娩镇痛在西方发达国家已十分普及,其分娩镇痛率达 80% 以上。近十年来我国也积极开展"无痛分娩"。随着医学技术的进步和服务模式的转变,安全、无痛的分娩已不仅仅是一种愿望,而是把产妇及胎儿的权利作为第一位加以关注。

【理想的分娩镇痛】

1. 对母儿安全。
2. 易于给药,起效快,作用可靠,满足整个产程镇痛需求。
3. 产妇清醒,可参与和配合分娩过程。目前 WHO 及 CIMS 提倡非药物性镇痛。
4. 对产程无影响或可加速产程。
5. 无运动神经阻滞,不影响宫缩及产妇活动。
6. 必要时可满足手术要求。
7. 产后恢复快,可立即进食。

【分娩镇痛的适应证】

1. 产妇自愿要求分娩镇痛,无产科阴道分娩禁忌证。
2. 无凝血功能障碍。
3. 无局部或全身感染。

视频:分娩镇痛概述

视频:自然分娩疼痛

视频:分娩镇痛

视频：分娩
镇痛方法

视频：椎管
内神经阻滞
镇痛

4. 无低血容量、营养不良。

5. 无精神异常。

6. 无脊柱解剖异常。

【常用的分娩镇痛方法】

（一）非药物镇痛

1. 心理学镇痛法——拉美兹分娩镇痛法　拉美兹（Lamaze）1951 年首先提出呼吸法无痛分娩，至今仍被广泛采用。拉美兹分娩镇痛法包括孕期教育、镇痛呼吸法、按摩法及压迫法等。具体方法是首先给孕妇讲解分娩的生理过程，消除产妇的顾虑；然后训练产妇在产程中的呼吸方法。①第一产程宫缩开始时，均匀地腹式深呼吸，随着宫缩增强，逐渐加深呼吸，宫缩间歇期恢复正常呼吸。②宫口近开全时，在宫缩开始时表浅呼吸，宫缩消失前张口轻呼气，喘气样，不用腹压。③第二产程宫缩开始时，先深吸气，然后屏气用腹压，宫缩停止后深呼气，产妇放松全身肌肉。除指导产妇呼吸外，产程中助产人员还可教产妇吸气时从下腹部两侧抚触到中央，呼气时由中央到两侧，帮助按摩产妇腰骶部酸胀处，以减轻产痛。

2. 针刺镇痛法　针刺穴位有一定的镇痛作用。其原理尚不清楚，可能为针刺后产生的一种神经冲动，通过脊髓传导至大脑皮质，干扰或抑制疼痛的信号传导而镇痛。常用穴位有：合谷、足三里、三阴交、次髎等。针刺镇痛的优点是安全，但常常镇痛不完全。

3. 其他方法　导乐员陪伴分娩、音乐放松、按摩腰骶部、舒适体位（产椅、分娩球）等。

（二）药物镇痛

1. 局部麻醉　宫颈旁阻滞麻醉，1% 利多卡因 10ml 宫颈旁注射。

2. 椎管内阻滞　从腰椎间隙穿刺至硬膜外腔，推入低浓度、小剂量的局部麻醉药或镇痛药，达到镇痛的目的，为目前主要的药物镇痛方式。具体方法：硬膜外腔置入一根很细的导管，导管的一端连接电子镇痛泵，由产妇根据自己的疼痛程度，按压镇痛泵的控制按钮向硬膜外腔给药，保持满意的镇痛效果直至分娩。这种镇痛方式的特点是起效时间短，能有效阻断或减轻产程中因产道扩张、宫缩以及皮肤黏膜伤口引起的疼痛。

3. 药物镇痛的并发症

（1）血压降低：椎管内镇痛平面超过 T_6，引起交感神经阻滞，外周血管扩张，血压降低，导致胎儿窘迫、新生儿窒息发生率增高。

（2）运动阻滞：与药物用量过多、反复多次给药有关。使产程延长，手术产率增高，产后出血率增加。

（3）阻滞镇痛之初体温下降，出现寒战，以后体温上升，伴胎儿体温及胎心率增加，但对胎儿结局影响不大。

无痛分娩的无痛并非绝对"无痛"，不管用什么方法都很难做到绝对不痛，只是设法减轻疼痛，让疼痛变得可以忍受。因疼痛的耐受性个体差异较大，没有一个方法适于所有产妇，不同产妇需要不同水平的镇痛。

【护理评估】

1. 健康史　询问产妇本次妊娠中有无不良反应、并发症；询问既往生育史；了解此次妊娠过程中用药史，有无药物过敏史及吸烟史等；询问产妇是否接受过产前教育，以及产妇对分娩知识的了解程度；了解产妇过去对疼痛的感知、耐受、应对情况，特别注意了解产妇以往分娩过程中对疼痛的处理方法；需做硬膜外麻醉者，应询问最近一次进食情况及时间。

2. 身体状况

（1）症状：产妇往往主诉疼痛，感觉异常或迟钝，思维也可能出现混乱、矛盾。评估时应注意确定产妇疼痛的部位，仔细评估疼痛的程度，按不疼痛评分为 0 分，产妇以前体验到的最强疼痛为 10 分的标准进行。

（2）体征：产妇可表现为全身出汗、恶心、呕吐、呻吟、哭泣、愁眉苦脸、坐立不安等。检查可发现产妇心率加快、血压升高、呼吸变浅。对需做硬膜外麻醉者,还应检查其神经系统及脊柱有无异常,评估针刺部位皮肤的完整性。

3. 心理 – 社会支持状况　因为疼痛,产妇常出现焦虑,感到孤独无助,甚至恐惧、不合作。

4. 辅助检查　需要硬膜外麻醉的产妇应测定血、尿常规及出凝血时间等。

【常见护理诊断 / 问题】

1. 疼痛　与子宫收缩、组织压迫等有关。

2. 焦虑　与对分娩过程的认识不足、对分娩疼痛引起的全身不适以及新生儿安危等担心有关。

3. 自我形象紊乱　与分娩疼痛缺乏自我照顾能力有关。

4. 恐惧　与不能耐受分娩疼痛、担心分娩过程的安危有关。

【护理目标】

1. 产妇表述疼痛程度减轻、舒适感增加。

2. 产妇对分娩过程有进一步认识。

3. 产妇自我照顾能力增强。

4. 产妇树立自然分娩信心,积极配合助产人员。

【护理措施】

1. 耐心听取产妇关于疼痛的诉说,表达对其疼痛的同情和理解。疼痛是生理因素和心理因素的综合反应,产妇叙述了疼痛可使其心情得到安抚,疼痛得到减轻。让产妇的亲属陪伴也有助于缓解疼痛。

2. 为产妇实施有效的非药物性镇痛措施。

3. 配合医生完成药物镇痛。

【护理评价】

1. 产妇及新生儿生命体征在正常范围。

2. 产妇在支持系统帮助下有效地实施疼痛减轻法。

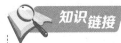

分娩体位的选择

多年来,为了便于临床操作与产程观察,临产后产妇多被动的采取平卧位。近年来通过临床观察及大量研究表明,产妇采用多种体位更有利于产程的进展。

临产后,若胎头已入盆,胎膜未破,宫缩不强者,日间多鼓励在室内活动,加快产程进展。

第二产程常见用力的体位为站立位、蹲位、半坐位、卧位(屈腿半卧位、屈腿侧卧位)、手膝位。

思考与练习

1. 刘女士,32 岁,G_1P_0,妊娠 40 周,规律性腹痛 14 小时。体格检查:宫口开 7cm,LOA,S+1,胎心 150 次 / 分,现产妇反复询问能否自然分娩,孩子是否安全。

请问:

(1) 目前主要的护理诊断及合作性问题。

(2) 制订相应的护理措施。

2. 王女士,孕 1 产 0,妊娠 38 周,产程进展 13 小时,阴道流水 3 小时,宫缩 60″/1~2′,阴道检查:
宫口开大 10cm,胎头 "S+3",胎位 LOA,坐骨棘间径 10cm,坐骨结节间径 9.5cm,估计胎儿 3000g。

请问:

(1)王女士处于产程中的哪个阶段?

(2)估计多长时间能够分娩?

(3)目前主要护理措施是什么?

思路解析　　　　扫一扫,测一测

(崔萱)

第六章　正常产褥

 学习目标

1. 掌握产褥期、子宫复旧、恶露等概念；掌握产褥期妇女生殖系统、血液循环系统、乳房的生理变化；掌握产褥期妇女的临床表现和护理措施。

2. 熟悉产褥期妇女的心理变化和心理护理。

3. 了解产褥期妇女泌尿系统、消化系统的生理变化。

4. 学会产后子宫复旧状况的检查方法、观察恶露、观察会阴及伤口恢复情况、产后会阴的护理、乳房的护理及填写产后观察记录单。

5. 学会母乳喂养指导、乳房的护理等知识。

6. 培养尊重产妇，关爱母儿健康的情感。

情景导入

产妇王女士，29 岁，足月顺产。产后第 1 天，无不适主诉。医嘱：常规会阴护理。

请思考：

(1) 产妇产褥期有哪些表现？

(2) 如何给产妇进行会阴护理？

从胎盘娩出至产妇全身各器官（除乳腺外）恢复或接近正常未孕状态所需的一段时期，称产褥期（puerperium），一般为 6 周。在这段时间，产妇全身各系统尤其是生殖系统发生了较大的生理变化，需要一个适应过程。同时，伴随着新生儿的出生，产妇及其家庭也经历着心理和社会的适应过程。了解这些适应过程对做好产褥期的保健、保证母婴健康具有重要意义。

第一节　产褥期妇女的生理恢复

（一）生殖系统

1. 子宫　产褥期生殖系统变化最大，其中又以子宫变化最大。胎盘娩出后子宫逐渐恢复至未孕状态的过程，称为子宫复旧（involution of uterus）。主要表现为子宫体肌纤维的缩复、子宫内膜的再生、

85

子宫颈恢复和子宫下段变化。

(1)子宫体肌纤维缩复:子宫复旧不是肌细胞数目减少,而是肌细胞胞质中的蛋白质被分解排出,使细胞质减少致肌细胞缩小。被分解的蛋白及其代谢产物通过肾脏排出体外。随着肌纤维不断缩复,宫体逐渐缩小,于产后1周子宫缩小至约妊娠12周大小,在耻骨联合上方可扪及;于产后10日子宫降至骨盆腔内,腹部检查扪不到宫底;产后6周,子宫恢复到正常未孕大小。子宫重量也逐渐减少,分娩结束时约为1000g,产后1周时约为500g,产后2周时约为300g,产后6周恢复至50~60g。

(2)子宫内膜再生:胎盘、胎膜从蜕膜分离排出后,遗留的蜕膜发生变性、坏死、脱落,形成恶露的一部分自阴道排出;接近肌层的子宫内膜基底层逐渐再生新的功能层。约于产后第3周,除胎盘附着部位外,宫腔表面均由新生内膜修复。胎盘附着部位全部修复需至产后6周。

(3)子宫血管变化:胎盘娩出后,胎盘附着面立即缩小,面积仅为原来一半。子宫缩复导致开放的螺旋动脉和静脉窦压缩变窄,数小时后血管内形成血栓,出血逐渐减少直至停止。若在新生内膜修复期间,胎盘附着面因复旧不良出现血栓脱落,可引起晚期产后出血。

(4)子宫下段及宫颈变化:产后由于子宫下段肌纤维缩复,逐渐恢复为非孕时的子宫峡部。胎盘娩出后,子宫颈松软、壁薄、形成皱襞,子宫颈外口呈环状如袖口。产后2~3日,宫口仍可容纳2指。产后1周,宫颈内口关闭,宫颈管复原。产后4周,子宫颈完全恢复至非孕时形态。由于子宫颈外口3点及9点处在分娩时发生轻度裂伤,使初产妇的子宫颈外口由产前的圆形(未产型)变为产后的"一"字型、横裂状(已产型)。

2. 阴道 分娩后阴道腔扩大,阴道黏膜皱襞因过度伸展而减少甚至消失,致使阴道壁松弛、肌张力降低。阴道壁肌张力于产褥期逐渐恢复,阴道腔逐渐缩小,约在产后3周阴道黏膜皱襞重新出现,但阴道紧张度于产褥期结束时仍不能完全恢复至未孕状态。

3. 外阴 分娩后外阴轻度水肿,于产后2~3日内自行消退。会阴部血液循环丰富,若有轻度撕裂或会阴切口缝合后,均能在产后3~4日内愈合。处女膜在分娩时撕裂形成残缺痕迹称处女膜痕。

4. 盆底组织 盆底肌及其筋膜,因分娩过度扩张使弹性减弱,且常伴有肌纤维部分断裂。若能于产褥期坚持做产后健身操,盆底肌有可能恢复至接近未孕状态。若盆底肌及其筋膜发生严重断裂造成骨盆底松弛,加上产褥期过早参加重体力劳动;或者分娩次数过多,间隔时间短,盆底组织均难以完全恢复正常,可导致阴道壁膨出,甚至子宫脱垂。

(二)乳房

乳房的主要变化是泌乳。婴儿吸吮动作是维持泌乳的重要条件。此外,乳汁分泌还与产妇的营养、睡眠、情绪和健康状况密切相关。

(三)血液及循环系统

妊娠期血容量增加,于产后2~3周恢复至未孕状态。在产后最初3日内,由于子宫缩复和子宫胎盘血液循环停止,大量血液从子宫涌入体循环,加之妊娠期潴留的组织间液回吸收,血容量可增加15%~25%。特别是产后24小时,心脏负担明显加重。

产褥早期血液仍处于高凝状态,有利于胎盘剥离面形成血栓,减少产后出血量;纤维蛋白原、凝血酶、凝血酶原于产后2~4周内降至正常;血红蛋白水平于产后1周左右回升;白细胞总数于产褥早期仍较高,可达(15~30)×10^9/L,中性粒细胞增多,淋巴细胞稍减少;血小板数增多;红细胞沉降率于产后3~4周降至正常。

(四)消化系统

妊娠期胃肠肌张力及蠕动力均减弱,胃液中盐酸分泌减少,产后需1~2周逐渐恢复。产后1~2日内产妇常感口渴,喜进流食或半流食,但食欲不佳,以后逐渐好转。产褥期间卧床时间长,缺少运动,肠蠕动减弱,加之腹肌及盆底肌松弛,容易便秘。

(五)泌尿系统

妊娠期体内潴留的多量水分主要经肾排出,故产后1周尿量增多。妊娠期发生的肾盂及输尿管扩张,产后需2~8周恢复正常。在分娩过程中,膀胱受压致使黏膜水肿、充血及肌张力降低,以及会阴伤口疼痛、不习惯卧床排尿等原因,均可增加尿潴留的发生,尤其在产后24小时内。

（六）内分泌系统

分娩后,雌激素及孕激素水平急剧下降,至产后1周时已降至未孕时水平。胎盘生乳素于产后6小时已不能测出。催乳素水平因是否哺乳而异,哺乳产妇的催乳素于产后下降,但仍高于非孕时水平,吸吮乳汁时催乳素明显增高;不哺乳产妇的催乳素于产后2周降至非孕时水平。

月经复潮及排卵时间受哺乳影响,不哺乳产妇通常在产后6~10周月经复潮,平均在产后10周左右恢复排卵。哺乳产妇的月经复潮延迟,有的在哺乳期月经一直不来潮,平均在产后4~6个月恢复排卵。产后较晚恢复月经者,首次月经来潮前多有排卵,故哺乳产妇未见月经来潮却有受孕的可能。

（七）腹壁

妊娠期出现的下腹正中线色素沉着,在产褥期逐渐消退。初产妇腹壁紫红色妊娠纹变成银白色妊娠纹。腹壁皮肤受妊娠子宫增大的影响,部分弹性纤维断裂,腹直肌呈不同程度分离,产后腹壁明显松弛,腹壁紧张度需在产后6~8周恢复。

第二节　产褥期妇女的心理调适

产后,产妇需要从妊娠期和分娩期的不适、疼痛、焦虑中恢复,需要接纳家庭新成员及新家庭,这一过程称为产褥期心理调适。此期产妇的心理处于脆弱和不稳定状态,并且面临着潜意识的内在冲突以及为人母所需的情绪调整等问题,随之而来的是家庭关系的改变、经济来源的需求,以及家庭、社会支持系统的寻求。因此,产褥期心理调适的指导和支持是十分重要的。

（一）产褥期妇女的心理变化

产褥期妇女的心理变化与分娩经历、婴儿性别、伤口愈合、体态恢复、婴儿哺乳和健康问题等因素的变化有关。表现为:希望、高兴、满足感、幸福感、乐观、压抑及焦虑。有的产妇可能因为胎儿娩出后生理上的排空而感到心理空虚;因为理想中母亲角色与现实中母亲角色的差距而发生心理冲突;因为新生儿外貌及性别与理想中的不相吻合而感到失望;因为现实中母亲太多的责任而感到恐惧;也因为丈夫注意力转移到新生儿而感到失落等。

（二）影响产褥期妇女心理变化的因素

许多因素能影响产褥期妇女的心理变化,如:产妇的一般情况、产褥期的恢复、是否有能力胜任母亲的角色、家庭环境和家庭成员的支持等。

1. 产妇的一般情况　产妇的年龄和身体状况影响产褥期妇女的心理调适。

（1）年龄:年龄小于18岁的妇女,由于本身在生理、心理及社会等各方面发展尚未成熟,在母亲角色的学习上会遇到很多困难,影响其心理适应。年龄大于35岁的妇女,虽然心理及社会等方面发展比较成熟,但体力和精力下降,容易出现疲劳感,在事业和母亲的角色之间的转换上也会面临更多的冲突,对心理适应有不同程度的影响。

（2）产妇的身体状况:产妇在怀孕时的体格是否健康、妊娠过程中有无出现并发症、是否是手术产都会影响产妇的身体状况,对心理适应也会发生不同程度的影响。

2. 产妇对分娩经历的感受　产妇对分娩过程的感受与产妇所具有的分娩知识、对分娩的期望、分娩的方式及分娩过程获得的支持有关。当产妇对在产房的期望与实际的经历有较大的差异时,会影响其日后的自尊。

3. 社会支持　社会支持系统不但提供心理的支持,同时也提供物质资助。稳定的家庭经济状况、亲朋好友的帮助,特别是家人的理解与帮助,有助于产妇的心理适应,更能胜任照顾新生儿的角色。

（三）产褥期妇女的心理调适

产褥期妇女的心理调适主要表现在两方面:确立家长与孩子的关系和承担母亲角色的责任,根据美国心理学家Rubin研究结果,产褥期妇女的心理调适过程一般经历3个时期:

1. 依赖期　产后最初3日。表现为产妇的很多需要是通过别人来满足的,如对孩子的关心、哺乳等;同时产妇喜欢用语言表达对孩子的关心,较多地谈论自己妊娠和分娩的感受。较好的妊娠和分娩经历、满意的产后休息、丰富的营养和较早较多地与孩子间的目视及身体接触将有助于产妇较快地进入第二期。在依赖期,丈夫及家人的关心帮助,医务人员的悉心指导是极为重要的。

2. 依赖 – 独立期　产后3~14日。产妇表现出较为独立的行为,开始注意周围的人际关系,主动参与活动,学习和练习护理自己的孩子,亲自喂奶而不需要帮助。但这一时期容易产生压抑,可能因为分娩后产妇感情脆弱,太多的母亲责任,因新生儿诞生而产生爱的被剥夺感,痛苦的妊娠和分娩过程,糖皮质激素和甲状腺素处于低水平等因素造成。由于这一压抑的感情和参与新生儿的护理,使产妇极为疲劳,加重压抑。消极者可表现为哭泣,对周围漠不关心,停止应该进行的活动等。应及时提供护理、指导和帮助,促使产妇纠正这种消极情绪。加倍地关心产妇,并让其家人参与关心;提供婴儿喂养和护理知识,耐心指导并帮助产妇护理和喂养自己的孩子;鼓励产妇表达自己的心情并与其他产妇交流等,均能提高产妇的自信心和自尊感,促进其接纳孩子、接纳自己,从而平稳地应对压抑状态。

3. 独立期　产后2周至1个月。此期,新家庭形成并正常运行。产妇、婴儿和其他家庭成员已成为一个完整的系统,形成新的生活形态。夫妇两人甚至加上孩子共同分享欢乐和责任,开始恢复分娩前的家庭生活。在这一时期,产妇及其丈夫会承受更多的压力,如兴趣与需要、事业与家庭间的矛盾,哺育孩子、承担家务及维持夫妻关系中各种角色的矛盾等。

第三节　产褥期的临床表现

(一) 生命体征

1. 体温　产后的体温多数在正常范围内。若产程延长致过度疲劳时,体温可在产后24小时内略升高,一般不超过38℃。产后3~4日因乳房血管、淋巴管极度充盈,乳房胀大,出现37.8~39℃发热,称为泌乳热,一般持续4~16小时,体温即下降,不属病态。

2. 脉搏　由于胎盘血液循环停止和卧床休息等因素,产后脉搏略缓慢,60~70次/分,于产后1周恢复正常。

3. 呼吸　产后腹压降低,膈肌下降,妊娠期的胸式呼吸变为腹式呼吸,呼吸深慢,14~16次/分。

4. 血压　正常产妇血压无明显变化。妊娠期高血压疾病产妇,产后仍应监测血压,预防产后子痫的发生。

(二) 子宫复旧

胎盘娩出后,子宫圆而硬,宫底在脐下一指。产后第1日略上升至脐平,以后每日下降1~2cm,产后10日子宫降入骨盆腔,此时腹部检查于耻骨联合上方扪不到宫底。剖宫产产妇术后子宫复旧速度较自然分娩者慢。

(三) 产后宫缩痛

在产褥早期因子宫收缩引起下腹部阵发性剧烈疼痛,称为产后宫缩痛。于产后1~2日出现,持续2~3日自然消失。经产妇宫缩痛较初产妇明显,哺乳时反射性缩宫素分泌增多使疼痛加重。不需特殊用药,必要时和酌情给予镇痛剂。

(四) 恶露

产后随子宫蜕膜的脱落,血液及坏死的蜕膜组织经阴道排出,称为恶露(lochia)。根据其颜色、内容物及时间不同,恶露分为以下3种:

1. 血性恶露(lochia rubra)　因含大量血液而得名,色鲜红,量多,有时有小血块。镜下见多量红细胞、坏死蜕膜及少量胎膜。血性恶露持续3~4日。出血逐渐减少,浆液增加,转变为浆液性恶露。

2. 浆液性恶露(lochia serosa)　因含多量浆液得名,色淡红。镜下见较多坏死蜕膜组织、宫腔渗出液、宫颈黏液,少量红细胞及白细胞,且有细菌。浆液性恶露持续10日左右,浆液逐渐减少,白细胞增多,变为白色恶露。

3. 白色恶露(lochia alba)　因含大量白细胞,色泽较白得名,质黏稠。镜下见大量白细胞、坏死蜕膜组织、表皮细胞及细菌等。白色恶露约持续3周干净。

(五) 排泄

1. 褥汗　产褥早期,皮肤排泄功能旺盛,借以排泄孕期体内潴留的水分,故排出大量的汗液,尤以夜间睡眠及初醒时明显,不属病态。产后1周好转。

2. 排尿增多和排尿困难　产后2~3日内,由于机体排出妊娠时潴留的液体,产妇往往多尿。但因分娩过程中膀胱受压使其黏膜水肿、充血,肌张力降低,加之会阴伤口疼痛,产妇易发生排尿困难,特别是产后第1次排尿,容易发生尿潴留及尿路感染。

3. 便秘　产褥期因卧床时间长、活动少,肠蠕动减弱,腹直肌及骨盆底肌松弛,产妇容易发生便秘。

(六) 会阴伤口
分娩时因会阴部撕裂或侧切缝合,于产后3日内可出现局部水肿、疼痛。

(七) 乳房改变
1. 乳房胀痛　产后哺乳延迟或未及时排空乳房,产妇可出现乳房胀痛,触摸乳房时有坚硬感,并有明显触痛。

2. 乳头皲裂　哺乳产妇尤其是初产妇在最初几日哺乳后容易产生乳头皲裂,表现为乳头红、裂开,有时有出血,哺乳时疼痛。大多是因为产前乳头准备不足或产后哺乳方法不当引起。

(八) 其他改变
1. 体重减轻　产后由于胎儿、胎盘的娩出,羊水的流失及产时失血,产妇体重约减轻6kg。产后第1周,因为子宫复旧,恶露、汗液及尿液的大量排出,体重又下降4kg左右。

2. 疲乏　由于产程中的不适及用力,产后医务人员的频繁观察,护理新生儿及哺乳导致睡眠不足,使得产妇在产后最初几天感到疲乏,表现为精神不振,自理能力降低及不愿亲近孩子。

3. 产后压抑　主要表现为易哭、易激惹、忧虑、不安,有时喜怒无常,一般2~3日后自然消失,有时可持续达10日。

第四节　产褥期护理与保健

一、产褥期护理

【护理评估】

1. 健康史　包括对妊娠前、妊娠过程和分娩过程的评估。
(1)妊娠前:产妇的身体健康状况,有无慢性疾病。
(2)妊娠期:有无妊娠期并发症史或合并症史。
(3)分娩期:分娩过程是否顺利、产后出血量、会阴撕裂程度、新生儿Apgar评分等。

2. 身体状况
(1)生命体征
1)体温:多在正常范围,产后3~4日出现的发热可能与泌乳热有关,但需要排除其他原因尤其是感染引起的发热。
2)脉搏:每分钟60~70次。脉搏过快应考虑发热、产后出血引起休克的早期症状。
3)呼吸:每分钟14~16次。
4)血压:平稳。妊娠期高血压疾病孕妇产后血压明显降低或恢复正常。
(2)产后出血量:总出血量一般不超过300ml。如阴道流血量多或血块大于1cm,最好置聚血盆于产妇臀下积血,以准确评估出血量。如阴道流血量不多,但子宫收缩不良、宫底上升者,提示宫腔有积血。如产妇自觉肛门坠胀,多有阴道后壁血肿。子宫收缩好,但有鲜红色血液持续流出,多提示有软产道损伤。
(3)生殖系统
1)子宫:胎盘娩出后,子宫圆而硬,宫底在脐下一指。产后第1日略上升至平脐,以后每日下降1~2cm,产后10日子宫降入骨盆腔,此时腹部检查于耻骨联合上方扪不到宫底。

每日应在同一时间评估产妇的宫底高度。评估前,嘱产妇排尿后平卧,双膝稍屈曲,腹部放松,解开会阴垫,注意遮挡及保暖。先按摩子宫使其收缩后,再测耻骨联合上缘至宫底的距离。正常子宫圆而硬,位于腹部中央。子宫质地软应考虑是否有产后宫缩乏力。子宫偏向一侧应考虑是否有膀胱充盈。子宫不能如期复原常提示异常。

2)恶露:每日应观察恶露的量、颜色及气味。常在按压子宫底的同时观察恶露的情况。正常恶露有血腥味,但无臭味,持续 4~6 周,总量为 250~500ml。若子宫复旧不全,宫腔内残留胎盘、多量胎膜或合并感染时,表现为恶露增多,血性恶露持续时间延长并有臭味。

3)会阴:阴道分娩者产后会阴有轻度水肿,一般在产后 2~3 日自行消退。会阴部有缝线者,如出现疼痛加重、局部红肿、硬结及分泌物应考虑会阴伤口感染。

4)宫缩痛:评估产妇疼痛反应程度。

(4)排泄

1)排尿:评估产后 4 小时是否排尿。第 1 次排尿后需评估尿量,如尿量少,应再次评估膀胱的充盈情况,预防尿潴留。同时充盈的膀胱可影响子宫的有效收缩,引起子宫收缩乏力,导致产后出血。

2)排便:产妇在产后 1~2 日多不排大便,主要是因为产后卧床时间长,加之进食较少,但也要评估是否有产后便秘的症状。

(5)乳房

1)乳房的类型:评估有无乳头平坦、凹陷。

2)乳汁的质和量:初乳呈淡黄色,质稠,产后 3 日每次哺乳可吸出初乳 2~20ml。过渡乳和成熟乳呈白色。乳量是否充足主要评估两次喂奶之间婴儿是否满足、安静,婴儿尿布 24 小时湿 6 次以上,大便每日几次,体重增长是否理想等内容。

3. 心理 - 社会支持状况

(1)心理状况:产妇在产后 2~3 日内发生的轻度或中度的情绪反应称为产后压抑。产后压抑的发生可能与产妇体内雌、孕激素水平的急剧下降、产后的心理压力及疲劳等因素有关。因此,要注意评估产妇的以下心理状态。

1)产妇对分娩经历的感受:是舒适或痛苦,直接影响产后母亲角色的获得。

2)产妇的自我形象:包括自己形体的恢复,孕期不适的恢复等,关系到是否接纳孩子。

3)母亲的行为:评估母亲的行为是属于适应性的还是不适应性的。母亲能满足孩子的需要并表现出喜悦,积极有效地锻炼身体,学习护理孩子的知识和技能为适应性行为。相反,母亲不愿接触孩子,不亲自喂养孩子,不护理孩子或表现出不悦、不愿交流、食欲差等为不适应性行为。

4)对孩子行为的看法:评估母亲是否认为孩子吃得好,睡得好又少哭就是好孩子,因而自己就是一个好母亲;而常哭,哺乳困难,常常需要换尿布的孩子是坏孩子,自己则是一个坏母亲。母亲能正确理解孩子的行为将有利于建立良好的母子关系。

5)其他影响因素:研究表明,产妇的年龄、健康状况、社会支持系统、经济状况、性格特征、文化背景等因素影响产妇的产后心理状态。

(2)社会支持状况:良好的家庭氛围,有助于家庭各成员角色的获得,有助于建立多种亲情关系。相反,各种冲突将不利于各种亲情关系的发展。

4. 辅助检查 除进行产后常规体检外,必要时进行血、尿常规检查,药物敏感试验等。如产后留置导尿管者需做尿常规检查,以监测有无尿路感染。

5. 处理原则 以护理为主,治疗为辅。主要措施有提供信息、相关知识、咨询服务、心理支持和帮助,促进舒适、健康和正常的适应过程,预防并发症。

【常见护理诊断 / 问题】

1. 尿潴留 与产时损伤、卧床休息及不习惯床上小便有关。

2. 母乳喂养无效 与母乳供给不足或喂养技能不熟练有关。

3. 舒适度减弱 与产后宫缩痛、会阴部切口、褥汗、多尿等有关。

【护理目标】

1. 产妇产后 24 小时内未出现尿潴留。
2. 产妇住院期间母乳喂养成功。
3. 产妇生命体征稳定且正常。

【护理措施】

(一) 一般护理

1. 提供良好的环境　保持室温 18~20℃,湿度 50％~60％。室内光线充足,定时通风换气,注意避免对流风直接吹到产妇身上而受凉。保持床单位的清洁、整齐、干燥,因产妇有恶露,出汗多,要及时更换会阴垫、衣服、被单等。

2. 生命体征　每日测体温、脉搏、呼吸及血压,如体温超过 38℃,应加强观察并查找原因,向医生汇报。

3. 保证产妇有足够的营养和睡眠　饮食应为高蛋白的平衡饮食,不需增加脂肪的摄入量。护理工作应不打扰产妇的休息。

4. 保持大小便通畅　特别是产后 4 小时内要鼓励产妇排尿,以防子宫收缩欠佳而发生产后出血。若不能自行排尿,用热敷、暗示、针灸、药物等方法,必要时导尿。鼓励产妇早期下床活动及做产后操,多饮水,多吃含纤维素的食物,以保持大便通畅。

5. 适当活动　可增加血液循环,促进伤口愈合,增强食欲,预防下肢静脉血栓形成,促进康复。由于产妇产后盆底肌肉松弛,应避免负重劳动或蹲位活动,以防止子宫脱垂。

(二) 症状护理

1. 产后 2 小时内的护理　产后 2 小时内极易发生严重并发症,如产后出血、产后子痫、产后心力衰竭等,故应在产房严密观察生命体征、子宫收缩情况及阴道流血量,并注意宫底高度及膀胱是否充盈等。若产后 2 小时一切正常,将产妇连同新生儿送回病房,仍需勤观察。

2. 观察子宫复旧及恶露　产后认真评估子宫复旧和恶露性状。如发现异常,应及时排空膀胱、按摩腹部(子宫部位)、按医嘱给予宫缩剂。如恶露有异味,常提示有感染的可能,配合做好血及组织培养标本的收集及抗生素应用。产后当天禁用热水袋外敷止痛,以避免子宫肌肉松弛造成出血过多。

3. 会阴护理

(1) 会阴及会阴伤口的冲洗:用 0.05％聚维酮碘液或 0.2％苯扎溴铵(新洁尔灭)擦洗或冲洗外阴,每日 2~3 次。擦洗的原则为从上到下、由内向外,会阴切口单独擦洗,擦过肛门的棉球和一次性镊子应丢弃。勤换会阴垫,大便后用水清洗,保持会阴部清洁。

(2) 会阴伤口的观察:会阴部有缝线者,应每日观察伤口有无渗血、血肿、水肿、红肿、硬结及分泌物,嘱产妇向会阴伤口对侧侧卧。

(3) 会阴伤口异常的护理

1) 水肿者,用 50％硫酸镁湿热敷,产后 24 小时可用远红外线灯照射。

2) 有血肿者,小的血肿 24 小时后可湿热敷或远红外线灯照射,大的血肿需配合医师切开处理。

3) 有硬结者,则用大黄、芒硝外敷或用 95％乙醇湿敷。

4) 会阴切口疼痛剧烈或有肛门坠胀感者,应及时报告医师,以排除阴道壁及会阴部血肿。

5) 伤口感染者,应提前拆线引流,定时换药。

(三) 心理护理

1. 建立良好关系　产妇入休息室后,热情接待,让产妇充分休息。当产妇诉说分娩经历或不快,耐心听取,积极回答问题。了解产妇对孩子与新家庭的看法和想法。尊重产妇的风俗习惯,提供正确的产褥期生活方式。

2. 母婴同室　让产妇更多地接触自己的孩子,在产妇获得充分休息的基础上,让其多抱孩子,逐渐参与孩子的日常生活护理,培养母子感情。

3. 提供帮助　在产后 3 天内,为避免产妇劳累,主动为产妇及孩子提供日常生活护理。

4. 提供自我护理及新生儿护理知识　培养技能,给予新生儿喂养、沐浴指导,观察新生儿不适及

视频:产后会阴护理

常见问题,及时给予指导等。同时给予产妇自我护理指导,如饮食、休息、活动的指导;常见问题如褥汗、乳房胀痛、宫缩痛等的处理方法,以减少产妇的困惑及无助感。

5. 指导丈夫及家人　鼓励和指导丈夫及家人参与新生儿护理活动,培养新家庭观念。

（四）健康指导

做好出院后喂养指导尤为重要。

1. 继续保持合理的饮食和休息,保持精神愉快及乳房卫生。

2. 强调母乳喂养的重要性,并对产妇进行母乳喂养知识和技能的评估,如有不足则需及时进行宣教。

3. 鼓励上班母亲在家属协助下坚持实施母乳喂养计划,可于上班前将乳汁挤出存放于冰箱内,婴儿需要时由他人哺喂,下班后及节假日仍坚持母乳喂养。

4. 哺乳母亲于上班期间要特别注意摄取足够的水分和营养,合理安排休息和睡眠。

5. 告知产妇及其家属遇到喂养问题时进行咨询的方法(医院的热线电话,保健人员、社区支持组织的具体联系方法和人员等)。

【护理评价】

1. 产妇产后及时排尿、排便,有无尿潴留的发生。

2. 产妇在喂养孩子后感到舒适,新生儿体重增长正常。

3. 产妇在护士的指导下积极参与新生儿护理及自我护理。

二、产褥期保健

产褥期保健的目的是防止产后出血、感染等并发症的发生,促进产后生理功能的恢复。

1. 饮食起居　合理饮食,保持身体清洁,产妇居室应清洁通风,注意休息,至少3周以后才能进行全部家务劳动。

2. 适当活动及做产后健身操　产后应尽早适当活动。经阴道自然分娩的产妇,产后6~12小时内即可起床轻微活动,于产后第2日可在室内随意走动,再按时做产后健身操。行会阴侧切术或正中切开术分娩或行剖宫产的产妇,可适当推迟活动时间。

3. 产后健身操　产后健身操(图6-1)可以促进腹壁、盆底肌肉张力的恢复,避免腹壁皮肤过度松弛,防止尿失禁、膀胱直肠膨出及子宫脱垂。应该根据产妇的情况,运动量由小到大、由弱到强,循序渐进地练习。一般在产后第2日开始,每1~2日增加一节,每节做8~16次。出院后继续做健身操直至产后6周。6周后应选择新的锻炼方式坚持锻炼。

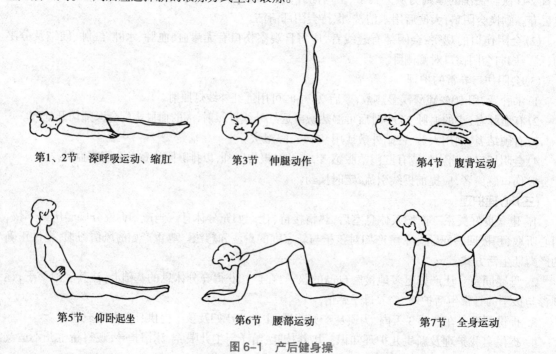

第1、2节　深呼吸运动、缩肛　　　　第3节　伸腿动作　　　　第4节　腹背运动

第5节　仰卧起坐　　　　第6节　腰部运动　　　　第7节　全身运动

图6-1　产后健身操

第1节——仰卧,深吸气,收腹部,然后呼气。

第2节——仰卧,两臂直放于身旁,进行缩肛与放松动作。

第3节——仰卧,两臂直放于身旁,双腿轮流上举和并举,与身体呈直角。

第4节——仰卧,髋与腿放松,分开稍屈,脚底放在床上,尽力抬高臀部及背部。

第5节——仰卧起坐。

第6节——跪姿,双膝分开,肩肘垂直,双手平放床上,腰部进行左右旋转动作。

第7节——跪姿,全身运动,双臂支撑在床上,左右腿交替向背后高举。

4. 计划生育指导　产褥期内禁忌性交。根据产后检查情况,恢复正常性生活,并指导产妇选择适当的避孕措施,原则是哺乳者以工具避孕首选,也可选择皮下埋植。不哺乳者可选用药物避孕。

5. 产后检查　包括产后访视和产后健康检查。

(1)产后访视:产后访视至少3次,第一次在产妇出院后3日内,第二次在产后14日,第三次在产后28日,社区医疗保健人员通过产后访视可了解产妇及新生儿健康状况。

产后访视内容包括:

1)了解产妇饮食、睡眠及心理状况。

2)检查乳房,了解哺乳情况。

3)观察子宫复旧及恶露。

4)观察会阴切口、剖宫产腹部切口等,若发现异常应给予及时指导。

(2)产后健康检查:嘱产妇携带婴儿于产后42日(6周)到医院进行一次全面检查,及时了解母体全身情况,特别是生殖器官的恢复情况和新生儿的生长发育情况。

产后健康检查包括:

1)全身检查,如测血压,查血、尿常规,了解哺乳情况,若有异常应做相应检查。

2)妇科检查,了解盆腔内生殖器是否已恢复至非孕状态。

3)若有内科合并症或产科并发症,需作相关检查。

第五节　泌乳与母乳喂养

(一) 泌乳

1. 泌乳生理　乳房的主要变化是泌乳。妊娠期孕妇体内雌激素、孕激素、胎盘生乳素升高,使乳腺充分发育、初乳形成。随着胎盘剥离娩出,产妇血中胎盘生乳素、雌激素、孕激素水平急剧下降,抑制下丘脑分泌的催乳素抑制因子释放,在催乳素作用下,乳汁开始分泌。婴儿吸吮乳头时,由乳头传来的感觉信号,经传入神经纤维抵达下丘脑,通过抑制下丘脑分泌的多巴胺及其他催乳素抑制因子,致使腺垂体催乳素呈脉冲式释放,促进乳汁分泌。吸吮动作还能反射性地引起神经垂体释放缩宫素,缩宫素使乳腺腺泡周围的肌上皮收缩,使乳汁从腺泡、小导管进入输乳导管和乳窦而喷出乳汁,此过程又称为喷乳反射。

2. 影响乳汁分泌的因素　影响乳汁分泌的因素很多,吸吮是保持不断泌乳的关键;不断排空乳房,也是维持泌乳的重要条件。此外,乳汁分泌量还与产妇的营养、睡眠、情绪和健康状况密切相关,故保证产妇休息、足够睡眠和营养丰富的饮食,并避免精神刺激至关重要。

3. 母乳成分　母乳喂养对母儿均有益处。哺乳有利于产妇生殖器官及有关器官组织得以更快恢复,同时母乳中含有丰富的营养物质,有助于新生儿抵抗疾病的侵袭。

(1)初乳:指产后7日内分泌的乳汁。因含β-胡萝卜素而呈淡黄色,含较多有形物质,质稠。初乳中含蛋白质和矿物质较成熟乳多,含有多种抗体,尤其是分泌型 IgA,脂肪和乳糖含量较成熟乳少,极易消化,是新生儿早期理想的天然食物。

(2)过渡乳:指产后7~14日分泌的乳汁。蛋白质含量逐渐减少,脂肪和乳糖含量逐渐增多。

(3)成熟乳:指产后14日以后分泌的乳汁。呈白色,蛋白质占 2% ~3%,脂肪约占 4%,糖类占 8% ~9%,无机盐占 0.4% ~0.5%,还有维生素等。

初乳及成熟乳均含有大量免疫抗体,故母乳喂养的新生儿患肠道感染者甚少。由于多数药物可经母血渗入乳汁中,故产妇于哺乳期用药时,应考虑药物对新生儿有无不良影响。

(二)母乳喂养

1. 母乳喂养的优点 母乳含有婴儿出生后 4~6 个月内所需的全部营养物质,是婴儿必需的理想营养食品。世界卫生组织已将保护、促进和支持母乳喂养作为卫生工作的重要环节。母乳喂养对母婴健康均有益。

(1)对婴儿有益

1)提供营养及促进发育:母乳中所含营养物质最适合婴儿的消化吸收,生物利用率高,其质与量随婴儿生长和需要发生相应改变。

2)提高免疫功能,抵御疾病:母乳中含有丰富的免疫球蛋白和免疫细胞,有吞噬、对抗、抑制病毒和细菌的作用,可预防呼吸道和肠道疾病。

3)有利于牙齿的发育和保护:吸吮时的肌肉运动有助于面部正常发育,且可预防因奶瓶喂养引起的龋齿。

4)通过喂哺,婴儿频繁地与母亲皮肤接触,可增进母子感情。母婴间情感联系对婴儿建立和谐、健康的心理有重要作用。

(2)对母亲有益

1)有助于防止产后出血:吸吮刺激使催乳素产生的同时促进缩宫素的产生,缩宫素促进子宫收缩,减少产后出血。

2)哺乳期闭经:哺乳者的月经复潮及排卵较不哺乳者延迟,母体内的蛋白质、铁和其他营养物质通过产后闭经得以储存,有利于产后恢复,有利于延长生育间隔。

3)降低母亲患乳腺癌、卵巢癌的危险性。

4)母乳直接从乳腺分泌,温度适宜,不污染,喂哺方便,经济。

2. 母乳喂养产妇的评估 母乳喂养产妇的评估包括三方面:生理因素、心理因素和社会因素。

(1)生理因素:评估产妇是否有影响母乳喂养的生理因素,如:①严重的心脏病、子痫、肝炎急性期、艾滋病。②营养不良。③会阴或腹部创口的疼痛。④乳房的类型、有无乳房胀痛、乳头皲裂及乳腺炎。⑤使用某些药物如麦角新碱、可待因、安乃近、地西泮、巴比妥类。

(2)心理因素:评估产妇是否有影响母乳喂养的心理因素,如:①不良的分娩体验。②分娩及产后疲劳。③失眠或睡眠欠佳。④自尊紊乱。⑤缺乏信心。⑥焦虑。⑦压抑。

(3)社会因素:评估产妇是否有影响母乳喂养的社会因素,如:①得不到医护人员或丈夫及家人的关心、支持。②工作负担过重。③婚姻问题。④青少年母亲。⑤单身母亲。⑥母婴分离。⑦知识缺乏(营养知识、喂养知识)。⑧离家工作。

同时应观察其喂养动作,判断是否喂养得当。如果适当,喂奶时可听见吞咽声,母亲有泌乳的感觉,喂奶前乳房丰满,喂奶后乳房较柔软,婴儿尿布 24 小时湿 6 次及以上,大便每天若干次。两次喂奶之间,婴儿满足、安静,体重增长理想。

3. 母乳喂养指导

(1)饮食:为促进乳汁分泌,满足泌乳活动所消耗的热能及婴儿生长发育的需要,产妇在哺乳期所需要的能量和营养成分较未孕时高。产妇的营养供给原则:①热量:每日应多摄取 2100kJ(500kcal),但总量不要超过 8370~9620kJ/d(2000~2300kcal/d)。②蛋白质:每日增加蛋白质 20g。③脂肪:控制食物中总的脂肪摄入量,保持由脂肪提供的热量不超过总热量的 25%,每天胆固醇的摄入量应低于300mg。④无机盐类:补充足够的钙、铁、硒、碘等必需的无机盐。⑤饮食中应有足够的蔬菜、水果及谷类。

(2)休息与活动:为产妇提供一个舒适的环境,保证充分的休息,适当活动,做到劳逸结合,教会产妇与婴儿同步休息,生活有规律。产妇营养过剩可造成产后肥胖,进行适当的锻炼以维持合理的体重。

(3)保持心情愉快:因情绪因素能影响乳汁的分泌,产妇应该保持乐观,情绪稳定。

(4)喂养方法指导

1)哺乳时间:原则是按需哺乳。提倡早吸吮即产后半小时内开始哺乳。此时新生儿处于警觉状态,也是吸吮反射最强烈的时刻,早吸吮既可以使新生儿吸收营养丰富的初乳,又可以促进产妇乳汁的分泌。产后一周内是母体开始泌乳的过程,哺乳次数应多,每1~3小时1次,最初哺乳时间短,只需3~5分钟,以后逐渐延长,但不超过15~20分钟,以免使乳头浸泽、皲裂而导致乳腺炎。

2)哺乳体位:喂哺婴儿的正确姿势也很重要。母亲可以选择坐着或者躺着的体位进行喂哺,但必须采用使自己感到轻松、舒适,能够放松。抱婴儿时应注意使婴儿面向乳房,鼻子对着乳头,婴儿的腹部要紧贴母亲,托住婴儿的肩背部,而不只是托着头或后脑勺,头和身体呈直线,颈部不要扭曲。

3)婴儿与母亲乳房的正确含接:在喂哺前先将乳头触及婴儿口唇,诱发觅食发射,当婴儿口张大、舌向下的一瞬间,迅速将乳头和乳晕一起柔和地塞入婴儿口中。当含接正确时,可见婴儿的嘴及下颏部紧靠乳房,婴儿的嘴张得很大,在婴儿上唇上面可看到部分乳晕,但在下唇外较少见到,婴儿吸吮动作缓慢而有力,婴儿显得轻松愉快,母亲不感到乳头疼痛。母亲拇指轻轻放在乳房上方,其余四指并拢贴在乳房下的胸壁上,用示指托住乳房的底部,手不应离乳头太近(2cm左右)。

4)哺乳方法:哺乳时,先挤压乳晕周围组织,挤出少量乳汁以刺激婴儿吸吮,然后把乳头和大部分乳晕放在婴儿口中,用一手扶托并挤压乳房,协助乳汁外溢,防止乳房堵住新生儿鼻孔。哺乳结束时,示指轻压婴儿下颏,避免在口腔负压情况下拉出造成乳头疼痛损伤。哺乳后,挤出少许乳汁涂在乳头和乳晕上。

5)注意事项:每次哺乳应两侧乳房交替进行,吸空一侧乳房后再吸另一侧乳房。并挤尽剩余乳汁,以促进乳汁分泌、预防乳腺管阻塞及两侧乳房大小不等的情况。每次喂哺后,应将婴儿竖抱,轻拍背部1~2分钟,排出胃内空气,以防溢乳。哺乳时,如果婴儿吸吮姿势不正确或母亲感到乳头疼痛应重新吸吮。哺乳期以10个月至1年为宜。

4. 乳房护理

(1)一般护理:乳房应保持清洁、干净。每次哺乳前产妇应洗净双手,然后用清水洗净乳头和乳晕,并柔和地按摩乳房,刺激排乳反射。切忌用肥皂或酒精之类擦洗,以免引起局部皮肤干燥、皲裂。乳头处如有痂垢,先用油脂浸软后,再用温水洗净。每次哺乳时应让新生儿吸空乳汁。如乳汁充足,孩子吸不完时,应用手法挤奶或用吸乳器将剩乳吸出,以免乳汁淤积影响乳汁再生,并预防乳腺管阻塞及两侧乳房大小不一等情况。如吸吮不成功,则指导产妇将母乳挤出后喂养。哺乳期使用适当的胸罩,避免过松或过紧。

(2)乳头平坦及凹陷护理:有些产妇的凹陷乳头,一旦受到刺激乳头会呈扁平或向内回缩,婴儿很难吸吮到乳头,可指导产妇做以下练习:

1)乳头伸展练习:将两示指平行地放在乳头两侧,慢慢地由乳头向两侧外方拉开,牵拉乳晕皮肤及皮下组织,使乳头向外突出。随后将两示指分别放在乳头上、下侧,将乳头向上、向下纵形拉开(图6-2)。此练习重复多次,做满15分钟,每日2次。

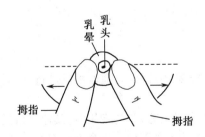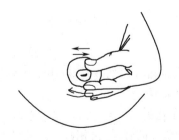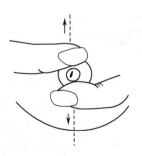

图6-2 乳头伸展练习

2)乳头牵拉练习:用一手托乳房,另一手的拇指和中、示指抓住乳头向外牵拉,重复10~20次,每日2次。

3)佩戴乳头罩:从妊娠7个月起佩戴,对乳头周围组织起稳定作用。柔和的压力可使内陷乳头外翻,乳头经中央小孔保持持续突起。

此外,可指导产妇改变多种喂奶姿势和使用假乳套以利于婴儿含住乳头,也可利用吸乳器进行吸

视频:母乳喂养

引。在婴儿饥饿时,先吸吮平坦的一侧,因为此时婴儿的吸吮力强,易吸住乳头和大部分乳晕。

(3)乳房胀痛护理:产后3日内,因淋巴和静脉充盈,乳腺导管不通畅,乳房胀,有硬结,触之疼痛,还可有轻度发热。一般于产后1周乳腺导管畅通后自然消失,也可用下列方法缓解:

1)尽早哺乳:一般产后半小时内开始哺乳,促进乳汁畅流。

2)外敷乳房:哺乳前热敷乳房,促使乳腺导管畅通。在两次哺乳间隙冷敷乳房,以减少局部充血、肿胀。

3)按摩乳房:哺乳前按摩乳房,从乳房边缘向乳头中心按摩,可使乳腺导管畅通,同时减少疼痛。

4)佩戴乳罩:乳房肿胀时,产妇戴合适的具有支托性的乳罩,可减轻乳房充盈时的沉重感。

5)生面饼外敷:用生面饼外敷乳房,也可促进乳腺导管畅通,减少疼痛。

6)服用药物:可口服维生素 B6 或散结通乳的中药,常用方剂为柴胡(炒)、当归、王不留行、木通、漏芦各 15g,水煎服。

(4)乳腺炎护理:如产妇乳房局部出现红、肿、热、痛,或有痛性结节,提示患乳腺炎。炎症初期,哺乳前湿热敷乳房 3~5 分钟并按摩乳房,轻轻拍打和抖动乳房。哺乳时先哺患侧,因饥饿时的婴儿吸吮力最强,有利于吸通乳腺管。每次哺乳应吸空乳汁,增加喂哺的次数,每次至少喂 20 分钟,哺乳后充分休息,饮食清淡。

(5)乳头皲裂护理

1)轻者可继续哺乳,母亲取正确、舒适且松弛的喂哺姿势,哺前湿热敷乳房和乳头 3~5 分钟,同时按摩乳房,挤出少量乳汁使乳晕变软易被婴儿含吮。先在损伤轻的一侧乳房哺乳,以减轻对损伤重的乳房的吸吮力。让乳头和大部分乳晕含吮在婴儿口内。增加喂哺的次数,缩短每次喂哺的时间。喂哺后,挤出少许乳汁涂在乳头和乳晕上,短暂暴露,因乳汁具有抑菌作用且含有丰富蛋白质,能起修复表皮的作用。

2)疼痛严重者,可用吸乳器吸出,再喂给新生儿;或用乳头罩间接哺乳;哺乳结束后,在皲裂处涂抗生素软膏或 10% 复方安息香酸酊,于下次喂奶时洗净。

(6)催乳护理:如产妇乳汁分泌不足,应指导其正确的哺乳方法,按需哺乳、夜间哺乳,调节饮食,鼓励产妇树立信心。此外,可选用下列方法催乳:中药疗法,如:涌泉散或通乳丹加减;饮食疗法,如:猪蹄 2 只炖烂吃肉喝汤;针灸穴位法,针刺合谷、外关、少泽、膻中等穴位。

(7)退乳护理:因疾病或其他原因不适宜哺乳或需终止哺乳的妇女,应尽早退奶。最简单的退奶方法就是停止哺乳,少进汤类食物,不排空乳房。目前不推荐雌激素或溴隐亭退奶。其他退奶方法有:①生麦芽 60~90g,水煎服,每日 1 剂,连服 3~5 日,配合退奶。②芒硝 250g 分装于两个布袋内,敷于两侧乳房并包扎固定。湿硬后及时更换再敷,直至乳房不胀为止。③维生素 B6 200mg,口服,每日 3 次,共 5~7 日。

手 法 挤 奶

挤奶对于母乳喂养的建立和维持都极有益,手法挤奶不需要设备,随时随地可以进行,产后 1~2 日内就应该教会母亲挤奶的技术。

手法挤奶时,将拇指放在乳头、乳晕上方,示指放在乳头、乳晕下方,与拇指相对,其他手指托住乳房。将拇指和示指向胸壁方向轻压,再相对轻挤乳晕下面的乳窦部位。各个方向都要挤到,手指的动作应类似于滚动,反复一压一放,将乳汁挤出。

经常挤奶,可增加乳汁分泌,若奶量不足,可以每小时挤一次,来增加泌乳量。挤奶还可以缓解乳房肿胀,帮助婴儿含接,解除乳腺管阻塞和乳汁淤积。在婴儿还没学会吸吮凹陷的乳头时,婴儿生病时或低体重儿不能吸吮时,可使婴儿能吃到母乳。

思考与练习

1. 李女士，28岁，会阴侧切产后2天，自诉下腹部阵发性坠痛，哺乳时加剧。经护理评估得到：T 38.3℃，P 84次/分，BP 113/83mmHg。子宫底脐下2指，收缩良好，恶露为红色，量少，会阴切口红肿，乳房无胀痛。

请问：

(1) 该产妇下腹痛可能的原因是什么？

(2) 应采取哪些护理措施？

2. 王女士，30岁，初产妇，足月分娩一健康女婴，但该产妇不愿哺乳孩子，也不愿进食催奶的食物。经护理评估发现该女士生理恢复方面均正常，但在言谈举止中透露，近期单位将公开召开一次竞聘会，自己如果母乳喂养，一方面会耽误时间，另一方面担心哺乳后体形会有比较大的变化。

请问：

作为护理人员该如何帮助该产妇消除对母乳喂养的顾虑？具体措施是什么？

思路解析　　　　扫一扫，测一测

（朱桐梅）

1. 掌握正常新生儿常见的特殊生理状态。
2. 熟悉正常新生儿的护理评估及护理措施。
3. 了解正常新生儿的生理特点。
4. 学会新生儿沐浴和新生儿抚触。
5. 具有爱心、耐心、责任心,具有良好的沟通和人际交往能力。

第一节　正常足月新生儿的生理特点

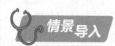

某产妇,26岁,足月顺产一女活婴,体重3000g。生后第3天,喂奶后出现吐奶一次,第4日更换尿布时发现阴道有少量血性分泌物,该产妇非常恐慌,认为孩子生病了,向护士咨询。

请思考:

1. 该新生儿情况是否正常?
2. 应该如何向该产妇解释新生儿生理特点?

从胎儿出生后至满28日的这段时期为新生儿期,此期的婴儿称为新生儿。新生儿期是新生儿逐渐适应子宫外生活的过渡时期,应该根据新生儿的生理特点进行精心护理。足月儿指胎儿娩出胎龄满37周至不足42周,出生体重≥2500g的新生儿。

(一) 皮肤

新生儿皮肤薄嫩,血管丰富,呈红色,易受损伤而发生感染;出生2~3天进入黄疸期后皮肤较黄。皮肤表面有灰白色胎脂,有保护皮肤及减少散热的作用。数小时后开始吸收,若不及时吸收可分解成脂肪酸刺激皮肤。头面部、躯干及四肢的皮肤可见"新生儿红斑";背部、臀部等处可有灰蓝色色斑,称为"胎生青记";颊部、肩背部可见胎毛;有些成熟儿或过期儿可出现脱皮现象。

(二) 头面部

前囟门位于两顶骨、额骨间,呈菱形,出生时约1.5~2cm,出生后16~18个月关闭;后囟门位于顶骨和枕骨间,呈三角形,大约 1cm,出生后 6~8 周关闭。分娩过程中,胎头到达盆底,受压互相重叠逐渐变形,其中在胎头最前面的部分受压最大,局部发生水肿形成产瘤,出生后 1~2 天自行消失,不需处理。头发分条清楚,易梳理;新生儿鼻子小而狭窄,鼻梁低,新生儿若闭嘴能自然呼吸表示鼻腔畅通。鼻尖、鼻翼、面颊等处因皮脂腺堆积形成黄白色粟粒疹。口腔黏膜上腭中线两侧有黄白色隆起,称"上皮珠",俗称"马牙";两侧颊部各有一隆起脂肪垫,俗称"螳螂嘴"。

图片:足月
新生儿

（三）胸腹部

新生儿颈短且直,有皱褶,可自由转动,若活动受限或摸到肿块可能是胸锁乳突肌血肿所致的斜颈。颈部肌肉未发育完全,无法支持头部。新生儿胸廓呈桶状,两侧扁平,乳晕明显,有结节;新生儿腹部稍膨隆,较胸部略高。肠壁平滑肌发育不完善,若发生肠梗阻以腹胀为主。新生儿肝脏常触及,在右肋缘下 1~2cm,边锐质软。脐带出生后结扎,一般 3~7 日脱落。

（四）呼吸系统

胎儿在宫内已有微弱的呼吸运动,但呼吸处于抑制状态,出生断脐后血液内二氧化碳增加,刺激了呼吸中枢;同时,皮肤温度感受器也受到外界低温的刺激,反射性地兴奋呼吸中枢,使新生儿在出生后约 10 秒钟内发生呼吸运动,开始第一次吸气,紧接着啼哭,肺泡扩张。

新生儿肋间肌肉较弱,呼吸主要依靠膈肌的运动,以腹式呼吸为主。新生儿代谢快,需氧量多,呼吸浅而快,出生当日 40~60 次 / 分,2 日后降至 20~40 次 / 分。由于呼吸中枢发育不成熟,可有呼吸节律不齐。呼吸道管腔狭窄,黏膜柔嫩,血管丰富,纤毛运动差,易导致气道阻塞、感染、呼吸困难等。

（五）循环系统

新生儿出生后循环系统在解剖上和功能上均发生变化。脐带结扎,胎盘 – 脐血液循环终止;随着呼吸的建立和肺膨胀,肺血管阻力下降,肺血流增加,经肺静脉回流到左心房的血量增加,压力随之增高,使卵圆孔在出生后数分钟内发生功能性关闭;由于肺动脉压力降低,主动脉压力升高,使动脉导管在出生后 24 小时内发生功能性关闭,完成胎儿循环向成人循环的转变。

由于新生儿耗氧量大,心脏容量小,每次搏出量少,使其心率较快,120~140 次 / 分,且易受睡眠、啼哭、发热、吸乳和排便等多种因素的影响而波动。血压平均为 70/50mmHg。新生儿血液分布多集中在躯干及内脏,而四肢较少,故肝、脾常可触及,四肢容易发冷呈现青紫色。

（六）消化系统

新生儿口腔小,舌短而宽,双颊脂肪垫发达,利于吸吮;吞咽功能完善,但胃呈水平位,容量少,贲门括约肌发育较差,幽门括约肌发育较好,哺乳后易发生呕吐和溢乳。新生儿消化道可分泌除胰淀粉酶外的其他消化酶,因此新生儿消化蛋白质的能力较好,消化淀粉的能力相对较差,因此不宜过早喂淀粉类食物。新生儿肠管的肌层较薄,通透性高,肠蠕动快,有利于大量的流质及乳汁中营养物质的吸收,但也使肠腔内毒素及消化不全产物容易进入血液循环,引起中毒症状和过敏现象。

新生儿出生后 12~24 小时内开始排出墨绿色黏稠状胎粪,内含胎儿肠道分泌物、胆汁、上皮细胞及羊水等。胎粪一般在 2~3 日内排完,若出生 24 小时仍未见胎粪排出,应行检查以排除消化道梗阻畸形。哺乳后大便渐渐变成黄色,呈糊状,每日 3~5 次。大便的性状可以提示喂养和消化情况。新生儿肝内尿苷二磷酸葡萄糖醛酸基转移酶的量及活力不足,是生理性黄疸的主要原因,同时对多种药物处理能力低下,易发生药物中毒。

图片:胎粪

（七）泌尿系统

新生儿肾单位的数量与成人相似,但其滤过功能、调节功能及浓缩功能均较成人低,易发生水、电解质紊乱。由于肾小球滤过率低,浓缩功能差,因此尿色清亮、淡黄,每日排尿可达 10 余次,易导致脱水。新生儿一般生后不久即排尿,如果生后 48 小时仍未排尿,应查明原因,是否有泌尿系统畸形或因摄入量不足所致。新生儿肾脏的稀释功能尚可,而排磷功能较差,易产生低钙血症。

（八）血液系统

新生儿血容量、红细胞计数及血红蛋白含量与脐带结扎的早晚有关。新生儿血容量为 85~100ml/kg,脐带结扎时间延迟可从胎盘多获得 35% 的血容量,而且新生儿血容量中红细胞计数及血红蛋白含量均较高。①新生儿血红蛋白与成人不同,出生时胎儿血红蛋白(HbF)占 70%~80%,以后逐渐被成人血红蛋白(HbA)替代。②新生儿出生时白细胞较高,第 3 日开始下降,分类计数以中性粒细胞为主,

笔记

4~6日中性粒细胞和淋巴细胞几乎相等,以后是淋巴细胞占优势。③血小板在出生时已达成人水平。④出生后由于自主呼吸的建立,使血氧合状况得到改善,红细胞破坏增多,新生儿出现生理性黄疸。⑤新生儿的造血代偿能力低,各种刺激可出现髓外造血,致使肝、脾、淋巴结肿大。血小板数与成人相似。胎儿肝脏维生素K储存量少,凝血因子活性较低。

(九)神经系统

新生儿的中枢神经系统还在继续发育中,出生时脑相对较大,占体重的10%~12%;但脑回少,脑沟浅,神经纤维未分化生长成熟,大脑皮质兴奋性低,故睡眠时间长,觉醒时间一昼夜仅为2~3小时。新生儿的味觉、触觉、温度觉发育良好;而听觉、痛觉、嗅觉(除对母乳外)相对较差;眼肌活动不协调,对明暗有感觉,但视物不清,常有凝视或追视。新生儿大脑皮质和纹状体发育不完善,神经髓鞘没有完全形成,出生后可见原始反射,如觅食反射、吸吮反射、握持反射、拥抱反射和交叉伸腿反射。随着大脑的发育,原始反射逐渐消失,若数月后仍不消失,常提示神经系统疾病。正常新生儿也可出现年长儿的病理性反射,如巴氏征、克氏征、佛斯特征等,腹壁和提睾反射不稳定,属正常现象。

(十)生殖系统

图片:足月儿生殖器

足月女婴的大阴唇可覆盖小阴唇及阴蒂;出生后阴阜常有水肿,数日后消退。足月男婴两侧睾丸下降至阴囊内,阴茎外口覆有包皮。

(十一)免疫系统

新生儿特异性和非特异性免疫功能均不够成熟。胎儿通过胎盘从母体获得免疫球蛋白IgG,使其在出生后6个月内对某些病毒具有免疫力,如麻疹、风疹、白喉、脊髓灰质炎等。胎儿不能通过胎盘从母体获得免疫球蛋白IgA、IgM,而新生儿从初乳中获得IgA和自身产生的IgM不足,因此,新生儿易出现呼吸系统、消化系统等感染。新生儿的生理屏障体系薄弱,如皮肤、黏膜、血－脑脊液屏障的功能差,易感染。肠道通透性高,易吸收各种蛋白引起过敏反应。

(十二)体温调节

新生儿皮下脂肪较薄,体表面积相对较大而易散热,产热则主要依靠棕色脂肪的氧化代谢。新生儿体温调节中枢功能不成熟,体温易随环境温度的改变而变化。若室温过高、保暖过度或摄入水分不足导致血液浓缩,可使新生儿突然出现体温升高,达38℃以上,但一般情况良好;若立即降低室温,打开包裹散热,并给新生儿喂水,体温可迅速恢复正常,这种现象称为"脱水热"。若室温过低时会出现新生儿寒冷损伤综合征。因此,适宜的环境温度(室温24~26℃,相对湿度55%~65%)对新生儿的发育至关重要。

知识链接

新生儿出生后一小时内的九个本能阶段

新生儿出生后主要有九个可以观察到的阶段,按照一定的顺序来进行。这些动作都是新生儿本能的行为,表现出其不同的能力:

1. 出生后啼哭 当新生儿出生后,肺部张开,会发出第一声啼哭。

2. 放松 新生儿啼哭之后就进入放松阶段。手部放松,嘴部没有动作。这个时候可以裸体和产妇进行皮肤接触,在新生儿背部覆盖毛巾或毯子等。

3. 唤醒 大约出生3分钟后,新生儿会眼睛张开、嘴巴动起来,肩膀也可能会动起来。

4. 活动 大约出生8分钟后进入活动阶段,嘴巴和吸吮的动作更大,觅食反射更加明显。

5. 休息 新生儿可能会在活动的间歇随时进入休息阶段。

6. 爬行 一般在新生儿出生35分钟后,新生儿在经历几次蠕动爬行后会接近产妇的乳房和乳头。

7. 熟悉 大约出生45分钟以后,在通过舔、触摸、按摩产妇的乳房之后,新生儿对产妇越来越熟悉,持续约20分钟时间。

8. 吸吮 大约出生后一小时出现,这个阶段新生儿开始自主吸吮产妇的乳头。

9. 睡觉 大约出生后1.5小时左右,新生儿吸吮之后放松地睡着了进入睡觉阶段。

（十三）常见的特殊生理状态

1. 生理性体重下降（physiological weight loss）　新生儿出生后 2~4 日，因摄入量少，经皮肤及肺部排出的水分相对较多，可出现体重下降，称生理性体重下降。体重下降范围约是出生体重的 3%~9%，一般不超过 10%，4 日后开始回升，7~10 日恢复至出生时体重。

2. 生理性黄疸（physiological jaundice）　新生儿出生后，体内红细胞破坏增加，产生大量间接胆红素，而肝脏功能不完善，肝细胞内葡萄糖醛酸基转移酶的活性不足，不能使间接胆红素全部结合成直接胆红素，排出体外，导致高胆红素血症。常表现为新生儿出生后 2~3 日出现皮肤、巩膜黄染，4~5 日达高峰，7~10 日自然消退，早产儿可延至 2~3 周消退，新生儿一般情况良好。

3. 上皮珠、粟粒点、颊脂体　部分新生儿口腔上腭中线两旁有黄白色小点，称上皮珠；牙龈边缘有米粒大小、白色韧性颗粒，称牙龈粟粒点。上皮珠和牙龈粟粒点是上皮细胞堆积或黏液腺分泌物积留所致，出生后数周可自行消失，切勿挑破，以免发生感染。新生儿口腔两侧有厚的脂肪层，称为颊脂体，俗称"螳螂嘴"，有助于吸吮。

4. 乳腺肿大和假月经（physiological breast enlargement and fake menstruation）　男、女新生儿出生后 3~5 日均可出现乳腺肿大，2~3 周消退；部分女婴生后 1 周内阴道可见少量血性分泌物，持续 1~2 日消退，称假月经。上述两种现象均是因为母亲妊娠后雌激素进入胎儿体内，分娩后母体雌激素对新生儿影响突然中断所致，无需特殊处理，可自然恢复。

图片：新生儿黄疸

图片：脂肪垫

图片：假月经

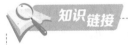

早产儿和过期儿

早产儿指胎龄不满 37 周的新生儿。早产儿皮肤鲜红薄嫩，胎毛多，胎脂丰富；男性睾丸未降或未全降，女性大阴唇不能盖住小阴唇。肺泡发育不全，呼吸中枢、呕吐反射、咳嗽反射均较微弱，容易发生呼吸困难、吸入性肺炎；脑室周围的微血管在缺氧情况下易导致血管壁破裂，造成脑室出血；肾脏系统不成熟，会出现无尿或少尿、电解质紊乱、代谢性酸中毒；生理性黄疸持续时间长且重；铁及维生素 A、D 和糖原储存量少，易患营养缺乏症、低血糖。

过期产儿指胎龄满了 42 周的新生儿。胎盘功能正常可发展为巨大儿。有些因胎盘功能减退，营养受阻，导致胎脂消失、进行性缺氧和胎儿宫内发育不良。主要表现为胎脂消失，皮肤变干、裂开、脱屑，皮肤松弛，甚至因宫内缺氧羊水受胎粪黄染，胎儿窘迫。

图片：早产儿

第二节　正常新生儿的护理

情景导入

某产妇，5 天前顺产一活男婴，体重 3200g，Apgar 评分 10 分，生命体征正常，一般状况良好。今日该产妇出院，责任护士在对其做出院宣教时发现产妇眉头紧锁，询问原因得知新生儿脐带残端仍未脱落，产妇担心出院后处理不当造成感染。

请思考：

1. 该新生儿脐带未脱落是否正常？

2. 如何指导产妇观察护理脐带？

新生儿的护理主要分为分娩即刻护理和入母婴同室后的护理。分娩后即刻护理如前所述，本节主要介绍新生儿入母婴同室后的护理。

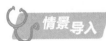

笔记

【护理评估】

1. 健康史

(1)既往史:了解母亲既往妊娠史、分娩史、手术史等,有无特殊家族史。

(2)本次孕产史:本次妊娠的经过,胎儿生长发育的情况,分娩经过,产程中胎儿情况。

(3)新生儿出生日期、时间、性别、体重、Apgar 评分,出生后检查有无异常等。

(4)新生儿记录是否完整,包括母亲手印、新生儿脚印是否清晰,新生儿腕带固定是否可靠。

2. 身体状况

(1)生命体征:新生儿一般测腋下温度,正常为 36~37.2℃,体温低于 36℃常见于室温过低、低体重儿或感染等,体温超过 37.5℃常见于室温过高、保暖过度或脱水热;新生儿心率较快,一般为 120~140 次 / 分,若心率持续 ≥ 160 次 / 分或 ≤ 120 次 / 分应警惕先天性心脏病。新生儿脉搏易受环境影响而变化,除心、肺功能异常的患儿需经常数脉搏,其他不作常规检查,主要以听诊心率为主。新生儿呼吸正常为 40~60 次 / 分,母亲产时使用麻醉剂、镇静剂可使呼吸减慢,室温过高可使呼吸加快,若持续呼吸过快可见于呼吸窘迫综合征或膈疝。新生儿血压平均为 70/50mmHg,一般情况下不测血压。

(2)身长、体重:身长为新生儿头顶最高点至脚跟的距离。测量时将新生儿头部固定于卧式测量仪 0 指示位,将新生儿身体缓缓拉直,下肢并拢,紧贴床面,两足跟位置所指刻度即为身长,正常身高为 45~55cm。体重应在沐浴后裸体测量,正常新生儿体重为 2500~4000g;体重 ≥ 4000g 为巨大儿,见于父母身材高大、过期妊娠或妊娠期糖尿病等;体重 <2500g 为低出生体重儿,容易发生并发症。

(3)皮肤、黏膜:正常新生儿皮肤红润,注意观察皮肤有无黄染、青紫、苍白、脓疱、水疱、弥漫性或鳞屑状皮疹,有无海绵状血管瘤或色素不足等;观察口腔黏膜是否完整。皮肤表面胎脂不宜强行洗去,皮肤皱褶处可用温水或消毒植物油轻轻拭去。

(4)头面部:观察头颅的外形、大小、形状、有无产瘤、血肿及头皮破损;检查囟门大小和紧张度,有无颅骨骨折和缺损,前囟门凹陷见于脱水消瘦,前囟门饱满见于颅内压增高;手指腹触及眶下,检查眼球是否缺如,眼睛有无水肿和脓性分泌物,巩膜有无黄染或出血点;鼻尖有无粟粒疹,鼻翼有无扇动、分泌物;口腔外观有无唇腭裂,口腔内有无鹅口疮或牙龈粟粒点;外耳有无畸形,外耳道是否通畅,有无分泌物等。用软尺测量头围,从眉骨上突起到枕骨后结节横向绕头一周的长度,正常 33~37cm,平均 35cm。

(5)颈部:观察颈部对称性、位置、活动度和肌张力,有无斜颈、胸锁乳突肌突出,有无出血所致的肿胀或肿块。

(6)胸部:观察胸廓形态是否对称,有无畸形,是否出现三凹征;触诊两侧的锁骨是否连续、对称;听诊心脏了解心率、心律,有无杂音;听诊肺部了解呼吸音是否清晰,有无干湿啰音等。

(7)腹部:观察腹部外形是否正常,有无包块;脐带残端有无渗血或脓性分泌物;触诊肝、脾大小;听诊肠鸣音是否正常。

(8)脊柱及四肢:检查脊柱发育是否正常,脊柱是否连续,排列是否整齐,弯曲度是否正常;有无脊柱裂、脊膜膨出;评估四肢长短、形状、有无畸形(如指、趾畸形),检查活动度是否正常,有无骨折或关节脱位。

(9)肛门及外生殖器:检查肛门有无闭锁或肛裂;外生殖器有无异常,男婴睾丸是否已降至阴囊,女婴大阴唇是否完全遮盖小阴唇等。

(10)肌张力及活动情况:正常新生儿肌张力好,反应灵敏,哭声响亮,若肌张力及哭声异常提示神经系统损伤,若出现嗜睡应给予刺激引起啼哭后再评估。

(11)反射:通过观察各种反射了解新生儿神经系统的发育情况。正常新生儿在其出生时就存在一些先天性的反射活动,有些是持久存在的,如觅食、吸吮、吞咽等反射;有些则随着小儿发育逐渐减退,出生后数月可消失,如拥抱反射、握持反射等。各种反射活动该出现时不出现、出现后不能及时消退或反射不对称都提示神经系统异常。

(12)脐带:断脐后要注意断端有无出血,若脐带结扎不紧,出生后数小时内可发生脐带渗血或出血。以后每日评估脐带颜色,有无红肿、分泌物等。

3. 心理－社会支持状况　通过亲子互动,观察母亲与新生儿的沟通方式与效果,评估母亲是否有喂养及护理新生儿的能力。

4. 辅助检查　通过测量体重、身长、头围、胸围、腹围等评估新生儿的生长发育情况。

5. 处理原则及主要措施　维持新生儿正常的生理状态,满足生理需求,为预防异常分娩新生儿的出血症,出生后可予维生素 K_1 2mg 肌内注射。

【常见护理诊断 / 问题】

1. 有窒息的危险　与呕吐、呛奶有关。
2. 有体温改变的危险　与缺乏体脂、体温调节中枢发育不完善有关。
3. 有感染的危险　与免疫功能不成熟及皮肤黏膜屏障功能低下有关。
4. 营养失调　与喂养不当,摄入量低于机体需要量有关。

【护理目标】

1. 新生儿未发生窒息。
2. 新生儿生命体征正常。
3. 新生儿未发生感染。
4. 新生儿的营养供应满足其生长需要。

【护理措施】

(一) 一般护理

1. 环境　房间安静无污染,光线充足、空气流通,室温保持在 24~26℃,相对湿度保持在 50%~60%。使新生儿体温维持在腋下温度 36~37.2℃。一个床单元(一张母亲床加一张婴儿床)所占面积不应少于 6m²。

2. 安全措施

(1)新生儿出生后,在其病历上印上其右脚脚印及其母亲右手示指指印。

(2)新生儿右侧手腕上系上写有母亲姓名、床号、住院号、婴儿性别的腕带。每项有关新生儿的操作前后应认真核对腕带信息。

(3)新生儿床应铺有床垫、配有床围,床上不放危险物品,以防发生意外伤害。

3. 预防感染

(1)房间配有手消毒液,接触新生儿前要消毒双手,若带菌者应谢绝接触新生儿。

(2)新生儿患有脓疱疮、脐部感染等传染性疾病时,应采取相应的消毒隔离措施。

(3)新生儿室要建立健全的消毒隔离制度,定期检查消毒质量。

4. 生命体征　监测新生儿体温、心率、呼吸情况。每日测 4 次体温,由于新生儿体温调节功能不健全,室温升高、包裹过多、蓝光灯治疗及哭闹等均可使体温升高;若室温过低、洗澡时裸露时间过长等均可使体温降低;若有感染时,体温也可偏离正常范围。因此,无论体温过高或过低,均应报告医生,寻找原因,及时处理。哺乳后新生儿置于侧卧位,避免物品遮挡口鼻或压迫胸部,保持呼吸道通畅,以免引起吸入性肺炎或窒息。

(二) 喂养护理

1. 喂养指导　新生儿喂养方法有母乳喂养、人工喂养和混合喂养。世界卫生组织提倡母乳喂养,正常足月新生儿鼓励早哺乳,一般生后半小时内即可让母亲怀抱新生儿使其吸吮,以促进乳汁分泌,并可预防低血糖。乳汁分泌不足或其他原因不能及时哺乳者,可指导母亲进行混合喂养,以配方乳为宜。喂养方法应先试喂 5%~10% 葡萄糖水,吸吮吞咽功能良好者给予配方乳,但每次应先哺母乳,待乳汁吸尽后,再补充其他代乳品。每日按需哺乳,以喂奶后安静、无呕吐及腹胀,足月儿体重增加 15~30g/d,早产儿 10~15g/d 为标准。人工喂养时,奶具要专用并严格消毒。

QZ08

图片:母乳喂养

笔记

2. 吐奶、溢乳　新生儿因胃肠道解剖生理特点容易发生吐奶或溢乳。吐奶量较多，可发生在哺乳后不久或半小时后；溢乳量较少，多发生在刚刚哺乳后，一般仅吐几口即止。生理性溢乳每天可发生数次，不影响生长，亦无其他不适，伴随新生儿生长逐渐减少直至消失。新生儿喂乳应适量，少量多餐，切勿过多；每次喂乳后，让新生儿竖直趴在大人肩上，轻拍其背部，帮助胃内空气排出；喂乳后宜取侧卧位，最好是右侧卧位，胃中实物不易流出。如果呕吐严重或除了呕吐症状之外还有精神萎靡、拒食、黄疸、呼吸急促、发绀、呻吟、抽搐等症状，考虑病理性呕吐，要及时就诊。

3. 大便观察　母乳喂养儿大便呈金黄色，多为均匀糊状，偶尔有细小乳凝块，有酸味，每日 2~3 次，甚至 3~5 次。牛乳、羊乳、配方乳喂养的新生儿，大便呈淡黄色，多成形，含较多凝乳快，量多、味臭，每日 1~2 次。添加谷物、蛋、肉、蔬菜等辅食后，大便接近成人，每日 1 次。

偏食淀粉或糖类食物过多时，大便呈深棕色的水样便，带有泡沫；偏食蛋白质食物过多时，蛋白质不能充分消化吸收，经肠道细菌分解代谢致使大便其臭难闻；进食过多脂肪时，大便淡黄色液状、发亮，量较多；若大便呈绿色，量少，黏液多，属饥饿性腹泻；病毒性肠炎和致病性大肠杆菌性肠炎患儿大便呈蛋花样；食物中毒和急性肠炎大便呈水样；人工喂养儿因气温高、出汗、饮水少可导致排便困难、大便干燥呈颗粒状。

图片：脐部护理

（三）脐部护理

脐部是新生儿体表的一个创面，是细菌入侵的一个门户，脐带残端一般在生后 3~7 日脱落。每日沐浴前应观察脐带残端是否干燥、有无分泌物，脐轮有无红肿；沐浴后用干棉签蘸干脐窝里的水，用棉签蘸 75% 乙醇轻轻擦净脐带残端和脐轮，脐带脱落后仍继续用 75% 乙醇消毒脐窝，直至渗出物消失。若脐部有脓性分泌物者，用 3% 过氧化氢溶液棉签消毒脐轮及脐窝后，再用 95% 乙醇棉签擦拭，以利于挥发，保持脐部干燥，后用 75% 乙醇擦拭消毒。脐带脱落后若有红色肉芽组织形成，可用 2.5% 硝酸银溶液烧灼，再用生理盐水冲洗局部，促进脐部愈合。

（四）皮肤护理

新生儿出生后 6 小时内用无菌软纱布蘸消毒植物油将头皮、耳后、面部、颈部及其他皱褶处胎脂及血迹轻轻擦净，注意保持皮肤完整性。为避免造成新生儿低体温，一般在出生 24 小时以后每日沐浴一次，以清洁皮肤。

（五）五官的护理

1. 眼的护理　每日沐浴时用消毒小毛巾自内眦到外眦清洁。若有眼睛发红、肿胀、分泌物多，可能为眼结膜炎，可用金霉素或红霉素眼膏涂双眼，每 4 小时一次，护理完毕后即消毒双手，以免交叉感染。若有脓性分泌物需进一步检查病原体。

2. 口腔护理　新生儿口腔黏膜柔嫩，不宜擦洗，以免损伤而引起感染。若口腔黏膜上有点状白点，或融合成斑，不易擦去时，要考虑是鹅口疮，多为白色念珠菌感染所致，哺乳后半小时用 2% 碳酸氢钠清洗口腔后涂制霉菌素混悬液，每日 3 次。哺乳前母亲必须洗净双手。

3. 耳的护理　主要是清洁耳道及耳后，防止泪水、奶水、呕吐物、沐浴水流入耳道或耳后，避免局部皮肤糜烂及感染。

4. 鼻的护理　新生儿呕吐时，呕吐物易从鼻孔溢出，造成鼻孔堵塞而致呼吸困难。可用小棉签蘸温开水轻轻擦拭鼻腔，将块状物取出，保持呼吸道通畅。

（六）臀部护理

新生儿皮肤娇嫩，如果使用质地粗糙的尿布，或尿布没有漂洗干净，或纸尿片更换不及时，就会引起红臀。保持皮肤干爽清洁是预防和治疗红臀的关键。为保护新生儿臀部皮肤，应及时更换尿布，避免尿布长时间与皮肤接触，避免尿布上的尿素经细菌分解产生氨刺激皮肤出现尿布疹。大便后及时用温水洗净臀部，避免粪便中刺激皮肤引起红臀。尿布必须兜住整个臀部及外阴，并且松紧适宜，不宜垫橡皮或塑料布。注意尿布的清洁卫生，选用符合卫生要求的一次性尿片；若重复使用的布尿片，应漂洗干净，日照下晒干，阴雨天及时烘干，避免细菌感染。

一旦出现红臀或尿布疹，应保持臀部干燥，可用红外线照射 10~20 分钟，每日 2~3 次。若臀部皮肤出现表皮糜烂、脱落，可用消毒植物油或鱼肝油纱布敷于患处；有继发性感染时，可用 1:4000 高锰酸钾溶液冲洗，擦干后涂 0.5% 新霉素氧化锌糊剂；局部涂药时宜采用滚动涂药方法，不可上下涂搽，

笔记

以免加重疼痛。

（七）免疫接种

目前我国新生儿常规免疫接种包括卡介苗和乙肝疫苗。

1. 卡介苗接种

（1）接种目的：预防儿童结核病。

（2）制剂：致病性牛结核杆菌经人工培养变为不致病的减毒活菌疫苗。

（3）方法：出生后12~24小时内，在上臂外侧三角肌中部附着处，局部皮肤用75%乙醇消毒，待干后绷紧皮肤，皮内注射0.1ml（其中含0.05mg菌苗），使形成2~3mm直径的皮丘。

（4）注意事项：早产儿或难产儿，体温在37.5℃以上的新生儿，以及有其他疾病者暂缓接种；对疑有先天性免疫缺陷的新生儿绝对禁忌接种卡介苗；若为出生2个月后接种者应先做结核菌素试验，阴性才能接种并只能接种一次。

卡介苗接种2~3周后，接种部位会出现红肿硬结，接着中间出现脓疱或溃疡，2~3个月后局部脓痂脱落，留下一个永久性圆形瘢痕。如果接种后局部出现红肿、脓疱、严重溃疡，并有腋下淋巴结肿大，甚至形成脓肿，应及时去医院就诊。

卡介苗皮内注射剂量要准确，严禁皮下注射或肌内注射，防止引起经久不愈的深部寒性脓肿。1个月内接种不同疫苗时，不可在同臂接种。

2. 乙肝疫苗接种

（1）接种目的：预防儿童乙型肝炎。

（2）制剂：有重组酵母乙肝疫苗5μg和中国仓鼠卵母细胞乙型肝炎疫苗10μg两种。

（3）方法：出生后24小时内、1个月、6个月各接种1次，于上臂三角肌中部行肌内注射。接种方式包括主动免疫和联合免疫，HBsAg阴性母亲所生的新生儿用主动免疫，注射上述两种制剂中的一种；HBsAg阳性或HBsAg/HBeAg双阳性母亲所生的新生儿用联合免疫，即联合应用特异性高效免疫球蛋白HBIG ≥ 100U和乙肝疫苗。

（4）注意事项：乙肝疫苗接种后一般没有反应，个别有局部轻度红肿、疼痛症状，但很快会消退。

图片：预防接种

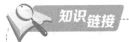

新生儿疾病筛查

新生儿疾病筛查是指在新生儿期对严重危害新生儿健康的先天性、遗传性疾病施行专项检查、提供早期诊断和治疗的母婴保健技术。我国现阶段主要包括：

1. 听力筛查　通过耳声发射和（或）自动听性脑干诱发电位对新生儿进行听力测试，早期发现有听力障碍者，及时给予干预，减少对语言发育和其他神经精神发育的影响。干预措施是针对病因进行相应的药物治疗、手术治疗、配戴助听器、人工耳蜗植入手术以及听觉、言语训练及康复指导等。

2. 遗传代谢性疾病筛查　主要筛查的是苯丙酮尿症和先天性甲状腺功能减退症。新生儿出生72小时后至7日之内，并充分哺乳，采足底血进行滤纸干血片检测，苯丙酮尿症以苯丙氨酸作为筛查指标，先天性甲状腺功能减退症以促甲状腺素作为筛查指标，以血清促甲状腺素、游离三碘甲状腺原氨酸、游离甲状腺素浓度为确诊指标，尽早发现异常儿，给予干预。干预措施是苯丙酮尿症治疗应进行低苯丙氨酸饮食治疗。先天性甲状腺功能减退症采用甲状腺素替代疗法，定期随诊，评估体格和智能发育情况。

（八）"三早"护理

"三早"指新生儿出生30分钟内进行早接触、早吸吮、早开奶，尽早将新生儿放在母亲身旁，通过皮肤接触、吸吮、母亲的爱抚、目光的交流等提升新生儿的安全感，满足感。正常分娩的新生儿断脐后，清理呼吸道，擦干全身，将其裸体放在母亲胸前，包被盖于新生儿及母亲身上；剖宫产出生的新生儿在断脐后，擦干全身，先做局部皮肤接触，如让母亲抚摸和亲吻孩子，脸颊贴脸颊，于产妇返回母婴同室后立即将新生儿放入母亲怀中;接触时间不少于30分钟。

（九）健康指导

向父母亲宣教新生儿的喂养、预防接种、疾病筛查等相关知识,使其尽快进入育儿角色。

【护理评价】

1. 新生儿生命体征是否正常。

2. 新生儿是否发生感染。

3. 新生儿的营养供应是否满足其生长需要。

第三节 新生儿沐浴

【目的】

清洁皮肤,促进血液循环,促进舒适;增强新生儿皮肤排泄和散热功能,预防感染;利于评估身体状况,增进母子间的情感交流。

【准备】

1. 环境准备 沐浴前将室温调在26~28℃,避免对流风,水温调在38~42℃。

2. 用物准备 铺好沐浴台,备新生儿干净的浴巾、衣物、包被、聚维酮碘溶液(碘伏)或75%乙醇、棉签、沐浴液、护臀膏、体重秤等。

3. 新生儿准备 在喂奶前后1小时,清醒状态下进行,避免新生儿过度饥饿或溢乳。

4. 操作者准备 修剪指甲,摘掉手表、戒指,洗手。

【操作步骤】

医院以淋浴为主,家庭以盆浴为主。淋浴的具体步骤如下:

1. 核对信息 松解包布,检查全身情况;脱去衣服,解开脐带卷,撤除尿片,称量体重;测试水温,抱新生儿于沐浴垫上。

2. 擦洗面部 操作者用左臂托住新生儿头部,右手将小方巾浸湿,由内眦到外眦擦洗眼睛,更换方巾的部位以同法擦洗另一眼睛;然后擦洗双耳,擦耳时由内向外;最后擦洗面部,顺序是从额部→鼻翼→面部→下颌。洗面部时禁用肥皂水或沐浴液。

3. 清洗头部 拇指和中指分别将婴儿双耳廓向前折,堵住外耳道,防止水流入耳内。(盆浴时可抱起婴儿,将婴儿身体挟于操作者左侧腋下,左手托着婴儿枕部)。用水淋湿头发,再将洗发液涂于手上搓成泡沫后,洗头、颈、耳后,然后用流水冲洗、擦干。

4. 洗全身 操作者左手掌托住新生儿头颈部,左手拇指和余四指握住新生儿左上臂和腋窝处,右手涂沐浴液依次洗颈部→腋下→上肢→手→胸→腹→下肢→脚→腹股沟→会阴;左右手交接婴儿,使新生儿俯卧在操作者的右前臂,右手握住新生儿的左上臂,左手同法洗新生儿后项、背部、臀部,随洗随冲净。注意洗净皮肤皱褶处。

5. 洗毕,迅速将新生儿抱出,用大毛巾包裹全身,吸干水分,用干棉签蘸干脐窝、外耳道,用聚维酮碘溶液或75%乙醇棉签自脐部中央向周围环形擦拭两遍,尿片高度勿超过脐部,以防尿粪感染。同时观察皮肤情况,检查全身各部位,为婴儿垫上尿布,穿好衣服,必要时剪指甲。

6. 核对信息,交由家长;指导母亲注意观察新生儿食奶、睡眠、大小便情况;进行母乳喂养、新生儿日常护理等指导。

7. 整理用物,洗手、记录。撤去一次性中单,清洗浴池,整理沐浴台,记录新生儿情况。

图片:新生儿沐浴

【注意事项】

1. 严格掌握新生儿沐浴时机,避免在饥饿状态下沐浴。

2. 先放水,调好水温,再沐浴;沐浴的过程中绝对不能离开新生儿。

3. 每个新生儿沐浴前后操作者均应洗手,每个新生儿用一套沐浴用品;所有新生儿沐浴完后用消毒液浸泡浴池、浴垫,避免交叉感染。

4. 操作者动作轻快,注意保暖,避免新生儿受凉及损伤。

5. 沐浴液不能直接滴在新生儿皮肤上;避免将水误入眼、耳、口、鼻内;头顶部有皮脂结痂时,可涂液体石蜡浸润,次日轻轻梳掉结痂,再清洗。

6. 打预防针后暂时不沐浴,以防针眼受到污染;频繁呕吐、腹泻时暂不沐浴;有皮损时暂不沐浴;低体重儿要慎重沐浴,以防受环境温度的变化出现体温波动;病情不稳定的患儿暂不沐浴。

视频:新生儿沐浴

第四节　新生儿抚触

新生儿抚触是护理人员或父母用双手科学地、有技巧地对新生儿进行有次序、轻柔的全身按摩,让温暖柔和的刺激通过皮肤感受器传输到中枢神经系统,产生良好的生理和心理效应,利于新生儿的生长发育,是近年来逐渐受到关注和重视的一项新生儿护理技术。

【目的】

1. 促进皮肤的血液循环和新陈代谢。

2. 改善呼吸、循环系统功能,使新生儿呼吸平稳。

3. 促进婴儿对食物的消化、吸收和排泄,增加新生儿的食量,加快体重的增长。

4. 四肢及背部抚触能增加四肢运动的协调性,增强肢体的触觉反应和灵活性,舒缓背部肌肉。

5. 促进新生儿大脑和智力发育,稳定情绪,减少哭闹,增加睡眠。

6. 增强机体的免疫力,提高应激能力。

7. 促进母子情感交流,有助于母性的唤起,也使孩子有安全感。

【准备】

1. 环境准备　调节室温在 26~28℃,安静、清洁,播放舒缓的音乐。

2. 物品准备　干毛巾、尿片、更换的衣物、婴儿润肤油。

3. 新生儿准备　新生儿出生 1 日后开始抚触,安排在午睡后或晚睡前,在 2 次喂奶之间,新生儿清醒、不疲倦、不烦躁时进行。

4. 操作者准备　抚触前应剪指甲,取下戒指、手表,用肥皂清洗双手,将婴儿润肤油涂于掌心,轻轻摩擦温暖双手,以润滑肌肤,防止新生儿皮肤干燥。

【操作步骤】

1. 取适量润肤油于手掌内,涂抹均匀,温暖双手;核对新生儿信息;解开衣物,检查全身情况并与新生儿交流。

2. 抚触体位一般是先仰卧后俯卧,顺序是前额→下颌→头部→胸部→腹部→上肢→下肢→背部→臀部。每一个动作重复做 4~6 次,每日 1~2 次,每次 15 分钟为宜。

(1)额部抚触:操作者两拇指指腹从新生儿前额眉心向两侧推压(图 7-1)。

(2)下颌抚触:从下颌部中央向两侧耳垂滑动,使上下唇形成微笑状,这样可以舒缓脸部因吸吮、啼哭所造成的紧绷(图 7-1)。

(3)头部抚触:操作者一手托新生儿头,另一手示、中、无名指指腹从前额发际抚向脑后,最后停在

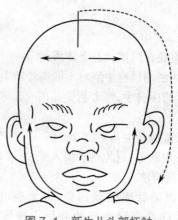

图7-1 新生儿头部抚触

在耳后乳突部并轻压(图7-1)。换手后,同法抚触另一侧。

(4)胸部抚触:操作者双手放在新生儿的两侧肋缘,先是右手由左侧肋缘滑向新生儿的右肩部,然后是左手由右侧肋缘滑向新生儿的左肩部,在胸部划成一个大的交叉,避开新生儿的乳房(图7-2)。

(5)腹部抚触:操作者两手依次从新生儿的右下腹向上腹再向左下腹移动(呈顺时针方向划半圆),双手交替,避开新生儿脐部(图7-3)。

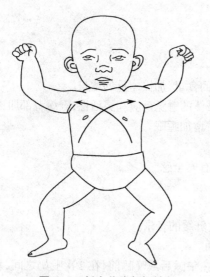

图7-2 新生儿胸部抚触

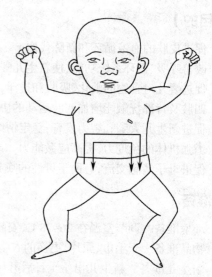

图7-3 新生儿腹部抚触

图片:新生儿抚触

(6)上肢的抚触:操作者双手交替从近端向远端轻轻滑行至腕部,在重复滑行的过程中分段挤捏,按摩肢体肌肉,再用拇指指腹从新生儿掌面向手指方向推进按摩,并从手指两侧轻轻提拉每根手指。用同法按摩对侧。(图7-4)。

(7)下肢的抚触:操作者双手从新生儿一侧的股部至脚踝轻轻挤捏,再按摩足底及脚趾,方法同上肢抚触(图7-5)。

(8)背部、臀部抚触:将新生儿俯卧在床上,头偏向一侧,以脊椎为中分线,操作者双手示、中、无名指指腹平行放置脊椎两侧,从脊柱向外侧滑行,重复移动双手横向抚触,从背部上端逐渐移至臀部。然后双手轮流由头顶部沿脊柱纵向抚触至骶部、臀部,最后两手掌心在两侧臀部同时做环形抚触(图7-6)。

3.抚触完之后给新生儿换上尿布,穿好衣服,注意保暖;根据情况进行脐部或臀部护理。

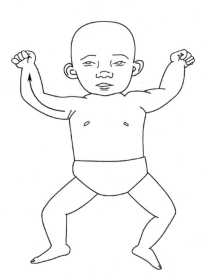
图 7-4　新生儿上肢抚触

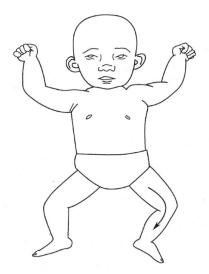
图 7-5　新生儿下肢抚触

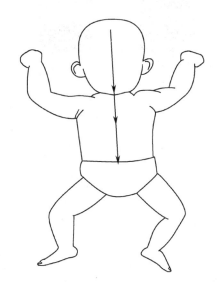
图 7-6　新生儿背部抚触

4. 核对信息,交由家长;指导母亲注意观察新生儿食奶、睡眠、大小便情况;进行母乳喂养、新生儿日常护理等指导。

5. 用物整理,洗手记录。

【注意事项】

1. 抚触过程中手法、力度要适中、均匀,以新生儿舒适为宜,避免过轻或过重,损伤皮肤。开始抚触时力度要轻,然后逐渐加力,让新生儿慢慢适应。

2. 抚触过程中应注意与新生儿进行目光与语言的交流;观察新生儿的反应,如果新生儿疲劳、哭闹、肌张力增高、肤色变化时应暂停或减少抚触时间。

3. 胸部抚触时避开双侧乳头,腹部抚触时避开脐部和膀胱,四肢抚触时,如果新生儿四肢弯曲,不要强迫其伸直,以免关节脱位。

4. 婴儿润肤油不能接触新生儿的眼睛,也不能直接倒在新生儿的身上。

5. 抚触者应怀有愉悦的心情,满怀爱心去抚触新生儿,这样才会将良好的信息传递给新生儿,自然会使其更加安静、舒适。

视频:婴儿
抚触

思考与练习

1. 某新生儿,出生第 2 天,食奶后呕吐,排黄色糊状便,检查时安静,不哭闹,生命体征正常,腹部平软。

请问:

(1)该新生儿的现象是否正常?

(2)新生儿消化系统的解剖生理特点有哪些?

(3)预防新生儿呕吐应采取哪些护理措施?

2. 新生儿,男,出生体重 3500g,生后第 2 天,沐浴后测体重 3400g,产妇质疑是否测量有误。

请问:

(1)作为责任护士,该如何向产妇解释?

(2)新生儿还有哪些常见的特殊生理状态?

思路解析　　扫一扫,测一测

（王侠）

第八章　妊娠并发症

学习目标

1. 掌握流产、异位妊娠、妊娠期高血压疾病的概念、临床类型、护理评估和护理措施；早产、过期妊娠的概念。
2. 熟悉妊娠剧吐的护理措施。
3. 了解妊娠剧吐的概念及护理评估。
4. 学会识别各种妊娠并发症。
5. 具有良好沟通能力、关爱母儿的健康、一定的评判性思维和良好的应急反应能力。

第一节　流　产

情景导入

龚女士,24 岁,已婚,平时月经规则,现停经 56 天,停经 45 天时确诊为妊娠,15 小时前出现少量阴道流血,无腹痛,轻微腰酸,为查明原因来医院就诊。

请思考:

1. 龚女士最可能发生了什么情况?
2. 确诊后应给予哪些护理措施?

妊娠不足 28 周、胎儿体重不足 1000g 而终止者称流产(abortion)。流产发生在 12 周以前者称早期流产,发生在 12 周至不足 28 周者称晚期流产。流产又分为自然流产(spontaneous abortion)和人工流产(induced abortion),自然流产是指自然因素导致的流产,人工流产是指人为因素所致的流产,本节介绍自然流产。自然流产发生率占全部妊娠的 10%~15%,其中早期流产占 80% 以上。

【病因】

引起流产的原因很多,主要有以下几方面:

1. 胚胎因素

(1)染色体异常:是早期流产的主要原因。早期流产的胚胎检查发现 50%~60% 有染色体异常。

夫妇任一方有染色体数目或结构异常可传给子代。流产的排出物常为空胎囊或退化的胚胎。

(2)胎盘异常:滋养细胞的发育或功能不全,致维持妊娠的激素如孕激素、绒毛膜促性腺激素、胎盘生乳素等不足而流产。

2.母体因素

(1)全身性疾病:妊娠期高热可致子宫收缩而流产,梅毒螺旋体、流感病毒等感染可致胚胎停止发育、胎儿死亡而流产,妊娠合并心力衰竭、严重贫血、高血压、慢性肾炎等也可致胎盘血流灌注不足而流产。

(2)生殖器官疾病:子宫发育异常、宫腔粘连、子宫内膜异位症和子宫肌瘤均可影响胚囊着床和发育而致流产,宫颈重度裂伤、宫颈内口松弛、宫颈过短不能承受宫腔压力,发生胎膜破裂致流产。

(3)内分泌疾病:黄体功能不足的妇女,蜕膜发育不良,影响囊胚植入及发育而致流产。甲状腺功能低下、严重糖尿病血糖控制不良也可导致流产。

(4)免疫功能异常:母儿血型不合、孕妇抗精子抗体和抗子宫内膜抗体的存在,均可使胚胎受到排斥而流产。

(5)创伤:妊娠期粗暴的妇科检查、性生活、腹部手术和直接撞击可致流产,严重精神心理创伤也可致流产。

(6)不良生活习惯:吸烟、酗酒、吸毒等可致流产。

3.父亲因素　有研究证实,精子的染色体异常可导致流产。

4.环境因素　镉、砷、铅、有机汞、甲醛、苯、氯丁二烯和放射性物质过多接触可致流产。

【病理】

流产发生时,常常是胚胎或胎儿先死亡,然后底蜕膜出血,或先是胎盘后出血形成血肿,宫腔压力增大,刺激子宫收缩,排出胚胎或胎儿。在妊娠8周前,发育中绒毛与子宫蜕膜联系不牢固,流产时,妊娠物易于从子宫壁剥离排出,出血一般不多;妊娠8~12周时,绒毛与子宫蜕膜联系紧密,流产时妊娠产物往往不能完全从子宫壁剥离排出,影响子宫收缩,出血较多;妊娠12周以后,由于胎盘已完全形成,流产过程与足月分娩相似,常是先腹痛,然后排出胎儿、胎盘,出血较少。有时由于底蜕膜反复出血,形成血样胎块于宫内,常发生反复阴道流血。血样胎块可因血红蛋白被吸收而形成肉样胎块,或纤维化与子宫壁粘连,或钙化形成石胎,或受挤压形成纸样胎儿。

【临床表现】

1.症状　流产的主要症状是停经后阴道流血和下腹疼痛。因妊娠周数及流产过程的不同,临床表现也因人而异。早期流产的临床过程表现为先有阴道流血,后出现腹痛。绒毛与蜕膜分离,血窦开放,即出现阴道流血,剥离后胚胎组织及宫腔内积血刺激子宫收缩,出现阵发性下腹疼痛。晚期流产时,胎盘已形成,流产过程与早产相似,胎盘继胎儿娩出后排出,一般出血不多,故晚期流产的临床过程表现为先有腹痛(阵发性子宫收缩),后出现阴道流血。

2.体征　可发现子宫增大,宫口开大,胎囊膨出、部分妊娠物排出等。因流产类型不同而多样。

【护理评估】

(一)健康史

询问末次月经的时间,有无早孕反应及其出现时间,了解妊娠期间有无全身性疾病、生殖器官疾病、内分泌异常及有毒有害物质接触史、生活习惯和生活、工作环境等。既往有无流产史及发生流产的孕周。询问阴道流血的量,是否持续流血,出血为鲜红色还是暗红色,是否伴有疼痛,疼痛的部位、性质及程度,有无妊娠产物排出等。

(二)身体状况

流产患者的症状和体征根据不同类型发生、发展过程而异(表8-1)。

表 8-1　各类流产的特征

类型	症状			体征		辅助检查	
	出血量	下腹痛	组织物排出	子宫口	子宫大小	妊娠试验	B超
先兆流产	少	无或轻	无	闭	与孕周相符	+	有胎心
难免流产	中→多	加剧	无	扩张	相符或略小	+或-	多无胎心
不全流产	少→多	减轻	部分排出	扩张或有组织堵塞	小于孕周	-	无胎心
完全流产	少→无	消失	全部排出	闭	正常或略大		无胎心
稽留流产	无或少	有或无	无	闭	小于孕周		无胎心

1. 先兆流产（threatened abortion）　妊娠 28 周前，出现少量阴道流血，常为暗红色或血性白带，无妊娠物排出。妇科检查：宫颈口未开，妊娠物未排出，子宫大小与停经时间相符。经休息和治疗后，若出血停止或腹痛消失，则妊娠可继续进行；若症状加剧，则可发展为难免流产。

2. 难免流产（inevitable abortion）　指流产已不可避免，一般由先兆流产发展而来，阴道流血量增多，腹痛加剧。妇科检查：宫颈口已开，有时可见胚胎组织或胎囊堵于宫颈口；子宫大小与妊娠月份相符或略小。

3. 不全流产（incomplete abortion）　指妊娠物部分排出体外，部分残留在宫腔内，由难免流产发展而来。由于宫腔内有残留的妊娠物，影响子宫收缩，因此，阴道流血持续不止，甚至可发生大出血而致休克。妇科检查：宫颈口已开，有时可见胎盘组织堵于宫颈口或部分妊娠物排在阴道内，子宫小于妊娠月份。

4. 完全流产（complete abortion）　指妊娠物已全部排出，阴道流血停止，腹痛消失。妇科检查：宫颈口已关闭，子宫接近正常大小。

5. 稽留流产（missed abortion）　指胚胎或胎儿已死亡滞留宫腔内，未及时自然排出者。若发生在妊娠早期，早孕反应消失，子宫不再增大反而缩小；若发生在妊娠中晚期，则腹部不继续增大，胎动消失。妇科检查：宫颈口未开，子宫小于妊娠月份，不能闻及胎心。

6. 复发性流产（recurrent spontaneous abortion，RSA）　指连续发生自然流产 3 次或 3 次以上者。大多数专家认为连续发生 2 次流产即应重视并予评估，因为其再次发生流产的风险与 3 次者相近。每次流产往往发生在相同妊娠月份，其临床经过与一般流产相同。大多数复发性流产为早期流产，少数为晚期流产。早期流产多见于染色体异常、黄体功能不足、甲状腺功能低下等；晚期流产多见于宫颈内口松弛、子宫肌瘤、子宫畸形等。

7. 流产合并感染（septic abortion）　若流产时，阴道流血时间长，有组织残留于宫腔内或不洁流产等，易发生感染。临床表现为下腹痛，阴道分泌物有臭味。妇科检查：子宫压痛，宫颈举痛，严重时感染可扩展到盆腔、腹腔甚至全身，并发盆腔炎、腹膜炎、败血症及感染性休克等，常为厌氧菌及需氧菌混合感染。

总结流产的发展过程如下：

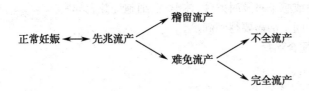

图片：流产类型

（三）心理－社会支持状况

评估孕妇及家属对本次事件的看法、心理感受和情绪反应，评估家庭成员对孕妇的支持是否有力。孕妇可因突然阴道流血或腹痛而心情紧张，因被诊断为先兆流产而担心妊娠是否能继续。孕妇也可因为流产的不可避免而产生悲哀或恐惧手术的情绪,担心以后妊娠是否再次发生类似情形。

（四）辅助检查

1. B超检查 了解胚胎和胎儿是否发育正常;妊娠物是否残留于宫腔;与妊娠相关疾病的鉴别等。

2. 妊娠试验 协助诊断流产(表8-1)。

3. 血液检查 了解贫血情况、凝血功能、血型及有无感染。

4. 其他检查 雌孕激素测定,以协助判断先兆流产的预后;复发性流产患者可行妊娠物及夫妇双方的染色体检查等。

（五）宫颈功能不全的评估

1. 有不明原因晚期流产、早产或未足月胎膜早破史,且分娩前或破膜前无明显宫缩,胎儿存活,应怀疑宫颈功能不全。

2. 非孕期妇科检查发现宫颈外口明显松弛;妊娠期无明显腹痛而宫口开大2cm以上,且B超测量宫颈内口宽度超过15mm者,均考虑宫颈功能不全可能。

（六）处理原则及主要措施

应根据流产的不同类型进行相应的处理。

1. 保胎 适用于先兆流产、复发性流产。

(1)卧床休息,禁止性生活,必须行阴道检查时应注意动作轻柔。

(2)给予必要的药物治疗,镇静剂苯巴比妥,维生素E。对黄体功能不足者,给予黄体酮肌注治疗。

(3)对复发性流产的保胎治疗,应超过原来流产发生时间约1个月;可常规肌内注射HCG3000~5000U,隔日一次,至妊娠8周后停止。

2. 清宫 适用于难免流产、不全流产及稽留流产等。

一旦确诊,应尽早使胚胎及胎盘组织完全排出。若是早期流产,应及早刮宫,并将刮出物送病理检查;若是晚期流产,行钳刮术或引产;如为稽留流产,术前应予以雌激素提高子宫平滑肌对缩宫素的敏感性,然后行清宫术,需防止凝血功能障碍。术后应给予抗生素预防感染。

3. 抗感染 流产合并感染或出血时间长、量多者,应予抗生素控制感染的同时尽快清除宫内残留物。

4. 查病因 复发性流产患者,需在下一次妊娠前进行夫妇双方染色体检查以排除遗传性疾病;排除生殖器官畸形和感染等;宫颈功能不全者可在妊娠14~18周做宫颈内口环扎术。

【常见护理诊断/问题】

1. 组织灌注量改变 与出血有关。
2. 焦虑 与担心胎儿健康等因素有关。
3. 预感性悲哀 与可能失去胎儿有关。
4. 潜在并发症:感染、贫血。

【护理目标】

1. 孕妇阴道流血得到控制,生命体征正常。
2. 孕妇无感染征象或感染被及时发现,体温、白细胞计数无异常。
3. 孕妇保胎治疗期间生活需要得到满足。
4. 情绪稳定,积极配合治疗。

【护理措施】

1. 一般护理

(1)向孕妇说明绝对卧床的必要性,以取得患者的配合。禁止性生活,并协助完成日常生活护理。

(2)建议合理饮食,加强营养,防止发生贫血,增强机体抵抗力。

(3)会阴护理:注意会阴清洁,会阴擦洗每日2次,并嘱患者于每次大小便后及时清洗。勤换会阴垫和衣裤,防止上行感染。

2. 病情观察

(1)观察有无感染:测量体温及观察下腹痛程度,腹肌紧张程度。

(2)观察阴道流血量及腹痛情况,若妊娠不能继续,及时通知医生,及早处理。大量阴道出血时,应立即测量血压、脉搏,正确估计出血量。

3. 治疗配合

(1)若为先兆流产,配合医生保胎治疗。

(2)若需终止妊娠,配合医生行清宫术或引产术,及时做好术前准备及术中、术后护理。术前应做好孕妇准备及手术器械等用物的准备,术中应密切观察生命体征,术后注意观察阴道出血量及子宫收缩情况,尤其是血压、体温的监测,组织物送病理检查。

(3)大量阴道流血时,配合医生急救,给氧取中凹位,及时建立静脉通道,立即抽血做交叉配血,做好输血的准备。

4. 心理护理

(1)建立良好的护患关系,鼓励孕妇进行开放性沟通,表达其内心感受,尤其是不良情绪的宣泄。提供相关知识,介绍引起流产的原因,减轻患者自责和不良情绪。家属及朋友给予心理支持,共同承担结果。

(2)当发生大量阴道流血时,护理人员应保持镇静,在紧急处理的同时向孕妇说明所发生的情况及所采取的措施,以减轻其紧张、恐惧心理。

5. 健康指导　使孕妇及家属对流产有正确的认识,指导下一次妊娠。早期妊娠时应注意避免性生活,勿做重体力劳动,避免接触有毒有害物品,防止流产发生。有复发性流产者,应在妊娠前积极寻找病因,对因治疗,妊娠早期应保胎治疗。

【护理评价】

1. 孕妇生命体征正常,腹痛停止,阴道流血明显减少。
2. 孕妇无感染发生或感染得到有效控制,体温、白细胞计数无异常。
3. 孕妇在保胎治疗期间生活需要得到满足。
4. 孕妇情绪稳定,能配合治疗和护理,并积极探求下次妊娠相关事项。

(李柳丽)

第二节　异 位 妊 娠

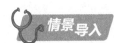

钱女士,32 岁,已婚,因突然右下腹撕裂样剧痛伴恶心、呕吐、头晕 30 分钟急诊入院。平素月经正常,3 天前因停经 42 天诊断为早孕,在某医院做了无痛人流,术后检查刮出物未见绒毛,嘱其随访。现阴道少量流血,无明显肛门坠胀感。尿妊娠试验检查结果可疑阳性,血红蛋白 90g/L。

请思考:

1. 钱女士最可能发生了什么疾病?

2. 对钱女士的治疗原则是什么?

3. 护士应重点监测哪些内容?

正常妊娠时,受精卵着床于子宫腔内。凡受精卵在子宫腔以外着床者,称为异位妊娠(ectopic pregnancy),习惯性称宫外孕(extrauterine pregnancy)。根据受精卵着床部位不同,分为输卵管妊娠(tubal pregnancy)、卵巢妊娠(ovarian pregnancy)、腹腔妊娠(abdominal pregnancy)、宫颈妊娠(cervical pregnancy)、阔韧带妊娠(broad ligament pregnancy)(图 8-1)等,此外,还有剖宫产瘢痕妊娠(cesarean scar pregnancy,CSP)及子宫残角妊娠(pregnancy in rudimentary horn)。其中,以输卵管妊娠最多见,约占异位妊娠的95%,故本节以输卵管妊娠为例介绍异位妊娠。而在输卵管妊娠中,发生部位又以壶腹部最多,约占78%,其次为峡部、伞部,间质部少见。

组图:异位
妊娠

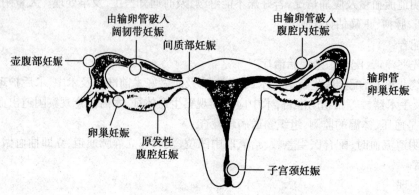

图8-1　各种异位妊娠部位示意图

异位妊娠是妇产科常见急腹症之一,发病率约为2%,且有上升趋势,由于常危及患者生命,被视作具有高度危险的妊娠早期并发症。

【病因】

1. 慢性输卵管炎　是输卵管妊娠最常见的因素。输卵管黏膜炎症或输卵管周围炎症,使管腔变窄、扭曲,影响输卵管输送受精卵。

2. 输卵管发育不良或功能异常　输卵管过长、肌层发育不良、黏膜纤毛缺如或憩室、输卵管痉挛或蠕动异常,均可使受精卵在输卵管内运行过久。此外,精神因素可引起输卵管痉挛和蠕动异常,干扰精卵运送。

3. 受精卵游走　卵子在一侧输卵管受精,经宫腔或腹腔进入对侧输卵管,在游走过程中,受精卵发育增大,种植在对侧输卵管。

4. 避孕失败　包括宫内节育器、口服紧急避孕药等避孕失败,发生异位妊娠的概率较大。

5. 辅助生殖技术　近年由于辅助生殖技术的应用,使异位妊娠的发生率增加,尤以输卵管妊娠发生率居多。美国因辅助生殖技术运用所致输卵管妊娠的发生率为2.8%。

6. 其他　输卵管周围肿瘤如子宫肌瘤或卵巢肿瘤的压迫,子宫内膜异位症等使输卵管移位、管腔狭窄,影响受精卵的正常运行。输卵管手术以及输卵管绝育术后再通、宫内节育器的放置等均可导致输卵管妊娠的发生。

【病理】

(一) 输卵管妊娠的转归

输卵管管腔小、管壁薄,黏膜蜕膜变不良,不能适应胚胎、胎儿的生长发育,当输卵管妊娠发展到一定程度时,可引起下列结局:

1. 输卵管妊娠流产　多见于输卵管壶腹部妊娠,常发生在妊娠8~12周。由于蜕膜形成不完整,发育中的囊胚常向管腔突出,最终突破包膜而出血。若整个胚囊与管壁分离(图8-2),随输卵管逆蠕动排入腹腔,形成输卵管完全流产,出血不多。如胚囊剥离不完整,仍有部分附着于管壁,形成输卵管不全流产,不易止血,常可发生大出血。

2. 输卵管妊娠破裂　多见于输卵管峡部妊娠,常发生在妊娠6周左右。胚囊绒毛侵蚀管壁肌层、浆膜层,直至穿破管壁全层,形成输卵管妊娠破裂(图8-3)。因输卵管壁血管破裂引起不同程度出血,可发生大量的腹腔内出血。壶腹部妊娠破裂多发生在妊娠8~12周。间质部因肌层较厚,其妊娠可维持到3~4个月才破裂,间质部血供丰富,可迅速发生腹腔内大出血,与子宫破裂相似,易出现低血容量休克。

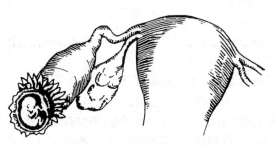

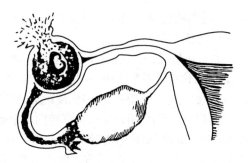

图 8-2 输卵管妊娠流产示意图　　　　　　　　图 8-3 输卵管妊娠破裂示意图

3. 陈旧性宫外孕　输卵管妊娠流产或破裂后,有时出血停止,症状轻,未及时诊治,但此后反复出血,胚胎死亡,绒毛退化,胚囊吸收或机化,积聚在盆腔的血块机化变硬,与周围组织粘连成包块,形成陈旧性宫外孕。

4. 继发性腹腔妊娠　输卵管妊娠破裂或流产后,偶有胚囊从输卵管排出后仍存活,绒毛组织种植于腹腔脏器、大网膜等处,吸收营养,继续生长发育,形成继发性腹腔妊娠。

(二) 子宫变化

1. 子宫增大变软　输卵管妊娠和正常妊娠一样,滋养细胞产生的 HCG 维持黄体生长,使甾体激素分泌增加。因此,子宫变软、稍大。

2. 子宫内膜变化　具有多样性。胚胎存活,受甾体激素影响,子宫内膜出现蜕膜反应,但因胚胎发育较正常宫内妊娠差,其所分泌的激素水平较低,故蜕膜反应常不典型。胚胎一旦死亡,蜕膜即坏死脱落,有时不全剥离呈碎片状排出,有时剥离完整呈三角形蜕膜管型,排出的组织见不到绒毛,组织学检查无滋养细胞。若胚胎死亡已久,妊娠黄体萎缩,卵泡发育,内膜可呈增生期改变,有时可见 A–S 反应(子宫内膜过度增生与分泌的反应)。胚胎死亡后,部分深入肌层的绒毛仍存活,黄体退化迟缓,内膜可呈分泌反应。

【临床表现】

停经后出现腹痛、阴道流血,晕厥与休克,偶可见腹部包块。

【护理评估】

(一) 健康史

询问患者有无发生异位妊娠的高危因素,如既往盆腔炎、输卵管手术史、异位妊娠、宫内放置节育器和辅助生育史等。有无停经史,停经时间的长短及早孕反应等,有无下腹部疼痛,有无肛门坠胀、头晕、四肢厥冷等症状出现。

(二) 身体状况

1. 症状

(1) 停经:常有 6~8 周的停经史,输卵管间质部妊娠停经史较长为 3~4 个月。但约 20% 的孕妇主诉无停经史,将不规则阴道流血误认为是月经来潮。

(2) 腹痛:是输卵管妊娠就诊的最主要症状。由于胚胎在输卵管内生长发育,使输卵管膨胀引起一侧腹部隐痛或酸胀感。当输卵管妊娠发生流产或破裂时,孕妇突然感觉一侧下腹撕裂样剧痛,常伴恶心、呕吐。若血液积聚在直肠子宫陷凹,则表现为肛门坠胀感;若血液流向全腹,则疼痛向全腹扩散;当血液刺激膈肌时,引起肩胛部放射性疼痛。

(3) 阴道流血:胚胎死亡后,常有不规则阴道流血,色深褐,量少,一般不超过月经量。流血时常伴有蜕膜管型或蜕膜碎片排出,当病灶消除后,流血可完全停止。

(4) 晕厥与休克:由腹腔内急性出血及剧烈腹痛而致,严重者出现休克,其严重程度与腹腔内出血量成正比,但与阴道流血量不成正比。

(5) 腹部包块:当输卵管妊娠流产或破裂所形成的血肿时间较长者,血液凝固与周围组织或器官可发生粘连形成包块,若包块较大或位置较高,可于腹部触及。

2. 体征

(1)一般情况:可呈贫血貌。大量出血者,可出现面色苍白、脉搏细弱、血压下降等休克体征。体温一般正常,休克时略低,腹腔内出血吸收时可略高,但一般不超过38℃。

(2)腹部检查:下腹部有压痛、反跳痛、肌紧张,以患侧为著。出血量多时,移动性浊音阳性。

(3)妇科检查:阴道内见来自宫腔的少量血液。阴道后穹隆饱满,有触痛,将宫颈轻轻上抬,加重对腹膜刺激,引起剧烈腹痛,宫颈举痛是输卵管妊娠的主要体征之一。内出血多时,子宫有漂浮感,子宫稍大变软。子宫的一侧或后方可触及边界不清、大小不一的包块。输卵管间质部妊娠时,子宫大小与停经月份相符,但子宫一侧角部突出。

(三)心理 - 社会支持状况

孕妇可因突然阴道流血或腹痛而心情紧张,评估孕妇及家属对本次事件的看法、心理感受和情绪反应,孕妇及家属对出血的恐惧程度,评估家庭成员对此次妊娠的态度。有无失去胎儿的悲伤和自责,是否存在自尊紊乱、对未来的受孕能力担心程度等。

(四)辅助检查

1. 阴道后穹隆穿刺　适用于疑有腹腔内出血的孕妇,是一种简单而可靠的诊断方法。腹腔内出血最易集中于直肠子宫陷凹,即便出血量不多,也能经阴道后穹隆穿刺抽出血液。若抽出暗红色、不凝固血液,说明腹腔有内出血。若为陈旧性宫外孕,可能抽出小血块或不凝固的陈旧血液。若穿刺针头误入静脉,则血液较红,静置后可凝结。若未能抽出血液,可能是无内出血、出血量少、血肿位置高或直肠子宫陷凹有粘连,不能排除输卵管妊娠的存在。

2. 妊娠试验　尿HCG测定方法简便、快速,适用于急诊患者,但灵敏度不高;血β-HCG测定灵敏度高、快速,异位妊娠阳性率一般可达80%~100%,是早期诊断异位妊娠的重要方法,但阴性者不能完全排除异位妊娠。

3. 孕酮测定　血清孕酮测定对判断正常妊娠胚胎的发育情况有帮助。其值<5ng/ml,应考虑宫内妊娠流产或异位妊娠。

4. B超检查　阴道B超检查较腹部B超检查准确率高。宫腔内无妊娠物,宫旁可见轮廓不清的液性或实性包块,若包块内见有胚囊或胎心搏动则可确诊。

5. 子宫内膜病理检查　仅适用于阴道流血量较多的孕妇,旨在排除宫内妊娠流产。将宫腔刮出物送病理检查,若仅见蜕膜而不见绒毛,有助于异位妊娠的诊断。

6. 腹腔镜检查　腹腔镜检查是异位妊娠诊断的金标准。可在明确诊断的同时行病灶切除术。适用于输卵管妊娠尚未破裂或流产的早期确诊和治疗,直视下可见一侧输卵管肿大,表面紫蓝色,腹腔内无出血或少量出血。注意大量腹腔内出血或伴有休克者,禁做腹腔镜检查。

(五)处理原则及主要措施

处理原则为以手术治疗为主,保守治疗为辅。保守治疗主要为期待治疗和药物治疗两种方式。

1. 期待治疗　期待治疗适用于出血少、疼痛轻;随访便捷可靠;无输卵管妊娠破裂征象;血β-HCG低于1000U/L,持续下降;输卵管妊娠包块直径小于3cm或未探及;腹腔无出血的患者。治疗过程中,严密观察,定期随访。

2. 药物治疗

(1)化学药物治疗:适用于早期输卵管妊娠、未发生输卵管妊娠流产或破裂、无明显内出血、要求保留生育功能者。常用药物为甲氨蝶呤(MTX),可全身用药,常用剂量为0.4mg/(kg·d),肌注,5天为一疗程。也可局部用药,在B超或腹腔镜辅助下穿刺输卵管的妊娠囊,吸出部分囊液后将药物注入其中。作用机制为抑制滋养细胞增生,使胚胎组织坏死、脱落、吸收。用化学药物治疗,有失败可能,治疗期间应用B超及血HCG进行严密监护,并注意患者的病情变化和药物的毒副反应。

(2)中医治疗:原则是活血化瘀、止血消症,既可保留患侧输卵管,又可治疗局部炎症和粘连,促进输卵管功能的恢复。

3. 手术治疗　是输卵管妊娠的主要治疗方法。

组图：输卵管妊娠

（1）输卵管切除术：一般行全输卵管切除术，适用于内出血量多、并发休克者。如孕妇有绝育要求，可同时结扎对侧输卵管。

（2）保守性手术：即保留患侧输卵管，适用于有生育要求、对侧输卵管已有病变或切除者。根据异位妊娠发生部位和输卵管病变情况选择术式。若为伞部妊娠可将妊娠物挤出；壶腹部妊娠可切开输卵管取出胚胎再缝合；峡部妊娠可将病变节段切除后端端吻合。保守手术可经腹进行或经腹腔镜进行。

【常见护理诊断／问题】

1. 疼痛　与输卵管妊娠流产或破裂有关。
2. 组织灌注量改变　与大量出血有关。
3. 预感性悲哀　与胎儿死亡有关。
4. 潜在并发症：失血性休克、贫血。

【护理目标】

1. 孕妇生命体征平稳且正常，无并发症发生。
2. 孕妇疼痛减轻，出血得到有效控制。
3. 孕妇情绪得到调整。

【护理措施】

1. 一般护理　多休息，加强营养，增加含铁和维生素 C 丰富的食物，改善因出血而导致的贫血。对保守治疗者，应绝对卧床休息，加强巡视，了解需要，及时协助完成日常生活需要；会阴擦洗，每天 2 次；禁止性生活，保持大便通畅，避免腹部压力增高而诱发出血。

2. 病情观察　监测生命体征，不平稳者每 15 分钟测量一次并记录；观察腹痛和阴道流血情况有无加重或减轻，正确评估出血量。化学药物治疗者，观察药物的毒副反应，及时报告医生。

3. 治疗配合
（1）协助完成辅助检查，诊断性刮宫后，将组织物送病理检查。
（2）保守治疗者，根据医嘱用药，防止药物渗漏。
（3）腹腔内出血者，需进行急救：①去枕平卧，给氧，记出入量，建立良好的静脉通道，按医嘱输血、输液及时补充血容量。②遵医嘱，抽血查血常规、血型、出凝血时间等。③积极配合医生抢救休克，按医嘱给药，做到及时、准确无误。
（4）手术护理配合：①做好术前准备，及时完成皮肤准备、药物过敏试验、留置尿管等；及时与手术室、检验室沟通，将检查结果及时报告医生。②做好术后护理，观察生命体征；注意阴道流血量、色、气味；进行会阴护理，预防感染；观察伤口愈合情况，有无红肿硬结，有无渗血渗液，按时拆线；按医嘱给药；复查血常规，判断贫血纠正程度。

4. 心理护理　维护妇女的自尊，正确认识女性在家庭的功能，生育只是女性全部能力的一部分，而不是唯一的能力。今后仍有受孕的可能，帮助其度过悲哀期。允许家属陪伴，提供心理安慰。

5. 健康指导
（1）术后应注意休息，加强营养，纠正贫血，提高机体抵抗力。
（2）注意外阴清洁，禁止性生活 1 个月。
（3）保持良好的性卫生习惯，生育前避免流产，预防盆腔炎发生。
（4）指导采取有效的避孕措施，制订家庭护理计划。异位妊娠有再次发生或导致不孕症的可能，建议下次妊娠后及早到医院就诊，并且不宜轻易终止妊娠。
（5）将患者的治疗情况如实告知，如手术切除范围、术后情况等。

【护理评价】

1. 患者生命体征正常，无并发症发生。

2. 患者得到有效治疗和护理,症状明显减轻或消失。

3. 患者情绪稳定,能面对现实。

（李柳丽）

第三节　妊娠剧吐

孕妇在早孕期出现的早孕反应,一般对孕妇的生活与工作影响不大,不需特殊治疗,多在妊娠12周前自然消失。若孕妇早孕反应严重,恶心、呕吐频繁,不能进食,体重较妊娠之前减轻 ≥ 5%,甚至出现脱水、电解质紊乱及酸中毒,影响孕妇身体健康以致威胁生命时,称妊娠剧吐(hyperemesis gravidarum)。

【病因与病理】

目前认为发病与血中 HCG 水平增高关系密切,故葡萄胎、多胎妊娠的孕妇易发生;雌激素也与妊娠剧吐密切相关。此外,研究显示神经系统功能不稳定、精神紧张的孕妇,妊娠剧吐比较多见,提示本病可能与大脑皮层及皮层下中枢功能失调,导致下丘脑自主神经功能紊乱有关。

由于严重呕吐引起脱水、电解质紊乱;长期不能进食,体内脂肪分解供给能量,导致脂肪代谢的中间产物酮体在体内聚积,引起代谢性酸中毒;孕妇体内血浆蛋白与纤维蛋白原减少,出血倾向增加,可导致鼻出血、骨膜下出血、胃黏膜出血和视网膜下出血。严重者出现肝、肾、脑等多器官功能损害。

【临床表现】

停经 40 天左右孕妇出现早孕反应,逐渐加重,直至频繁呕吐不能进食,呕吐物中可有胆汁或咖啡样物质。由于脱水,患者皮肤和黏膜干燥、眼窝下陷、脉搏稍加快、血压下降、尿量减少、体温轻度升高。器官功能受损时可出现皮肤黄疸,甚至意识模糊及昏睡。

0804

图片:Wernickez 综合征

【护理评估】

1. 健康史　询问患者有无停经史;是否有不洁食物接触史;有无消化系统疾病及糖尿病等病史。

2. 身体状况

(1)症状:评估孕妇呕吐次数、呕吐物量的多少、呕吐物性状如有无胆汁或咖啡样物质等。

(2)体征:评估孕妇生命体征;评估孕妇尿量、皮肤及黏膜是否干燥、眼窝有无下陷,综合判断孕妇脱水的程度;评估皮肤、巩膜黄染程度;评估孕妇的意识状态。

3. 心理–社会支持状况　孕妇因不能进食或进食少而担心胎儿的健康,表现为焦虑、烦躁不安;而家属既担心孕妇的生命安全,又害怕胎儿受影响,产生矛盾心理。

4. 辅助检查

(1)血液检查:血红蛋白及血细胞比容升高,血胆红素和转氨酶升高,尿素氮和肌酐升高;动脉血气分析测定血液 pH、二氧化碳结合力等;测定血钾、钠等电解质。

(2)尿液检查:测 24 小时尿量,尿比重增加,尿酮体阳性;了解有无蛋白尿及管型尿。

(3)B 超检查:了解胎儿宫内情况。

5. 治疗原则及主要措施　控制呕吐、纠正脱水及电解质紊乱、提供能量,必要时纠正酸中毒。每日静脉滴注葡萄糖液及葡萄糖盐水 3000ml,液体中加入氯化钾、维生素 C、维生素 B_6;合并酸中毒者,静脉滴注碳酸氢钠溶液纠正。

0805

图片:妊娠剧吐终止妊娠的指征

【常见护理诊断 / 问题】

1. 营养失调:低于机体需要　与频繁呕吐、不能进食,摄入不足有关。

2. 焦虑　与担心身体状况、胎儿预后有关。

笔记

【护理目标】

1. 孕妇能进食,摄入的营养能满足机体的需要。
2. 孕妇焦虑减轻,情绪稳定,对继续妊娠充满信心。

【护理措施】

1. 一般护理 提供舒适的环境,保证孕妇休息;呕吐后立即清理,并给予口腔护理;呕吐频繁者暂时禁食,静脉输液以保证生理需要;呕吐停止后,鼓励孕妇进食,少食多餐。

2. 病情观察 严密观察生命体征、记出入量,注意尿液的颜色;观察孕妇全身状况,如神志、皮肤及巩膜有无黄染、是否有视力模糊。如出现病情变化,及时报告医生处理。

3. 用药护理 按医嘱及时补液,纠正酸中毒,使每日尿量在1000ml以上。待孕妇进食后应及时调整补液量。

4. 心理护理 耐心向孕妇及家属讲解有关疾病的知识,鼓励家属给予孕妇安慰和支持,使孕妇积极配合治疗及护理;对情绪不稳定的孕妇,多关注其精神状态,与其交谈,消除思想顾虑,帮助孕妇树立继续妊娠的信心。

5. 健康指导 告知孕妇及其家属妊娠剧吐的危害性,需尽快治疗;向孕妇讲解正常妊娠时会产生的生理变化,使孕妇学会自我保护、应对早孕反应的技巧,对妊娠树立信心。

【护理评价】

1. 孕妇能否正常进食,摄入的营养是否满足机体生理需要。
2. 孕妇情绪是否稳定,焦虑是否减轻,对继续妊娠有无信心。

（李金芝）

第四节 妊娠期高血压疾病

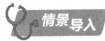

王女士,35岁,初孕妇,孕36周。下肢水肿1个月,血压升高2周;近3天自觉头痛、胸闷、视物模糊,水肿加剧。查体:BP 150/110mmHg;R 18次/分;凹陷性水肿(+++);宫高32cm,胎位LOA,胎心140次/分。

请思考:

1. 王女士最可能的临床诊断是什么?其依据是什么?
2. 目前存在哪些主要护理问题?
3. 护理要点有哪些?

妊娠期高血压疾病(hypertensive disorders complicating pregnancy)属妊娠期特有的疾病,发病率为9.4%~10.4%,多数病例在妊娠期出现一过性高血压、蛋白尿等症状,分娩后随即消失。该病多发生在妊娠20周以后及产后24小时以内,严重影响母婴健康,是导致孕产妇及围生儿死亡的重要原因之一。

【病因】

1. 高危因素 根据流行病学调查发现,妊娠期高血压疾病与以下因素有关:①初孕妇。②低龄孕产妇(年龄≤18岁)或高龄孕产妇(年龄≥35岁)。③精神过度紧张致使中枢神经系统功能紊乱者。④寒冷季节或气温突变、高气压时节。⑤有慢性高血压、慢性肾炎、糖尿病等病史的孕妇。⑥严重营养不良,如重度贫血、低蛋白血症。⑦体型矮胖者:即体重指数(BMI)[体重(kg)/身高(m)^2]>24者。⑧子宫张力过高(如多胎妊娠、羊水过多、巨大儿及葡萄胎等)者。⑨有高血压家族史,尤其是妊娠期高血压疾病史者。

2. 病因 尚未明确,目前有以下几种学说:

(1)免疫学说:妊娠被认为是成功的自然同种异体移植。正常妊娠的维持,主要依赖于胎盘的免疫屏障作用、母体内免疫抑制细胞和免疫抑制物的作用,这种免疫平衡失调,即可导致妊娠期高血压疾病。

(2)子宫－胎盘缺血缺氧学说:临床发现本病多发生于初孕妇、多胎妊娠、羊水过多者。该学说认为由于子宫张力过高,影响子宫血液循环,造成子宫－胎盘缺血缺氧所致。此外,全身血液循环障碍不能满足子宫－胎盘供血,如孕妇有严重营养不良、慢性高血压、糖尿病等也易伴发本病。

(3)血管内皮细胞受损:细胞毒性物质和炎性介质如氧自由基、过氧化脂质、血栓素 A_2 等含量增高,可诱发血小板凝聚,并对血管紧张因子敏感,血管收缩致使血压升高,从而导致一系列的病理变化。

(4)营养缺乏:流行病学调查发现,本病的发生可能与缺钙有关;另外,多种营养缺乏,如以清蛋白减少为主的低蛋白血症,镁、锌、硒等缺乏与子痫前期的发生发展均有关。

【病理生理】

1. 基本病理生理变化 本病的基本病理变化是全身小动脉痉挛、内皮损伤及局部缺血。由于小动脉痉挛致外周阻力增大引起高血压;肾血管内皮细胞受损、通透性增加,蛋白质渗漏而产生蛋白尿;低蛋白血症、肾小管重吸收增加使得水钠潴留导致水肿。全身各器官组织因缺血、缺氧而受到损害,产生相应的变化。

2. 主要器官的病理生理变化

(1)脑:脑部小动脉痉挛,脑组织缺血、缺氧,造成脑水肿、脑血栓形成;脑血管破裂时,发生脑出血、颅内压升高,甚至发生脑疝而死亡。患者出现头晕、头痛、呕吐,甚至抽搐、昏迷等症状。研究显示子痫与脑血管自身调节功能丧失有关。

(2)肾脏:肾小动脉痉挛,使肾小球缺血,血管壁通透性增加,肾血流量及肾小球滤过率下降,导致肾功能损害,严重时可致少尿、无尿及肾衰竭。血浆蛋白自肾小球漏出形成蛋白尿,其多少与疾病的严重程度相关。血浆肌酐常明显增高。

(3)心脏:冠状动脉痉挛,引起心肌缺血、间质水肿、心肌点状出血或坏死,心脏负担加重,导致左心衰、肺水肿。

(4)肝脏:肝内小动脉痉挛,肝组织缺血、坏死、出血;肝细胞坏死可导致黄疸;肝损坏严重时可出现门静脉周围组织出血、坏死及肝包膜下血肿等。肝功能异常表现为各种转氨酶水平升高、血浆碱性磷酸酶升高。

(5)眼:眼底小动脉痉挛,导致局部组织缺血、水肿,导致眼花、视物模糊,眼底出血引起视网膜剥离,突然失明。

(6)胎盘:底蜕膜小动脉痉挛使胎盘血流量减少,胎盘缺血导致胎盘功能不全,出现胎儿生长受限、胎儿窘迫,甚至死胎;严重时小动脉痉挛致使血管破裂,蜕膜坏死出血,形成胎盘后血肿导致胎盘早剥;子宫胎盘缺血,胎盘组织坏死后可释放组织凝血活酶,引起弥散性血管内凝血(DIC)。

(7)血液:全身小动脉痉挛,血管壁通透性增加,血液浓缩,血浆黏稠度增加,影响微循环灌注,导致DIC。

【分类及临床表现】

妊娠期高血压疾病可分为以下几类:

1. 妊娠期高血压 收缩压 ≥ 140mmHg 和(或)舒张压 ≥ 90mmHg,妊娠期首次出现,并于产后 12 周内恢复正常;尿蛋白(-);患者伴有上腹部不适或血小板减少,产后方可确诊。

2. 子痫前期

(1)轻度:妊娠 20 周以后出现收缩压 ≥ 140 和(或)舒张压 ≥ 90mmHg 伴尿蛋白 ≥ 0.3g/24h 或随机尿蛋白(+);可伴有头痛、视力模糊、上腹部不适等症状。

(2)重度:收缩压 ≥ 160 和(或)舒张压 ≥ 110mmHg;尿蛋白 ≥ 5.0g/24h 或随机尿蛋白 ≥ (+++);肾

功能异常:少尿或血清肌酐 >106μmol/L;血小板 <100×10⁹/L;血 LDH 升高;血清 ALT 或 AST 升高;持续性头痛或其他脑神经或视觉障碍;持续性上腹部疼痛。

3. 子痫　在子痫前期的基础上孕妇出现不能用其他原因解释的抽搐、甚至昏迷,称为子痫。子痫大多发生在妊娠晚期或临产前,称产前子痫;少数发生分娩过程中,称产时子痫;极少数发生在产后 24 小时内,称产后子痫。

子痫发作的典型过程:先表现为孕妇眼球固定、瞳孔散大,瞬间头扭向一侧、牙关紧闭,继而口角及面部肌肉颤动;几秒钟后迅速出现全身及四肢肌肉强直,双手紧握,双臂屈曲,发生强烈的抽动(全身高张性阵挛惊厥、有节律的肌肉收缩)。抽搐时患者呼吸暂停、面部青紫、口吐白沫,持续约 1~1.5 分钟,抽搐强度减弱,全身肌肉放松,随即深长吸气后呼吸恢复。抽搐期间患者神志不清,抽搐停止后,意识逐渐恢复,如抽搐频繁且持续时间较长者,患者可陷入深昏迷。抽搐过程中患者易发生唇舌咬伤、摔伤甚至骨折等创伤,昏迷时呕吐物可造成窒息或吸入性肺炎。

4. 慢性高血压并发子痫前期　慢性高血压孕妇妊娠前无蛋白尿,妊娠后出现尿蛋白 ≥ 0.3g/24h;或妊娠前有蛋白尿,妊娠后尿蛋白明显增加或血压进一步升高或血小板减少 <100×10⁹/L。

5. 妊娠合并慢性高血压　妊娠 20 周前收缩压 ≥ 140 和(或)舒张压 ≥ 90mmHg,妊娠期无明显加重;或妊娠 20 周后首次诊断高血压并持续到产后 12 周以后者。

【护理评估】

1. 健康史　详细询问孕妇妊娠前及妊娠 20 周前有无高血压征象;是否存在妊娠期高血压疾病的诱发因素,既往病史中有无慢性肾炎、糖尿病等;此次妊娠后血压变化情况,是否伴有蛋白尿、水肿。注意询问孕妇有无头痛、视力模糊、上腹部不适等症状。

2. 身体状况

(1)高血压:血压的高低与病情有密切关系,初测血压升高者应休息 1 小时后再次测量,测血压时应注意与基础血压比较,若血压较基础血压升高 30/15mmHg 时需严密观察。

(2)水肿:观察有无水肿及水肿范围。水肿可分为四级,用“+”表示。水肿局限于踝部及小腿为“+”;水肿延及大腿为“++”;水肿延及外阴及腹壁为“+++”;全身水肿或腹水为“++++”。对水肿不明显,但体重每周增加 >0.5kg 的隐性水肿应重视。通常正常妊娠、贫血及低蛋白血症均可发生水肿,妊娠期高血压疾病的水肿无特异性,因此不能作为妊娠期高血压疾病的诊断标准及分类依据。

(3)自觉症状:询问孕妇有无出现头痛、眼花、胸闷、上腹部不适等自觉症状。

(4)抽搐与昏迷:是妊娠期高血压疾病最严重的表现。应特别注意发作的持续时间、间隔时间、神志状况,是否有伴随的意外创伤。

3. 心理 – 社会支持状况　孕妇及家属缺乏对疾病的认识,病情轻时,孕妇未感到明显不适,心理上往往不予重视;病情加重时紧张、焦虑、恐惧的心理也随之加重;子痫抽搐的孕妇清醒后常感到困惑、易激惹、烦躁,此时家属会感到极为无助,求助医护人员保证母子安全。

4. 辅助检查

(1)血液检查:包括全血细胞计数、血红蛋白含量、血细胞比容、血浆黏度、血电解质及二氧化碳结合力等;重症患者应检测凝血功能。

(2)尿液检查:尿常规、尿比重检查;尿蛋白定性、定量的检查:尿蛋白定量 ≥ 0.3g/24h 为异常。

(3)肝、肾功能检查:转氨酶(ALT、AST)、血尿素氮、肌酐及尿酸等测定。

(4)眼底检查:可见视网膜小动脉痉挛,动静脉管径比例由正常的 2:3 变为 1:2 甚至 1:4,视网膜水肿,絮状渗出或出血。严重时可出现视网膜剥离导致视物模糊或失明。眼底小动脉变化是反映本病严重程度的一项重要参考指标。

(5)其他检查:胎盘功能、胎儿成熟度、超声心动图、心电图检查等,视病情而定。

5. 治疗原则及主要措施　妊娠期高血压疾病的治疗原则为休息、解痉、镇静,有指征地扩容、降压、利尿,密切监测母儿状态、适时终止妊娠。

(1)妊娠期高血压:一般门诊治疗。加强孕期检查,密切观察病情变化;注意休息,调整饮食,防止病情发展。

(2) 子痫前期：应住院治疗,防止子痫及并发症。

1) 解痉药物：首选硫酸镁。硫酸镁有预防子痫和控制子痫发作的作用。

2) 镇静药物：镇静剂有镇静和抗惊厥作用,常用地西泮和冬眠合剂,可用于硫酸镁有禁忌或疗效不明显者。分娩期慎用,以免对胎儿的神经系统产生抑制作用。

3) 降压药物：不作为常规,仅用于血压 ≥ 160/110mmHg,和(或)舒张压 ≥ 110mmHg;有原发性高血压或在妊娠前已经用降压药者。选择降压药物的原则：对胎儿无毒副作用,不影响心排血量、肾血流量和子宫胎盘灌注量;无并发脏器功能损伤,血压控制在 130~155/80~105mmHg 为宜;如并发脏器功能损伤,血压控制在 130~139/80~89mmHg 为宜。降压过程力求下降平稳,不可波动过大。为保证子宫胎盘血流灌注,血压不可低于 130/80mmHg。常用药物有肼屈嗪、拉贝洛尔、硝苯地平等。

4) 扩容药物：仅用于严重的低蛋白血症、贫血患者,可选用人血白蛋白、血浆、全血和低分子右旋糖酐等。应严格掌握适应证和禁忌证,以防发生肺水肿和心力衰竭。

5) 利尿药物：一般不主张应用,仅用于全身水肿、急性心力衰竭、肺水肿、脑水肿,血容量过多伴有潜在性肺水肿者。常用利尿剂有呋塞米、甘露醇等。

6) 适时终止妊娠：是彻底治疗本病的有效措施。终止妊娠的指征有：①重度子痫前期孕妇经积极治疗 24~48 小时无明显好转者。②重度子痫前期孕妇孕周 >34 周者。③重度子痫前期孕妇孕周 <34 周,但胎盘功能减退且胎儿估计已成熟者;或胎儿尚未成熟,使用地塞米松促进胎肺成熟后。终止妊娠的方式根据具体情况选择阴道分娩或剖宫产。

(3) 子痫：治疗原则为控制抽搐,改善缺氧和纠正酸中毒,终止妊娠。

1) 控制抽搐：首选硫酸镁,必要时加用镇静剂。

2) 改善缺氧、纠正酸中毒：间断面罩吸氧,根据情况给予适量的 4% 碳酸氢钠以纠正酸中毒。

3) 终止妊娠：控制抽搐后 2 小时可考虑终止妊娠。

【常见护理诊断／问题】

1. 知识缺乏：缺乏对本病的正确认识。
2. 体液过多：水肿　与水钠潴留,低蛋白血症有关。
3. 有受伤的危险　与发生子痫抽搐、昏迷有关。
4. 潜在并发症：胎盘早期剥离、肾衰竭、DIC。

【护理目标】

1. 患者了解本病相关知识,积极配合治疗与护理。
2. 患者病情缓解,未发生子痫及并发症。
3. 患者发生子痫抽搐及并发症得到及时发现并处理。

【护理措施】

1. 一般护理

(1) 休息与饮食：嘱孕妇注意休息,保证充足的睡眠,每日不少于 10 小时。以采取左侧卧位为宜,左侧卧位 24 小时可使舒张压降低 10mmHg。指导孕妇进富含蛋白质、维生素、铁、钙和锌等微量元素的食品,减少脂肪的摄入。如无全身水肿,不必严格限制食盐摄入量。

(2) 加强产前检查：门诊治疗的孕妇,嘱其增加产前检查次数,督促孕妇每日自数胎动,监测体重的变化。

2. 病情观察

(1) 观察血压变化：每 2~4 小时测血压一次,尤其是观察舒张压的变化,以判断病情严重程度。

(2) 每日或隔日送检尿常规及 24 小时尿蛋白定量检查,及时了解肾功能受损程度。

(3) 每日或隔日测体重。

（4）定时检查眼底：直接评估小动脉的痉挛程度。

（5）随时观察并询问孕妇有无头痛、视力模糊、上腹部不适等自觉症状或原有症状有无加重，并及时报告医生。

（6）注意并发症的发生：观察有无胎盘早剥、DIC、肺水肿、急性肾衰竭等并发症的发生（见子痫护理）。

3. 加强胎儿监护

（1）督促孕妇自数胎动，勤听胎心，及时发现胎儿窘迫；必要时应用电子胎儿监护仪监测胎心。

（2）提高胎儿对缺氧的耐受力：每日给予 10% 葡萄糖液加维生素 C 静脉滴注，必要时间断给氧。

4. 用药护理　目前硫酸镁为治疗子痫前期和子痫的首选药物，应明确硫酸镁的用药方法、毒性反应及注意事项。

（1）用药方法：主要是静脉给药，必要时也可用深部肌内注射，每日总量为 25~30g。①静脉给药：首次负荷剂量 25% 硫酸镁 20ml 加入 10% 葡萄糖液 20ml 中，缓慢静脉推注，5~10 分钟内推完；继之 25% 硫酸镁 60ml 加入 5% 葡萄糖液 500ml 中静脉滴注，滴速为 15~30 滴 / 分，每小时 1~1.5g 为宜，最多不超过 2g。②肌内注射：25% 硫酸镁 20ml+2% 利多卡因 2ml，臀肌深部注射，每日 1~2 次。

（2）毒性反应：硫酸镁治疗浓度和中毒浓度接近，因此应严密观察硫酸镁的毒性作用，硫酸镁过量会抑制呼吸及心肌收缩功能，甚至危及生命。中毒症状首先表现为膝反射减弱或消失，随着血镁浓度增加可出现全身肌张力减退、呼吸困难、心率减慢，严重时可出现呼吸、心搏骤停，危及生命。

（3）注意事项：用药前和用药过程中均应检查膝反射是否正常存在；呼吸不少于 16 次 / 分；尿量每小时不少于 25ml 或每 24 小时不少于 600ml；尿量减少提示排泄功能受抑制，镁离子易蓄积而发生中毒。有条件时监测血镁浓度。由于钙离子可与镁离子竞争神经细胞上的受体，因此治疗时需备钙剂。一旦出现中毒反应，立即停药并静脉注射 10% 葡萄糖酸钙 10ml 以解毒，推注时间应在 3 分钟以上，必要时每小时可重复 1 次，直至呼吸、排尿和神经抑制恢复正常，但 24 小时内不超过 8 次。

5. 子痫护理

（1）控制抽搐：协助医师尽快控制抽搐，以硫酸镁首选，视病情需要也可加用镇静剂，如地西泮、冬眠合剂等。

（2）避免刺激：患者安置在单人房间，光线宜暗，保持绝对安静，避免一切外来刺激（如光亮和声音），护理操作要轻柔且相对集中，避免打扰患者，防止诱发抽搐。

（3）保持呼吸道通畅：患者取头低侧卧位，防止黏液吸入阻塞呼吸道；用开口器或于上、下磨牙间放置一缠好纱布的压舌板，用舌钳固定舌以防止咬伤唇舌或致舌后坠；在保证呼吸道通畅的基础上，立即给患者吸氧；备好吸引器，以及时吸出呕吐物及呼吸道分泌物。患者昏迷或未完全清醒时应禁食、禁水，防止误吸引起窒息或吸入性肺炎。

（4）专人护理：①详细观察并记录抽搐次数、频率，昏迷时间、持续时间，清醒的过程。②留置导尿管，准确记录液体出入量和治疗经过。③注意观察有无子宫收缩，宫缩的强度、频率。④有无阴道流血、宫口扩张及胎先露下降情况。⑤监测胎心率是否正常。

（5）防止受伤：备开口器或纱布包裹的压舌板，及时置于患者上、下磨牙之间，防止抽搐时舌咬伤。在孕妇的病床上加床档，防止抽搐、昏迷时坠地而摔伤。有义齿者取出，防止脱落后吞入。

（6）注意并发症的发生：①询问有无腹痛、阴道流血等症状，检查宫高、胎动、胎心和宫缩情况，以便及早发现胎盘早剥。②观察有无鼻出血、牙龈出血、注射针孔出血等出血倾向，定期检查凝血功能。③观察有无头痛、恶心、呕吐、视力模糊、意识障碍等脑水肿的表现。④记录 24 小时尿量，送检尿常规，取血查尿素氮、肌酐、尿酸等，监测肾功能。

（7）做好终止妊娠的准备：子痫发作后常自然临产，应严密观察及时发现产兆，做好抢救母儿的准备。若子痫得以控制后仍未自然临产者，应在 6~12 小时内考虑终止妊娠。

6. 分娩期护理 分娩过程中,严密观察产程进展情况,监测胎心、胎动情况,做好抢救母儿的准备。第一产程应保持产妇安静和休息;第二产程协助医生做好会阴切开和手术助产;第三产程应预防产后出血,禁用麦角新碱。对使用缩宫素静脉滴注的孕妇,应专人监测血压、宫缩及胎心情况。对需行剖宫产的孕妇,应做好手术前的准备。

7. 产后护理 产后仍可发生子痫,尤其是产后 48 小时内。因此,应继续遵医嘱使用硫酸镁12~24 小时,并严密监测血压、尿量。硫酸镁的大量应用可以导致产后子宫收缩乏力,因此,严密观察子宫复旧情况,严防产后出血发生。

8. 心理护理 耐心倾听患者的倾诉,了解心理变化,并对其表示理解。向患者说明本病的病理变化是可逆的,在产后多能恢复正常。解释采取治疗及护理措施的理由和目的,鼓励家人多与患者交流,使其减轻紧张、焦虑的情绪。

9. 健康指导

(1)孕期指导:对轻度患者,给予饮食指导并嘱其注意休息,自数胎动,定时产检。对重度患者,给予疾病的相关知识指导,同时对家属进行健康教育,给产妇心理和生理的支持。

(2)产褥期卫生宣教:为预防慢性高血压、慢性肾损害,须告知产妇出院后要定期复查血压、尿蛋白,有异常及时治疗;使产妇及家属了解妊娠期高血压疾病的知识和对母儿的危害,如欲再次妊娠者,嘱血压正常 1~2 年后再怀孕,孕早期到高危门诊就诊,接受产前检查和孕期保健指导。

【护理评价】

1. 患者是否了解本病相关知识,积极配合治疗与护理。
2. 患者病情是否缓解,是否发生子痫及并发症。
3. 患者发生子痫抽搐及并发症能否得到及时发现并处理

(李金芝)

第五节 早 产

妊娠满 28 周至不满 37 足周之间(196~258 日)分娩者称为早产(preterm birth)。此时娩出的新生儿称为早产儿,出生体重多小于 2500g,各器官发育尚不成熟,新生儿发病率与死亡率均增高,是围生儿死亡的主要原因之一。

【病因】

诱发早产的病因主要有:

1. 胎膜早破、绒毛膜羊膜炎 最常见,30%~40% 的早产与此有关。
2. 下生殖道及泌尿道感染 如 B 族溶血性链球菌、沙眼衣原体感染等。
3. 妊娠合并症及并发症 妊娠合并病毒性肝炎、慢性肾炎、心脏病、严重贫血、重度营养不良等,妊娠并发症如前置胎盘、胎盘早剥等。
4. 生殖器官病变 子宫畸形、子宫颈内口松弛、子宫肌瘤等。
5. 子宫过度膨胀 双胎妊娠、羊水过多等导致宫腔压力过高,易诱发早产。
6. 其他 外伤、劳累、紧张、重大精神创伤或有吸烟、酗酒等不良生活习惯易诱发早产。

【临床表现】

早产的临床表现主要是子宫收缩,初为不规则子宫收缩,常伴有少许阴道流血或血性分泌物,之后发展为规律性宫缩,与足月临产相似,伴有宫颈管的消退和宫口的扩张。早产经过先兆早产和早产临产 2 个阶段:①先兆早产:妊娠满 28 周至不满 37 足周,出现规律宫缩,至少每 10 分钟一次,伴有宫颈管的缩短。②早产临产:妊娠满 28 周至不满 37 足周,出现规律宫缩(宫缩 ≥ 4 次 /20 分钟,或 ≥ 8次 /60 分钟),持续时间 ≥ 30 秒,伴有宫颈管缩短 ≥ 80%,宫口扩张 1cm 以上。

【对母儿影响】

1. 对母体影响　常合并胎膜早破,易引起感染。
2. 对新生儿影响　早产儿因肺部发育不成熟,易发生新生儿呼吸窘迫综合征,围生儿病率与死亡率增加。

【护理评估】

1. 健康史　询问孕妇的年龄、生育史,评估有无胎膜早破、感染、妊娠期合并症、并发症,有无劳累、外伤、精神创伤等致病因素。
2. 身体状况　评估宫缩持续时间、间隔时间、强度,宫颈管消退与宫口扩张情况,判断处于先兆早产还是早产临产阶段。
3. 心理 – 社会支持状况　由于突然临产,孕妇尚未做好迎接新生命到来的准备,又担心胎儿健康与安危,担心是否因为自己的过失而造成早产,常常出现愧疚、担忧、焦虑的心理。
4. 辅助检查
(1)B 超检查:是预测早产的常用方法。阴道 B 超检查宫颈长度及宫颈内口漏斗形成情况,若宫颈长度 <25mm,或宫颈内口漏斗形成伴有宫颈缩短提示早产风险增大。
(2)宫颈、阴道分泌物胎儿纤维连接蛋白(fetal fibronectin,fFN)的检测:妊娠 20 周后,阴道后穹隆棉拭子检测 fFN,可预测早产的发生。
5. 治疗原则及主要措施　如胎儿存活、胎膜未破、无胎儿窘迫、无严重妊娠合并症及并发症者,应抑制宫缩,尽可能延长孕周。如胎膜已破,早产已不可避免,应尽可能提高早产儿的存活率。
(1)抑制宫缩:有效抑制宫缩是治疗早产的关键措施。①硫酸镁:可直接作用于子宫肌细胞抑制子宫收缩。②β– 肾上腺素受体激动剂:通过作用于子宫上的 β 受体,使子宫肌肉松弛,抑制宫缩而延长孕周。常用药物有沙丁胺醇、利托君等。常见不良反应有心慌、血压下降、血糖增高、胎心加快等;合并糖尿病、心血管器质性疾病的孕妇禁用。③其他:钙拮抗剂,如硝苯地平,使用时应注意观察孕妇血压及心率变化,已用硫酸镁者慎用。
(2)控制感染:根据阴道分泌物培养或羊水细菌培养结果,选用有效抗生素,避免选用对胎儿有害的抗生素。
(3)预防新生儿呼吸窘迫综合征:若早产已不可避免,应在分娩前 7 日内给予地塞米松 6mg,每 12 小时一次,共 4 次。紧急时,可羊膜腔内注入地塞米松 10mg。
(4)产时处理:临产后慎用吗啡、哌替啶等能抑制新生儿呼吸中枢的药物;产程中给予产妇吸氧;宫口开全后行会阴切开术,以缩短第二产程,防止胎儿缺氧及颅内出血。新生儿娩出后及时清理呼吸道,注意保暖,肌内注射维生素 K_1 5mg,每日 1 次,连续 3 天,以预防早产儿颅内出血,常规给予抗生素预防感染。

【常见护理诊断 / 问题】

1. 有新生儿受伤的危险　与早产儿发育不成熟有关。
2. 焦虑　与担心早产儿的预后有关。

【护理目标】

1. 新生儿未受伤。
2. 产妇焦虑减轻,情绪稳定,能积极配合治疗与护理。

【护理措施】

1. 延长孕周,提高早产儿的存活率。
(1)指导孕妇注意卧床休息,左侧卧位为宜,减轻子宫对下腔静脉的压迫,增加胎儿血氧供给。避免诱发宫缩的活动,如抬举重物、刺激乳头等。

(2)严密观察胎心音、腹痛、阴道流血及宫口扩张情况。

(3)低流量、间歇吸氧,每日2~3次,每次0.5~1小时。

(4)遵医嘱给予宫缩抑制剂,注意观察药物的疗效及不良反应,有异常及时报告医生。及时给予糖皮质激素如地塞米松等促胎肺成熟。

(5)如早产已不可避免,协助医生终止妊娠。做好会阴侧切术的准备和早产儿抢救准备,如备好新生儿辐射台、保温箱、复苏囊、气管插管器械、急救药物等。产程中慎用哌替啶等抑制呼吸中枢的药物。

(6)做好早产儿护理:密切观察早产儿的面色、呼吸、心率、大小便等,注意保暖,遵医嘱给予抗生素、维生素 K_1 防止感染及颅内出血。

2. 心理护理　多陪伴孕妇,多与其交谈,及时了解孕妇及家属的情绪反应及原因,解释早产的有关知识及早产儿的护理内容,提供治疗效果信息,给予孕妇及家属心理支持,缓解孕妇紧张、焦虑情绪。

3. 健康指导　指导孕妇保持情绪稳定,加强营养,积极预防与治疗下生殖道感染,避免诱发宫缩的活动,防止外伤。定期进行产前检查,高危孕妇多卧床休息。积极治疗妊娠并发症与合并症,宫颈内口松弛者于妊娠 14~18 周行宫颈内口环扎术。

【护理评价】

1. 新生儿是否受伤。
2. 孕妇焦虑是否减轻,情绪是否稳定。

(李金芝)

第六节　过期妊娠

凡平时月经周期规律,妊娠达到或超过 42 周(≥ 294 日)尚未分娩者,称为过期妊娠(postterm pregnancy)。其发生率占妊娠总数的 3% ~15%。过期妊娠可使得胎儿窘迫、巨大儿、难产、胎粪吸入综合征、新生儿窒息以及围生儿死亡率等不良妊娠分娩结局增高,并随妊娠期延长而增加,应予以重视。

【病因】

确切病因不明,可能与雌、孕激素比例失调、头盆不称、胎儿畸形、遗传因素等有关。

【病理】

1. 胎盘功能正常　过期妊娠胎盘功能正常者,胎盘重量略有增加,外观及镜检均似正常足月胎盘。

2. 胎盘功能减退　过期妊娠胎盘功能减退者胎盘老化,出现梗死及钙化灶,母儿间气体及物质交换能力下降,羊水量逐渐减少,可达 300ml 以下。胎儿对缺氧的耐受性下降,出现成熟障碍,严重者出现胎儿窘迫甚至死亡。

【临床表现】

过期妊娠胎盘功能正常者,胎儿继续生长发育,多形成巨大儿,颅骨钙化明显,分娩时胎头不易变形,易导致难产。

过期妊娠胎盘功能减退者常伴发羊水过少,羊水污染率增高,可达 75% 以上。分娩期易出现胎儿窘迫。10%~20% 过期妊娠并发胎儿成熟障碍综合征。临床上分三期:第 Ⅰ 期为过度成熟,表现为胎脂消失,皮下脂肪减少,皮肤干燥松弛多皱褶,头发浓密,指趾甲长,身体瘦长,容貌似"小老人";第 Ⅱ期为胎儿缺氧,肛门括约肌松弛,有胎粪排出,羊水及胎儿皮肤粪染,羊膜和脐带绿染,围生儿发病率及死亡率最高;第Ⅲ期为胎儿全身因粪染历时较长广泛着色,指趾甲和皮肤呈黄色,脐带和胎膜呈黄绿色。此期胎儿已经经历和度过Ⅱ期危险阶段,其预后反而较Ⅱ期好。

【对母儿影响】

1. 对母体的影响　因胎儿窘迫、头盆不称、产程延长、颅骨骨化不易变形、巨大儿等原因而导致手术产率、母体产道损伤发生率增高。

2. 对围生儿的影响　易发生胎儿成熟障碍、胎儿窘迫、胎粪吸入综合征、新生儿窒息等,围生儿病率及死亡率均增高。

【护理评估】

1. 健康史　询问月经史是否规律,是否月经周期过长,核实末次月经时间、早孕反应时间、胎动时间,推算预产期。

2. 身体状况　评估孕妇的身高、体重、宫高、腹围、胎心、胎动、子宫大小是否与孕周相符。

3. 心理-社会支持状况　有的孕妇对过期妊娠的危害性认识不足,甚至错误的认为怀孕时间越长对胎儿越好,常忽视治疗。有的孕妇则因分娩迟迟不发动、担心胎儿健康而焦虑,表现为情绪不稳定、烦躁不安、易怒、失眠等。

4. 辅助检查
(1)B超检查:B超检测羊水量、胎头双顶径、股骨长度、胎盘成熟度。
(2)胎盘功能监测:详见第十一章《高危妊娠及其管理》。
(3)电子胎儿监护:NST无反应型或缩宫素激惹试验(OCT)出现晚期减速,提示胎盘功能减退、胎儿缺氧。

5. 治疗原则及主要措施　一旦确诊过期妊娠,应尽快终止妊娠,根据胎盘功能、胎儿大小、宫颈成熟度等综合分析,选择适当的分娩方式。

(1)引产:宫颈条件成熟,Bishop评分>7分者,无胎儿窘迫及头盆不称者应予引产;宫颈条件未成熟者促宫颈成熟后引产。胎头已衔接者常采用人工破膜、静脉滴注缩宫素的方法。

(2)剖宫产:出现胎盘功能减退或胎盘功能正常但有产科指征者,不论宫颈条件成熟与否,均应行剖宫产术终止妊娠。

【常见护理诊断/问题】

1. 知识缺乏:缺乏过期妊娠危害性的相关知识。
2. 有受伤的危险　与过期妊娠胎儿颅骨骨化不易变形有关。
3. 潜在并发症:胎儿窘迫、新生儿产伤。

【护理目标】

1. 孕妇能正确叙述过期妊娠的危害性。
2. 孕妇顺利终止妊娠,无产道损伤。
3. 胎儿顺利娩出,健康平安。

【护理措施】

1. 加强胎儿监护,降低受伤危险
(1)指导孕妇自测胎动,左侧卧位,吸氧,每日2~3次,每次1小时,以增加胎儿血氧供应。
(2)引产者,遵医嘱给予普拉睾酮、缩宫素等药物。引产过程中严密观察胎心、宫缩、产程进展及羊水的量、色、性状,协助检查胎盘功能,必要时行电子胎儿监护以便及时发现胎儿窘迫。
(3)需阴道助产术或剖宫产术终止妊娠者,及时做好术前准备。做好新生儿抢救准备及护理配合。
(4)产后及时给予缩宫素,检查软产道,防止产后出血。

2. 心理护理　护士应耐心向孕妇和家属解释过期妊娠对母儿的危害,并告知目前胎儿宫内状况和可能发生的情况,说明适时终止妊娠的必要性和方法,使其以良好的心态配合医护治疗。

3. 健康指导　指导孕妇定期进行产前检查。每日胎动计数,并定期到医院行电子胎儿监护仪以监测胎心,发现异常及时诊治。帮助孕妇准确核实预产期,超过预产期应及时住院,以便适时终止妊娠,过期儿按高危儿加强护理,指导产妇正确护理新生儿。

【护理评价】

1. 孕妇是否能正确叙述过期妊娠的危害性。
2. 孕妇是否顺利终止妊娠,母儿是否平安。

(李金芝)

妊娠肝内胆汁淤积症(intrahepatic cholestasis of pregnancy,ICP)

又称妊娠特发性黄疸,发病率为 0.8%~12.0%。病因不明,可能与孕期体内雌激素增高有关,亦受遗传和环境影响,常有家族史或口服避孕药后发病的病史,现已引起临床广泛的重视。病理改变为肝小叶中央区毛细胆管内胆汁淤积。胎盘组织也有胆汁沉积,引起胎盘血流灌注不足、胎儿缺氧,因此本病早产率及围生儿死亡率较高。妊娠肝内胆汁淤积症的临床表现主要是全身瘙痒、黄疸,但孕妇一般状况较好,无典型肝炎症状。分娩后瘙痒、黄疸迅速消退,再次妊娠复发。肝功能检查呈阻塞性黄疸表现,主要是血清 AST、ALT 的轻度升高,达 60~100U,超过 200U 较少,ALT 轻度升高。妊娠肝内胆汁淤积症对母婴的影响主要有:早产、胎膜早破、胎儿窘迫、新生儿颅内出血、产后出血等。

(李金芝)

思考与练习

1. 李女士,36 岁,因"停经 41 天,左下腹突发性撕裂样疼痛半小时"就诊。患者平素月经规律,半小时前无明显诱因出现左侧下腹部撕裂样疼痛,伴少量阴道流血、头晕、恶心、呕吐症状。查体:T 36.8℃,P 120 次 / 分,R 30 次 / 分,BP 80/45mmHg。神清,贫血貌,全腹压痛、反跳痛,移动性浊音(+)。妇科检查:宫颈举痛,后穹隆饱满、触痛,子宫软、稍大,双侧附件区增厚,左侧附件区压痛明显,未触及包块。血常规:血红蛋白 65g/L;尿妊娠试验:阳性;阴道后穹隆穿刺穿出不凝血。

请问:

(1)该患者可能的临床诊断及护理诊断是什么?

(2)针对该患者的护理措施有哪些?

2. 谢女士,36 岁,主诉"怀孕 8 个月、下肢水肿 1 个月,头痛、头晕、眼花、视物模糊 3 天"入院。

月经史:14 岁初潮,4~5 天 /28 天,量中等,无痛经。

孕产史:孕 2 产 0,停经 40 天出现轻微恶心、呕吐,持续约 1 月余后消失。孕 20 周出现胎动。1 月前出现下肢脚踝部水肿,休息后不能消退,并逐渐蔓延至大腿。近 3 天自觉头痛、头晕,程度较轻,伴有眼花、视物不清。既往无高血压及肾病史。

家族史:母亲患有慢性高血压。

体格检查:发育正常,营养中等,身高 158cm,体重 66kg;T 36.8℃,P 88 次 / 分,R 20 次 / 分,BP 170/115mmHg,心肺听诊(-),下肢水肿(++),轻度凹陷。

产科检查:宫高 / 腹围 30/90cm,胎位 LSA,胎心 136 次 / 分,胎膜未破;骨盆外测量正常。

实验室检查:血红蛋白 115g/L,随机尿蛋白(+++)。

心理 - 社会状况:孕妇和家属非常担心母儿安全,表现为焦虑、烦躁不安。

请问：

(1)该患者的临床诊断是什么？

(2)目前的治疗原则是什么？首选药物是什么？护士如何做到安全用药？

(3)目前患者存在哪些护理问题？

(4)护理要点有哪些？

(5)该患者具有哪些高危因素？

（李柳丽　李金芝）

思路解析　　　扫一扫，测一测

学习目标

1. 掌握前置胎盘、胎盘早剥、胎膜早破的概念、临床类型、护理评估和护理措施;掌握胎儿窘迫、巨大儿、双胎妊娠、胎儿生长受限、羊水过多、羊水过少、脐带过短、脐带过长的概念。

2. 熟悉多胎妊娠、胎儿生长受限、羊水过多、羊水过少的护理评估和护理措施。

3. 熟悉死胎的概念;熟悉前置胎盘、胎盘早剥、胎膜早破、羊水过多、羊水过少对母儿的影响;脐带异常的临床类型的概念。

4. 了解多胎妊娠分类;前置胎盘、胎盘早剥、胎膜早破、羊水过多、羊水过少的病因;胎盘植入与异常形状胎盘;羊水过多,羊水过少的辅助检查。

5. 了解脐带异常的临床表现、护理评估和护理措施。

6. 学会识别胎儿与附属物异常,并能运用护理程序对上述患者进行整体护理。

7. 具有良好的沟通能力、心理素质、稳定的工作情绪与应急反应能力,关爱母儿健康。

第一节　胎　儿　异　常

一、胎儿窘迫

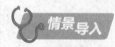

晓丽怀孕 9 个多月了,今天上午突然感觉胎儿动得很厉害,十分担心,于是来到产科门诊检查,医生告知她宝宝胎心 170 次/分,让她立即住院。

请思考:

1. 晓丽目前可能出现了什么问题?

2. 为了明确胎儿是否出现异常,需要做什么检查?

3. 目前主要的护理问题是什么? 应如何护理?

胎儿窘迫(fetal distress)是指胎儿在子宫内因急性或慢性缺氧危及胎儿健康和生命的综合症状。胎儿窘迫有急性和慢性两种情况,急性胎儿窘迫多发生在临产后,慢性胎儿窘迫多发生在妊娠晚期。

胎儿窘迫是围生儿死亡及新生儿神经系统后遗症的常见原因。

【病因】

1. 母体血氧含量不足 如母体患严重贫血、高热、失血性休克、妊娠合并心脏病等。
2. 子宫胎盘血运受阻 如子宫收缩过强、子宫过度膨胀(如双胎妊娠、羊水过多)等。
3. 胎盘功能低下 如过期妊娠、妊娠期高血压疾病、胎盘早剥等。
4. 脐带血液循环障碍 如脐带脱垂、受压、打结、过短、绕颈等。
5. 胎儿因素 胎儿心血管系统发育异常、颅内出血、胎儿溶血、胎儿畸形等。

【临床表现】

(一) 急性胎儿窘迫

多发生于分娩期。

1. 胎心率异常 是胎儿窘迫的重要征象。缺氧早期,胎心率变快,>160 次 / 分;缺氧严重时胎心率变慢,<110 次 / 分;如胎心率 <100 次 / 分,提示胎儿危险,随时可能死亡。
2. 胎动异常 胎儿缺氧早期胎动活跃,随缺氧加重胎动减少,甚至停止。
3. 羊水胎粪污染 羊水污染分 3 度:Ⅰ度浅绿色,Ⅱ度深绿色或黄绿色,Ⅲ度棕黄色,稠厚。羊水胎粪污染程度与胎粪排出量及时间有关,最主要的影响因素是孕周,孕周越大,羊水胎粪污染的概率越高,某些高危因素也会增加胎粪排出的概率。羊水胎粪污染时,如胎心监护正常,不需进行特殊处理;如胎心监护异常,胎儿缺氧,可能引起胎粪吸入综合征,造成不良胎儿结局。

(二) 慢性胎儿窘迫

主要发生在妊娠晚期,可延续至临产并加重。表现为胎动减少或消失。胎动计数 >30 次 /12 小时为正常;若 <20 次 /12 小时为偏少;胎动 <10 次 /12 小时,为胎儿缺氧的重要表现,临床常见胎动消失 24 小时后胎心消失。

【护理评估】

(一) 健康史

了解孕妇年龄,既往孕产史,有无内外科疾病史;本次妊娠经过,孕早期有无患病史、用药史;有无妊娠并发症、合并症;产程进展,缩宫素使用情况;胎儿生长发育有无异常;胎盘功能是否正常等。

(二) 身体状况

评估胎心率、胎动;评估羊水量、色、性状。

(三) 心理 - 社会支持状况

当胎儿窘迫发生时,孕产妇及家属常因担心胎儿安危出现焦虑;对阴道手术助产或剖宫产感到恐惧、犹豫;对胎儿不幸死亡感到无助,难以接受。

(四) 辅助检查

1. 血气分析 胎儿头皮血血气分析,若 pH<7.20(正常值 7.25~7.35),PO_2<10mmHg(正常值 15~30mmHg),$PaCO_2$>60mmHg(正常值 35~55mmHg),表明胎儿酸中毒。
2. 胎盘功能检查 24 小时尿雌三醇(E_3)值 <10mg 或连续监测减少 30%~40%,尿雌激素 / 肌酐比值(E/C)<10,提示胎盘功能不良。
3. 胎儿电子监护 无应激试验(NST)无反应型;缩宫素激惹试验(OCT)或 CST 出现频发晚期减速及明显变异减速,均提示有胎儿窘迫的可能。
4. 胎儿生物物理评分 根据 B 超监测的胎动、胎儿呼吸运动、胎儿肌张力、羊水量及胎儿电子监护 NST 结果进行综合评分,每项 2 分;评分 ≤ 3 分提示胎儿窘迫,4~7 分提示胎儿缺氧。
5. 羊膜镜检查 羊水污染见羊水呈浅绿色、深绿色及棕黄色。
6. 脐动脉超声多普勒血流测定 胎盘灌注不足时可出现脐血流指数升高等,严重时可出现舒张末期血流缺失或倒置,提示随时有胎死宫内的危险。

（五）处理原则及主要措施

1. 急性胎儿窘迫 采取果断措施,改善胎儿缺氧状态。

（1）一般处理:左侧卧位,面罩或鼻导管吸氧,10L/min,每次30分钟,间隔5分钟。纠正脱水及电解质紊乱。

（2）病因治疗:若为不协调性子宫收缩过强,停用缩宫素,用抑制子宫收缩药物特布他林或哌替啶、硫酸镁;若为羊水过少,脐带受压,可行羊膜腔内输液。

（3）终止妊娠

1）宫口未开全:应立即剖宫产。指征:胎心率<110次/分或>180次/分,但羊水污染Ⅱ度;羊水污染Ⅲ度,伴羊水过少;OCT或CST出现频发晚期减速或伴频繁重度变异减速;胎儿头皮血pH<7.20。

2）宫口开全:骨盆正常,胎头双顶径已达坐骨棘水平以下,应尽快阴道分娩。

2. 慢性胎儿窘迫 根据病因、孕周、胎儿成熟度、缺氧程度决定。

（1）一般处理:左侧卧位,定时吸氧,2~3次/天,每次30分钟,积极治疗妊娠合并症和并发症。

（2）期待疗法:孕周小,胎儿娩出后存活率低,尽量保守治疗延长孕周,同时促胎肺成熟,争取胎儿成熟后终止妊娠。

（3）终止妊娠:妊娠近足月或胎儿已成熟,胎动减少,胎心基线率异常伴胎心基线波动异常,OCT出现频繁晚期减速或重度变异减速;胎儿生物物理评分≤3分,均应剖宫产终止妊娠。

【常见护理诊断/问题】

1. 气体交换受损（胎儿） 与子宫胎盘血流改变,脐带血流减慢、中断有关。
2. 焦虑 与担心胎儿安危有关。
3. 预感性悲哀 与胎儿可能死亡有关。

【护理目标】

1. 胎儿缺氧情况改善,胎心率恢复正常。
2. 孕妇焦虑情绪减轻。
3. 产妇能够接受胎儿死亡的现实。

【护理措施】

（一）病情监护

1. 急性胎儿窘迫 观察胎动变化及羊水性状,每10~15分钟听1次胎心,并记录。遵医嘱进行胎心电子监护。

2. 慢性胎儿窘迫 加强孕期监护,协助检查胎盘功能,教会孕妇胎动计数和判断胎动异常的方法。

（二）治疗配合

改善胎儿缺氧状况。

1. 急性胎儿窘迫 ①左侧卧位,吸氧。②缓解宫缩,停止滴注缩宫素。③遵医嘱用药。

2. 慢性胎儿窘迫 遵医嘱应用宫缩抑制剂和促胎肺成熟的药物,争取改善胎盘供血,延长孕周。

3. 协助终止妊娠 胎儿缺氧严重或经处理无效者应迅速结束分娩。宫口开全,胎头双顶径已达坐骨棘平面或以下,协助行阴道助产术;宫口未开全,或估计在短时间内不能经阴道分娩者,迅速做好剖宫产术前准备,协助医生尽快娩出胎儿,做好新生儿窒息抢救的准备。

（三）一般护理

1. 休息 嘱孕妇休息时取左侧卧位。

2. 饮食 慢性胎儿窘迫的孕妇,孕期应加强营养,进高蛋白、高热量、高维生素、富含铁的食物,以促进胎儿生长发育。

（四）心理护理

向孕妇提供相关信息,如病因、病情、治疗方案及孕妇需做的配合,减轻孕妇焦虑。若胎儿死亡,应帮助产妇及家属度过悲哀期。

（五）健康指导

1. 向孕妇及家属介绍围生期保健知识，指导患妊娠期高血压疾病、心脏病、糖尿病的高危孕妇增加产前检查次数，酌情提前住院待产。

2. 指导孕妇学会胎动计数，凡胎动 <10 次 /12 小时，或逐日下降 50％ 而不能恢复者，及时到医院检查，早期发现胎儿窘迫，及时处理。

【护理评价】

1. 胎儿缺氧情况改善，胎心率正常。

2. 孕妇焦虑情绪减轻。

3. 孕产妇及家属能够接受胎儿死亡的现实，情绪稳定。

二、胎儿生长受限

胎儿生长受限（fetal growth restriction，FGR）是指胎儿在子宫内受各种不利因素影响，未达到其遗传的生长潜能。妊娠 37 周后，胎儿出生体重小于 2500g，或低于同孕龄平均体重的 2 个标准差，或低于同孕龄正常体重的第 10 百分位数。既往称为胎儿宫内发育迟缓。我国发病率平均为 6.39％，其围生儿病率与死亡率均高于正常体重儿，同时对远期体格与智力发育有一定影响。

【病因】

胎儿生长受限的病因复杂，约 40％ 患者病因不明。目前认为主要有以下危险因素：

1. 孕妇因素　最常见。如孕期营养因素（摄入不足、营养不均衡、妊娠剧吐等）；妊娠合并症、并发症影响子宫、胎盘血流灌注；吸烟、吸毒、酗酒等不良嗜好；精神紧张；接触放射线或有毒物质。

2. 胎儿因素　胎儿基因或染色体异常、胎儿代谢功能紊乱、各种生长因子缺乏、胎儿宫内感染，如 TORCH 感染。

3. 胎盘、脐带因素　各种胎盘病变、脐带过长、脐带过短、脐带过细、单脐动脉、脐带扭转、脐带打结等。

【临床表现】

根据胎儿生长受限病因、发生时间及胎儿体重可分为以下 3 类：

1. 内因性均称型　约占 20％。为原发性 FGR。可因基因异常、病毒感染、中毒或接触放射线等抑制胎儿生长，在妊娠 17 周前即发生作用。特点：体重、身长、头径均相称，但小于同孕龄正常值，外表无营养不良表现，器官分化成熟程度与孕周相符，但各器官的细胞数均减少，脑重量轻，胎盘小。胎儿无缺氧表现。胎儿出生缺陷发生率高，围生儿病死率高，预后不良。

2. 外因性不均称型　约占 70％。为继发性 FGR。胚胎早期发育正常，至妊娠晚期才受到有害因素如妊娠合并症、并发症等影响，导致胎盘功能不全。特点：新生儿发育不均称，身长、头径与孕龄相符而体重偏低，外表呈营养不良或过熟儿状态。各器官细胞数正常，但细胞体积缩小，以肝脏为著；胎盘体积正常，但功能低下，常有梗死、钙化及胎膜黄染等。新生儿出生后易发生低血糖，躯体发育正常。

3. 外因性均称型　约占 10％。为上述两种类型的混合型。常因母儿双方因素，如缺乏叶酸、氨基酸、微量元素或接触有害物质的影响，在整个妊娠期间均可产生作用。特点：体重、身长、头径相称，但均小于同孕龄正常值，外观有营养不良表现，各器官细胞数目减少，体积缩小。胎盘小，外观正常。胎儿宫内缺氧少见，多有代谢不良。60％ 的病例脑细胞数减少，新生儿常有明显的生长与智力发育障碍。

【对母儿影响】

1. 对母体影响　因 FGR 的胎儿对缺氧的耐受力差，胎儿储备力不足，较难耐受分娩过程中宫缩时的缺氧状态，因此增加孕妇手术产率。

2. 对胎儿影响　胎儿生长受限易伴有羊水过少，胎儿缺氧，围生儿病率与死亡率增高，同时还将影响幼童期及青春期的体能与智力发育。

【护理评估】

（一）健康史

询问末次月经时间,准确推算预产期,明确孕龄,询问孕产史及本次妊娠经过,了解既往有无此类疾病;评估有无引起 FGR 的高危因素等。

（二）身体状况

1. 症状　孕妇自诉体重及腹围增长缓慢。

2. 体征　测量宫高、腹围,评估子宫大小与孕周是否相符,计算胎儿发育指数,胎儿发育指数为宫高(cm)– 3 ×(月份 +1),胎儿发育指数在 – 3 和 + 3 之间为正常,小于 – 3 提示有 FGR 的可能。

（三）心理 – 社会支持状况

孕妇及家属担心胎儿安危而焦虑不安。部分患者原因不明,孕妇倍感无助。

（四）辅助检查

1. B 超检查　测量胎儿头围与腹围比值(HC/AC),如比值小于正常同孕周的第 10 百分位数,应考虑可能为 FGR。还可测胎头双顶径、羊水量与胎盘成熟度,行胎儿生物物理评分评估胎儿情况。

2. 尿 E_3 和 E/C 比值、胎盘生乳素、妊娠特异性 β 糖蛋白等的测定　了解胎盘功能。

3. 彩色多普勒超声检查　脐动脉舒张期末波缺失或倒置,脐血 S/D 比值升高,均有助于诊断。

（五）治疗原则及主要措施

积极寻找病因,尽早治疗,孕 32 周前开始治疗效果好,孕 36 周后治疗效果差。

1. 改善胎盘血液供应　注意休息,左侧卧位为宜,吸氧。应用药物如 β– 肾上腺素受体激动剂、硫酸镁、丹参等改善胎盘血流,维持胎盘正常功能,促进胎儿发育。

2. 补充营养物质　口服复方氨基酸或静脉补充脂肪乳等,并适量补充维生素、钙、铁、锌等。

3. 监测胎儿安危　NST、胎儿生物物理评分、脐动脉彩色多普勒超声检查等监测胎儿安危。

4. 适时终止妊娠　治疗后 FGR 无改善;胎儿停止生长 3 周以上;胎盘提前老化,伴有羊水过少等胎盘功能低下表现;NST、胎儿生物物理评分、脐动脉 S/D 比值测定,提示胎儿窘迫;妊娠合并症、并发症在治疗中病情加重,继续妊娠将危及母婴健康或生命,均应及时终止妊娠。如胎儿未成熟,促胎肺成熟后终止妊娠。

【常见护理诊断 / 问题】

1. 焦虑　与担心围生儿安危有关。

2. 知识缺乏:缺乏本病影响围生儿结局的相关认识。

【护理目标】

1. 孕妇焦虑情绪减轻,能积极配合医护治疗与护理。

2. 孕妇能叙述胎儿生长受限对围生儿结局的影响,积极配合治疗与护理。

【护理措施】

1. 补充营养　嘱孕妇增加营养,均衡膳食,如补充氨基酸片、脂肪乳注射剂、能量合剂、叶酸、维生素 E、维生素 B、钙、铁、锌等。

2. 改善胎盘循环　嘱孕妇多休息,左侧卧位,以改善子宫胎盘循环,间歇吸氧,一日 3 次,15~30 分钟 / 次;遵医嘱给予 β 肾上腺素激动剂、硫酸镁、丹参等药物,用药过程中加强巡视,发现异常及时停药。

3. 去除诱因　积极配合医生,去除引起 FGR 的高危因素。

4. 协助医生终止妊娠　积极做好终止妊娠及抢救新生儿的准备,加强分娩过程中的护理配合,新生儿娩出后加强监护。

5. 做好心理护理　讲解相关知识,帮助孕妇树立信心,积极配合治疗与护理。对失去胎儿的产妇应帮助其度过悲伤期。

6. 健康指导　指导孕妇加强产前检查,及时发现并积极治疗妊娠期合并症及并发症。注意增加营养,避免不良生活、饮食习惯。加强新生儿护理,宣传母乳喂养,促进新生儿生长发育。

【护理评价】

1. 孕妇情绪稳定,能配合医护治疗与护理。
2. 孕妇能叙述胎儿生长受限对围生儿结局的影响。

三、巨大儿

胎儿体重达到或超过 4000g 者,称为巨大儿(fetal macrosomia)。发生率约为 7%,近年来呈逐渐上升趋势。超过 4500g 者占 0.79%~1.04%,称为特大儿。男婴多见,男女婴比例约为 2.3:1。巨大儿的胎头娩出后,显著增大的双肩径致娩出困难,前肩被嵌顿在耻骨联合上方,用常规助产方法不能娩出胎儿,称肩难产(shoulder dystocia),常需手术助产。胎儿体重为 4000~4500g 时,肩难产发生率为 3%~12%;超过 4500g 时,发生率为 8.4%~14.6%。

【原因】

母亲患糖尿病、超重与肥胖是已知巨大儿形成的主要危险因素。其他相关因素还有:①遗传因素:父母身材高大,尤其是母亲,易发生巨大儿;②过期妊娠:胎盘功能正常时胎儿在宫腔内继续生长发育,体重随孕期延长而增加;③孕妇孕产次:胎儿体重随胎次而增加;④高龄产妇;⑤巨大儿分娩史;⑥种族、民族因素。

【临床表现】

有分娩巨大儿史,糖尿病病史,肥胖、身材高大的妇女,或孕期体重增长过快、过期妊娠等,分娩巨大儿的可能性增加。

【对母儿的影响】

1. 对产妇的影响　巨大儿分娩时易发生头盆不称和子宫收缩乏力,造成产程延长和停滞、手术产、产后出血和产褥感染发生率升高。经阴道分娩的最大危险是肩难产,处理不当可造成严重的软产道裂伤。由于子宫过度膨胀,产后腹压骤减,循环血液可能淤滞于腹腔大血管内,引起产后急性循环衰竭。产后因盆底组织过度伸展或撕裂,导致子宫脱垂、阴道前后壁脱垂或生殖道瘘。

2. 对胎儿及新生儿的影响　由于胎体过大,颅骨不易变形,导致分娩困难,常需手术助产,易引起颅内出血、锁骨骨折、臂丛神经损伤甚至死亡,胎儿窘迫和新生儿窒息发生率也增加。

【护理评估】

1. 健康史　详细了解孕产史,本次妊娠经过,有无营养过剩;准确推算预产期;着重评估胎儿大小,羊水量,有无头盆不称等。

2. 身体状况　重点评估产妇有无糖尿病相关症状,是否肥胖等可能引起巨大儿的因素存在。腹部检查:腹部明显膨隆,宫高 ≥ 36cm,触诊胎体大,先露部高浮,胎心率正常有力但位置较高,若为头先露可出现胎头跨耻征阳性。若腹围和宫高之和 ≥ 140cm 者,提示可能为巨大儿。

3. 心理 – 社会支持状况　当产妇及家属得知胎儿过大时,常先询问医护人员能否从阴道分娩。如产程进展顺利,产妇对分娩有信心;当产程进展缓慢,出现疲乏时,产妇失去信心,要求尽快剖宫产结束分娩。

4. 辅助检查　B 超检查:胎头双顶径 >10cm,需进一步测量胸径及肩径,胸、肩径明显大于头径者发生肩难产的概率增高。同时可排除双胎、羊水过多等情况。

5. 处理原则及主要措施　充分评估胎儿体重,骨盆大小,有无头盆不称,同时还应评估产妇产力和精神心理因素。如无头盆不称、产力良好,应予以短期试产机会。否则,应适当放宽剖宫产指征。

【常见护理诊断 / 问题】

1. 有新生儿窒息的危险 与胎儿巨大、产程延长有关。
2. 有新生儿产伤的危险 与胎体过大,颅骨不易变形,需手术助产有关。
3. 潜在并发症:产后出血,产褥感染。

【护理目标】

1. 未发生新生儿窒息。
2. 新生儿未发生产伤。
3. 产妇未发生产后出血,产褥感染。

【护理措施】

(一) 妊娠期

定期产前检查,进行营养指导,控制体重增长。发现胎儿生长过快,或有分娩巨大儿史,应检查排除孕妇糖尿病。如确诊糖尿病,应积极治疗,控制血糖,并于妊娠 36 周后,根据胎儿成熟度、胎盘功能及糖尿病控制情况,决定终止妊娠的时间和方式。

(二) 分娩期

严密观察产程,进行产时监护。如有头盆不称或估计胎儿体重 ≥ 4500g(糖尿病孕妇胎儿体重 ≥ 4000g),出现产程延长或停滞同时估计胎儿体重 ≥ 4000g 者,应以剖宫产结束分娩。经阴道试产者,由于胎头过大且硬,不易变形,不宜试产过久。若胎头双顶径已达坐骨棘水平以下,可做较大会阴切开行产钳助产,同时做好处理肩难产准备工作。

肩难产有时很难预测,一旦发生,应保持镇定。首先清理胎儿口腔及呼吸道黏液。阴道检查排除胎儿畸形等。确认因胎儿过大引起的肩难产后,可在吸入性麻醉下,导尿排空膀胱,扩大会阴切口。同时立即采取以下手法助产:

1. 屈大腿法(Mc Robert 法) 协助产妇双手抱膝,双腿极度屈曲尽量贴近腹部,改变脊柱弯曲度,减小骨盆倾斜度,使嵌顿于耻骨联合上方的前肩自然松解,同时应用适当力量向下牵引胎头而娩出。此法常与其他手法合用。

2. 压前肩法 助手在耻骨联合上方向胎儿前肩加压,使双肩径减小,有助于嵌顿的前肩娩出(图 9-1)。

3. 旋肩法(Woods 法) 助产者以示、中指伸入阴道,紧贴胎儿后肩肩胛部加压,将后肩向侧上旋转,同时助手协助将胎头同向旋转,当后肩逐渐旋转至前肩位置时娩出(图 9-2)。操作时,胎背在母体右侧用左手,胎背在母体左侧用右手。

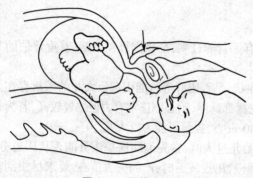

图 9-1 压前肩法

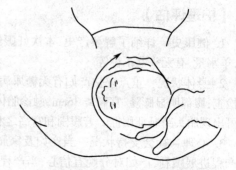

图 9-2 旋肩法(Woods 法)

4. 牵后臂娩出后肩法 助产者一手上托胎头使之紧贴耻骨联合,另一手(胎背在母体右侧用右手,在左侧用左手)沿阴道后壁骶凹处上滑,握住胎儿后上肢,沿胎儿胸前滑出阴道,使胎儿后肩及后上肢先娩出(图 9-3),再将胎肩旋转至骨盆斜径上,牵引胎头使前肩入盆后即可娩出。

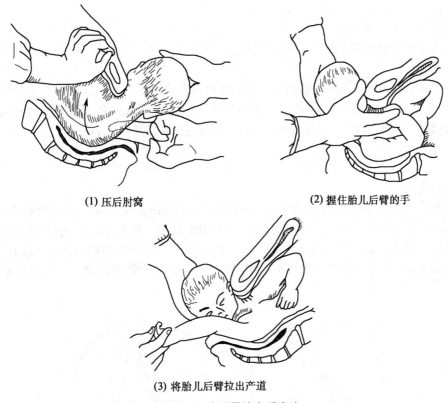

(1) 压后肘窝　　　　　　　　　(2) 握住胎儿后臂的手

(3) 将胎儿后臂拉出产道

图 9-3　牵后臂娩出后肩法

5. 断锁骨法　上述方法无效时,或胎儿畸形或死胎,可用手法自上向下折断胎儿一侧锁骨以缩小肩径,娩出胎儿后包扎固定患侧上肢,锁骨能自然愈合。这种手法难度较大,活产时仅在不得已时为之。

6. Zavanelli 回纳法　将胎头推回阴道内,改行剖宫产。

(三) 分娩后

分娩后立即在腹部置沙袋,防止产后腹压骤降,回心血量减少造成循环衰竭。常规检查软产道,有裂伤者及时缝合。及时给缩宫素和抗生素,预防产后出血和感染。

(四) 心理护理

当胎头娩出后出现肩难产时,医护人员需当机立断采取助产手术,产妇多表现紧张、恐惧,担心胎儿安危和自身健康,此时助产人员应及时告知需采取的措施,并鼓励、指导产妇积极配合结束分娩。

(五) 健康指导

若为阴道助产,常会阴切口较大,应指导产妇保持局部清洁卫生,勤换会阴垫,避免发生伤口感染。

【护理评价】

1. 未发生新生儿窒息。
2. 新生儿未发生产伤。
3. 产妇未发生产后出血,产褥感染等并发症。

四、双胎妊娠

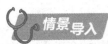情景导入

小张怀孕 9 个月了,近日总感觉走路气喘,吃东西后胃部很胀,于是来到产科门诊检查,B超显示为双胎妊娠,医生让她住院。

请思考:

(1)小张为什么会出现气喘与腹胀?

(2)目前主要的护理问题是什么?应如何护理?

一次妊娠在宫腔内同时有两个或两个以上胎儿称为多胎妊娠。在自然状态下,多胎妊娠发生率约为$1:89^{n-1}$(n代表一次妊娠的胎儿数)。多胎妊娠易引起贫血、羊水过多、妊娠期高血压疾病等并发症,属高危妊娠范畴,其中以双胎妊娠常见。本节主要讨论双胎妊娠(twin pregnancy)。

【分类】

(一)双卵双胎

由两个卵子分别受精而形成的双胎妊娠,称为双卵双胎(dizygotic twins)。约占双胎妊娠的70%。因两个胎儿来源于不同的受精卵,其遗传基因不完全相同,故两个胎儿的性别、血型可以相同或不同,容貌相似度同一般亲兄弟姊妹。胎盘多为两个,也可融合在一起,但两者的血液循环彼此独立、互不相通。胎盘胎儿面有两个羊膜腔,中间隔有两层羊膜和两层绒毛膜,有时两层绒毛膜可融合成一层(图9-4)。

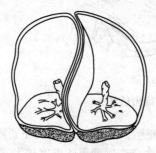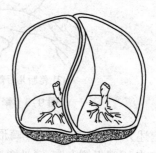

图9-4 双卵双胎的胎盘及胎膜

(二)单卵双胎

由一个卵子受精后分裂而形成的双胎妊娠称为单卵双胎(monozygotic twins),约占双胎妊娠的30%。因两个胎儿来源于同一个受精卵,故遗传基因完全相同,胎儿的性别、血型相同,相貌极相似。单卵双胎因受精卵在早期发育阶段发生分裂的时间不同,可形成以下4种类型。(图9-5)。

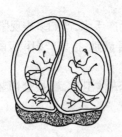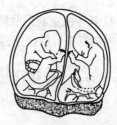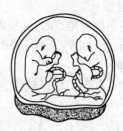

图9-5 单卵双胎的胎盘及胎膜

1. 双羊膜囊双绒毛膜单卵双胎 分裂发生在桑葚期,这一类型约占单卵双胎的30%。

2. 双羊膜囊单绒毛膜单卵双胎 分裂发生在囊胚期,这一类型约占单卵双胎的68%。

3. 单羊膜囊单绒毛膜单卵双胎 分裂发生在羊膜囊形成后,这一类型占单卵双胎的1%~2%。

4. 联体双胎 在原始胚盘形成后发生分裂者,导致不同程度、不同形式的联体儿,极罕见。

【病因】

双卵双胎妊娠发生率在不同国家、地区、人种之间有一定差异。有双胎妊娠家族史、年龄大、胎次多者发生概率高。近年来随着辅助生殖技术广泛开展,双胎妊娠发生率明显增高。单卵双胎的形成原因不明,不受遗传、种族、年龄、胎次、医源性因素的影响。

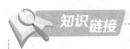

知识链接

双胎输血综合征

双胎输血综合征是双羊膜囊单绒毛膜单卵双胎的严重并发症,围生儿死亡率极高。两个胎儿的胎盘间形成动 – 静脉吻合,血液从动脉向静脉单向分流,即一个胎儿(供血儿)的血液流向另一个胎儿(受血儿),造成供血儿贫血、血容量减少,致使生长受限、羊水少,甚至因营养不良而死亡;受血儿出现血容量增多,动脉压增高,器官体积增大,胎儿体重增加,可致充血性心力衰竭胎儿水肿、羊水过多。

【临床表现】

1. 症状　早孕反应较重;中期妊娠后腹部增长迅速;妊娠晚期因子宫增大明显,可出现呼吸困难、胃部胀满、腰背部酸痛、下肢水肿、静脉曲张、痔疮等压迫症状。孕妇自述感胎动部位不固定且胎动频繁。

2. 体征　宫底高度明显大于孕周,腹部可触及两个以上胎极和多个小肢体;在腹部不同部位可听到两个胎心音,中隔无音区或两胎心率相差大于 10 次 / 分。

图片:双胎输血综合征胎儿

【对母儿的影响】

1. 对母体的影响　双胎妊娠孕妇易发生妊娠期高血压疾病、妊娠期肝内胆汁淤积症、贫血、羊水过多、胎膜早破、前置胎盘、胎盘早剥、宫缩乏力、产后出血等。

2. 对胎儿的影响　双胎妊娠易发生胎儿生长受限、早产、双胎输血综合征、胎头交锁、胎头嵌顿、脐带脱垂、胎儿畸形等,围生儿病率与死亡率均增高。

【护理评估】

(一) 健康史

评估孕妇的年龄、孕产史、孕前是否服用促排卵药物,是否采用辅助生殖技术,有无家族史等。

(二) 身体状况

1. 症状　评估有无早孕反应及严重程度,有无头晕乏力、呼吸困难、胃部胀满、下肢水肿等不适。

2. 体征　测量血压、体重。测量宫高、腹围,评估子宫大小与孕周是否相符。听胎心音,评估胎心是否正常,两胎心间是否中隔无音区或相差次数大于 10 次 / 分。

(三) 心理 – 社会支持状况

孕妇及家属常因孕育双胎而兴奋,同时又担心母儿的健康。两个孩子出生后的抚养、教育、经济负担也可能成为某些孕妇心中的隐忧。

(四) 辅助检查

1. B 超检查　B 超最早在孕 6 周时可见到两个妊娠囊,孕 9 周可见两个原始心管搏动,孕 13 周后能清楚显示两个胎头光环及各自拥有的脊柱、躯干、肢体等,B 超对中晚期双胎妊娠的诊断率为 100%,还可判断双胎类型、胎位、胎儿大小,筛查胎儿畸形等。

2. 多普勒胎心仪　在妊娠 12 周后可听到两个频率不同的胎心音。

(五) 治疗原则及主要措施

1. 妊娠期

(1)加强产前检查:加强孕期管理,增加产前检查的次数。及时发现和处理妊娠期高血压疾病、贫血、羊水过多、产前出血等合并症或并发症。

(2)休息与营养:注意休息,避免过劳,尤其妊娠 30 周后应多卧床休息;加强营养,预防贫血。

(3)终止妊娠指征:合并急性羊水过多,压迫症状明显,孕妇腹部过度膨胀,呼吸困难等;合并严重并发症,如子痫前期或子痫,不宜继续妊娠;胎儿畸形;已达预产期而未临产,胎盘功能减退者。

2. 分娩期

(1)经阴道分娩:若双胎第一胎儿为头位可经阴道自然分娩,产程中密切观察产程进展和胎心变化。

(2)行剖宫产术:有下列情况之一,应行剖宫产术终止妊娠:异常胎先露如第一胎儿为肩先露、臀先露或易发生胎头交锁、胎头嵌顿的胎位、联体双胎等;有其他产科指征者。

【常见护理诊断/问题】

1. 营养失调:低于机体需要量 与双胎妊娠对营养的需要量增加有关。
2. 焦虑 与担心母儿的安危、新生儿的护理有关。
3. 潜在并发症:早产、胎膜早破、产后出血等。

【护理目标】

1. 孕期营养供给能满足母儿对营养的需要。
2. 孕妇情绪稳定,能积极配合医护治疗。
3. 孕妇顺利度过妊娠期、分娩期,母儿平安。

【护理措施】

(一)加强营养

指导孕妇补充营养,增加蛋白质、维生素、铁剂、叶酸、钙剂等的摄入,以满足营养需要。定期产前检查,了解营养状况及胎儿发育情况。

(二)防治并发症

1. 妊娠期 指导孕妇加强产前检查。避免长时间站立,多卧床休息,左侧卧位为宜,并抬高下肢,促进血液回流,减轻水肿,尤其是妊娠后3个月避免跌倒、外伤。如有阴道流液与流血情况,应及时就诊。指导孕妇减轻腰背部疼痛的方法,采取舒适卧位,腰背部垫松软物品、局部热敷等。教会孕妇自测胎动的方法,以便及时发现胎儿窘迫征象。

2. 分娩期 严密观察产程进展和胎心变化;第一胎儿娩出后,立即断脐,并在腹部固定第二胎儿为纵产式,注意观察胎心、腹痛及阴道流血情况。第二个胎儿娩出后立即遵医嘱肌内注射或静脉滴注缩宫素促进子宫收缩,预防产后出血;腹部放置沙袋,避免腹压骤降。需行剖宫产术终止妊娠者,做好术前准备与术后护理以及新生儿抢救准备。

3. 产褥期 观察面色、神志、生命体征、宫缩和阴道流血情况,有异常及时报告医生。指导产妇哺乳,促进子宫收缩,教会产妇及家属按摩子宫的方法。指导产妇加强营养,多进食富含铁、蛋白质的食物。

(三)心理护理

关心、体贴孕产妇,帮助产妇完成角色转变,对于因孕育双胎而兴奋的产妇,聆听其倾诉,分享其快乐,提醒注意好好休息;对于担心自身及胎儿安危的孕妇,应耐心解释病情,介绍目前处理双胎的医护技术,增强其信心,减轻焦虑,使孕产妇保持愉快的情绪,积极配合治疗。指导家属准备新生儿用物,教会产妇及家属照护新生儿的方法,使其充满信心。

(四)健康指导

指导孕妇增强营养,注意休息,加强产前检查,及时发现妊娠合并症及并发症,并积极诊治。孕期避免劳累、剧烈运动,孕晚期禁止性生活,提前住院待产。指导母乳喂养及新生儿护理。

【护理评价】

1. 孕妇孕期营养摄入充足。
2. 孕妇情绪稳定,能主动配合医护治疗。
3. 孕妇未发生并发症。

五、胎儿畸形

脑　积　水

胎儿脑室内有大量脑脊液（500~3000ml）蓄积于颅腔内时，称脑积水（hydrocephalus）。由于颅腔过度膨大，骨缝和囟门明显增宽，头颅周径明显增大，可引起梗阻性难产、子宫破裂及生殖道瘘等，对产妇有严重危害。脑积水常伴有其他神经管缺陷，如脊柱裂、脊髓膜膨出、足内翻畸形和羊水过多（图9-6）。

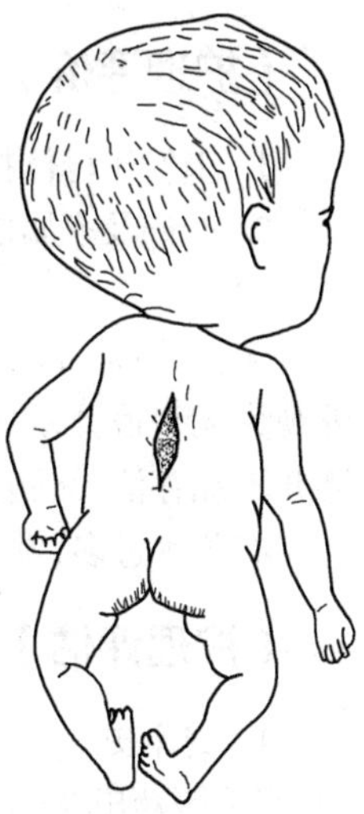

【原因】

TORCH感染，X连锁脑积水综合征（家族性脑积水），胎儿酒精中毒综合征等。

【护理评估】

图9-6　脑积水

1. 健康史　详细了解孕产史，本次妊娠经过，重点评估孕妇有无弓形虫（toxoplasma）、其他病原体（other）、风疹病毒（rubella virus，RV）、巨细胞病毒（cytomegalovirus，CMV）、单纯疱疹病毒（herpes simplex virus，HSV）即TORCH接触史；了解有无家族史，孕妇的饮食嗜好等。

2. 身体状况　①腹部检查：头先露时，可于耻骨联合上方触及异常增大的胎头，骨质薄软，且有弹性，胎头高浮，跨耻征阳性。常因胎头过大难以入盆，容易发生臀先露。②阴道检查：骨盆空虚，先露部过高。若宫口已扩张，可触及颅骨骨缝增宽，囟门变大且有紧张感，颅骨薄软且有弹性，触之如乒乓球的感觉。

3. 心理-社会支持状况　当产妇及家属得知胎儿畸形时，常表现出愤怒、沮丧，继而转为悲哀。产妇常有自责的表现。

4. B超检查　可见胎头双顶径明显增大，骨质薄，脑室内有异常液性暗区，常合并羊水过多。

5. 处理原则及主要措施　以避免母亲损伤为原则，确诊后应引产。

【常见护理诊断/问题】

1. 有母体受伤的危险　与胎儿畸形致分娩困难有关。
2. 预感性悲哀　与胎儿畸形有关。

【护理目标】

1. 未发生母体损伤。
2. 产妇及家属能面对现实，接受事实。

【护理措施】

1. 确定引产后，应密切观察产程进展　协助缩小胎儿头径，以利娩出，以免损伤产道。头位时，宫口开大3cm以上，可用长针头经阴道刺入颅缝或囟门放出积液，使头围缩小以利于胎头娩出。如穿刺后仍不能顺利娩出者，可行穿颅术。如胎头位置较高经阴道处理困难者，可在B超下经腹穿刺放液。臀位后出头困难者可经枕骨大孔穿颅，待胎头周径缩小后再行牵引术。

2. 心理护理　应做好产妇的心理护理，认真讲解引产的目的，告知产程中可能出现的问题及如何应对，使产妇积极配合医生，顺利度过分娩期。

3. 健康指导　产后应指导产妇及家属按正常分娩对待，增加营养，注意休息，保持会阴清洁。指导产妇于产褥期结束后进行一次较全面的检查，包括遗传咨询、染色体检查以及病原微生物检查，寻找引起本次胎儿畸形的原因，避免再次发生类似情况。

【护理评价】

1. 未发生母体损伤。
2. 产妇及家属能面对现实,接受事实。

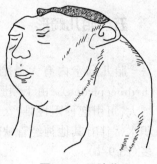

图 9-7　无脑儿

无　脑　儿

无脑儿(anencephalus)是一种常见的胎儿畸形,多见于女婴。特殊外观为无头盖骨,双眼突出,颈短。脑膜膨出,脑发育极为原始(图 9-7),婴儿不能存活,无脑儿的垂体及肾上腺发育不良,多在出生后不久死亡。如伴有羊水过多,常致早产,如不伴羊水过多,常为过期产。

图片:无脑儿

【护理评估】

1. 健康史　详细了解孕产史,本次妊娠经过,重点评估孕期有无接触有害物质,有无不良因素影响,有无服药史及药物的名称。

2. 身体状况　腹部检查常触不到胎头。临产后肛查或阴道检查触及先露部为凹凸不平的颅底骨。应注意和面先露相鉴别。

3. 心理 – 社会支持状况　当产妇及家属得知胎儿畸形时,常表现出愤怒、沮丧,继而转为悲哀。产妇常有自责的表现。

4. 辅助检查

(1)实验室检查:孕妇血或尿中雌三醇较低;无脑儿脑膜直接暴露在羊水中,使羊水甲胎蛋白明显升高。

(2)B 超检查:孕 14 周后见不到圆形颅骨光环,头端有不规则的"瘤结"。

5. 处理原则及主要措施　以保护母亲免受损伤为原则。无脑儿无存活可能,一经诊断,应立即引产。

【常见护理诊断 / 问题】

1. 有母体受伤的危险　与产道扩张不充分致娩肩困难有关。
2. 悲哀　与胎儿畸形有关。

【护理目标】

1. 未发生母体损伤。
2. 产妇及家属能面对现实,接受事实。

【护理措施】

一经诊断,应立即引产,一般不造成难产。偶因胎头小,产道扩张不充分而造成胎肩娩出困难,或因脑脊膜膨出过大、过软,不能充分扩张产道而使产程延长。可行毁胎术结束分娩。心理护理与健康指导同脑积水。

【护理评价】

1. 未发生母体损伤。
2. 产妇及家属能面对现实,接受事实。

其他畸形

其他胎儿发育异常有联体畸胎,联体畸胎发生率为 0.02%,可经 B 超检查确诊。此外胎儿颈、胸、腹、骶等处发育异常或发生肿瘤,使局部体积增大致难产,通常于第二产程出现胎先露下降受阻,经阴道检查时被发现。

图片:胸部联体双胎

笔记

六、死胎

妊娠 20 周后胎儿在子宫内死亡,称为死胎(fetal death)。胎儿在分娩过程中死亡者称为死产(stillbirth)。如死胎滞留过久,可引起母体凝血功能障碍、DIC 等。

【病因】

多因胎儿严重缺氧引起,常见的原因如下:

1. 胎盘因素　如前置胎盘、胎盘早期剥离等。
2. 脐带因素　脐带过短、脐带打结、脐带绕颈或绕体、脐带脱垂等影响血液供应,导致胎儿缺氧。
3. 胎儿因素　如胎儿严重畸形、胎儿生长受限、胎儿宫内感染、严重的遗传性疾病、母儿血型不合等影响胎儿生长发育,严重者导致胎儿死亡。
4. 母体因素　母亲患有严重的妊娠并发症或合并症,如妊娠期高血压疾病、糖尿病、慢性肾炎、过期妊娠等;各种原因导致孕妇休克;子宫局部因素如子宫张力过大或收缩力过强,子宫破裂等导致胎儿氧供不足,缺氧严重而死亡。另外孕妇吸烟、吸毒、酗酒、过多接触化学工业毒物、放射线及剧毒农药等均有致畸作用或导致死胎。

【临床表现】

1. 症状　胎儿死亡后,孕妇自觉胎动停止,腹部不再增大。
2. 体征　宫高、腹围小于孕周,无胎动,听不到胎心。

【对母儿影响】

胎儿死亡后约 80% 在 2~3 周内自然娩出,如胎儿死亡 3 周以上未排出,退行性变的胎盘组织释放凝血活酶进入母体血液循环,可引起弥散性血管内凝血,消耗血中纤维蛋白原及血小板等凝血因子,导致凝血功能障碍,分娩时发生难以制止的大出血。死亡 4 周以上未排出者发生 DIC 的可能性更大。

【护理评估】

(一) 健康史

询问病史,了解末次月经时间、早孕反应时间、出现胎动时间,有无妊娠并发症或合并症,有无不良嗜好,是否有影响胎儿氧供的因素存在。

(二) 身体状况

1. 症状　询问孕妇腹部增长及自觉胎动情况。有否因死胎滞留过久而引起其他症状,如不明原因的出血且不凝、不止。
2. 体征　评估宫高、腹围是否小于停经月份,有无胎动、胎心。

(三) 心理－社会支持状况

孕妇及家属得知胎儿死亡,精神打击很大,甚至会因悲哀过度而产生过激行为。部分孕妇因自身疾病而导致胎死宫内,可出现内疚心理。

(四) 辅助检查

1. B 超检查　B 超检查是诊断死胎最常用的方法,准确、简单方便。B 超提示无胎心音、胎动。胎儿死亡过久可见颅板塌陷、颅骨重叠、胎儿轮廓不清、皮肤水肿、胎盘肿胀等。
2. 凝血功能检查　了解是否有凝血功能障碍。

(五) 治疗原则及主要措施

死胎一经确诊,应及时引产,以保护孕妇为原则。产程中严密观察,防止并发症。产后仔细检查胎盘、脐带和胎儿,寻找死胎发生的原因。

【常见护理诊断/问题】

1. 预感性悲哀　与胎儿死亡和害怕引产手术有关。

2. 潜在并发症:DIC、产后出血。

【护理目标】

1. 孕产妇情绪稳定,能配合治疗护理。
2. 孕产妇平安,未发生并发症。

【护理措施】

（一）一般护理

指导产妇充分休息,均衡营养,保持足够的体力。

（二）防治凝血功能障碍,预防产后出血

1. 产程中严密观察产程进展,监测生命体征,有异常及时报告医生;观察有无出血倾向,如牙龈出血、皮肤瘀点等;胎儿娩出后应仔细检查胎儿及胎盘,必要时做相关检查,查明胎儿死亡的原因。

2. 胎儿娩出后即给予宫缩剂及抗生素,预防产后出血与感染。

（三）做好引产术的护理配合

对胎儿死亡4周仍尚未排出者,应检查凝血功能,并备新鲜血。

（四）心理护理

关心体贴产妇,减少或避免精神刺激,耐心倾听产妇的诉说,给予心理疏导和干预,使患者在心理上接受现实,配合治疗和护理。

（五）健康指导

加强产前检查,做好孕期保健,积极治疗妊娠合并症及并发症。教会孕妇自测胎动,发现异常及时就诊,积极查明病因,针对病因防治。注意休息,增加营养,宣传优生优育知识,指导其再次妊娠前进行遗传咨询,妊娠后行产前检查,并加强监护。

【护理评价】

1. 孕产妇情绪稳定,能配合治疗护理。
2. 孕产妇平安,未发生并发症。

（李耀军）

第二节　胎盘异常

一、前置胎盘

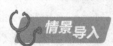

小王怀孕33周了,今晨醒来准备去上厕所,发现臀下有一小摊血迹,无腹痛等不适,全家吓坏了,赶紧送她来医院,B超显示为部分性前置胎盘。门诊收入院治疗。

请思考:

1. 小王为什么会发生无痛性阴道流血?

2. 目前主要的护理问题是什么? 应如何护理?

妊娠28周后,若胎盘附着于子宫下段,甚至胎盘下缘达到或覆盖宫颈内口,其位置低于胎儿的先露部,称为前置胎盘(placenta previa)。前置胎盘是妊娠晚期出血最常见的原因,也是妊娠晚期严重并发症,处理不当可危及母儿生命。其发病率,国外报道为0.3%~0.9%,国内报道为0.24~1.57%。

图片:前置胎盘

【病因】

目前尚不明确,可能与下列因素有关。

1. 子宫内膜病变与损伤　多产、多次刮宫或剖宫产等是前置胎盘的高危因素,由于子宫内膜损伤后可引起子宫内膜炎或子宫内膜萎缩,使子宫蜕膜血管生长不良。再次妊娠时,血液供应不足,致使胎盘为摄取足够的营养而扩大面积,伸展到子宫下段。据统计,发生前置胎盘的孕妇,85% 以上为经产妇。

2. 胎盘异常　由于多胎妊娠形成过大面积的胎盘,伸展至子宫下段或遮盖子宫颈内口,形成前置胎盘;胎盘位置正常但有副胎盘而延伸至子宫下段。

3. 受精卵发育迟缓　受精卵滋养层发育迟缓,到达子宫下段方具备植入能力,故着床于子宫下段,并在该处生长发育而形成前置胎盘。

4. 宫腔形态异常　子宫畸形或有子宫黏膜下肌瘤等使宫腔形态改变而导致胎盘附着于子宫下段。

【分类】

根据胎盘下缘与子宫颈内口的关系,前置胎盘可分为 3 种类型(图 9-8)。由于胎盘下缘与子宫颈内口的关系可因宫颈管消失、宫颈口扩张而改变,前置胎盘的类型也随之改变,目前临床上均以处理前最后一次检查结果来确定类型。

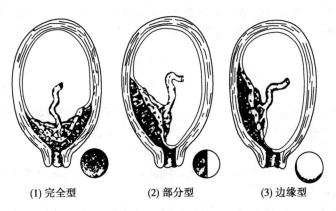

(1) 完全型　　　　(2) 部分型　　　　(3) 边缘型

图 9-8　前置胎盘类型

1. 完全性前置胎盘(complete placenta previa)　子宫颈内口全部被胎盘组织覆盖,又称中央性前置胎盘。初次出血的时间较早,约在妊娠 28 周,出血次数频繁,量较多,有时一次大量阴道流血即可使孕妇陷入休克状态。

2. 部分性前置胎盘(partial placenta previa)　子宫颈内口部分被胎盘组织覆盖。出血情况介于完全性前置胎盘和边缘性前置胎盘之间。

3. 边缘性前置胎盘(marginal placenta previa)　胎盘附着于子宫下段,边缘未覆盖子宫颈内口。初次出血发生较晚,多于妊娠 37~40 周或临产后,量也较少。

【临床表现】

1. 无痛性阴道流血　典型症状是妊娠晚期或临产时,突然发生无诱因、无痛性反复阴道流血。妊娠晚期子宫下段逐渐伸展,牵拉宫颈内口,宫颈管缩短;临产后宫缩使宫颈管消失成为软产道的一部分,而附着于子宫下段及宫颈内口的胎盘不能随之相应地伸展,导致前置部分的胎盘自其附着处剥离,血窦破裂而出血。初次出血量通常不多,剥离处血液凝固后,出血可暂时停止;偶尔有第一次即大量出血,导致休克。随着子宫下段不断伸展,出血往往反复发生,且出血量越来越多。

2. 贫血、休克　由于反复多次流血或大量阴道流血,患者出现贫血貌,严重者可出现休克表现。

凶险性前置胎盘

既往有剖宫产史者,再次妊娠如发生前置胎盘,胎盘可能附着在原子宫切口瘢痕处,并常伴有胎盘植入,这种情况称为凶险性前置胎盘,是导致产前、产时及产后大出血的主要原因之一,出血凶险,常并发休克和弥散性血管内凝血(DIC)等严重并发症。

3. 腹部检查　子宫软,无压痛,子宫大小与停经月份相符,胎方位清楚。因前置胎盘占据了子宫下段,影响胎先露入盆,故常并发胎位异常、胎先露高浮。当前置胎盘位于子宫下段前壁时,可于耻骨联合上方听到胎盘血管杂音。

【对母儿的影响】

1. 产后出血　由于子宫下段肌肉菲薄,收缩力差,分娩过程中胎盘不易剥离,产后不能有效地闭合血窦而止血,易引发产后出血。

2. 胎盘植入　子宫下段蜕膜发育不良,胎盘绒毛可穿透底蜕膜侵入子宫肌层,形成胎盘植入,使胎盘剥离不全发生产后出血。

3. 产褥感染　胎盘剥离面靠近宫颈外口,细菌容易经阴道上行侵入胎盘剥离面;加之产妇贫血或失血过多,体质虚弱,抵抗力降低,在产褥期内易发生感染。

4. 围生儿死亡率高　反复多次或大量阴道流血可使胎儿宫内缺氧,严重者死亡;因病情需要提前终止妊娠,使早产率增加,早产儿生活能力低下,死亡率高。

【护理评估】

(一) 健康史

询问孕妇的末次月经并推算预产期;详细询问孕妇的孕产史、产次及既往分娩情况;了解既往有无子宫内膜病变与损伤史,如剖宫产术、多次人工流产术、产褥感染等。

(二) 身体状况

1. 症状　询问阴道流血的次数、频率,有无伴随腹痛;正确评估阴道流血量的多少;评估贫血程度与阴道流血量是否成正比。

2. 体征　评估患者的一般情况,是否有面色苍白、脉搏细速、血压下降等休克体征;腹部检查了解子宫大小与孕周是否相符,胎位是否正常;听诊注意胎心有无异常。

(三) 心理 - 社会支持状况

孕妇及家属可因突然阴道流血而感到恐惧或焦虑,既担心孕妇的健康,更担心胎儿的安危;由于无思想准备可能显得紧张、手足无措,希望获得医务人员的帮助。

(四) 辅助检查

1. B超检查　B超可清楚显示子宫壁、胎先露、胎盘及宫颈位置,并根据胎盘下缘与宫颈内口的关系确定前置胎盘的类型。是目前最安全、有效的检查方法。

2. 产后检查胎盘及胎膜　对产前出血者,产后应仔细检查胎盘,如胎盘的边缘有陈旧血块附着,呈黑紫色或暗红色,且胎膜破口处距胎盘边缘小于 7cm,则提示为前置胎盘。若行剖宫产术,可在术中直接查看胎盘附着的部分,明确诊断。

(五) 治疗原则及主要措施

治疗原则为抑制宫缩、止血、纠正贫血和预防感染。应根据孕妇的一般情况、出血量多少、妊娠周数、胎儿成熟度、胎儿是否存活以及前置胎盘的类型等情况综合分析,制订具体方案。

1. 期待疗法　其目的是在保证孕妇安全的前提下尽可能延长孕周,从而提高围生儿成活率。适用于妊娠 <34 周、估计胎儿体重 <2000g,阴道流血量不多,胎儿存活、孕妇全身情况良好者。期待疗法期间孕妇应绝对卧床,严密观察病情变化;应用宫缩抑制剂并纠正贫血。

2. 终止妊娠　孕妇反复发生大量出血甚至休克者;胎龄 ≥ 36 周者;胎龄未达 36 周,出现胎儿窘迫征象者;期待疗法中孕妇发生大出血者,应采取积极措施选择最佳方式终止妊娠。剖宫产术能在短时间内娩出胎儿,结束分娩,又能迅速制止出血,是处理前置胎盘的主要手段。阴道分娩适用于边缘性前置胎盘、枕先露、阴道流血不多、无头盆不称与胎儿异常,估计短时间能结束分娩者。

【常用护理诊断 / 问题】

1. 有感染的危险　与孕产妇贫血、抵抗力下降有关。
2. 有胎儿受伤的危险　大量阴道出血,可发生胎儿窘迫,甚至死亡。
3. 潜在并发症:出血性休克、产后出血。
4. 焦虑　与出血、担心胎儿预后有关。

【护理目标】

1. 产妇未发生感染。
2. 胎心率正常,接受期待疗法的孕妇能维持至妊娠 36 周。
3. 产妇未发生产后出血、休克等。
4. 孕妇情绪稳定,能正确面对疾病。

【护理措施】

(一) 终止妊娠的护理

对需要立即终止妊娠的孕妇,应立即安排孕妇去枕侧卧位,开放静脉通道,配血,做好输血准备。在抢救休克的同时,做好剖宫产术的术前准备,严密监测母儿生命体征并做好抢救准备工作。

(二) 期待疗法的护理

1. 保证休息,减少刺激　孕妇应绝对卧床休息,取左侧卧位,卧床期间提供一切生活护理;适当给予宫缩抑制剂或镇静剂。避免各种刺激,以减少出血机会,禁止阴道检查和肛查,腹部检查时动作轻柔。

2. 监测生命体征　严密观察并记录孕妇生命体征,及时发现病情变化;观察阴道流血的时间、出血量及一般情况。指导孕妇自测胎动,严密观察胎心变化,必要时行胎心监护。

3. 纠正贫血　给予孕妇口服硫酸亚铁,必要时输血;指导孕妇加强营养,多食高蛋白以及含铁丰富的食物。

4. 促进围生儿健康　给予孕妇定时、间断吸氧,每天 3 次,每次 20~30 分钟,以提高胎儿血氧供应。估计近日内需要终止妊娠,而胎龄不足 34 周者,可用地塞米松每次 5~10mg,每日 2 次,连用 2~3 日,有利于促进胎儿肺成熟,有减少新生儿呼吸窘迫综合征的发生。

5. 预防产后出血和感染　胎儿娩出后,及早使用宫缩剂,以防止产后出血;严密观察产妇的生命体征及阴道流血情况,发现异常及时报告医师处理;做好会阴护理,及时更换会阴垫,保持会阴部清洁、干燥。

6. 心理护理　患者多数会有紧张、焦虑等心理表现,护理人员应向孕妇讲述前置胎盘的有关知识,耐心解答她们的提问,让她们感受到关心和照顾;同时尽量让亲属陪伴,给予孕、产妇心理支持和安慰。

7. 健康指导　做好计划生育宣传,避免因多产、多次刮宫等操作损伤子宫内膜;加强围生期保健,妊娠晚期如有出血,无论出血量多少,都应及时就诊,以便早诊断、及时治疗。

【护理评价】

1. 产妇未发生感染。
2. 胎心率正常,接受期待疗法的孕妇维持至妊娠 36 周及以上。
3. 产妇未发生产后出血、休克等。
4. 孕妇情绪稳定,能顺利度过妊娠、分娩期。

二、胎盘早剥

情景导入

小刘怀孕35周了，今天买菜回来的路上，不小心被人撞了一下，摔倒在地，感觉腹痛厉害，有少量阴道流血，家人赶紧送她来医院急诊，B超显示胎盘早剥，立即收住院治疗。

请思考：

1. 小刘为什么会发生胎盘早剥？
2. 目前应如何处理？
3. 目前主要的护理问题是什么？应如何护理？

妊娠20周以后或分娩期，正常位置的胎盘在胎儿娩出前，部分或全部从子宫壁剥离称为胎盘早剥（placental abruption）。胎盘早剥是妊娠晚期的严重并发症，往往起病急、进展快，若处理不及时可危及母儿生命。胎盘早剥的发病率，据报道国外为1%~2%，国内为0.46%~2.1%。

【病因】

病因及发病机制目前尚不十分清楚，可能与以下因素有关。

1. 孕妇血管病变　妊娠期高血压疾病、慢性高血压、慢性肾炎患者常并发胎盘早剥。其原因是底蜕膜螺旋小动脉痉挛或硬化，引起远端毛细血管缺血坏死至破裂出血，血液流至底蜕膜层与胎盘之间形成胎盘后血肿，导致胎盘与子宫壁剥离。

2. 机械性因素　外伤尤其是腹部直接受到撞击或挤压；脐带过短（<30cm）或因脐带绕颈、绕体等相对过短时，分娩过程中胎儿下降牵拉脐带造成胎盘剥离；行羊膜腔穿刺时刺破前壁胎盘附着处，血管破裂出血而造成胎盘剥离。

3. 宫腔内压力骤然下降　羊水过多破膜时，大量羊水快速流出；双胎妊娠的第一胎儿娩出过快，均使宫腔内压力骤然下降，子宫骤然缩小，导致胎盘与子宫壁错位而剥离。

4. 子宫静脉压突然升高　妊娠晚期或临产后，孕妇如长时间仰卧位，巨大的子宫压迫下腔静脉，使回心血量减少，血压下降，而子宫静脉淤血，静脉压升高，导致蜕膜静脉床淤血或破裂，形成胎盘后血肿，部分或全部胎盘从宫壁剥离。

5. 其他　某些高危因素如高龄孕妇，孕妇吸烟、吸毒，孕妇有血栓形成倾向、子宫肌瘤（尤其是胎盘附着处有肌瘤）等均与胎盘早剥的发生有关。有胎盘早剥史的孕妇再次发生胎盘早剥的可能性增加。

【病理与类型】

胎盘早剥的主要病理变化是底蜕膜出血形成胎盘后血肿，使胎盘自附着处剥离。若剥离面积小，出血量少，出血很快停止，临床可无明显症状，仅在产后检查胎盘时发现胎盘母体面有凝血块和压迹；若剥离面积大，继续出血形成胎盘后血肿，使胎盘剥离面不断扩大，则依据出血情况可分为以下3种类型（图9-9）。

1. 显性剥离　当胎盘后血肿使胎盘剥离面不断扩大，血液冲开胎盘边缘及胎膜，沿胎膜与宫壁间经宫颈向外流出，称显性剥离或外出血。

2. 隐性剥离　当胎盘后血肿使胎盘剥离面不断扩大，但胎盘边缘仍附着于子宫壁上，或胎膜与子宫壁未剥离，血液不能外流而积聚在胎盘与子宫壁之间，称隐性剥离或内出血。

3. 混合性出血　当内出血逐渐增多，胎盘后血肿越积越大，血液也可冲开胎盘边缘与胎膜，向宫颈口外流出，形成混合性出血。

内出血严重时，随着胎盘后血肿的压力增大，使血液向子宫肌层内浸润，引起肌纤维分离、断裂甚至变性；当血液渗透至子宫浆膜层时，子宫表面呈现紫蓝色瘀斑，尤其在胎盘附着处明显，称为子宫胎盘卒中（uteroplacental apoplexy），又称为库弗莱尔子宫（Couvelaire uterus）。

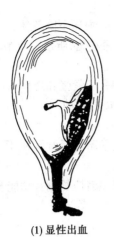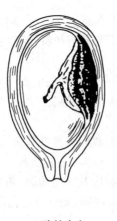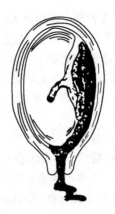

| (1) 显性出血 | (2) 隐性出血 | (3) 混合性出血 |

图 9-9 胎盘早剥类型

胎盘早剥时,羊水可经剥离面进入开放的血管,引起羊水栓塞。严重的胎盘早剥还可能发生凝血功能障碍,主要是由于从剥离处的胎盘绒毛和蜕膜中释放大量的组织凝血活酶,进入母体血液循环内,激活凝血系统而发生弥散性血管内凝血(DIC)。子宫胎盘卒中影响子宫收缩,可导致产后出血,尤其是合并 DIC 时,更容易出现难以纠正的产后出血和急性肾衰竭。

【临床表现】

根据病情严重程度,胎盘早剥分为 3 度。

Ⅰ度:多见于分娩期,胎盘剥离面积小,以外出血为主。主要症状为阴道流血,色暗红,患者腹痛轻微或无腹痛。腹部检查:子宫软,子宫大小与妊娠周数相符,胎位清楚,胎心率多正常,产后检查见胎盘母体面有凝血块及压迹。

Ⅱ度:胎盘剥离面为胎盘面积的 1/3 左右。主要症状为孕妇突然发生持续性腹痛、腰酸或腰背痛,疼痛程度与胎盘后积血量成正比。无阴道流血或流血量不多,贫血程度与阴道流血量不相符。腹部检查可见子宫大于妊娠周数,子宫底随胎盘后血肿增大而升高。胎盘附着处压痛明显,如胎盘位于子宫后壁则压痛不明显,宫缩有间歇,胎位可扪及,胎儿大多存活。

Ⅲ度:胎盘剥离面超过胎盘面积的 1/2,临床表现比Ⅱ度重。可出现恶心、呕吐、面色苍白、四肢湿冷、脉搏细数、血压下降等休克表现,休克程度多与阴道流血量不成比例。腹部检查:子宫硬如板状,于宫缩间歇期也不放松,因此胎位触不清楚,胎心音消失。如无凝血功能障碍为Ⅲa,有凝血功能障碍为Ⅲb。

并发症:

(1) 凝血功能障碍:表现为皮下、黏膜或注射部位出血,子宫出血不凝,甚至发生尿血、咯血及呕血。

(2) 产后出血:胎盘早剥发生子宫胎盘卒中时可影响子宫肌层收缩致产后出血,若并发 DIC 则产后出血的可能性更大,且难以纠正。

(3) 急性肾衰竭:大量出血使肾灌注量受损,导致肾皮质或肾小管缺血坏死,表现为少尿或无尿。

(4) 羊水栓塞:胎盘早剥时羊水经剥离面开放的子宫血管进入母体血液循环而致羊水栓塞。

【护理评估】

(一) 健康史

询问有无妊娠期高血压疾病或高血压病史、胎盘早剥史、慢性肾炎史、仰卧位低血压综合征及外伤史等。

(二) 身体状况

1. 症状 孕妇在妊娠晚期或临产时突然发生腹部剧痛,应询问腹痛的程度、性质,有无阴道流血及流血的量;评估贫血程度与阴道流血量是否成正比,是否出现皮下、黏膜或注射部位出血,子宫出血不凝。

2. 体征　评估患者的一般情况,是否有面色苍白、脉搏细速、血压下降等休克体征;腹部检查了解子宫软硬度,有无压痛;子宫大小与妊娠周数是否相符;胎位是否清楚,听诊注意胎心有无异常。

（三）心理－社会支持状况

孕妇及家属可因突然阴道大出血、孕妇持续性腹痛而感到高度紧张和恐惧,既担心孕妇及胎儿的安危,又因为无思想准备显得紧张、惊慌失措,希望获得医护人员的帮助。

（四）辅助检查

1. B 超　典型声像图显示子宫壁与胎盘间有液性暗区,提示胎盘后有血肿,同时可观察胎儿宫内状况(有无胎动、胎心搏动),并根据胎盘位置排除前置胎盘。

2. 实验室检查　主要了解患者贫血程度及凝血功能。重型患者应检测肾功能及二氧化碳结合力,并做 DIC 筛选试验(血小板计数、凝血酶原时间、血纤维蛋白原测定等)。

（五）治疗原则及主要措施

1. 纠正休克　应迅速补充血容量,尽快改善血液循环,最好输入新鲜血液。休克抢救成功与否,取决于补液量和补液速度。

2. 及时终止妊娠　胎盘早剥一旦确诊,应及时终止妊娠。终止妊娠的方式根据孕妇病情轻重、胎儿宫内状况、产程进展及胎产次等情况而定。

(1)阴道分娩:患者以外出血为主,经产妇,一般情况较好,宫口已开大,估计短时间内能结束分娩者可考虑经阴道分娩。分娩过程中,密切观察血压、脉搏、宫底高度、宫缩与阴道出血情况,严密监测胎心,一旦病情加重或出现胎儿窘迫征象,应行剖宫产结束分娩。

(2)剖宫产:重型胎盘早剥,特别是初产妇,不能在短时间内结束分娩者;轻型胎盘早剥,出现胎儿窘迫征象,需抢救胎儿者;重型胎盘早剥,胎儿已死亡,但产妇病情恶化,不能立即娩出胎儿者,均应及时行剖宫产术。

3. 防治并发症

(1)凝血功能障碍:在迅速终止妊娠、阻断促凝物继续进入母血液循环的基础上,补充凝血因子及应用抗纤溶药物,纠正凝血功能障碍。

(2)产后出血:胎儿娩出后立即给予宫缩剂,如缩宫素、麦角新碱等;同时人工剥离胎盘,持续按摩子宫,以防止产后出血。若仍不能控制子宫出血,或血液不凝固,应快速输入新鲜血液,同时行子宫次全切除术。

(3)急性肾衰竭:及时补充血容量,输液、输血;若血容量补足后仍无尿或少尿可给予利尿剂。

【常用护理诊断 / 问题 】

1. 恐惧　与胎盘早剥起病急、进展快,危及母儿生命有关。
2. 预感性悲哀　与死产、切除子宫有关。
3. 潜在并发症:失血性休克、弥散性血管内凝血、急性肾衰竭。

【护理目标 】

1. 孕妇恐惧感减轻,能配合治疗与护理。
2. 孕妇接受现实,情绪稳定。
3. 孕妇未出现凝血功能障碍、急性肾衰竭等并发症,或并发症得到控制。

【护理措施 】

1. 纠正休克,改善患者一般情况　迅速建立静脉通路,快速补充血容量,有条件及时输入新鲜血,既能补充血容量,又可补充凝血因子。

2. 严密观察病情变化,及时发现并发症　严密监测孕妇的生命体征;观察阴道出血情况;检查宫底高度是否与妊娠周数相符、子宫有无压痛,有无宫缩;监测胎儿宫内状态,必要时行胎儿电子监护。

3. 终止妊娠准备　一旦确诊,应及时终止妊娠。根据医师决定的分娩方式,护士做好相应的准备与配合,病情危急需行剖宫产者,做好术前准备及抢救新生儿的准备。

4. 预防产后出血　产前配血备用,胎儿娩出后及时给予宫缩剂,并配合按摩子宫,必要时遵医嘱做切除子宫的术前准备。未发生出血者,仍应加强生命体征观察,预防晚期产后出血发生。

5. 产褥期护理　在产褥期应注意加强营养,纠正贫血。保持会阴清洁,防止感染。根据产妇身体情况给予母乳喂养指导。死产者及时采取退乳措施。

6. 健康指导　对孕妇进行宣教,嘱其定期产前检查,预防和及时治疗妊娠期高血压疾病、高血压、慢性肾病等;妊娠晚期避免长时间仰卧位及腹部受外伤;处理羊水过多和双胎时,避免宫腔压力下降过快;告诫孕妇不要吸烟、吸毒。

【护理评价】

1. 孕妇恐惧感减轻,能配合治疗与护理。
2. 患者能接受疾病结局,情绪稳定。
3. 孕妇未发生并发症,或者并发症得到控制。

三、胎盘植入

胎盘植入(placental implantation abnormality,PIA)指胎盘绒毛直接侵入子宫肌层。根据植入的深度,可分为:①粘连性胎盘植入:胎盘绒毛直接附着于子宫肌层,两者之间无底蜕膜;②植入性胎盘植入:胎盘绒毛侵及子宫肌层;③穿透性胎盘植入:胎盘绒毛侵入子宫肌层达子宫浆膜层,甚至穿透该层。根据植入的面积,可分为部分性胎盘植入与完全性胎盘植入。部分性胎盘植入因胎盘部分剥离,部分未剥离,导致子宫收缩不良,已剥离面血窦开放发生致命性出血。完全性胎盘植入因胎盘未剥离而无出血。

图片:胎盘植入

【病因】

1. 子宫内膜损伤与感染　有多次流产刮宫史、人工剥离胎盘手术史、剖宫产史以及其他子宫手术史者,子宫内膜基底层破坏而不能将功能层修复,尤其伴有感染如子宫内膜炎等,则再次妊娠后易发生胎盘植入。有盆腔放疗史者,放射线可使蜕膜发生缺损而易致胎盘种植异常。

2. 胎盘附着部位异常　如前置胎盘,因子宫下段内膜较薄,胎盘绒毛易侵至子宫肌层。

3. 高龄孕妇　尤其是年龄≥35岁者,随着年龄的增长,血管内皮进行性损害以及蜕膜发育不良,发生胎盘植入的危险性增高。

【临床表现】

1. 阴道流血　胎盘植入合并前置胎盘,可表现为妊娠期阴道出血。部分性胎盘植入者因胎盘剥离困难,妨碍子宫收缩,引起产后出血,致失血性休克,危及产妇生命。

2. 腹痛　植入胎盘绒毛可达子宫肌层、子宫浆膜层,严重者甚至穿透子宫肌壁导致子宫破裂,引起突发剧烈腹痛、腹腔内出血伴失血性休克及死胎。子宫破裂可以发生在产前、产时及产后,多发生于产前,常发生于妊娠中期,危及母儿生命。

3. 胎盘滞留　因胎盘植入剥离困难,常表现为胎盘滞留,胎儿娩出后迟迟不见胎盘娩出,部分性胎盘植入因妨碍子宫收缩,常伴有大出血。完全性胎盘植入因胎盘未剥离,无血窦开放,无阴道流血。

4. 其他　膀胱受侵时孕妇可出现肉眼血尿。

【对母儿的影响】

因植入的胎盘穿透子宫肌层导致子宫破裂,可致孕妇失血性休克,胎儿窘迫、死亡,生命受到威胁。因植入的胎盘剥离困难,影响子宫收缩,导致产后出血。

【护理评估】

(一) 健康史

询问产妇年龄,末次月经并推算预产期,询问孕期是否有阴道流血,腹痛等不适,详细询问孕产史,了解有无子宫内膜损伤与感染史,如人工流产术或清宫术,剖宫产术,产褥感染、盆腔放疗史等。

(二) 身体状况

1. 症状 胎盘植入在产前常无特殊临床表现。少数部分性胎盘植入合并前置胎盘者,孕期可出现反复阴道流血,应询问产妇阴道流血的次数、频率,有无腹痛,腹痛的程度、性质等。分娩时可出现胎盘滞留。

2. 体征 评估患者的一般情况,是否有面色苍白、脉搏细速、血压下降等休克体征;腹部检查了解子宫有无压痛;听诊胎心有无异常。

(三) 心理-社会支持状况

孕妇及家属可因突然阴道出血、胎盘滞留而感到紧张和恐惧,担心孕妇及胎儿的安危。

(四) 辅助检查

1. B超检查 是产前诊断胎盘植入的主要手段。可见胎盘后蜕膜层正常低回声区消失,局部胎盘与子宫肌壁分界不清,胎盘附着处子宫肌层血管丰富。

2. MRI 胎盘植入部子宫壁明显变薄;局部胎盘与子宫壁分界不清,胎盘内信号强度不均。

3. 病理检查 往往术后才能明确诊断。

(五) 治疗原则及主要措施

1. 非手术治疗 人工剥离胎盘,少量残留在子宫肌层的胎盘组织可用药物,如孕激素受体拮抗剂米非司酮及化疗药 MTX 治疗。

2. 手术治疗 主要有宫腔镜下电切及子宫动脉栓塞治疗、全子宫切除或次全子宫切除术。

介入放射下子宫动脉栓塞治疗

在数字减影血管造影(DSA)室,术前麻醉成功后,先行膀胱镜探查,可了解胎盘是否穿透至膀胱,然后双侧输尿管支架置入术,以备需行子宫切除术,可以指导避免损伤输尿管,之后行 DSA 髂内动脉球囊闭塞术,在行子宫下段横切口剖宫产术时如发生大出血,须立即行子宫动脉高选择性造影栓塞术以减少出血。

【常用护理诊断/问题】

1. 恐惧 与胎盘植入致产后出血、子宫破裂危及生命有关。

2. 潜在并发症:失血性休克、产后出血、子宫破裂。

【护理目标】

1. 产妇情绪稳定,积极配合治疗与护理。

2. 产妇未发生产后出血、子宫破裂、失血性休克等并发症。

【护理措施】

(一) 非手术治疗患者的护理

1. 保持外阴清洁卫生,每日会阴擦洗两次,协助患者勤更换护理垫,防止感染。加强营养,进食富含铁与蛋白质的食物。督促产妇及时排空膀胱,以免影响子宫收缩。

2. 胎儿娩出后,及早使用宫缩剂,以防止产后出血,严密观察产妇的生命体征及阴道流血情况,发现异常及时报告医师处理。

3. 做好用药护理:严格遵医嘱用药,观察化疗药物不良反应。

(二) 手术患者的护理

胎盘植入合并前置胎盘患者,如产前确诊,应转运至具备及时输血、紧急子宫切除术、感染防治等条件的医院分娩。对发生休克者,积极抗休克的同时迅速做好术前准备,紧急手术。

（三）心理护理

患者大多会有紧张、焦虑等心理表现，护理人员应向产妇讲解胎盘植入的有关知识，耐心解答患者的疑问，让亲属多陪伴，给予产妇心理支持和安慰。

（四）健康指导

做好计划生育宣传，避免因多产、多次刮宫等操作损伤子宫内膜；提倡自然分娩，避免因剖宫产损伤子宫内膜，加强围生期保健，发现阴道流血、腹痛等情况及时就诊，以便早诊断、及时治疗。嘱前置胎盘患者孕期行 B 超检查是否合并胎盘植入。胎盘植入合并前置胎盘者，建议 36 周后可择期剖宫产终止妊娠。

【护理评价】

1. 产妇情绪稳定，能积极配合治疗与护理。
2. 产妇未发生产后出血、子宫破裂、失血性休克等并发症。

四、异常形状胎盘

胎盘是重要的胎儿附属物，具有母儿交换、内分泌、免疫等功能。胎盘形状异常包括副胎盘、膜状胎盘、轮廓胎盘、匙状胎盘、肾型胎盘等。胎盘形状异常可影响妊娠结局，易致分娩时胎盘剥离不完整，应受到重视。

组图：副胎盘

1. 副胎盘（placenta succenturiate）　为与主胎盘相连的另一小胎盘，两者以胎膜连接。绒毛膜血管经副叶和主胎盘间的胎膜接受胎儿的血循环。副胎盘多附着于子宫下部或侧壁，可被误诊为前置胎盘。

2. 膜状胎盘（placenta membranacea）　是一种罕见的胎盘形态异常，全部胎膜被一层薄而有功能的绒毛包绕，形成薄膜状胎盘，直径可达 35cm，而厚度却仅仅 0.5cm，可占满整个宫腔。由于胎盘面积大，胎盘常常达子宫下段，可出现妊娠晚期出血。因胎盘面积大，胎盘与胎儿循环血量减少，交换功能障碍，易出现胎儿生长受限。

3. 轮廓胎盘（placenta circumvallate）　胎盘的胎儿面中心内凹，凹陷的四周有一黄白色环，此环由绒毛膜和羊膜折叠形成，宽约 1cm，环的内缘与胎盘的边缘距离不等，将胎儿面分成略凹陷的中央部分和周围部分。胎盘边缘血管壁薄弱易破裂出血，也可发生胎盘剥离不全或胎盘残留而致产后出血。

组图：多叶胎盘

4. 匙状胎盘　匙状胎盘的脐带附着于胎盘边缘，自胎盘边缘进入胎盘，形似乒乓球拍，又称球拍状胎盘。如脐带附着处发生断裂，可致大出血。

5. 多叶胎盘　系一个胎盘分成两叶、三叶或更多，但有一共同的部分互相连在一起。

【临床表现】

有的形状异常胎盘孕期无异常表现，常于产后检查胎盘发现。

1. 阴道流血　膜状胎盘易致妊娠晚期反复阴道流血，副胎盘如覆盖在子宫下段也可导致妊娠晚期阴道流血，轮廓胎盘边缘血管壁薄弱易发生妊娠晚期阴道流血，匙状胎盘如脐带附着处发生断裂，可致阴道大出血。

2. 胎盘残留　可见于副胎盘、膜状胎盘、轮廓胎盘等，因胎盘残留，造成产后出血、产褥感染概率增加。

【护理评估】

（一）健康史

询问孕妇一般情况和孕产情况，有无妊娠期阴道流血等。

（二）身体状况

妊娠期有无阴道流血，阴道流血的量、色、性状。胎儿娩出后胎盘娩出是否顺利，是否完整。

（三）心理-社会支持状况

孕妇如出现阴道流血会感到紧张，担忧母儿健康。

笔记

（四）辅助检查

1. B超检查　B超检查可发现副胎盘、膜状胎盘等胎盘形状异常。

2. 产后检查胎盘　胎盘娩出后,仔细检查胎盘是否完整,以发现异常形状胎盘。

（五）治疗原则

孕期加强监护,胎盘娩出后仔细检查是否完整,如不完整,予以清宫,防产后出血与感染。

【常见护理诊断】

1. 焦虑　与副胎盘等导致妊娠晚期阴道流血有关。

2. 潜在并发症:产后出血、感染。

【护理目标】

1. 产妇情绪稳定,配合治疗与护理。

2. 产妇未发生产后出血、感染等并发症。

【护理措施】

1. 一般护理　指导产妇注意饮食营养,多进食富含蛋白质与铁的食物,注意休息,保持外阴清洁卫生,预防感染。

2. 妊娠晚期出血者的护理　妊娠晚期出血者,行B超检查,明确病因。大出血者积极补充血容量,及时终止妊娠。

3. 胎盘娩出后仔细检查胎盘是否完整,有无血管断裂等,及时发现胎盘、胎膜残留,给予缩宫素促进子宫收缩,防止产后出血。

【护理评价】

1. 产妇情绪稳定,能积极配合治疗与护理。

2. 产妇未发生产后出血、感染等并发症。

（李耀军）

第三节　胎膜早破

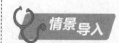

张女士,初孕,31岁,停经39周,阴道流水7小时。入院前7小时突感有较多液体自阴道流出,继而少量间断性排出,当站立、咳嗽即有多量水流出,不伴腹痛。为查明原因来医院就诊。

请思考:

(1)张女士最可能发生了什么情况?

(2)为确诊应行哪些检查?

(3)确诊后应给予哪些护理措施?

胎膜早破(premature rupture of membrane,PROM)是指胎膜在临产前自然破裂。是分娩期常见并发症,占分娩总数的2.7%~17%,发生在早产者是足月产的2.5~3倍。可引起早产、胎盘早剥、脐带脱垂、胎儿窘迫和新生儿呼吸窘迫综合征,孕产妇及胎儿感染率和围生儿病死率显著提高。

【病因】

引起胎膜早破的原因较多,常是多种因素作用的结果。常见原因如下:

1. 生殖道感染　病原微生物上行性感染,引起胎膜炎,使胎膜局部张力下降而破裂。

2. 羊膜腔压力升高　双胎妊娠、羊水过多、巨大儿宫内压力增高等。

视频：胎膜
早破的机制

3. 胎膜受力不均　头盆不称、胎位异常、胎先露部不能衔接，前羊水囊所受压力不均，导致胎膜破裂。

4. 营养因素　缺乏维生素 C、锌及铜，可使胎膜抗张能力下降，引起胎膜破裂。

5. 其他　妊娠晚期性交、腹部受撞击、羊膜镜检查及外倒转术等机械性刺激可诱发胎膜破裂；细胞因子 IL-6、IL-8、TNF-α 升高，可激活溶酶体酶，破坏羊膜组织导致胎膜早破。

【临床表现】

1. 症状　孕妇突感阴道内有尿样液体流出，可混有胎脂及胎粪等，不能控制。量多少不一，因破口大小和位置高低而异。若破口大，位置低，有多量液体从阴道流出；若破口小，位置高，可有间断阴道流液。腹压增加如排便、咳嗽时，即有羊水流出。

2. 体征　肛门指诊时触不到前羊膜囊，上推胎先露时阴道流液量增多。

【对母儿的影响】

1. 对母体影响　破膜后，阴道病原微生物上行感染，感染程度与破膜时间有关，破膜时间超过 24 小时，感染率增加 5~10 倍。突然破膜，羊水大量流出，可引起胎盘早剥。羊膜腔感染易发生产后出血。

2. 对胎儿影响　胎膜早破易诱发早产，早产儿易发生呼吸窘迫综合征。并发绒毛膜羊膜炎时，易引起新生儿吸入性肺炎，严重者可引起败血症、颅内感染等。胎膜早破易引起脐带受压、脐带脱垂，导致胎儿窘迫。破膜时孕周越小，胎肺发育不良的发生率越高。

【护理评估】

1. 健康史　详细询问阴道开始流液的时间、量、性质及是否伴有其他症状。评估与胎膜早破有关的既往史与现病史，是否有创伤史、妊娠晚期性交史、感染史，此次妊娠是否有羊水过多、胎位不正或头盆不称等，确定破膜时间、妊娠周数、有无宫缩及感染征象、治疗经过等。

2. 身体状况

(1)症状：询问孕妇阴道液体流出的情况，腹压增加时是否有液体流出。

(2)体征：肛门指诊时触不到前羊膜囊，上推胎先露时阴道流液量增多。羊膜腔感染时，母儿心率增快，子宫有压痛。

3. 心理 - 社会支持状况　孕妇突发不可控制的阴道流液，可能惊惶失措，担心影响胎儿及自身的健康，有些孕妇及家属还会担心胎膜早破带来的各种后果，甚至产生恐惧心理。

4. 辅助检查

(1)阴道液 pH 测定：正常阴道液 pH 为 4.5~5.5，尿液为 5.5~6.5，羊水为 7.0~7.5。若 pH ≥ 6.5，提示胎膜早破，准确率为 90%。若阴道液被血液、尿液、宫颈黏液、精液及细菌污染可出现假阳性。

(2)阴道液涂片检查：取阴道后穹隆积液置于载玻片上，干燥后镜检可见羊齿植物叶状结晶，用 0.5% 硫酸尼罗蓝染色，显微镜下可见橘黄色胎儿上皮细胞，用苏丹Ⅲ染色见黄色脂肪小粒，均可确定为羊水，准确率可达 95%。

(3)胎儿纤维连接蛋白(fetal fibronectin fFN)测定：fFN 是胎膜分泌的细胞外基质蛋白，当宫颈及阴道分泌物 fFN 含量 >0.05mg/L 时，提示胎膜抗张力下降，易发生胎膜早破。

(4)胰岛素样生长因子结合蛋白 -1(IGFBP-1)检测：检查人羊水中 IGFBP-1 检测试纸，特异性强，不受血液、精液、尿液和宫颈黏液的影响。

(5)羊膜腔感染检测：①羊水细菌培养(诊断羊膜腔感染的金标准)。②羊水涂片革兰染色检查细菌。③羊水白介素 6(IL-6)测定：IL-6 ≥ 7.9ng/ml，提示羊膜腔感染。④血 C- 反应蛋白(CRP) >8mg/L，提示羊膜腔感染。⑤降钙素原结果分为 3 级(正常：<0.5ng/ml；轻度升高：≥ 0.5~2ng/ml；明显升高：≥ 10ng/ml)，轻度升高表示感染存在。

(6)羊膜镜检查：可直视胎先露部，看见头发或其他胎儿部分，看不到前羊水囊即可诊断为胎膜早破。

(7)B 型超声检查：羊水量减少可协助诊断。

157

5. 治疗原则及主要措施　治疗原则:根据破膜时间、胎儿情况、有无感染及母体情况来决定,可立即终止妊娠,或用期待疗法,预防感染和脐带脱垂的发生。主要措施如下:

(1)足月胎膜早破的处理:足月胎膜早破常是即将临产的征兆,如检查宫颈已成熟,可以进行观察,一般在破膜 12 小时内自然临产。若 12 小时内未临产,可予以药物引产。

(2)未足月胎膜早破的处理

1)期待疗法:适用于妊娠 28~35 周、无感染、胎儿宫内状态良好、羊水池深度 ≥ 3cm 者。①一般处理:绝对卧床休息,取左侧卧位,必要时抬高臀部,勤听胎心,以防脐带脱垂。保持外阴清洁,每日擦洗2 次,勤换会阴垫,避免不必要的肛诊和阴道检查,防止感染。密切观察体温、脉搏、阴道流液性状和白细胞计数,以便及早发现感染,及时治疗。②促进胎儿肺成熟:妊娠 <35 周,应给予倍他米松 12mg 静脉滴注,每日 1 次,共 2 次,或地塞米松 10mg 静脉滴注,每日 1 次,共 2 次。③预防感染:破膜 >12 小时尚未分娩者应给予抗生素预防感染。④应用宫缩抑制剂:可预防早产,常用药物有沙丁胺醇、利托君及 25% 硫酸镁等。⑤纠正羊水过少:B 超检测最大羊水池深度 ≤ 2cm,妊娠 <35 周,可行经腹羊膜腔输液,有助于胎肺发育,避免产程中脐带受压。

2)终止妊娠:一旦胎肺成熟或发现明显感染征象,应立即终止妊娠。①阴道分娩:妊娠 >35 周,胎肺成熟,宫颈成熟,可静脉滴注缩宫素引产或等待自然分娩。②剖宫产:胎位异常,胎头高浮,宫颈不成熟,而胎肺已成熟,有明显感染征象,伴有胎儿窘迫者,应在抗感染同时行剖宫产术终止妊娠,做好新生儿窒息抢救的准备。

【常见护理诊断 / 问题】

1. 有围生儿受伤的危险　与脐带脱垂、早产儿肺部不成熟、吸入性肺炎等有关。
2. 有感染的危险　与胎膜破裂后,下生殖道内病原体上行感染有关。
3. 潜在并发症:脐带脱垂。
4. 生活自理缺陷　与胎膜早破需要卧床有关。
5. 焦虑　与担心未知的妊娠结果有关。

【护理目标】

1. 脐带脱垂被及时发现,胎儿顺利出生。
2. 孕产妇无感染征象或感染被及时发现,体温、白细胞计数无异常。
3. 孕妇卧床期间基本生活需要得到满足。
4. 孕产妇情绪稳定,自述焦虑减轻。

【护理措施】

1. 生活护理
(1)向孕妇说明卧床的必要性,以取得患者的配合。
(2)加强巡视,及时发现孕妇生活需要,将日常生活用品及呼叫器放在孕妇伸手可及之处。协助孕妇做好各种生活护理,如洗漱、进食、穿脱衣服、大小便等。

2. 防治感染
(1)密切观察体温、脉搏、阴道流液性状和白细胞计数,及时发现感染征象并报告医生。
(2)保持外阴清洁,每日擦洗 2 次,便后及时擦洗,使用消毒会阴垫并及时更换。
(3)尽量少做肛诊和阴道检查。
(4)破膜 >12 小时未分娩者遵医嘱给抗生素预防感染。

3. 防治脐带脱垂,促进围生儿健康
(1)破膜后指导孕妇卧床休息,取左侧卧位,必要时抬高臀部。
(2)勤听胎心,发现异常及时报告医生。
(3)一旦发现脐带脱垂,给孕妇吸氧,抬高臀部。宫口未开全者做好剖宫产及抢救新生儿窒息的准备;宫口已开全协助医生行助产术,争取数分钟内娩出胎儿。

4. 心理护理

(1)引导胎膜早破的孕妇说出其担忧的问题和心理感受,并给予安慰。向孕妇及家属说明病情及采取的治疗、护理措施的目的,争取其积极配合治疗。

(2)当发生脐带脱垂时,护理人员应保持镇静,在紧急处理的同时向孕产妇说明所发生的情况及所采取的措施,以减轻其紧张、恐惧心理。

5. 健康指导　向孕妇讲解胎膜早破对母儿的影响,使孕妇重视妊娠期卫生保健。嘱孕妇妊娠晚期禁止性生活,妊娠晚期不宜过劳,避免腹压突然增加;积极预防与治疗下生殖道感染;指导孕妇加强营养,注意维生素、锌、铜、钙的补充;宫颈内口松弛者,于妊娠14~18周行宫颈环扎术并卧床休息。

【护理评价】

1. 胎儿顺利娩出,未发生脐带脱垂、胎儿窘迫、新生儿肺炎等。
2. 孕妇未发生感染,体温、白细胞计数无异常。
3. 孕妇卧床期间基本生活需要能得到满足。
4. 孕妇情绪稳定,感觉焦虑减轻。

(李韶莹)

第四节　羊水量异常

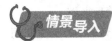

李某,女,妊娠30周,因腹部迅速增大,伴气急、心悸、不能平卧3天入院。检查心率105次/分,呼吸32次/分,血压120/80mmHg,下肢水肿(++),腹围102cm,胎心音轻而远,胎位不清。

请思考:

(1)李某目前可能出现了什么问题?

(2)为了明确诊断,需要做什么检查?

(3)目前主要的护理问题是什么? 应如何护理?

正常妊娠时羊水量随着孕周的增加而增多,足月妊娠羊水量为1000~1500ml,羊水的产生与吸收保持动态平衡。任何引起羊水产生与吸收失衡的因素均可导致羊水过多或过少。

一、羊水过多

妊娠期间羊水量超过2000ml者称羊水过多(polyhydramnios)。发生率为0.5%~1%。羊水量在数日内急剧增多,称为急性羊水过多(acute polyhydramnios)。羊水量在数周内缓慢增多,称为慢性羊水过多(chronic polyhydramnios)。

【病因】

在羊水过多的孕妇中,约1/3患者原因不明,称为特发性羊水过多。明显的羊水过多患者多数与胎儿畸形以及妊娠合并症等因素有关。

1. 胎儿疾病　包括胎儿结构畸形、胎儿肿瘤、代谢性疾病、神经肌肉发育不良、染色体或遗传基因异常等。明显的羊水过多常伴有胎儿畸形,常见的胎儿结构畸形以神经系统和消化系统畸形最常见。神经系统畸形主要是无脑儿、脊柱裂等神经管缺陷。神经管畸形因脑脊膜裸露,脉络膜组织增生,渗出液增加,导致羊水过多。消化系统畸形以食管及小肠闭锁最常见,因胎儿不能吞咽羊水,羊水积聚导致羊水过多。羊水过多的原因还有心脏畸形、先天性胸腹腔囊腺瘤、胎儿脊柱畸胎瘤等畸形以及新生儿先天性醛固酮增多症等代谢性疾病。

2. 多胎妊娠　双胎妊娠羊水过多的发生率为单胎妊娠的10倍,尤以单绒毛膜双胎居多。还可能并发双胎输血综合征,两个胎儿间的血循环相互沟通,受血胎儿的循环血量多,尿量增多,导致羊水过多。

3. 胎盘脐带病变 胎盘绒毛血管瘤、脐带帆状附着等可引起羊水过多。

4. 妊娠合并症 妊娠期糖尿病、妊娠期高血压疾病、重度贫血、母儿血型不合等均可导致羊水过多。

【临床表现】

1. 症状

(1)急性羊水过多：较少见。多发生于妊娠 20~24 周，由于羊水短时间内急剧增加，子宫随之迅速增大，横膈上抬，产生一系列压迫症状，如腹部胀痛，行动不便，呼吸困难、心悸气短，甚至发绀，不能平卧。

(2)慢性羊水过多：较多见。多发生于妊娠晚期，羊水在数周内缓慢增多，孕妇多能适应，无明显自觉不适。

2. 体征 腹部膨隆，腹壁皮肤发亮、变薄，有的孕妇皮下静脉清晰可见。宫高、腹围大于同期孕妇，子宫张力大，触诊有液体震颤感，胎位扪不清，胎心音遥远或听不清。体重增加较快，增大的子宫压迫下腔静脉，影响血液回流，孕妇可出现下肢、会阴和(或)腹壁水肿、静脉曲张。

【对母儿的影响】

1. 对母体影响 子宫张力大易并发妊娠期高血压疾病、胎膜早破、早产发生率增加。子宫肌纤维伸展过度可致宫缩乏力、产后出血发生率明显增多。破膜后宫腔压力骤降，易发生胎盘早剥。

2. 对胎儿影响 胎位异常发生率增高，破膜时易发生脐带脱垂、胎儿窘迫、早产率增加，围生儿病率及死亡率升高。

【护理评估】

1. 健康史 询问病史，了解孕妇年龄，生育史，有无畸胎儿孕产史，有无糖尿病、母儿血型不合、妊娠期高血压疾病等病史。

2. 身体状况

(1)症状：询问羊水过多出现的时间，是否伴有呼吸困难、心悸、气短等压迫症状及其程度。

(2)体征：评估宫高、腹围、腹部皮肤、子宫张力、胎心及胎位等情况。

3. 心理–社会支持状况 孕妇可因腹部膨隆不适，担心胎儿畸形而焦虑不安。已确诊合并胎儿畸形的孕妇，常因妊娠失败而感到悲伤、自责，甚至抑郁或情绪激动易怒、不配合治疗和护理工作。

4. 辅助检查

(1)B 型超声检查：是羊水过多的重要辅助检查方法，不仅能测量羊水量，还可了解胎儿情况。B 型超声诊断羊水过多的标准有：羊水指数(amniotic fluid index，AFI) ≥ 25cm 或羊水最大暗区垂直深度(amniotic fluid volume，AFV) ≥ 8cm 提示羊水过多。

(2)甲胎蛋白(alpha fetoprotein，AFP)测定：胎儿有开放性神经管畸形者，羊水中甲胎蛋白含量明显增高，有助于诊断。

(3)胎儿染色体检查：做羊水细胞培养或胎儿血培养，分析染色体核型，了解染色体数目、结构有无异常。

(4)孕妇血型及血糖测定：检查孕妇 Rh、ABO 血型，排除母儿血型不合。合并糖尿病者，可检测出血糖、尿糖增高。

5. 治疗原则及主要措施 治疗取决于胎儿有无畸形、孕周及孕妇自觉症状的严重程度。

(1)羊水过多合并正常胎儿：孕妇无明显自觉症状者，可继续妊娠，注意休息，给予低盐饮食，加强产前检查，必要时给予镇静剂。孕妇自觉症状严重者应及时处理。如胎龄 <37 周，在 B 超监测下避开胎儿和胎盘行羊膜腔穿刺放羊水；如妊娠已足月，可行人工破膜终止妊娠。

(2)羊水过多合并胎儿畸形：一经确诊为胎儿畸形应及时终止妊娠，可行高位人工破膜引产，或经羊膜腔穿刺放出适量羊水后，注入依沙吖啶 50~100mg 引产。

【常见护理诊断/问题】

1. 有胎儿受伤的危险　与破膜时易发生胎盘早剥、脐带脱垂、早产等有关。
2. 焦虑　与担心胎儿畸形及自身安危有关。

【护理目标】

1. 母儿安全,顺利度过孕产期。
2. 孕妇情绪稳定,能积极配合治疗。

【护理措施】

1. 防治并发症,降低母儿受伤的危险

(1)指导孕妇多卧床休息,采取左侧卧位,抬高下肢,压迫症状明显者可取半卧位。进低盐饮食,多食蔬菜、水果等,保持大便通畅,以防用力排便时腹压增高致胎膜破裂。如发生胎膜破裂,应立即平卧、抬高臀部,防止脐带脱垂。

(2)密切观察胎心及临产先兆,教会孕妇自测胎动,如有异常及时报告医生。

(3)对需行羊膜腔穿刺术放羊水缓解压迫症状者,协助医生在B超下行羊膜腔穿刺术。穿刺前告知孕妇穿刺的目、具体操作。指导孕妇排空膀胱,以防穿刺针刺伤充盈的膀胱;放羊水不宜过快过多,以免宫腔压力骤降导致胎盘早剥或早产,羊水流出速度不超过每小时500ml,一次放羊水量不超过1500ml,注意严格消毒预防感染,密切观察孕妇血压、心率、呼吸变化,监测胎心,酌情给予镇静剂,预防早产。放羊水后腹部放置沙袋或腹带包扎以防腹压骤降甚至休克,同时遵医嘱给予抗生素预防感染。

(4)对需高位人工破膜引产者,备血;严格无菌操作,控制羊水流出速度,同时在腹部将胎儿固定为纵产式。严密监测孕妇血压、脉搏、宫缩、阴道流血情况。若破膜12小时后仍未临产,静脉滴注缩宫素引产。胎儿娩出后立即按摩子宫并给予缩宫素,预防产后出血,并在腹部放置沙袋防腹压骤降。

2. 心理护理　耐心与孕妇及家属交谈,使他们了解羊水过多的原因,说明羊水过多处理的方法与效果。多给予孕妇心理安慰,缓解其紧张焦虑情绪,促使孕妇与家属主动配合治疗及护理。

3. 健康指导　嘱孕妇加强产前检查,做好孕期保健,发现异常及时就诊,羊水过多者积极查明病因,针对病因防治。指导产妇出院后注意休息,加强营养,保持外阴清洁,防止产后出血和感染。对胎儿畸形引产的产妇,指导其避孕6个月后方可再次受孕,并进行遗传咨询及产前诊断,加强高危妊娠监护。

【护理评价】

1. 孕产妇安全、顺利度过孕产期。
2. 孕妇情绪平稳,配合治疗护理。

二、羊水过少

妊娠晚期羊水量少于300ml者,称为羊水过少(oligohydramnios)。羊水过少的发生率为0.4%~4%。羊水过少严重影响围生儿预后,羊水量少于50ml,围生儿病死率高达88%。

【病因】

羊水过少主要与羊水生成减少或外漏增加有关,部分羊水过少原因不明。临床多见于以下几种情况:

1. 胎儿畸形　以胎儿泌尿系统畸形为主,如胎儿肾缺如、肾发育不全、输尿管或尿道梗阻等导致少尿或无尿。

2. 胎盘功能减退　过期妊娠、胎儿生长受限和胎盘退行性变等均可导致胎盘功能减退,引起胎儿慢性缺氧,胎儿血液重新分配,为保障胎儿重要脏器(如心脏、脑)的血液供应,肾血流量减少,胎儿尿液生成减少导致羊水过少。

3. 母体因素　妊娠期高血压疾病可致胎盘血流减少。孕妇脱水、血容量不足,或服用利尿剂等药物,也可导致羊水过少。

4. 羊膜病变　某些原因不明的羊水过少与羊膜通透性改变,以及炎症、宫内感染有关。胎膜破裂,羊水外漏速度超过羊水生成速度,可导致羊水过少。

【临床表现】

1. 症状　羊水过少的临床症状多不典型。部分孕妇于胎动时感觉腹痛,胎盘功能减退时常有胎动减少。孕晚期体重增加缓慢或无增长。子宫敏感度较高,轻微刺激即可诱发宫缩。临产后阵痛明显,且宫缩多不协调。

2. 体征　腹部检查:宫高、腹围小于孕周,尤其是合并胎儿生长受限者。触诊感子宫紧裹胎体。阴道检查:前羊膜囊不明显,胎膜紧贴胎儿先露部,人工破膜时羊水流出极少。

【对母儿的影响】

1. 对母体影响　手术分娩率和引产率均增加。

2. 对胎儿影响　羊水过少时,围生儿病死率明显增高。羊水过少如发生在妊娠早期,胎膜与胎体粘连导致胎儿畸形或肢体短缺。如发生在妊娠中、晚期,子宫外压力直接作用于胎儿,引起胎儿肌肉骨骼畸形,如斜颈、曲背、手足畸形等。

【护理评估】

1. 健康史　详细询问病史,了解用药史、有无妊娠合并症、胎膜早破等,有无畸胎儿孕产史。

2. 身体状况

(1)症状:询问孕妇胎动时是否感觉腹痛,临产后是否阵痛剧烈。

(2)体征:行腹部检查评估宫高、腹围、子宫敏感性,阴道检查评估前羊膜囊情况,破膜时羊水量的多少。

3. 心理－社会支持状况　孕妇因担心胎儿安危,担心羊水过少影响分娩,常感到焦虑、紧张等。

4. 辅助检查

(1)B 型超声检查:是最重要的辅助检查方法。妊娠晚期羊水最大暗区垂直深度(AFV)≤ 2cm 为羊水过少;AFV ≤ 1cm 为严重羊水过少。羊水指数(AFI)≤ 5cm 诊断为羊水过少,≤ 8cm 羊水偏少;B 型超声检查还能及时发现胎儿生长受限以及胎儿畸形等。

(2)羊水量直接测量:破膜时以容器置于外阴收集羊水,或剖宫产时用吸引器收集羊水。本方法缺点是不能早期诊断。

(3)胎儿电子监护:羊水过少使脐带和胎盘受压,胎儿储备力减弱,NST 呈无反应型,严重时可出现胎心变异减速和晚期减速。

5. 治疗原则及主要措施　根据胎儿有无畸形和孕周大小选择治疗方案。羊水过少合并胎儿畸形者,尽早终止妊娠,多选用依沙吖啶经羊膜腔穿刺注入引产。羊水过少胎儿无畸形、发育成熟者,应终止妊娠,根据胎盘功能及胎儿是否缺氧选择终止妊娠的方式;胎儿无畸形、发育未成熟者,予以增加羊水量期待治疗。

【常见护理诊断 / 问题】

1. 有胎儿受伤的危险　与羊水过少导致胎儿畸形或生长受限等有关。

2. 焦虑　与担心胎儿畸形有关。

【护理目标】

1. 孕妇平安度过孕产期,母婴安全。

2. 孕产妇情绪稳定,积极配合医护治疗与护理。

【护理措施】

1. 生活护理 嘱孕妇休息时取左侧卧位,改善胎盘血液供应;加强营养,保证孕妇及胎儿发育需要,避免各种不良刺激,积极预防胎膜早破。

2. 严密观察病情,促进母儿平安

(1)严密监测病情:观察孕妇的生命体征,定期测量宫高、腹围和体重;定期B超监测羊水量,并注意观察有无胎儿畸形。监测胎盘功能、胎动、胎心和产程进展,及时发现孕产期并发症。

(2)吸氧:每日2~3次,每次30分钟,以改善胎儿缺氧情况。

(3)医护配合:对妊娠足月者,尽早终止妊娠,可行人工破膜引产术。破膜后密切观察羊水情况,有异常及时报告医生。对胎儿窘迫,短时间内不能结束分娩者,应积极协助医生行剖宫产术终止妊娠。做好抢救新生儿的准备,新生儿按高危儿护理。对妊娠未足月者,遵医嘱进行羊膜腔灌注治疗,注意严格无菌操作,遵医嘱给予抗生素预防感染,同时应用宫缩抑制剂防止发生早产。

3. 心理护理 耐心倾听孕妇的诉说,向孕妇及家属解释病情,提供支持,帮助孕妇积极参与治疗和自我保健护理。对胎儿死亡或新生儿畸形的产妇,提供情感支持。

4. 健康指导 指导孕妇定期行产前检查,加强孕期保健,积极治疗妊娠合并症。教会孕妇自测胎动,有异常及时就诊。指导胎儿畸形产妇引产后避孕6个月方可再次受孕,再孕前应进行遗传咨询,孕后行产前检查,加强监护。

【护理评价】

1. 孕妇平安度过孕产期,母婴是否安全。
2. 孕产妇情绪稳定,积极配合医护治疗与护理。

(李韶莹)

第五节 脐带异常

脐带是胎儿与母体进行物质交换和气体交换的唯一通道。若脐带发生异常(包括脐带长度异常、缠绕、打结、扭转等),可使胎儿血供受限或受阻,导致胎儿窘迫、甚至胎儿死亡。

【常见类型及临床表现】

(一)脐带长度异常

脐带正常长度为30~100cm,平均长度为55cm,若短于30cm者,称为脐带过短(excessive short cords)。妊娠期间脐带过短并无临床征象,进入产程后,因胎先露部下降,脐带被牵拉过紧,使胎儿血循环受阻出现胎儿窘迫,严重者导致胎盘早剥。也可引起产程延长,以第二产程延长多见,甚至引起脐带血管断裂。若脐带过长(excessive long cords)。过长的脐带容易造成绕颈、绕体、打结、脱垂受压。若正常长度脐带发生多圈绕颈也会造成脐带过短。若造成脐血流障碍,则导致胎儿窘迫。

(二)脐带缠绕

脐带围绕胎儿颈部、四肢或躯干者,称为脐带缠绕(cold entanglement)。以脐带绕颈最常见,约为90%,以绕颈1周者居多,占分娩总数的20%左右。脐带绕颈对胎儿的影响与脐带缠绕松紧、缠绕周数及脐带长短有关。若绕颈过紧、圈数过多,或绕颈后又缠绕肢体,可致脐血管血运受阻,同时,缠绕后脐带相对过短,产程中胎先露下降可使脐带拉直、血流中断,致胎儿缺血缺氧,甚至胎盘早剥、死胎。

(三)脐带打结

脐带打结有假结(false knots)和真结(ture knots)两种(图9-10)。若因脐血管较脐带长,血管卷曲似结,或因脐静脉较脐动脉长形成迂曲似结,称为脐带假结。一般对胎儿无大危害。若脐带缠绕胎体,胎体又穿过脐带套环而形成真结,称为脐带真结。脐带真结较少见,发生率为1.1%,若脐带真结被拉紧,胎儿血循环受阻可致胎儿死亡。

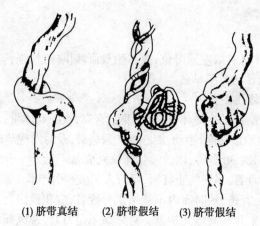

(1) 脐带真结　　(2) 脐带假结　　(3) 脐带假结

图 9-10　脐带打结

(四) 脐带扭转

脐带扭转(torsion of cord),胎儿活动可使脐带顺其纵轴扭转呈螺旋状,由于脐带血管的发育比脐带本身的发育快,血管在脐带中呈螺旋状行走,生理性脐带扭转达 6~11 周。过度扭转可使脐带血运缓慢或中断,发生胎儿窘迫,表现为胎动减少或消失,甚至胎儿死亡。

(五) 脐带附着异常

正常情况下,脐带附着于胎盘胎儿面的近中央处。若脐带附着于胎膜上,脐带血管通过羊膜与绒毛膜间进入胎盘者,称为脐带帆状附着(cord velamentous insertion)(图 9-11)。脐带帆状附着时,若胎膜上的血管跨过宫颈内口位于胎先露部前方,称为前置血管(vasa previa)。如前置的血管破裂,胎儿血液外流,出血达 200~300ml 时可导致胎儿死亡。若前置血管受胎先露部压迫,可导致脐血循环受阻,胎儿窘迫或死亡。临床表现为胎膜破裂时发生无痛性阴道流血,伴胎心率异常或消失,胎儿死亡。取血涂片检查,查到有核红细胞或幼红细胞并有胎儿血红蛋白,即可确诊。产前超声检查应注意脐带附着和胎盘的关系。

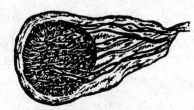

图 9-11　脐带帆状附着

(六) 脐血管数目异常

脐带只有一条动脉时,为单脐动脉(single umbilical artery)。大多数病例在产前用 B 型超声可以发现。若 B 型超声只发现单脐动脉这一因素,而没有其他结构异常,新生儿预后良好;若 B 型超声发现其他超声结构异常,畸形的风险增高。

【护理评估】

1. 健康史　了解妊娠经过、胎儿生长情况及孕产史,若是经产妇,应详细询问上一次妊娠、分娩情况及围生儿结局等。

2. 身体状况

(1)症状:对未临产者,应评估其胎动情况,有无宫缩及阴道流血等情况。孕妇临产后应评估产程进展,有无胎心变化。

(2)体征:评估宫高、腹围,了解胎儿发育情况,在产程中应监测胎心,注意宫缩、胎动、破膜后,有无胎心的改变,注意观察阴道流血情况;胎盘娩出后应检查胎盘脐带有无异常。

3. 心理–社会支持状况　孕妇及家属因担心胎儿安危,不知道应对方法,常感到焦虑、紧张等。

4. 辅助检查　B 型超声有助诊断。

5. 治疗原则　综合考虑孕龄、胎儿成熟度、胎盘脐带异常对母儿的影响等因素,进行相应的处理,保障母儿平安。

【护理诊断】

1. 有受伤的危险(胎儿)　与胎盘、脐带异常导致胎儿血供障碍、胎儿缺氧有关。

2. 有受伤的危险(母体) 与剖宫产、产后出血需清宫有关。

3. 知识缺乏:缺乏对围生儿不良影响的正确认识。

【护理目标】

1. 母子平安度过妊娠期及分娩期。

2. 孕产妇情绪稳定,掌握相关知识,积极配合治疗与护理。

【护理措施】

1. 生活护理 嘱孕妇注意休息,采取左侧卧位,改善胎盘血液供应;加强营养,保证孕妇及胎儿发育需要;定期产前检查,近预产期后提前住院待产。

2. 严密观察病情,促进母儿平安

(1)严密监测病情:定期B超检查,提前发现脐带异常;监测胎动、胎心和产程进展,及时发现孕产期并发症。

(2)医护配合:做好剖宫产的术前准备,配合抢救产后出血,准备好清宫所需器械,做好抢救新生儿的准备;胎盘娩出后协助医生检查胎盘、脐带,并认真记录。

3. 心理护理 向孕妇及家属解释病情,介绍发病特点,描述脐带异常的相关情况,减轻孕妇及家属的心理负担,帮助孕妇积极参与治疗和自我保健护理等。

4. 健康指导 指导孕妇增加营养,注意休息,以满足胎儿生长发育的需求;指导产妇进行产褥期卫生宣教,促进康复;提供新生儿护理和母乳喂养的知识;若此次妊娠失败,协助病人及家属度过悲伤期,嘱其再孕后应尽早接受产前检查。

【护理评价】

1. 母子平安度过妊娠期、分娩期。

2. 孕产妇情绪稳定,积极配合治疗与护理。

(李韶莹)

思考与练习

1. 章女士,29岁,因孕1产0,宫内妊娠39周,阵发性腹痛5小时入院。体查:宫高33cm,腹围97cm,LOA,胎心音170次/分,宫缩50秒/3分钟,子宫无压痛,骨盆外测量23-25-19-9cm,宫口开大2cm,S-1,胎心监护示"频发晚期减速"。

请问:

(1)该产妇目前的临床诊断是什么?

(2)目前主要治疗措施是什么?

(3)目前该产妇的主要护理诊断是什么?针对护理诊断应给予哪些护理措施?

2. 刘女士,25岁,因停经30周,腹部增长迅速1个月来院就诊。体查:血压100/70mmHg,脉搏96次/分,心肺无异常,腹部膨隆如9个月妊娠大小,腹软,无压痛,闻及两个胎心,分别为144次/分和150次/分。

请问:

(1)该孕妇目前的护理问题有哪些?

(2)作为护士,应如何为孕妇进行健康宣教?

3. 庄女士,32岁,孕3产2,妊娠39周。该孕妇入院前3小时突然阴道出血约1000ml,感头晕、心慌,急诊入院。体检:血压70/30mmHg,脉搏104次/分,面色苍白,四肢冰冷,腹软,子宫无压痛,有不规则宫缩;宫高32cm,胎方位LOA,头浮,胎心102次/分,阴道有少许活动性出血。实验室检查:RBC 2.46×10^{12}/L,Hb 82g/L,WBC 13×10^9/L,N 80%,出凝血时间各1分钟。

请问：

(1)该孕妇目前可能发生的疾病是什么？还需做何检查以明确诊断？

(2)简述针对该孕妇目前主要治疗原则及主要措施是什么？

(3)目前该产妇的主要护理诊断是什么？针对护理诊断应给予哪些护理措施？

4. 周女士,28 岁,孕 1 产 0,妊娠 35 周,因突然剧烈腹痛 2 小时急诊入院。体查:血压 80/50mmHg,脉搏 114 次 / 分,面色苍白,四肢冰凉,宫高 33cm,腹围 92cm,胎位不清,胎心音听不清,子宫硬如板状,压痛。

请问：

(1)该产妇目前可能发生的疾病是什么？还需做何检查以明确诊断？

(2)该产妇目前的处理原则是什么？

(3)目前该产妇的主要护理诊断是什么？应如何护理？

5. 张某,初孕,33 岁,现已妊娠 36 周,1 周前到医院产前检查发现胎儿为臀位,医生嘱其提前 2 周入院待产。今晨排便后突然感觉一股液体从阴道流出,时多时少,为查明原因来医院就诊。

如果你是助产士,请问：

(1)张某目前可能出现了什么问题？

(2)为了明确诊断,需要做什么检查？

(3)目前主要的护理问题是什么？应如何护理？

6. 刘某,女,妊娠 32 周,因腹部迅速增大,伴气急、心悸、不能平卧 3 天入院。检查心率 102 次 / 分,呼吸 32 次 / 分,血压 120/80mmHg,下肢水肿(++),腹围 106cm,胎心音轻而远,胎位不清。

如果你是助产士,请问：

(1)刘某目前可能出现了什么问题？

(2)为了明确诊断,需要做什么检查？

(3)目前主要的护理问题是什么？应如何护理？

思路解析   扫一扫,测一测

(李耀军 李韶莹)

第十章 妊娠合并症

学习目标

1. 掌握妊娠合并心脏病、糖尿病、贫血妇女的护理评估和护理措施。

2. 熟悉妊娠合并心脏病、糖尿病、贫血与妊娠的相互影响。妊娠合并病毒性肝炎、急性阑尾炎和急性胰腺炎妇女的护理评估和护理措施。

3. 了解病毒性肝炎、急性阑尾炎和急性胰腺炎与母儿之间的相互影响。

4. 初步识别妊娠合并症,配合医生处理及监护,并能运用护理程序对妊娠合并症患者进行整体护理。

5. 学会正确执行各种妊娠合并症孕妇产时、产后的监测护理工作;乙型病毒性肝炎的母婴传播途径及阻断母婴传播的方法。配合医师做好各种妊娠合并症的产前宣教、关爱母儿的健康。

第一节　妊娠合并心脏病

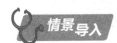

王女士,26岁,现妊娠32^{+2}周,孕1产0。因咳嗽、气促1天来诊。咳白色泡沫痰,夜间为甚。近3天轻微活动后感心悸、气急,休息时无不适,无发热。孕妇和家属非常焦急来院就诊。

请思考:

1. 王女士最可能发生了什么情况?

2. 为确诊应行哪些检查?

3. 确诊后应给予哪些护理措施?

　　妊娠合并心脏病是围生期严重的产科合并症,因为妊娠、分娩及产褥期内的心脏及血流动力学的改变,均可加重心脏疾病孕产妇的心脏负担而诱发心力衰竭。妊娠合并心脏病在我国顺产孕产妇死因中高居第2位,位居非直接产科死因的首位。据国内资料报道,本病发病率为1.06%,死亡率为0.73%,其主要死亡原因是心力衰竭和感染。随着先天性心脏病诊断技术的提高和心脏手术的改善,先心病女性生存至育龄且妊娠者逐渐增多。在妊娠合并心脏病的孕妇中,先天性心脏病居首位。以往发病率较高的风湿性心脏病正在逐年下降。此外,妊娠高血压心脏病、围生期心肌病、心肌炎、各种心律失常、贫血性心脏病等也占有一定比例。

【妊娠、分娩对心脏病的影响】

1. **妊娠期** 一方面妊娠期血容量增加,心排血量增加,心率加快,心肌耗氧量加大,加重了心脏负担。由于妊娠血容量不断增多,至32~34周达高峰,血容量增加30%~45%,表现为每次心排血量增加,心率增快。至分娩前1~2个月,心率平均每分钟增加10~15次,使心脏负担加重。另一方面,由于子宫增大,膈肌上升,心脏向左向上移位,右心室压力增加,大血管扭曲,这样也机械性地增加了心脏的负担。上述各种因素都使心脏负担加重,故妊娠32周前后,容易导致心脏代偿功能不足而发生心力衰竭。

2. **分娩期** 分娩期为心脏负担最重的时期。第一产程由于子宫收缩,增加周围血液循环阻力及回心血量,血压稍升高,幅度为5~10mmHg。每次宫缩有250~500ml血液进入血液循环,使心率加快15次/分,心排血量增加20%左右。第二产程除子宫收缩外,腹肌与骨骼肌都参与活动,使外周阻力进一步增加,又因屏气用力,动静脉压同时增加,尤其是肺循环压力极度增高,加之腹压加大,使内脏血液涌向心脏。因此,在第二产程时心脏的负担最重。第三产程在胎儿娩出后,子宫迅速缩小,腹腔内压力骤减,血液淤滞于内脏血管床,回心血量急剧减少。产后胎盘娩出,子宫收缩,大量血液从子宫突然进入血液循环,这种血流动力学的骤然改变,使心脏负担增加。若心功能不全时,易引起心力衰竭。

3. **产褥期** 产后3日内,尤其24小时内,由于子宫缩复,大量血液进入体循环,同时妊娠期组织间滞留的大量液体回吸收到体循环,此时血容量暂时性增加,使心脏负担再度加重,仍有可能发生心力衰竭。

综上所述,妊娠32~34周、分娩期及产后3日内是全身血液循环变化最大,心脏负担最重的时期,有器质性心脏病的孕妇极易发生心力衰竭,临床上应给予高度重视、密切监护。

【心脏病对妊娠的影响】

心脏病不影响受孕。如孕妇心功能良好者,胎儿相对安全,大部分孕妇能顺利地度过妊娠期,但是剖宫产的概率增加。若有心功能不良,可因慢性缺氧而引起胎儿生长受限和胎儿窘迫,当心力衰竭时,由于缺氧可引起子宫收缩,发生流产、早产,甚至胎死宫内。

【妊娠合并心脏病的种类】

妊娠合并风湿性心脏病最常见,其次为先天性心脏病及妊娠高血压心脏病;围生期心肌病、贫血性心脏病、心律失常等较少见。

1. **先天性心脏病** 先天性心脏病(congenital heart disease)可分为左向右分流型先天性心脏病、右向左分流型先天性心脏病和无分流型先天性心脏病。

左向右分流型先天性心脏病常见的有房间隔缺损(atrial septal defect)、室间隔缺损(ventricular septal detect)和动脉导管未闭(patent ductus arteriosus)。一般缺损面积小,既往无心衰史与其他合并症者,多能耐受妊娠及分娩。右向左分流型先天性心脏病临床上最常见的有法洛四联症及艾森门格综合征等,一般多有复杂的心血管畸形,对妊娠期血容量增加和血流动力学改变的耐受力极差,妊娠时母体与胎儿死亡率较高,不宜妊娠。即使经过手术矫治心功能达到Ⅰ~Ⅱ级者,也需在严密观察下继续妊娠。无分流型先天性心脏病中轻度肺动脉口狭窄者预后较好,一般可以耐受妊娠;重度狭窄则不宜妊娠。主动脉狭窄与马方综合征者因妊娠后风险较大,均应劝其避孕。

2. **风湿性心脏病** 风湿性心脏病(rheumatic heart disease)以单纯性二尖瓣狭窄为最常见,主动脉瓣病变较少见。轻度二尖瓣狭窄,心功能Ⅰ~Ⅱ级,未发生过心衰和其他并发症者,孕期严密监护可耐受妊娠。二尖瓣狭窄越严重,肺水肿、心律失常、心力衰竭的发生率越高,危险性越大。单纯二尖瓣关闭不全一般能耐受妊娠、分娩、产褥期心脏负荷的增加,很少发生肺水肿和心力衰竭。主动脉瓣狭窄及关闭不全,轻型常能安全度过妊娠、分娩、产褥期;但严重者可发生心力衰竭,甚至突然死亡。

3. **妊娠高血压心脏病** 此类疾病指以往无心脏病的病史,在妊娠期高血压疾病的基础上,突然发生以左心衰竭为主的全心衰竭。这是由于冠状动脉痉挛、心肌缺血、坏死,加上周围小动脉阻力增加,水钠滞留及血液黏稠度增加等,加重心脏负担而诱发急性心力衰竭,合并贫血更容易导致心肌受累。这类疾病产后一般逐渐缓解,不留器质性心脏病变。

4. 围生期心肌病 围生期心肌病(peripartum cardiomyopathy,PPCM)指既往无心血管疾病史,发生在临产前 3 个月或产后 6 个月之间的扩张型心肌病。与非特异性扩张型心肌病不同点在于发病年龄轻,与妊娠有关,再次妊娠可复发,有一半的病例在产后 6 个月完全或接近完全恢复。本病临床表现不尽相同,主要为呼吸困难、心悸、咳嗽、咯血、端坐呼吸、胸痛、肝大、水肿等心力衰竭的表现。曾患围生期心肌病、心力衰竭且遗留心脏扩大者,应避免再次妊娠。

5. 心肌炎 近年病毒性心肌炎有呈上升的趋势,心肌炎(myocarditis)及其后遗症合并妊娠的比率也在不断增加。主要表现为在病毒感染后 1~3 周内出现乏力、气喘、心悸、心前区不适。检查可见心脏扩大,持续性心动过速、室性期前收缩、房室传导阻滞和 ST 段及 T 波异常改变等,病原学检查可协助诊断。心肌炎一旦妊娠,极易发生心力衰竭,一般不宜妊娠。急性心肌炎病情控制良好者,可在密切监护下继续妊娠。

组图:发绀型心脏病

【临床表现】

1. 症状与体征 患者有心脏病史和心悸、气促、水肿等临床症状,并有下列体征:
(1)心脏有舒张期杂音或有Ⅱ级以上的收缩期杂音,性质粗糙,时间长。
(2)严重心律失常和心肌损害严重。
(3)叩诊或 X 线显示有明显的心界扩大或个别心室或心房扩大。

2. 心脏功能分级 纽约心脏病协会(NYHA)1994 年开始采用两种分级方案对心功能进行分级,第一种分级方案的依据是患者的主观感受,根据患者对一般体力活动的耐受情况,将心脏病患者心功能分为 4 级:

Ⅰ级:一般体力活动不受限制。
Ⅱ级:一般体力活动轻度受限,活动后心悸,轻度气短,休息时无症状。
Ⅲ级:一般体力活动显著受限,休息时无不适,轻微日常工作即感不适、心悸、呼吸困难,或既往有心力衰竭史。
Ⅳ级:不能进行任何体力活动,休息时仍有心悸、呼吸困难等心力衰竭表现。

上述分级长期以来一直用于临床,其优点是简便易行,不依赖器械检查,其不足之处是分级的主要依据是主观感受,和客观检查可能不一致,有时甚至差距很大。由于体力活动的能力受多种因素影响,因而个体差异很大。

第二种分级方案是根据客观检查手段来评估心脏病的严重程度,这些检查手段包括心电图、心脏负荷试验、X 线、超声心动图,根据检查结果也将心功能分为 4 级:

A 级:无心血管疾病的客观证据。
B 级:客观检查表明属于轻度心血管病患者。
C 级:属于中度心血管病患者。
D 级:属于重度心血管病患者。

其中心血管病的轻、中、重程度没有明确的界定,由医生根据检查结果进行判断。判断心功能时两种分级方式可以并列,如心功能Ⅱ级 C、Ⅲ级 B 等。

3. 早期心力衰竭的临床表现 妊娠合并心脏病的孕妇,若出现下列症状和体征,应考虑为早期心力衰竭:①轻微活动后即出现胸闷、心悸、气短。②休息时心率超过 110 次 / 分,呼吸超过 20 次 / 分。③夜间常因胸闷而坐起呼吸,或到窗口呼吸新鲜空气。④肺底部出现少量持续性湿啰音,咳嗽后不消失。

妊娠合并心脏病的常见并发症

(1)心力衰竭:妊娠期血流动力学的改变使心脏负担加重,若原来已有心功能受损,或存在感染、心律失常等诱因,可加重心功能不全,出现急性肺水肿和心力衰竭。最常发生心力衰竭的三个时期为妊娠 32~34 周、分娩期及产褥期最初 3 天内。

(2)亚急性感染性心内膜炎:妊娠期、分娩期和产褥期合并感染者易发生菌血症,最常见的感染来源是泌尿生殖道和呼吸道。已受损或病变的心脏易发生感染性心内膜炎,从而导致孕产妇心力衰竭和死亡。

(3)缺氧和发绀:妊娠和分娩导致的血流动力学改变引起肺动脉高压,使原有的左向右分流发生逆转,出现右向左分流而发生发绀。原有的发绀型心脏病可因外周阻力降低而使发绀加重。

(4)栓塞:妊娠期孕妇血液呈高凝状态,合并静脉压升高和静脉血流淤滞时,容易形成深静脉血栓。栓子脱落可造成肺动脉栓塞,导致孕产妇猝死。

4. 辅助检查

(1)B超检查:通过心脏超声或产科超声检查可观察心脏整体运动的状况、病变部位、病情性质和程度、血流方向、速度、压力、反流量等,可了解心脏代偿情况、胎儿大体情况等。

(2)心电图检查:可提示心律失常或心肌损害等情况,如房颤、房扑、Ⅲ度房室传导阻滞,或出现 ST 段及 T 波异常等。

(3)X 线检查:可显示心脏扩大情况。

(4)胎儿电子监护仪:无应激试验(NST)可观察胎动时胎心的变化,无反应者需做缩宫素激惹试验(OCT)了解宫缩时胎心的变化。

(5)实验室检查:血尿常规分析;胎盘功能检查等。

【护理评估】

1. 健康史 评估一般产科病史,评估与心脏病诊治有关的既往史,包括:心脏病的类型,既往治疗经过与心功能状态,是否出现过心力衰竭等。评估是否存在增加心脏负荷的因素,如感染、贫血、便秘、日常工作状况、心理感受,是否缺乏支持系统等。

2. 身体评估

(1)判定心功能状态:根据心功能分级方案和客观指标,确定孕产妇心功能分级。

(2)评估与心脏病有关的症状和体征:如呼吸、心率、有无活动受限、发绀、心脏增大、肝大、水肿等。尤其注意评估有无早期心力衰竭的表现。对于存在诱发心力衰竭因素的孕产妇,更须及时识别心力衰竭指征。

3. 心理 – 社会支持状况 重点评估孕妇对自己的心功能状况是否了解,对妊娠、分娩所能承受的心理反应,社会支持系统是否得力,对妊娠合并心脏病自我护理知识的掌握情况。评估孕产妇及家属的相关知识掌握情况、母亲角色的获得及心理状况。

4. 辅助检查 了解患者心电图是否有严重的心律失常;X 线检查是否显示心脏扩大;超声心动图检查是否显示心腔扩大、心肌肥厚、心瓣膜结构及功能异常等;通过胎儿电子监护预测宫内胎儿储备能力。

5. 治疗原则及主要措施 根据心脏病的种类、病变的程度、心功能分级等因素来分析可否承受妊娠、分娩。心脏病变较轻,心功能 Ⅰ级及 Ⅱ级者,既往无心力衰竭史,亦无其他并发症者,妊娠后经严密监护,适当治疗可耐受妊娠、分娩。如心脏病变重,有明显发绀或伴肺动脉高压,心功能Ⅲ级或Ⅳ级以上者,易发生心力衰竭,皆不宜妊娠,若已妊娠应尽早人工终止。

(1)妊娠期

1)终止妊娠:对不宜妊娠者应在妊娠 12 周前行人工流产,12 周以上者可行钳刮术或引产术,原则上应控制心力衰竭后再终止妊娠。妊娠已达 28 周以上者,引产的危险性不亚于继续妊娠和分娩,不宜行引产术,应积极治疗心力衰竭,可与内科医生密切配合,严密监护下继续妊娠。

2)加强产前检查:妊娠 20 周前每 2 周检查 1 次,妊娠 20 周后每周检查 1 次。了解心脏代偿功能的情况,有无心力衰竭的早期表现。如发现异常应立即入院治疗。孕期经过顺利者也应于预产期前 1~2 周入院待产。

3)加强营养与休息:保持情绪稳定,充分休息,避免过度劳累。加强营养,给予高蛋白、高维生素、低盐、低脂饮食。整个孕期体重增加不超过 10kg。

4)防治诱发心力衰竭的因素:如感染(尤其是上呼吸道感染)、贫血、发热、妊娠期高血压疾病等。

5)药物治疗:对有早期心力衰竭的孕妇,多不主张预防性应用洋地黄。常选用起效和排泄较快的地高辛 0.25mg,每日 2 次口服,2~3 日后可根据临床效果改为每日 1 次,不要求达到饱和量,病情好转后应停药。如出现急性左心衰竭,则选用速效洋地黄制剂毛花苷丙 0.4mg 加入 25% 葡萄糖 20ml 稀释后缓慢静脉注射,必要时 2 小时可重复给药 0.2mg,毛花苷丙总量不超过 1.6mg,毒毛花苷 K 总量不超过 0.75mg,以增强心肌收缩力和减慢心率。

(2)分娩期:心功能Ⅰ~Ⅱ级,胎儿不大,胎位正常,宫颈条件良好者,可在严密监护下经阴道分娩;心功能Ⅲ~Ⅳ级、宫颈条件不佳或有产科手术指征者应择期剖宫产。

(3)产褥期:产后 3 日,尤其是 24 小时内,容易发生心力衰竭,应继续卧床休息并密切观察病情变化。应用广谱抗生素预防感染,直至产后 1 周左右,无感染征象时停药。心功能Ⅲ级或以上者不宜哺乳。不宜妊娠者,应于剖宫产同时或产后 1 周左右行绝育术。

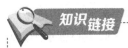

妊娠合并心脏病患者的心脏手术问题

妊娠期发生的血流动力学变化使心脏负担加重,心功能储备减小,影响心脏手术后的恢复,而且手术中的用药及体外循环对胎儿可造成不良影响,故一般不主张在孕期作心脏手术,尽可能选择孕前及分娩后行心脏手术。但心功能Ⅳ级、进行性心功能减退,经内科积极治疗无效,而只有通过手术治疗心功能才能改善的心脏病孕妇,可考虑心脏手术。心脏手术通常选择在妊娠 12 周以内进行,围术期应注意保胎和预防感染。单纯性二尖瓣分离术等手术较简单,且操作时间短,不需要体外循环,对母儿影响较小,安全性大,妊娠中、晚期也可以进行。

【常见护理诊断/问题】

1. 知识缺乏:缺乏妊娠合并心脏病的自我护理知识。
2. 活动无耐力　与心力衰竭有关。
3. 焦虑　与担心自己无法承担分娩、哺乳有关。
4. 潜在并发症:心力衰竭、感染。

【护理目标】

1. 孕产妇能够叙述心脏病的自我护理知识。
2. 孕产妇能够调整日常生活以适应妊娠。
3. 孕产妇焦虑程度能减轻,舒适感增加。
4. 孕产妇心力衰竭、感染等并发症能被及时发现与处理。

【护理措施】

1. 妊娠期

(1)定期产前检查:加强孕期保健和产前检查,了解心脏代偿功能的情况,有无心力衰竭的早期表现,发现异常应立即入院治疗。孕期经过顺利者也应于预产期前 1~2 周入院待产。

(2)减轻心脏负担:①充分休息:根据心功能状况限制体力活动,保持情绪稳定,避免过度劳累,睡眠应充足,夜间有9小时睡眠,中午至少休息1小时,早、晚餐后各休息半小时。宜采取左侧卧位或半卧位。②饮食:指导孕妇进食高蛋白、高维生素、低盐、低脂食物,多吃水果及蔬菜,预防便秘。从妊娠4个月起,限制食盐摄入,每日不超过4~5g。注意控制体重,整个孕期体重增加不超过10kg。③积极防治诱发心力衰竭的因素,如感染(尤其是上呼吸道感染)、贫血、发热、妊娠期高血压疾病等。心脏病孕妇应避免到公共场所及与传染病患者接触。预防口腔炎症;每天清洗会阴,预防泌尿系统感染。定期监测血压,观察有无下肢水肿,及早发现并治疗妊娠期高血压疾病。一旦出现感染征兆,立即卧床休息并积极治疗,应用有效的抗生素。

(3)加强心理护理,防止情绪激动及精神紧张。

(4)指导孕妇及家庭成员掌握自我监护技巧,如每天测心率、呼吸、称体重、记出入量以及胎动计数等。若出现咳嗽、咯粉红色泡沫痰等症状,应立即住院治疗。

(5)积极治疗心力衰竭,遵医嘱给予强心药物。

2. 分娩期

(1)经阴道分娩护理

1)第一产程:①专人护理,鼓励产妇多休息,避免精神紧张。在两次宫缩间隙尽量完全放松,运用呼吸及放松技巧缓解宫缩时的不适。对宫缩疼痛较重者,在宫口开大3cm前,可遵医嘱应用镇静剂以使产妇充分休息。②严密观察产妇的心功能变化,产程开始即应持续吸氧,或根据医嘱给予强心药物治疗,同时观察用药后的反应。③产程开始即应用抗生素预防感染性心内膜炎。④凡产程进展不顺利(宫缩无力、产程停滞等)或心功能不全加重,应及时做好剖宫产准备。

2)第二产程:①尽量缩短第二产程,避免用力屏气加腹压,待宫口开全行会阴侧切,用低位产钳或胎头吸引器助产,但胎儿娩出不宜过快。②分娩时采取半坐位,下肢尽量低于心脏水平,以免回心血液过多加重心脏负担,同时做好新生儿的抢救准备。③继续观察心功能变化,按医嘱用药。

3)第三产程:①胎儿娩出后防止腹压骤降诱发心力衰竭,应将沙袋放在产妇腹部,并持续24小时。②宫缩乏力者可给予缩宫素10~20U静脉注射或肌内注射,但禁用麦角新碱,以防静脉压升高诱发心力衰竭。③按医嘱产后立即给产妇肌内注射吗啡5~10mg或哌替啶100mg,使产妇保持安静。若产后出血,应输液或输血,但需注意输液速度。

(2)剖宫产术护理:做好术前准备,术中、术后护理。严格限量输液,注意输液速度,不宜过快。不宜再次妊娠者同时行输卵管结扎术。

3. 产褥期 产后3日内应继续卧床休息,并密切观察心率、呼吸、血压的变化。保证产妇充足的睡眠和休息,必要时遵医嘱给予小剂量口服镇静剂(苯巴比妥、地西泮等)。保持外阴清洁,及时更换会阴垫,应用广谱抗生素1周以预防感染。心功能Ⅰ~Ⅱ级的产妇可以哺乳,但应避免劳累。指导其正确执行母乳喂养过程。心功能Ⅲ级或以上者不宜哺乳,及时给予回奶。不宜妊娠者行绝育术,未行绝育术者应严格避孕。产后宜观察2周才能出院,定期产后复查。

4. 心理护理 促进亲子互动,避免产后抑郁。心脏病产妇常因担心婴儿是否有心脏缺陷,不能亲自照顾新生儿等原因产生愧疚、抑郁的心理。护理人员应详细评估其心理状况及家庭功能,并与家人一起共同制订康复计划,对心功能状态尚可的,应鼓励产妇适度地参与照顾婴儿,以增加母子互动。如果新生儿有缺陷或死亡,应允许产妇表述其情感,并给予理解和安慰,减少产后抑郁症的发生。

5. 健康指导 详细制订出院计划,确保产妇和新生儿得到良好的照顾,根据病情及时复诊。指导孕妇及家属掌握妊娠合并心脏病的相关知识,包括如何自我照顾,限制活动程度,诱发心力衰竭的因素及预防,识别早期心力衰竭的常见症状和体征,尤其是遵医嘱服药的重要性,告之其抢救和应对措施。完善家庭支持系统;出生婴儿出现意外的产妇应先避孕1年后视情况考虑再育;指导产妇选择有效的避孕措施,对不宜再妊娠者建议行绝育手术。

【护理评价】

1. 孕产妇能叙述心脏病的自我护理知识。
2. 孕产妇能够调整日常生活,能适应妊娠过程。
3. 孕产妇舒适感有所增加。
4. 孕产妇并发症被及时发现与处理,未发生感染等情况。

第二节 妊娠合并糖尿病

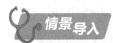

王女士,31 岁,宫内妊娠 28^{+2} 周,孕 1 产 0。近 2 周来饭量明显增加,并出现多饮(每日饮水 3000~5000ml)、尿量较平时明显增多。今日门诊产前检查,葡萄糖筛查试验结果:9.2mmol/L。既往体健,否认糖尿病、肺部疾病、心脏疾病等病史,其母亲有糖尿病。

请思考:
1. 王女士最可能发生了什么情况?
2. 为确诊还应行哪些检查?
3. 应给予张女士哪些主要的护理措施?

糖尿病(diabetes mellitus)是一组以慢性血糖水平增高为特征的代谢疾病。由于胰岛素分泌缺陷和(或)胰岛素作用缺陷而引起的糖、蛋白质、脂肪代谢异常。病程长者可出现眼、肾、神经、血管、心脏等组织的慢性进行性病变,导致功能缺陷及衰竭。

妊娠合并糖尿病包括下列两种类型:

1. 糖尿病合并妊娠 又称孕前糖尿病(pregestational diabetes mellitus,PGDM)。妊娠前已被确诊的糖尿病妇女合并妊娠或妊娠前糖耐量异常,妊娠后发展为糖尿病,分娩后仍为糖尿病的患者,该类型者不足 20%。

2. 妊娠期糖尿病(gestational diabetes mellitus,GDM) 指妊娠过程中初次发生的任何程度的糖耐量异常,不论是否需用胰岛素治疗、分娩后糖耐量异常是否持续,均可诊断为 GDM,占妊娠合并糖尿病总数中的 80% 以上。部分 GDM 妇女分娩后血糖恢复正常,而有些患者在产后 5~10 年有发生糖尿病的危险,故应定期随诊。

妊娠合并糖尿病属高危妊娠,可增加与之有关的围生期疾病的患病率和病死率。由于胰岛素药物的应用,糖尿病得到了有效的控制,围生儿死亡率下降至 3%,但糖尿病孕妇的临床经过复杂,母婴并发症仍较高,必须予以重视。

【妊娠对糖尿病的影响】

1. 妊娠期 由于血液稀释,胰岛素相对不足。妊娠早期,孕妇空腹血糖低于非孕妇,孕妇长时间空腹易发生低血糖和酮症酸中毒。妊娠中晚期,孕妇体内抗胰岛素样物质增加,如胎盘生乳素、雌激素、黄体酮、皮质醇和胎盘胰岛素酶等,使孕妇对胰岛素的敏感性随孕周增加而降低。为了维持正常糖代谢水平,胰岛素需求量须相应增加。而胰岛素分泌受限的孕妇,妊娠期不能发生代偿导致血糖升高,使原有糖尿病加重或出现 GDM。随妊娠进展,空腹血糖下降及胎盘生乳素具有分解脂肪的作用,体内脂肪分解成的碳水化合物及脂肪酸增多,故妊娠期糖尿病易发生酮症酸中毒(diabetic ketoacidosis,DKA)。

2. 分娩期 子宫收缩导致体内消耗大量糖原,产妇进食减少,大量糖原被消耗;临产后的剧烈疼痛和精神紧张均可使血糖发生较大波动,若不及时调整胰岛素用量,更易发生低血糖和酮症酸中毒。

3. 产褥期 由于胎盘排出以及全身内分泌激素逐渐恢复至非孕水平,胎盘分泌的抗胰岛素样物质迅速消失,使胰岛素需要量相应减少,如不及时调整胰岛素用量,极易发生低血糖。

【糖尿病对母儿的影响】

1. 对孕妇的影响

(1)由于糖尿病妇女代谢紊乱,卵巢功能障碍,月经不调及各种急慢性并发症的影响,其不孕症的发生率约为2%。

(2)高血糖使胚胎发育异常,最终导致胚胎死亡、流产,自然流产发生率可达15%~30%,多发生在早孕期,主要见于病情严重血糖未能控制者。

(3)糖尿病孕妇妊娠期高血压疾病发病率为正常孕妇的4倍以上,因糖尿病患者多有小血管内皮细胞增厚及管腔狭窄,伴有肾血管病变时更易发生。

(4)糖尿病孕妇抵抗力下降易合并感染,最常见泌尿系统感染,且感染后易引发酮症酸中毒。

(5)羊水过多的发生率较非糖尿病孕妇高10倍,可能与羊水中含糖量过高,刺激羊膜分泌增加及胎儿高血糖、高渗性利尿致胎尿排出增多有关。羊水过多可增加胎膜早破、早产的发生率。

(6)巨大儿发生率高,易致头盆不称,经阴道分娩难产机会增加,剖宫产率升高。

2. 对胎儿及新生儿的影响

(1)巨大儿发生率高达25%~40%。胎儿生长受限(FGR)发生率为21%,早产发生率为10%~25%。

(2)妊娠合并显性糖尿病时胎儿畸形率明显升高达4%~12.9%,以心血管畸形最常见,其次为神经系统畸形。特别是受孕最初7周内,胚胎发育的关键时期,该阶段孕妇高血糖或口服降糖药有导致胎儿严重结构畸形发生的可能。

(3)糖尿病常伴有严重血管病变或产科并发症,影响胎盘血供,引起死胎、死产。新生儿由于母体血糖供应中断可发生反应性低血糖,肺泡表面活性物质不足而发生新生儿呼吸窘迫综合征,故新生儿低血糖、低血钙、新生儿呼吸窘迫综合征发生率高,新生儿死亡率高。

3. 远期并发症 大多数GDM孕妇产后糖代谢异常恢复正常,但将来发生2型糖尿病的概率高达17%~63%,再次妊娠时GDM复发率高达50%以上,其子代患肥胖症和2型糖尿病的机会增加。

【临床表现】

妊娠期绝大多数孕妇表现为体型肥胖,此次妊娠存在胎儿巨大、羊水过多,妊娠晚期体重增长较快。孕妇有不同程度的多饮、多食、多尿"三多"症状,孕妇常反复发生外阴及阴道的假丝酵母菌感染、难治性肾盂肾炎或皮肤疖肿、毛囊炎等。合并妊娠期高血压疾病者可出现高血压、水肿和蛋白尿等症状,个别病情严重者可出现糖尿病性视网膜病变,酮症酸中毒时可出现腹痛、嗜睡乃至昏迷。分娩期由于子宫收缩加大了糖原的消耗,加上临产后进食不好,孕妇易出现头晕、心慌、盗汗等低血糖症状;或恶心、呕吐、视物模糊、呼吸快且有烂苹果味等酮症酸中毒症状。

胎盘娩出后,内分泌激素恢复到非妊娠时水平,胰岛素需要量减少。若不及时调整胰岛素用量,极易发生低血糖。

【护理评估】

1. 健康史 了解孕妇有无糖尿病家族史,特别是孕妇母系家族史,既往病史与治疗经过。有无异常分娩史,如原因不明多次流产、死胎、死产、早产、畸形或巨大儿史。

2. 身体状况

(1)症状与体征:评估孕妇有无糖代谢紊乱综合征,有无产科并发症等。分娩期重点评估孕妇有无低血糖及酮症酸中毒症状,评估静脉输液的性质与速度,监测产程的进展有无异常。产褥期主要评估有无低血糖或高血糖症状,有无产后出血及感染征兆,评估新生儿状况。

(2)评估糖尿病的严重程度及预后:采用White分类法,根据患者糖尿病的发病年龄,病程长短以及有无血管病变等进行分期,这种分类法有助于判断病情的严重程度及预后。

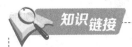

White 分类法

A 级:妊娠期糖尿病

　　A1 级:单纯膳食治疗即可控制血糖

　　A2 级:需用胰岛素控制血糖

B 级:20 岁以后发病,病程 <10 年

C 级:10~19 岁发病,或病程长达 10~19 年

D 级:10 岁以前发病,或病程 ≥ 20 年,或眼底单纯性视网膜病变

F 级:糖尿病性肾炎

R 级:眼底有增生性视网膜病变或玻璃体积血

H 级:冠状动脉粥样硬化性心脏病

T 级:有肾移植史

3. 心理 – 社会支持状况　由于糖尿病疾病的特殊性,应评估孕妇及家人对疾病的了解程度,认知态度,有无焦虑、恐惧心理,社会及家庭支持系统是否完善等。如不幸新生儿有畸形或生命危险甚至死亡,应评估产妇及家属对此事件的反应。

4. 辅助检查

(1)糖尿病合并妊娠(PGDM)

1)在妊娠前已确诊糖尿病。

2)血糖测定:妊娠前未进行血糖检查、有以下 PGDM 高危因素者,包括:①肥胖(尤其是重度肥胖);②一级亲属患 2 型糖尿病;③既往妊娠期糖尿病史或大于胎龄儿分娩史;④有多囊卵巢综合征病史;⑤反复尿糖阳性。需在确诊妊娠后的第一次孕期保健时进行 PGDM 的筛查,达到以下任何一项即可诊断:①空腹血糖(fasting plasma glucose,FPG)≥ 7.0mmol/L。②伴有典型的高血糖或高血糖危象症状,同时随机血糖 ≥ 11.1mmol/L。③糖化血红蛋白 ≥ 6.5 %。

(2)妊娠期糖尿病(GDM):国际妊娠糖尿病研究组 IADPSG 在 2010 年更新了 GDM 诊断标准,2011 年 ADA 也做了相应更新,我国 GDM 诊断标准也进行了相应调整。

有 GDM 高危因素者,应于妊娠 24~28 周进行筛查及诊断。其高危因素包括①孕妇因素:年龄 ≥ 35 岁、孕前超重或肥胖、OGTT 异常史、多囊卵巢综合征;②家族史:糖尿病家族史;③妊娠分娩史:不明原因的死胎、死产、流产史、巨大儿分娩史、胎儿畸形和羊水过多史、GDM 史;④本次妊娠因素:妊娠期发现胎儿大于孕周、羊水过多,反复外阴阴道假丝酵母菌病者。

1)诊断一步法:直接采用 75g OGTT,达到以下任何一项即可诊断 GDM:① FPG ≥ 5.1mmol/L。②服糖后 1 小时血糖 ≥ 10.0mmol/L。③服糖后 2 小时血糖 ≥ 8.5mmol/L。

2)诊断两步法:第一步进行 FPG 检查,FPG ≥ 5.1mmol/L 则诊断 GDM;如 4.4mmol/L ≤ FPG<5.1mmol/L 者进行第二步 75g OGTT,任何一项异常则诊断为 GDM。

(3)其他检查:包括眼底检查、24 小时尿蛋白定量、肝肾功能(糖化血红蛋白)、B 超检查、胎儿成熟度等。

5. 治疗原则及主要措施　以维持血糖正常范围,减少母儿并发症,降低围生儿死亡率为原则。

妊娠合并糖尿病孕妇主要治疗方法为饮食疗法,饮食疗法不能控制者,胰岛素为主要治疗药物,其他则按产科处理原则进行。凡器质性病变较轻、血糖控制良好者,可在积极治疗、密切监护下妊娠。如存在下列症状则应尽早终止妊娠:①严重妊娠期高血压疾病。②酮症酸中毒。③严重肝肾损害。④恶性、进展性、增生性视网膜病变。⑤动脉硬化性心脏病。⑥宫内生长迟缓(IUGR)。⑦严重感染。⑧孕妇营养不良。⑨胎儿畸形或羊水过多。终止妊娠前应加强糖尿病的治疗。

(1)妊娠期

1)加强产前检查:孕早期每 2 周检查 1 次,孕中、晚期每周检查 1 次。除产科常规检查内容以外,还应进行尿糖、尿酮体的测定,监测胎儿发育情况,特别是及早发现胎儿畸形、巨大儿。

2)饮食控制:饮食控制要达到使血糖维持在 6.11~7.77mmol/L 水平而孕妇又无饥饿感,否则须给予胰岛素治疗。

3)胰岛素治疗:一般饮食调整 3~5 日后,在孕妇不感到饥饿的情况下,如空腹或餐前血糖≥ 5.3mmol/L 或者餐后 2 小时血糖≥ 6.7mmol/L 或调整饮食后出现饥饿性酮症,增加热量摄入后血糖又超过控制妊娠期标准者,应及时使用胰岛素治疗。随孕周的增加需要量不断增加,妊娠 32~36 周达高峰。

(2)分娩期

1)分娩时间的选择:糖尿病孕妇应于妊娠 32~34 周住院,根据胎儿大小、胎龄、肺成熟度、胎盘功能等综合考虑终止妊娠时间,尽量在妊娠 38~39 周后分娩为宜。

2)分娩方式的选择:妊娠合并糖尿病本身不是剖宫产的指征。有巨大儿、胎盘功能不良、糖尿病病情较重、胎位异常或有其他产科指征者,应行剖宫产术结束分娩。若经阴道分娩要严密观察产程进展及胎心变化,应在 12 小时内结束分娩。若有胎儿窘迫或产程进展缓慢行剖宫产术。胰岛素用量根据血糖值进行调整,以防新生儿发生低血糖。

(3)产褥期:因抗胰岛素样物质迅速下降,故产后的胰岛素用量应根据血糖值进行调整。给予广谱抗生素预防创口感染,伤口拆线时间可稍延长。新生儿无论体重大小均按早产儿护理。娩出后 30 分钟开始定时服用 25% 葡萄糖液,注意防止低血糖、低血钙、高胆红素血症和新生儿呼吸窘迫综合征。

【常见护理诊断 / 问题】

1. 焦虑　与担心身体状况、胎儿预后有关。
2. 知识缺乏:缺乏糖尿病饮食控制及胰岛素使用的相关知识。
3. 有感染危险　与糖尿病患者白细胞多功能缺陷有关。
4. 有胎儿受伤危险　与巨大儿、早产、手术产等有关。
5. 潜在并发症:低血糖、产后出血。

【护理目标】

1. 孕产妇焦虑程度减轻或消失。
2. 孕妇能说出饮食控制的重要性并执行。学会尿糖测定及胰岛素使用方法。
3. 孕妇体温正常,无感染病灶出现。
4. 胎儿顺利娩出,未发生并发症。
5. 孕产妇无低血糖、产后出血发生。

【护理措施】

(一)非妊娠期

糖尿病妇女在妊娠前应详细咨询医师,确定病情严重程度。妊娠前已有严重的心血管病史、肾功能减退、眼底有增生性视网膜炎等,不宜妊娠,若已妊娠应尽早终止;器质性病变较轻、血糖控制良好者,可在积极治疗、密切监护下继续妊娠。

(二)妊娠期

1. 一般护理　指导孕妇充分休息、适当运动、合理饮食。理想的饮食控制目标是:保证孕妇和胎儿能量需要,维持血糖在正常范围,不发生饥饿性酮症。建议孕妇每日摄入热量 150kJ/kg(36kcal/kg),其中糖类 40%~50%,蛋白质 20%~30%,脂肪 30%~40%;补充维生素、钙及铁;适当限制食盐摄入量。肥胖者应减少脂肪摄入,每日热量为 25kcal/kg。保证整个孕期体重增加不超过 12.5kg,肥胖者不超过 10kg。

2. 心理护理　与患者交流态度和蔼,鼓励糖尿病孕产妇说出自己的担心和焦虑;糖尿病孕妇担心妊娠失败、婴儿死亡或产下畸形儿等,自尊心会受到打击,护士应表示理解与同情,协助澄清错误观点;及时告知治疗及护理计划,让患者充满信心,调动孕妇积极性,主动积极配合。

3. 指导孕妇正确控制血糖

(1)饮食控制:保证充足热量和蛋白质的摄入,让孕妇血糖维持在正常范围内且无饥饿感。提倡少量多餐,每日进餐 5~6 次。早餐后血糖最难控制,因此早餐摄入的碳水化合物应适当减少。

(2)运动治疗:适当的运动可降低血糖,运动量不宜过大,不宜采取剧烈的运动,方式宜选择散步,每日至少 1 次,每次 20~40 分钟,于餐后 1 小时进行。先兆早产或合并其他严重并发症者不宜进行运动。

(3)遵医嘱用药:遵医嘱选用短效和中效胰岛素,应根据个体血糖监测结果,不断调整胰岛素用量。忌用口服降糖药,以免导致胎儿、新生儿低血糖、巨大儿、胎儿畸形等。

(4)病情监测:糖尿病患者允许妊娠者,孕期应加强监护,需内科、产科医护人员密切合作,共同监测糖尿病病情和产科方面的变化。

(5)定期产前检查:糖尿病病情较轻者,应每隔 1~2 周检查 1 次,除全面检查外,注意胰岛素控制血糖的情况及血糖、尿常规、尿素氮、眼底等变化。有特殊情况时增加检查次数。

4. 加强胎儿监护 了解胎儿的健康状况:测量宫底高度、腹围,及时发现巨大儿;B 型超声监测胎儿生长发育情况;指导孕妇自测胎动,若 12 小时胎动少于 10 次,表示胎儿宫内缺氧,应及时告知医护人员;胎儿电子监护,了解胎儿宫内储备能力。如胎儿宫内状况良好,应等待至妊娠 38~39 周终止妊娠。

(三)分娩期

1. 选择合适的分娩时间及分娩方式

(1)分娩时间选择:若血糖控制良好,孕期无合并症,胎儿宫内状态良好,一般可等待至妊娠 38~39 周终止妊娠。

(2)分娩方式选择:剖宫产术适用于巨大儿、胎盘功能不良、糖尿病病情严重、胎位异常或其他产科指征者。若胎儿发育正常,宫颈条件较好,则可阴道分娩。

2. 分娩中的监测和处理

(1)促使胎肺成熟:引产或剖宫产前按医嘱静滴地塞米松 10~20mg,连用 2 日,减少新生儿呼吸窘迫综合征发生。

(2)密切观察产程:注意观察宫缩、胎心变化,有条件者给予连续胎心监护,避免产程延长,如产程进展缓慢或出现胎儿窘迫,应及时通知医师,并做好阴道助产或剖宫准备。

(3)防止低血糖:剖宫产或阴道分娩当日晨胰岛素应改为静脉滴注,应每 2 小时监测血糖、尿糖和尿酮体,以便及时调整胰岛素的用量,使血糖不低于 5.6mmol/L;阴道分娩时鼓励孕妇进食,保证热量供应。

(4)预防产后出血:按医嘱于胎肩娩出时,给予缩宫素 20U 肌内注射。

(四)产褥期

1. 产妇的护理 防止低血糖,产后密切观察有无低血糖表现,如发现出汗、脉搏快等症状应给予糖水或静脉注射 5% 葡萄糖 40~60ml,并通知医师。分娩后 24 小时内胰岛素减至原用量的 1/2,48 小时减少到原用量的 1/3,产后需重新评估胰岛素的需要量;应注意子宫收缩情况、恶露量等,预防产后出血;鼓励早接触、早吸吮;保持腹部及会阴伤口清洁,遵医嘱继续应用广谱抗生素,预防感染,适当推迟伤口拆线时间。

2. 新生儿的护理 无论体重大小均按早产儿护理,注意保暖、吸氧、早开奶。密切观察有无低血糖、低血钙、高胆红素血症及新生儿呼吸窘迫综合征等症状,新生儿娩出 30 分钟后开始定时口服 25% 葡萄糖液,预防新生儿低血糖。

(五)健康指导

1. 制订康复计划 指导患者坚持进行饮食控制及运动治疗。定期监测血糖,指导产妇定期接受产科和内科复查。

2. 指导避孕 糖尿病产妇产后应长期避孕,指导其应用适宜的避孕方法。

3. 喂养护理 接受胰岛素治疗的母亲,哺乳不会对新生儿产生不利影响,应鼓励母乳喂养,并注意加强乳房护理。

【护理评价】

1. 孕产妇焦虑减轻或消失。
2. 孕妇掌握糖尿病饮食控制及胰岛素使用的相关知识。
3. 孕妇体温正常、无感染病灶。
4. 胎儿顺利娩出，未发生并发症。
5. 孕产妇未发生低血糖、产后出血。

第三节　妊娠合并病毒性肝炎

　　妊娠合并病毒性肝炎严重威胁孕产妇生命安全，其死亡率是孕产妇非产科死因的第二位，仅次于妊娠合并心脏病。病毒性肝炎是多种病毒引起的以肝脏病变为主的传染性疾病，目前已确定病原主要包括甲型(HAV)、乙型(HBV)、丙型(HCV)、丁型(HDV)、戊型(HEV)、庚型(HGV)和输血传播病毒(TTV)共 7 种；其中以乙型肝炎最为常见。

【妊娠对病毒性肝炎的影响】

　　1. 孕妇的新陈代谢率比非孕期增加 20% ~30%，营养物质消耗增多，肝负担加重，使孕妇易感染病毒性肝炎，也容易使原有病毒性肝炎者的病情加重，重症肝炎的发生率较非妊娠时明显增加。
　　2. 孕妇体内产生大量雌激素，在肝内代谢灭活，胎儿的代谢产物也需在母体肝内解毒，加重了肝脏负担，也影响病毒性肝炎的恢复与治愈。
　　3. 分娩时孕妇体力消耗、缺氧、酸性代谢物质产生增加，手术和麻醉等均可加重肝脏的负担与损害，容易发生急性重型肝炎。

【病毒性肝炎对妊娠的影响】

　　1. 对母体的影响　妊娠早期合并病毒性肝炎，可使早孕反应加重；发生于妊娠晚期则妊娠期高血压疾病发生率增高，这与患者肝脏对醛固酮的灭活能力下降有关。分娩时，产妇因肝功能受损、凝血因子合成功能减退，容易发生产后出血。若为重症肝炎患者，常并发 DIC，出现全身出血倾向，直接威胁母婴生命。
　　2. 对围生儿的影响　妊娠早期患肝炎，胎儿畸形发生率增高 2 倍。由于肝炎病毒可经胎盘感染胎儿，易造成流产、早产、死胎、死产，新生儿患病率和死亡率、围生儿死亡率明显增高。妊娠期患病毒性肝炎，胎儿可通过垂直传播而感染，尤其以乙型肝炎母婴传播率较高。围生期感染的婴儿，有相当一部分将转为慢性病毒携带状态，以后容易发展成为肝硬化或原发性肝癌。
　　3. 肝炎病毒的母婴传播
　　(1)甲型病毒性肝炎：甲型肝炎病毒(hepatitis A virus，HAV)主要经粪－口传播，一般不通过胎盘传给胎儿。孕期感染 HAV 不必终止妊娠，但分娩过程中如果接触母体血液或吸入羊水，以及粪便污染可导致新生儿感染。
　　(2)乙型病毒性肝炎：母婴传播为乙型肝炎病毒(hepatitis B virus，HBV)的重要传播途径，占40% ~60%。孕妇患有乙型病毒性肝炎极容易使婴儿成为慢性乙型病毒性肝炎携带者。母婴传播导致的 HBV 感染约占我国婴幼儿感染的 1/3，特别是 HBeAg 阳性及 HBsAg 滴度高者母儿传播可能性越大，母婴传播方式有：①妊娠期宫内感染，其发生率 9.1% ~36.7%。感染机制不明。②产时传播，是 HBV 母婴传播的主要途径，其发生率占 40% ~60%，主要是吸入产道内羊水、血液、阴道分泌物或宫缩时绒毛血管破裂，母血渗入胎儿血液循环中导致。③产后传播，与接触母亲乳汁和唾液有关。
　　(3)丙型病毒性肝炎：丙型肝炎病毒(hepatitis C virus，HCV)也存在母婴传播。妊娠晚期患丙型肝炎者 2/3 会发生母婴传播，且容易导致慢性肝炎，最后发展为肝硬化和肝癌。

(4)丁型病毒性肝炎:丁型肝炎病毒(hepatitis D virus,HDV)是一种缺陷性 RNA 病毒,需依赖 HBV 重叠感染引起肝炎,易发展为重症肝炎。其传播方式与 HBV 相同,一般经输血引起感染,也可母婴传播。

(5)戊型病毒性肝炎:戊型肝炎病毒(hepatitis E virus,HEV)的传播途径类似甲型肝炎,孕产妇一旦感染,病情危重且死亡率高,妊娠后期死亡率可达 10%~20%。

图片:病毒性肝炎

【临床表现】

妊娠合并病毒性肝炎孕妇同普通肝炎患者一样有厌油、恶心、腹胀、肝区疼痛及乏力,有的患者起病急,病情较重,还有畏寒、发热、频繁呕吐、一过性皮肤瘙痒等症状。部分孕妇皮肤巩膜黄染、尿色深黄。妊娠晚期感染,病情发展快,可出现黄染加深,嗜睡,烦躁,神志不清,甚至昏迷。

妊娠早期、中期可在肋下触及肝脏,并有肝区叩击痛。妊娠晚期受到增大的子宫影响,肝脏不易被触及,一旦触及应考虑异常。

出现下列情况应考虑妊娠合并重症肝炎:①黄疸迅速加深,血清胆红素 >171μmol/L,酶胆分离(转氨酶下降,胆红素持续升高),白/球蛋白倒置严重。②中毒性鼓肠,频繁呕吐、出现腹水等严重的消化道症状。③肝进行性缩小,有肝臭味。④急性肾衰竭,肝肾综合征。⑤迅速出现精神、神经症状,即肝性脑病。⑥肝功能严重损害,凝血酶原时间延长,全身有出血倾向。

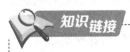

妊娠肝内胆汁淤积症

又称妊娠特发性黄疸。发生率仅次于病毒性肝炎,占妊娠期黄疸的 1/5。常有家族史或口服避孕药后发病的病史,现已引起临床广泛的重视。病理改变为肝小叶中央区毛细胆管内胆汁淤积。胎盘组织也有胆汁沉积,引起胎盘血流灌注不足,胎儿缺氧,因此本病早产率及围生儿死亡率较高。妊娠肝内胆汁淤积症的临床表现主要是全身瘙痒、黄疸,但孕妇一般状况较好,无典型肝炎症状。分娩后瘙痒、黄疸迅速消退,再次妊娠复发。肝功能检查呈阻塞性黄疸表现,主要是血清 AST、ALT 的轻度升高,达 60~100U,超过 200U 较少,ALT 轻度升高。妊娠肝内胆汁淤积症对妊娠的影响主要有:早产、胎儿窘迫、产后出血等。

【护理评估】

1. 健康史　评估是否与病毒性肝炎患者有密切接触史,是否有接受输血、注射血制品等病史。同时了解孕妇接受治疗经过和治疗效果以及掌握相关知识的程度、评估家属对肝炎相关知识的了解程度。

2. 身体评估　妊娠期出现不能用早孕反应或其他原因解释的消化系统症状,如食欲缺乏、恶心、呕吐、腹胀等,部分患者有乏力、畏寒、发热、皮肤巩膜黄染。妊娠早、中期可在肋下触及肝脏,并有肝区叩击痛,妊娠晚期受增大子宫影响,肝脏极少被触及。

3. 心理 - 社会支持状况　评估孕妇及家人对疾病的认知程度,以及家庭社会支持系统是否完善。由于担心感染胎儿,孕妇会产出焦虑、矛盾及自卑心理,应给予重点评估。

4. 辅助检查

(1)肝功能检查:转氨酶(ALT、AST)升高,如能排除其他原因,尤其数值很高,持续时间较长时,对肝炎的诊断价值很大。酶胆分离、白/球蛋白倒置。

(2)血清病原学检查:是病毒性肝炎诊断的必需方法。甲肝血清学抗原、抗体及其临床意义:抗 HAV-IgM 阳性,提示 HAV 急性感染;抗 HAV-IgG 阳性,提示 HAV 感染后长期存在。乙肝血清学抗原、抗体及其临床意义(表 10-1)。

表 10-1　乙型肝炎病毒血清学抗原、抗体及其临床意义

项目	临床意义
HBsAg	HBV 感染标志,见于乙肝患者或病毒携带者
HBsAb	曾感染 HBV,或接种乙肝疫苗后,已产生自动免疫
HBeAg	血中有大量 HBV 存在,传染性较强
HBeAb	恢复期,传染性较弱
HBcAb-IgM	乙肝病毒复制阶段,出现于肝炎急性期
HBcAb-IgG	慢性持续性肝炎或既往感染

也可用 PCR 检测 HBV-DNA 和 DNA 多聚酶,阳性为病毒存在的直接标志,表示病毒复制。

(3)其他检查:血常规、尿液分析;纤维蛋白原和凝血酶原时间等;B 超检查、胎儿成熟度检查、胎盘功能检查;胎儿电子监护仪。

5. 治疗原则及主要措施

(1)肝炎处理:妊娠合并病毒性肝炎与非妊娠期病毒性肝炎处理原则相同,注意休息,加强营养,应用药物,积极进行保肝治疗。出现黄疸按照重症肝炎处理。避免使用可能损害肝脏的药物,注意预防感染。处理重症肝炎主要包括:保护肝脏,预防和治疗肝性脑病,防治凝血功能障碍,积极处理晚期重症肝炎。

(2)产科处理:①妊娠早期应积极治疗。妊娠中晚期以保肝治疗为主,注意防治妊娠期高血压疾病。重症肝炎在积极治疗 24 小时后,及时行剖宫产术终止妊娠。手术中尽可能减少出血和缩短手术时间。②分娩期应备好新鲜血,严密观察产程进展,防止产程延长,宫口开全后行阴道助产,以缩短第二产程,待胎肩娩出后立即静滴缩宫素以防止产后出血。③产褥期需使用对肝脏损害小的广谱抗生素防治感染。临产或剖宫产术前 4 小时至产后 12 小时应停用肝素治疗,以防产后出血。产妇不宜哺乳时回奶不能使用对肝脏有害的雌激素,可用生麦芽或乳房外敷芒硝。新生儿应隔离 4 周,并接种乙肝疫苗。

【常见护理诊断/问题】

1. 活动无耐力　与感染病毒后机体的基础代谢率增高有关。
2. 营养失调:低于机体需要量与肝炎所致的厌食、恶心、呕吐、营养摄入不足有关。
3. 有受伤的危险　母体与重症肝炎、死亡有关;胎儿与早产、死胎、死产有关。
4. 知识缺乏:缺乏有关病毒性肝炎感染的途径、传播方式、自我保健和消毒隔离方面的知识。

【护理目标】

1. 孕产妇的生活需要得到满足。
2. 孕妇摄入的营养能满足机体和胎儿发育需要。
3. 孕产妇病情稳定,能顺利度过妊娠、分娩期。
4. 孕产妇及家属能够获得有关自我保健的知识和技能。

【护理措施】

1. 妊娠期　妊娠早期如病情允许继续妊娠,嘱孕妇卧床休息,加强营养,给予高蛋白、高维生素、低脂肪饮食、足量碳水化合物。加强保肝治疗,以促进肝功能的恢复。妊娠中、晚期,遵医嘱给予药物治疗。若病情继续发展,配合医生终止妊娠。防止交叉感染,对肝炎孕妇应有专门诊室,所用器械隔离,定期消毒。孕妇所用物品也应与家人隔离,消毒处理。

2. 分娩期　严格执行消毒隔离制度,产妇临产后应安排其住隔离待产室,保持环境安静、清洁、舒适。做交叉配血试验,备好新鲜血。经阴道分娩者,观察子宫收缩情况、胎心音变化、产妇的生命体征及产程进展,注意产妇有无出血倾向;宫口开全后行阴道助娩术,缩短第二产程,防止产道损伤;分娩

过程中避免新生儿损伤、羊水吸入等,减少垂直传播。为预防产后出血,胎肩娩出后立即静注缩宫素,按医嘱给予维生素 K_1。

3. 产褥期

(1)预防产后出血及感染:观察子宫收缩及恶露情况,及时发现凝血功能障碍,预防产后出血;加强伤口和会阴部护理,遵医嘱给予先锋霉素或氨苄西林等对肝损害较小的广谱抗生素控制感染。

(2)指导喂养:单纯 HBsAg 阳性产妇产后可以哺乳,对 HBeAg 阳性不宜哺乳应予回奶,不宜用雌激素,以免损害肝脏,可服生麦芽或芒硝外敷乳房退奶。建议人工喂养,并指导人工喂养知识及方法。

(3)产后避孕:产妇 HBeAg 呈阳性者应制订避孕计划,采取避孕措施,以免再度受孕,影响身体健康。

(4)消毒:凡产妇接触过的器械、布类、衣物、排泄物、呕吐物、乳汁等均应特殊消毒,胎盘宜做特殊处理。

(5)出院指导:指导产妇应继续保肝治疗,保证足够的休息及营养,避免疲劳。

(6)免疫:HBsAg 或 HBeAg 阳性孕妇所分娩的新生儿,采取被动免疫和主动免疫相结合的方法,以阻断乙型肝炎病毒的母婴传播。

1)被动免疫法:乙型肝炎免疫球蛋白可使新生儿即刻获得被动免疫,暂时不受 HBV 感染。方法:新生儿出生后12小时内尽早注射乙肝免疫球蛋白200U;HBeAg 阳性孕妇所生的新生儿于生后1个月、6个月再各注射 200U。

2)主动免疫法:新生儿对疫苗的免疫应答良好,近年基因工程乙肝疫苗已大量使用,具有不含血液成分、安全性好的特点。用法为:HBsAg 阳性孕妇的新生儿出生后 24 小时内、1 个月后、6 个月后分别肌注基因工程乙肝疫苗 $10\mu g$。

3)联合免疫:乙型肝炎疫苗按上述方法进行,HBIG 改为出生后 6 小时内和 1 个月时各肌注一次,每次 1ml,使有效保护率达 94%。

4. 心理护理 向孕产妇及家属传授妊娠合并肝炎相关知识,使其对病情充分了解,积极配合检查和治疗。对孕产妇的焦虑及恐惧情绪,多加疏导。向孕妇及其家属讲解肝炎对母婴的影响,以及消毒隔离的重要性,争取患者及家属的理解与配合,多与患者沟通,给予心理支持,使患者不感到孤独,积极配合治疗。对失去子女的孕产妇多加安慰,接受现实,继续治疗自身疾病,对未来充满希望。

5. 健康指导

(1)乙肝 HBsAg 携带者约 40% 为母婴传播,因此预防乙肝在围生期的传播意义重大。已患肝炎的育龄妇女应避孕,待肝炎痊愈后至少半年、最好 2 年再妊娠。

(2)妊娠早期进行 HBV 血清检查和肝功能检查,对筛查结果阳性的孕妇进行追踪和动态观察直至分娩,并测新生儿脐血 HBsAg,以确定是否有宫内感染。肝炎流行地区的妇女尤其应注意加强营养,避免因营养不良增加对肝炎病毒易感性。

(3)加强围生期保健,重视孕期监护。妊娠早、中、晚期反复检查肝炎病毒抗原抗体系统,提高肝炎病毒的检出率。加强乙肝传染期管理。严格消毒隔离。

【护理评价】

1. 孕产妇的生活需要得到满足。
2. 孕妇摄入的营养能满足机体和胎儿发育需要。
3. 孕产妇病情稳定,能顺利度过妊娠、分娩期。
4. 孕产妇及家属获得有关自我保健的知识和技能。

第四节　妊娠合并贫血

贫血(anemia)是妊娠期最常见的合并症,是由多种病因引起,通过不同的病理过程,使人体外周血红细胞容量减少,低于正常范围下限的一种常见的临床症状。常以血红蛋白浓度作为诊断标准。由于妊娠期血液系统的生理变化,妊娠期贫血的诊断标准不同于非孕期妇女。如血红蛋白<100g/L,红细胞计数<3.5×10^{12}/L或血细胞比容<0.30,即可诊断妊娠期贫血。世界卫生组织(WHO)妊娠期贫血的诊断标准为血红蛋白值<110g/L,按程度可分为:轻度贫血(100~109g/L)、中度贫血(70~99g/L)、重度贫血(<70g/L)。孕妇合并贫血以缺铁性贫血最常见,巨幼红细胞性贫血较少见,再生障碍性贫血更少见。

1. 缺铁性贫血(iron deficiency anemia,IDA) 是妊娠期最常见的贫血,约占妊娠期贫血的95%,主要原因为妊娠期由于血容量增加和胎儿生长发育导致铁的需要量增加,尤其在妊娠后半期,孕妇对铁摄取不足或吸收不良,均可引起贫血。在整个妊娠期约需增加铁的总量为1000mg,若为多胎妊娠时,铁的需求量更大。食物中铁的摄入不够或不能满足需求,造成体内储存铁的耗尽形成铁缺乏,从而发生缺铁性贫血。

2. 巨幼细胞贫血(megaloblastic anemia) 又称营养性巨幼细胞性贫血,临床上少见,是由于叶酸或维生素B$_{12}$缺乏引起的DNA合成障碍而发生的贫血。妊娠期多数患者由于缺乏叶酸导致本病,少数患者因缺乏B$_{12}$而发病。叶酸与维生素B$_{12}$缺乏主要原因为孕妇的需要量增加、摄入或吸收不良以及排泄增加等有关。

3. 再生障碍性贫血(aplastic anemia) 简称再障,很少见,发生率约为0.08%。原发性再障病因不明,继发性再障是由多种原因,如化学物质、药物、电离辐射、感染,也有可能为自身免疫因素引起骨髓造血干细胞增生与分化障碍,导致全血细胞减少为主要表现的一组综合征。

【妊娠期贫血对母儿的危害】

1. 对孕妇的影响 贫血孕妇的抵抗力低下,对分娩、手术和麻醉的耐受能力差,即使是轻度或中度贫血,孕妇在妊娠和分娩期间的风险也会增加。重度贫血可导致贫血性心脏病、妊娠期高血压疾病性心脏病、产后出血、失血性休克、产褥感染等并发症的发生,危及孕产妇生命。

2. 贫血对胎儿的影响 因孕妇骨髓和胎儿在竞争摄取孕妇血清铁的过程中,胎儿组织占优势。而铁通过胎盘转运是单向的,因此胎儿缺铁程度不会太严重。若孕妇缺铁严重时,经胎盘供氧和营养物质不足,容易导致胎儿生长受限、胎儿窘迫、早产、死胎或死产等不良后果。叶酸缺乏还可导致胎儿神经管缺陷等多种畸形。目前认为妊娠虽然不是再障的原因,但可以使再障病情加重,颅内出血、心力衰竭及严重的呼吸道、泌尿道感染或败血症,常为再障孕产妇死亡的主要原因。一般认为,孕期血红蛋白>60g/L对胎儿影响不大,分娩后能存活的新生儿一般血象正常,极少发生再障。

【临床表现】

1. 症状 轻度贫血者多无明显症状,严重贫血者可表现为头晕、乏力、耳鸣、心悸、气短、面色苍白、倦怠、食欲缺乏、腹胀、腹泻等症状;也可能有手足麻木、针刺、冰冷等感觉异常以及行走困难等周围神经炎症状。

2. 体征 贫血貌,皮肤、黏膜苍白,毛发干燥、无光泽、易脱落,指(趾)甲扁平、脆薄易断裂或反甲(指甲呈勺状),并可伴发口腔炎、舌炎等,部分孕妇可出现脾轻度增大。

【护理评估】

1. 健康史 评估孕妇既往是否存在月经过多等慢性失血性疾病史,或长期偏食、孕早期呕吐、胃肠功能紊乱所导致的营养不良等病史。

2. 身体状况 评估缺铁性贫血患者是否存在乏力、头晕、心悸、气短、食欲缺乏、腹胀以及腹泻情况,评估其皮肤、黏膜是否苍白,皮肤、毛发是否干燥,指甲是否脆薄以及是否存在口腔炎、舌炎等。

3. 心理-社会支持状况 评估孕妇及家人对缺铁性贫血病症的认知情况,以及家庭、社会支持系统是否完善等。

4. 辅助检查

(1)缺铁性贫血:为小红细胞低血红蛋白性贫血,网织红细胞大多正常或轻度增多,白细胞计数和血小板计数均在正常范围。生化检查血清铁<6.5μmol/L。骨髓象为红细胞系统造血呈轻度或中度活跃,中晚幼红细胞增多。骨髓铁染色可见细胞内外铁均减少,尤以细胞外铁减少明显。

图片:贫血检查

笔记

（2）巨幼细胞贫血：为大细胞性贫血，血细胞比容降低，红细胞平均体积（MCV）>100fv,红细胞平均血红蛋白含量（MCH）>32pg。骨髓象为红细胞系统呈巨幼细胞增多，巨幼细胞系列占骨髓细胞总数的30％~50％。血清叶酸 <6.8nmol/L（3ng/ml）或红细胞叶酸值 <227nmol/L（100ng/ml）时提示叶酸缺乏。若叶酸值正常时，应测维生素 B_{12},若 <74pmol/L 提示维生素 B_{12} 缺乏。

（3）再生障碍性贫血：外周血象为正常细胞型全血细胞减少，网织红细胞减少。骨髓象见多部位增生减低或重度减低，有核细胞甚少，幼粒细胞、幼红细胞、巨核细胞均减少。

5. 治疗原则及主要措施　补充铁剂、去除病因，治疗并发症。如血红蛋白 <60g/L,接近预产期或短期内需行剖宫产术者，应少量多次输血，以浓缩红细胞为最好，每次以不超过 200ml 为宜，避免因加重心脏负担诱发急性左心衰竭。同时积极预防产后出血和产褥感染。再生障碍性贫血患者一般以阴道分娩为宜，注意防止用力过度造成重要脏器出血，助产时要防止产道血肿形成。

【常见护理诊断 / 问题】

1. 活动无耐力　与红细胞减少导致携氧能力受损有关。
2. 有感染的危险　与组织低氧血症、白细胞数异常导致机体抵抗力下降有关。
3. 有受伤的危险　与贫血引起的头晕、眼花有关。

【护理目标】

1. 孕妇基本生活需求得到满足，无明显不适。
2. 孕妇能够认识到抵抗力下降带来的危害，主动避免各种有害因素侵袭。
3. 孕妇避免因头晕、乏力而晕倒以致发生意外。

【护理措施】

1. 孕前指导　孕妇应积极预防贫血，治疗易引起贫血的疾病，如月经过多、消化不良、寄生虫病等，增加铁的贮备。适当增加营养，多吃含铁和维生素丰富的食物，必要时给予铁剂补充。

2. 妊娠期

（1）饮食指导：鼓励孕妇进食高蛋白及含铁丰富食物。如：黑木耳、海带、紫菜、猪（牛）动物肝脏、蛋类、绿叶蔬菜、紫菜、红枣、豆制品、芝麻酱等。

（2）休息：贫血孕妇应适当减轻工作量，血红蛋白在 70g/L 以下者应完全休息，以减轻机体对氧的消耗，同时应注意安全，避免患者在体位突然改变时（起床、转体、站立）因头晕、乏力而晕倒以致发生意外。

（3）补充所缺乏的物质：一般认为妊娠20周以后，对孕妇常规补铁，如硫酸亚铁0.3g,一日3次口服，同时服维生素 C 300mg 及 10％稀盐酸 0.5~2ml 或给右旋糖酐铁 50~100mg 深部肌内注射。应告知孕妇宜饭后服用铁剂，减少对胃黏膜的刺激；向孕妇解释服药后大便呈黑色是正常现象。如口服疗效差、不能口服或病情较重者，需用注射法补充铁剂时，为减少铁的刺激，注射时应行深部肌内注射。孕期血红蛋白 <60g/L 者，遵医嘱输新鲜血或输红细胞。再生障碍性贫血给予激素治疗，注意观察感染征象。

（4）产前检查：监测血红蛋白及全血情况，积极预防孕期并发症，注意胎儿生长发育情况，预防上呼吸道感染、消化系统及泌尿系统感染。

3. 分娩期

（1）防止产后出血：临产前遵医嘱给维生素 K、卡巴克络及维生素 C 等药物，并配新鲜血备用。胎肩娩出后立即静脉注射缩宫素。产后仔细检查并缝合会阴阴道伤口。

（2）临产后密切观察产程进展，鼓励产妇进食，保证足够入量，避免产程过长或急产；加强胎心监护，低流量持续吸氧。缩短第二产程，必要时给予阴道助产，减少孕妇体力消耗。并做好新生儿抢救准备。

（3）严格执行无菌操作规程，产程中遵医嘱使用抗生素预防感染。

4. 产褥期

（1）产后遵医嘱应用抗生素，观察子宫收缩及恶露情况，密切观察体温，如有发热，及时通知医师。

(2)产妇应保证足够的休息及营养,避免疲劳。按医嘱补充铁剂,纠正贫血。

(3)严重贫血者不宜母乳喂养。向产妇及其家属讲解不宜母乳喂养的原因,使其理解和配合,并指导其人工喂养方法。产妇回奶可用生麦芽代茶饮或用芒硝外敷乳房。产妇应注意避孕,以免再度受孕,影响身体健康。

5. 健康指导

(1)提供知识:加强宣教,使孕产妇能够积极地应对缺铁性贫血对身心的影响,掌握自我保健措施。注意保持会阴部清洁,预防感染。

(2)合理饮食、加强营养:建议孕妇摄取高铁、高蛋白质及高维生素 C 食物,以改善体内缺铁状况,但应注意饮食均衡。

(3)指导母乳喂养:一般情况鼓励母乳喂养。重度贫血不宜哺乳者,详细分析病情后指导产妇及家人掌握人工喂养的方法,采取正确的回奶方法。

【护理评价】

1. 孕妇基本生活需求得到满足,无明显不适。
2. 孕妇能够认识到抵抗力下降带来的危害。
3. 孕妇未发生晕倒。

第五节 妊娠合并急性阑尾炎

急性阑尾炎是妊娠期最常见的外科合并症。可发生在妊娠的任何阶段,分娩期及产褥期少见。妊娠期由于子宫增大,引起阑尾移位,临床表现不典型,且病情发展快,易引起并发症如阑尾穿孔和腹膜炎。故掌握妊娠期阑尾炎的特点,对早期诊断与及时处理极为重要。

【妊娠期阑尾炎的特点】

1. 阑尾位置的改变 随着子宫增大,阑尾的位置发生改变。盲肠由右髂窝上升到肝季肋区,使阑尾向上、向外、向后移位。在妊娠 3 个月末,阑尾位于髂嵴下 2 横指;妊娠 5 个月末在髂嵴水平;妊娠 8 个月末在髂嵴上 2 横指;妊娠足月时可达胆囊区。产后 10~12 天阑尾恢复到接近原来位置(图 10-1)。

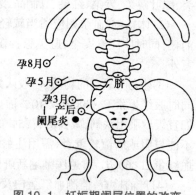

2. 特殊临床经过 妊娠期激素分泌增多,抑制孕妇的免疫机制,促进炎症发展,容易发生阑尾坏死和穿孔。由于大网膜被增大的子宫推向上腹部,一旦穿孔不易包裹与局限,造成弥漫性腹膜炎。若炎症刺激子宫浆膜时,可引起宫缩,诱发流产、早产或引起子宫强直性收缩。其毒素可能致胎儿缺氧甚至死亡。孕期阑尾炎经治疗已局限者,产后由于子宫缩小,已局限的炎症可能重新发作。

图 10-1 妊娠期阑尾位置的改变

【临床表现】

1. 症状 妊娠早期阑尾炎症状与非孕期相同,表现为转移性右下腹痛、恶心、呕吐等消化道症状。妊娠中晚期阑尾炎常无典型的转移性右下腹痛,腹痛位置随妊娠进展逐渐升高,甚至可达右肋下肝区。阑尾位于子宫背面时,可出现右侧腰痛。

2. 体征

(1)体温:急性阑尾炎早期体温正常或轻度升高(低于 38℃),阑尾穿孔、坏死或伴有腹膜炎时,体温可明显升高(>39℃)。

(2)腹部压痛或肌紧张:妊娠早期阑尾炎时麦氏点或稍高处有压痛、反跳痛及腹肌紧张,妊娠中晚期压痛点可随子宫的增大而不断向上、向外移位。增大子宫将壁腹膜向前顶起,腹部压痛、反跳痛和腹肌紧张常不明显。

【护理评估】

1. 健康史　询问有无发热、腹痛,有无恶心、呕吐。既往有无阑尾炎病史。

2. 身体状况　妊娠早期急性阑尾炎可出现发热、转移性腹痛等表现;右下腹有明显压痛、反跳痛和腹肌紧张。妊娠中、晚期由于临床表现常不典型,注意压痛点位置的改变。

3. 心理-社会支持状况　孕妇因发热、腹痛表现出紧张、焦虑情绪,有些孕妇及家属得知患急性阑尾炎会担心母儿健康而产生恐惧心理。

4. 辅助检查

(1)白细胞计数:妊娠期白细胞生理性增加,可达$(12\sim15)\times10^9/L$,因此单次白细胞增多无助于妊娠期阑尾炎的诊断,白细胞计数短期内逐渐上升或中性粒细胞超过80%有临床意义。白细胞计数$>18\times10^9/L$,有诊断意义。

(2)B型超声检查:急性阑尾炎时由于阑尾壁水肿、充血、渗出,超声检查示阑尾呈低回声管状结构,僵硬,压之不变形,横切面呈同心圆状图像,直径$\geqslant7mm$。晚期妊娠时,增大的子宫影响阑尾的超声诊断。

5. 处理原则及主要措施

(1)妊娠期急性阑尾炎若漏诊易导致穿孔、腹膜炎,孕妇感染性疾病发病率和死亡率则明显增加,因此不主张保守治疗,强调早期诊断和及时手术治疗的原则,无论在妊娠任何时期,高度怀疑阑尾炎时,应放宽剖腹探查指征,以免贻误病情,危及母婴安全。

(2)术后给予大量广谱抗生素控制感染。需继续妊娠者,选择对胎儿影响小、敏感的广谱抗生素,并给予宫缩抑制剂和保胎药,以防止流产、早产发生。

【常见护理诊断/问题】

1. 体温过高　与炎症刺激有关。
2. 潜在并发症:阑尾穿孔、腹膜炎。

【护理目标】

1. 产妇感染得到控制,体温正常。
2. 产妇未发生阑尾穿孔、腹膜炎。

【护理措施】

1. 一般护理　以清淡可口、高营养和容易消化的食物为主。

2. 病情观察　密切观察腹痛的部位、性质和特点及病情的发展,密切监测孕妇的生命体征,密切监测胎心率,发现异常及时处理。

3. 治疗配合　需手术治疗者应尽快做好术前准备及术后护理,手术后需继续妊娠者,术后3~4天内应给予保胎治疗,密切监测胎心,遵医嘱给予广谱抗生素控制感染。对阑尾穿孔、弥漫性腹膜炎患者应取半卧位,使脓液局限于盆腔,保持盆腔引流通畅,有利于炎症的消退。

4. 心理护理　由于孕妇在妊娠期间心理承受能力较差,疾病带来的痛苦以及要接受的手术治疗方式会加重患者的焦虑,例如可能担心手术会影响胎儿发育等。因此须向患者介绍手术治疗的方法和效果,并聆听患者的担心和想法,帮助其消除负面情绪,配合治疗。

5. 健康指导　患者出院后要避免过度劳累,注意休息,加强营养以增强机体抵抗力。术后一个月复查,定期进行孕期检查,如出现阴道出血和腹痛等异常情况及时就诊。

【护理评价】

1. 产妇感染得到控制,体温正常。
2. 产妇未发生阑尾穿孔、腹膜炎。

第六节 妊娠合并急性胰腺炎

急性胰腺炎是由于胰腺消化酶被激活对胰腺组织自身消化所致的急性化学性炎症,它不仅是胰腺的局部炎症病变,而且是涉及多个脏器的全身性疾病,妊娠期合并急性胰腺炎较少见,但对母儿危害甚大,且发病率有逐年增加的趋势,可发生于妊娠的任何时期,以妊娠晚期及产褥期较多。重症胰腺炎约占 10%~20%,具有发病急、并发症多、病死率高等特点,是威胁母婴生命最危险的消化系统并发症之一。

【病因】

妊娠合并急性胰腺炎的病因很多,近年来研究表明,胆道疾病最为多见,约占 50%,其中胆石症占 67%~100%。其他原因可能与妊娠剧吐、增大的子宫机械性压迫致胰管内压增高、妊娠期高血压疾病、胰腺血管长期痉挛、感染、甲状旁腺功能亢进诱发高钙血症、噻嗪类利尿药及四环素等药物的应用、酒精中毒等有关。妊娠期胆道平滑肌松弛,Oddis 括约肌痉挛,胰液反流入胰管,胰酶原被激活,胰液分泌增多,胰管内压力增高,胰组织发生出血水肿,更易导致胰腺炎的发生。妊娠期脂质代谢异常,甘油三酯升高,血清脂质颗粒栓塞胰腺血管,可造成急性胰腺炎,引起不良后果。

【临床表现】

1. 症状

(1)腹痛:突然发作的持续性上腹部疼痛常为本病的主要表现和首发症状。腹痛呈持续性,阵发性加剧,可放射至腰背肩部。可伴有恶心、呕吐、腹胀、发热、黄疸。

(2)患者常有烦躁不安、神情淡漠、谵妄、情绪低落等精神症状。严重者发病后迅速出现脉搏细速、血压下降、四肢厥冷等休克症状。部分严重患者可以发生呼吸衰竭与肾衰竭,表现呼吸急促,尿少等症状。

2. 体征

(1)轻型胰腺炎病人主要有腹部的深压痛。重症胰腺炎可出现肌紧张、压痛、反跳痛等腹膜刺激征,可局限于左上腹,也可累及整个腹腔。

(2)重症胰腺炎病人可出现皮下青紫表现,出现在两肋部者称为 Grey-Turner 征,出现在脐周及下腹部者称为 Cullen 征。

3. 并发症

(1)轻型胰腺炎常见的局部并发症,如急性液体积聚、胰腺坏死、急性胰腺假囊肿、胰腺脓肿。

(2)重症胰腺炎常出现全身并发症,如低血压及休克、消化道出血、细菌及真菌感染、慢性胰腺炎和糖尿病、代谢异常、血液学异常、心功能不全或衰竭、肾功能不全或衰竭、呼吸功能不全或衰竭、胰性脑病、多器官功能衰竭。

(3)妊娠合并胰腺炎的病人,妊娠子宫受胰腺坏死及炎性渗液的刺激而引起宫缩致流产、早产,胰腺炎症坏死组织及消化酶通过血循环及淋巴管进入体内各脏器,可致子宫胎盘血液循环障碍,导致胎儿严重缺氧或死胎。

【护理评估】

1. 健康史 评估孕妇既往是否存在上腹部疼痛或胆道疾病病史。评估孕妇本次妊娠过程是否存在妊娠剧吐、高血压、高脂血症、甲状旁腺功能亢进等情况,发病前是否存在暴饮暴食、使用药物等因素。

2. 身体状况 评估患者是否存在上腹部剧痛情况,评估孕妇心、肺、肝、肾及胃肠道等脏器功能及精神状态,密切监护胎儿宫内情况。

3. 心理-社会支持状况 评估孕妇及家人对急性胰腺炎的认知情况,以及家庭、社会支持系统是否完善等。

4. 辅助检查

（1）血、尿淀粉酶：血清淀粉酶一般于腹痛 8 小时开始升高,24 小时达高峰,约 3~5 日降至正常,是诊断急性胰腺炎的重要指标。发病 8 小时后血淀粉酶 >500U/L,尿淀粉酶变化仅供参考。

（2）血钙：在重症胰腺炎时,血钙的明显下降提示胰腺有广泛的脂肪坏死,血钙 <1.75mmol/L 提示病人预后不良。

（3）血清脂肪酶：发病早期即有脂肪酶水平的升高,且与淀粉酶水平的升高呈平行状态,其敏感性和特异性均可达到 100%。

（4）血常规：白细胞总数和分类均增高,重者有血细胞比容降低。

（5）其他：淀粉酶/肌酐清除率、血清正铁血白蛋白、弹力酶、胰蛋白酶原激活肽、白介素 −6、人胰腺特异性蛋白、胆红素、碱性磷酸酶等均有可能增高。

（6）影像学检查：B 超可显示胰腺体积增大,实质结构不均,界限模糊。出血、坏死时,可见粗大强回声及胰腺周围无回声区。加强 CT 示胰腺增大,以体尾部为主,有明显的密度减低区,小网膜区、肠系膜血管根部及左肾周围有不同程度的浸润。X 线摄片、磁共振、胰胆管或胰血管造影等必要时也可协助诊断。

5. 治疗原则及主要措施　妊娠合并急性胰腺炎的治疗原则与非孕期急性胰腺炎基本相同,但应加强对胎儿的监测。

（1）非手术治疗　适用于急性胰腺炎初期、轻型水肿型胰腺炎及尚无感染者。妊娠期合并急性胰腺炎主要是保守治疗,包括抑制胰腺分泌、抑制胰酶活性、减少胰酶合成,包括禁食、胃肠减压、胆碱能受体阻断剂、H_2 受体阻滞剂、质子泵抑制剂、生长抑素及类似物、抑肽酶、抗生素、生大黄等药物的应用。

（2）手术治疗：适用于若保守治疗无效,病情不见好转,B 型超声或 CT 提示胰腺周围浸润范围持续扩大者,需抗休克的同时行外科手术治疗。

（3）产科处理

1）预防早产：由于炎症刺激宫缩使妊娠期急性胰腺炎早产率可达 60%,故在治疗同时须用宫缩抑制剂进行保胎治疗。

2）密切监护胎儿宫内情况：急性胰腺炎继发细菌感染时,细菌毒素、大量抗生素、孕妇低氧血症等均可致胎儿宫内缺氧甚至死亡,故诊治期间应密切监护胎儿宫内情况。

3）对终止妊娠及手术时机、指征的选择：在终止妊娠的决策过程中应以保全孕妇的生命为首要目标。轻度胰腺炎多数可自然分娩,产程中监测病情变化情况。多数妊娠晚期重症胰腺炎可以用非手术方法治愈,待病情基本控制后再终止妊娠。重症胰腺炎病情较重,估计胎儿已可存活时,尤其是腹腔穿刺有血性腹水合并高脂血症者,可适当放宽剖宫产指征。

【常见护理诊断/问题】

1. 疼痛　与局部炎症病变有关。
2. 体温过高　与炎症刺激、继发感染有关。
3. 潜在并发症：休克、多器官功能衰竭。

【护理目标】

1. 产妇病情好转,疼痛减轻或消失。
2. 产妇感染得到控制,体温正常。
3. 产妇未发生休克、多器官功能衰竭等并发症。

【护理措施】

1. 一般护理　告知患者绝对卧床休息,取半卧位或左侧卧位,保证子宫血液循环,增加胎盘血液灌注。禁饮食,保持呼吸道通畅,协助翻身拍背促进排痰。做好口腔护理,避免口腔内细菌滋生引起感染。

2. 病情观察　应注意密切观察腹部体征的变化及皮肤黏膜的颜色、有无出血等情况的变化;严密监测生命征,进行床边心电监护;持续胃肠减压,观察并记录引流物的量、色、质,每日更换负压吸引袋,保持胃肠减压的通畅。若发生胃管堵塞,使用生理盐水反复冲洗直至通畅;留置导尿管,认真记录24 小时出入量;静脉补液以维持水、电解质、酸碱平衡,防止休克的发生。定时监测胎心胎动,定期复查各项生化指标,了解水、电解质、酸碱失衡及血尿淀粉酶的变化。

3. 治疗配合　对于采取手术治疗的患者,做好术前准备和术后护理,以利患者身体康复和预防并发症的发生。

4. 心理护理　护士应主动与孕妇及家属沟通,讲解疾病的相关知识,使孕妇了解疾病的发生发展过程及注意事项,安慰患者,消除其紧张忧虑心理,积极配合各项治疗。

5. 健康指导　指导患者注意休息,养成良好的生活习惯。在饮食方面注意少食多餐,进低脂肪饮食,少食油腻、油炸食物防止胰腺炎复发。告知患者及家属易引发胰腺炎的药物,指导患者遵医嘱服药,避免情绪激动,保持良好的心态。嘱患者加强自我观察,定期随访,如有不适及时就医。

【护理评价】

1. 产妇疼痛减轻或消失。
2. 产妇未发生感染或感染得到控制,体温正常。
3. 产妇未发生休克、心功能衰竭、肾功能衰竭等并发症。

思考与练习

1. 姜女士,妊娠 38 周,一般体力活动稍受限制,活动后心悸、轻度气短,休息时无症状。检查:脉搏 102 次 / 分,骨盆正常,胎心 150 次 / 分,胎位 LOA,宫缩好,宫口开大 6cm,胎先露 S+1,既往有心肌炎的病史。

请问:

(1) 王女士选择哪种分娩方式为宜?

(2) 妊娠合并心脏病的妇女分娩时应如何预防心力衰竭的发生?

2. 张女士,27 岁,孕 38 周,妊娠前已有糖耐量异常,但仅需饮食控制(病程 2 年)。每日能自觉控制饮食,并适当限制食盐摄入,补充维生素、钙、铁剂。入院经各项检查后,最后诊断:①孕 2 产 0,38 周,LSA,待产。②妊娠合并糖尿病。③巨大儿。决定采取的分娩方式:剖宫产术。

请问:

(1) 请写出张女士的护理诊断 / 问题?

(2) 针对护理诊断应给予哪些护理措施?

思路解析　　　扫一扫,测一测

(王玉)

学习目标

1. 掌握高危妊娠的概念及范畴;掌握胎儿宫内状况的监护和胎儿成熟度监测的方法及临床意义。

2. 熟悉高危妊娠的护理评估和护理措施。

3. 了解胎盘功能的测定、胎儿先天畸形及其遗传性疾病的宫内诊断;了解高危妊娠的筛查指标。

4. 学会识别高危妊娠,并能初步判断胎儿宫内状况及胎儿成熟度的检查结果。

5. 具有良好职业道德和责任心,关爱母儿的健康,为高危孕妇做好身心护理,促进康复。

高危妊娠(high risk pregnancy)是指妊娠期因个人或社会不良因素及某种并发症或合并症等,可能危害孕妇、胎儿及新生儿或者导致难产者。具有高危因素的孕妇,称为高危孕妇。

第一节　引起高危妊娠的常见因素

高危妊娠因素有很多,主要包括社会经济因素、母体方面因素和胎儿因素。

(一) 社会经济因素

孕妇职业及稳定性差、收入低、居住条件差等低社会经济状况增加了不良妊娠结局的风险,如早产、低出生体重和围生儿死亡率。

(二) 母体方面

1. 孕产史　初产妇应了解孕次、流产史;经产妇应了解前次妊娠分娩情况,有无剖宫产史、难产史、死胎死产史及产后出血史,了解出生时新生儿情况。产次指妊娠≥28周的分娩次数,无论活胎或死胎分娩均计入分娩次数。

2. 母亲年龄

(1)青少年妊娠:流行病学上定义青少年妊娠率一般分为年龄在10~14岁和15~19岁两个阶段。青少年妊娠与社会问题、医疗问题有关,多数青少年孕妇来自低收入家庭和少数民族,且为非计划或非意愿妊娠,孕期保健不良。青少年妊娠与早产、低出生体重、围生儿死亡率相关。

(2)高龄孕妇:指年龄≥35岁的孕妇。随着国家二孩政策的实施,高龄孕产妇有逐年升高的趋势。母亲高龄是多数妊娠并发症的独立危险因素,包括自然流产、异位妊娠、死胎、出生缺陷、双胎、子宫肌瘤、妊娠期高血压疾病、妊娠期糖尿病、产程延长、头盆不称、产前出血、低出生体重、产前或产时胎儿丢失以及新生儿死亡等。

3. 既往疾病 既往慢性高血压、心脏病、糖尿病、肝肾疾病、系统性红斑狼疮、血液病、神经和精神疾病等；因疾病而实施的手术史，如生殖系统手术史（子宫肌瘤剔除术、宫颈病变手术等）。

4. 母亲孕前体重及孕期体重增长 孕期适宜的体重增长依 BMI 不同而异。母亲超重及孕期体重增长过多与妊娠期高血压疾病、妊娠期糖尿病、产后出血、血栓性静脉炎、胆囊疾病、泌尿系感染等疾病息息相关。母亲肥胖不仅增加了出生缺陷率、围生儿死亡率，同时亦增加了大于胎龄儿发生率和早产率，因此带来了产程延长、剖宫产率增加、麻醉意外、手术切口愈合不良、术后血栓等问题。此外，孕期体重增长过多可致产后形体恢复困难、产后肥胖，与子代儿童期肥胖也相关。

体 重 指 数

体重指数（BMI= 体重［kg］/ 身高［m］²）是衡量孕前 / 孕期体重的重要指标。

WHO 将 BMI 分为 4 类：①偏瘦：BMI<18.5kg/m²；②正常：18.5kg/m² ≤ BMI ≤ 24.9kg/m²；③超重：25kg/m² ≤ BMI ≤ 29.9kg/m²；④肥胖：BMI ≥ 30kg/m²。

中国的 BMI 标准与 WHO 略有不同：①偏瘦：BMI<18.5kg/m²；②正常：18.5kg/m² ≤ BMI ≤ 23.9kg/m²；③超重：24kg/m² ≤ BMI ≤ 27.9kg/m²；④肥胖：BMI ≥ 28kg/m²。

5. 营养状况 研究显示，宫内的营养环境及各种因素导致的胎儿和胎盘表观遗传学改变是成人代谢性疾病最重要的原因，这也被称为成人疾病胎儿起源学说，即健康和疾病的发育起源。成年时期肥胖、2 型糖尿病、高血压、冠心病的发生发展都与此密切相关。另一方面，营养素的缺乏也与胎儿的发育畸形相关。

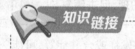

叶 酸

叶酸是生物合成 DNA、RNA 的重要物质，在同型半胱氨酸转化为蛋氨酸这一必需氨基酸的过程中起重要作用。孕前及早孕期都应摄入足够的叶酸以预防胎儿神经管畸形。孕期机体对叶酸需求量增加，饮食摄入不足、抗惊厥药物的使用（如苯妥英、苯巴比妥、卡马西平这一类叶酸拮抗剂）可导致血浆叶酸浓度降低。此外，叶酸缺乏还可能与遗传代谢病相关，如亚甲基四氢叶酸还原酶（MTHFR）的基因多态性，MTHFR 是同型半胱氨酸代谢的一个关键酶。高同型半胱氨酸血症与很多胎盘 - 血管病变关系密切，如子痫前期、胎盘早剥、重复流产等。

6. 运动 孕期适量运动能够增加孕妇心血管储备功能、改善母婴结局。孕期运动应注意避免显著增加腹压的运动。缺乏体力活动增加了 2 型糖尿病、高血压、心血管疾病的患病风险。

7. 吸烟 吸烟已被认为与低出生体重、婴儿死亡率有关。

8. 其他 本次妊娠过程有无妊娠早期病毒感染及用药史，发热、皮疹及阴道流血史，睡眠、职业及工作环境等。有无有毒、有害或放射性等可能致畸物质的接触史。

（三）胎儿方面

具有下列情况之一的围生儿，称为高危儿。①胎龄 <37 周或 ≥ 42 周；②出生体重 <2500g 或 ≥ 4000g；③小于胎龄儿或大于胎龄儿；④新生儿的兄弟姊妹有严重新生儿病史、或新生儿期死亡、或有胎儿死亡史者；⑤新生儿窒息，脐动脉血气 pH<7.1，5 分钟 Apgar 评分 <7 分；⑥产时感染；⑦高危产妇所生的新生儿；⑧手术产儿；⑨双胎或多胎儿。

第二节　高危妊娠的监护措施

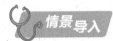
情景导入

　　王女士,妊娠 17 周,来医院检查和建卡。医生详细了解她病史,并为她做了体检。体重 39.5kg,身高 162cm。检查后医师在她的产前检查记录单上盖了个红色的"高危管理"印章。

　　王女士马上说:"我今年 26 岁,不正是生育的最佳年龄吗? 虽然流产了 3 次,那是因为我工作忙,没有好好保胎。你看我现在不也怀得好好的吗? 说明有能力怀孕啊,而且平时身体也没病,能吃能睡,就算是瘦点吧,现在很多女孩子都像我这样啊! 怎么都不能算高危啊!"

　　请思考:

　　1. 王女士是否属于高危妊娠?

　　2. 针对王女士的情况,目前需行何项检查?

　　3. 王女士存在哪些护理问题?

　　4. 应如何对王女士进行健康指导?

　　完整的高危妊娠监护包括婚前、孕前的保健咨询工作,对不宜结婚或不宜生育者做好说服教育工作;孕前及早孕期做好优生咨询及产前诊断工作;孕中期注意筛查妊娠并发症或合并症;孕晚期监护及评估胎儿生长发育及安危情况,监测胎儿 – 胎盘功能并评估胎儿成熟度。

【胎儿宫内状况的监护】

　　包括确定是否为高危儿和胎儿宫内情况的监护。确定是否为高危儿参阅《高危新生儿》相关章节,本节主要介绍胎儿宫内情况的监护方法。

　　(一)妊娠早期

　　行妇科检查确定子宫大小及是否与孕周相符。B 型超声检查在妊娠第 5 周可见妊娠囊;妊娠 6 周时,可见到胚芽和原始心管搏动;妊娠 9~13^{+6} 周 B 型超声测量胎儿颈项透明层和胎儿发育情况。

　　(二)妊娠中期

　　测量宫底高度和腹围,判断胎儿大小是否与孕周相符。监测胎心率。筛查胎儿畸形,通过 B 超测量胎头双顶径值估计胎儿大小,核对孕周。

　　(三)妊娠晚期

　　1. 定期产前检查　了解胎儿生长发育情况。B 超检查在了解胎儿发育情况的同时,还可判断胎方位、胎盘位置及胎盘成熟度,估计羊水量等。

　　2. 计数胎动　胎动监测是最简便有效的评价胎儿宫内情况的方法之一,可通过孕妇自测或 B 型超声监测。随妊娠进展,妊娠 18~20 周孕妇即感觉到胎动,并逐渐增加,至足月时,胎动又因为羊水量的减少和空间的减小而逐渐减少。正常胎动计数 >30 次 /12 小时,若 <10 次 /12 小时,提示胎儿宫内缺氧。胎动消失是胎儿垂危的信号,一般认为胎动消失后 1~2 日之内胎儿可能死亡。

　　胎动是一种主观感觉,个体差异较大。影响因素有:胎儿活动量、羊水量、胎盘位置、腹壁厚度、药物、孕妇的性格、敏感程度、工作性质及是否认真计数等。近年来有学者提出胎动的规律及方式比胎动计数更有意义。

　　3. 胎心听诊　于妊娠 18~20 周用听诊器经孕妇腹壁能听到胎心音,每分钟 110~160 次。胎儿缺氧可通过神经反射先兴奋交感神经使心率加快,出现胎心率过速;缺氧继续发展则兴奋迷走神经,胎心率减慢,出现胎心率过缓。

胎儿监护发展简介

胎儿监护在现代产科临床中应用广泛,其经历了一定的发展历程。在 19 世纪末发明了胎心听筒,通过听诊胎心的方法诊断胎儿是否存活。1958 年 Edward Hon 发明了胎儿电子监护仪,1968年第一台厂商提供监护仪得以应用,此后胎儿电子监护迅速得到广泛应用,成为产前和产程中发现胎儿缺氧的主要方法。实践证明胎儿电子监护的应用在一定程度降低了围生儿患病率和死亡率,但是显著增加了剖宫产率。

4. 胎儿电子监护 胎儿电子监护的优点是不受宫缩影响,能连续观察并记录胎心率(fetal heart rate,FHR)的动态变化,同时有子宫收缩描记、胎动记录,故能反映三者间的关系,以评估胎儿宫内安危情况。胎儿电子监护分为产前监护和产程中的监护。

(1)胎心率的监测:正常变异的胎心率基线主要由交感神经和副交感神经共同调节。用胎儿监护仪记录的胎心率有两种基本变化:胎心率基线(FHR-baseline,BFHR)及胎心率一过性变化。

1)胎心率基线:是指在无胎动、无宫缩影响时,持续 10 分钟以上的胎心率平均值。从每分钟心搏次数(beats per minute,bpm)及 FHR 变异(FHR variability)两方面估计胎心率基线。

正常 FHR 维持在 110~160 次 / 分;FHR>160 次 / 分或 <110 次 / 分,历时 10 分钟称为心动过速(tachycardia)或心动过缓(bradycardia)。

FHR 变异是指 FHR 有小的周期性波动。基线摆动(baseline oscillation),包括胎心率的摆动振幅和摆动频率。摆动振幅指胎心率上下波动的范围,振幅波动范围正常为 6~25 次 / 分;摆动频率指计算 1 分钟内胎心率波动的次数,正常为 ≥ 6 次。基线波动活跃则频率增高,基线平直则频率降低或消失,基线摆动表示胎儿有一定的储备能力,是胎儿健康的表现。FHR 基线变平即变异消失或静止型,提示胎儿储备能力的丧失(图 11-1)。

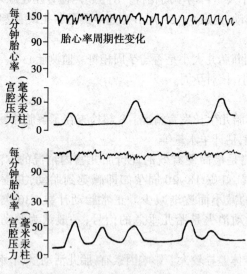

图 11-1 胎心率基线与基线摆动

2)胎心率一过性变化:受胎动、宫缩、触诊及声响等刺激,胎心率发生暂时性加快或减慢,持续十余秒或数十秒后又恢复到基线水平,称为胎心率一过性变化。是判断胎儿宫内安危的重要指标。

Ⅰ.加速(acceleration):是指子宫收缩后胎心率暂时增加 15 次 / 分以上,持续时间 >15 秒,提示胎儿氧供正常,是胎儿良好的表现。加速原因是胎儿等躯干局部或脐静脉暂时受压。散发的、短暂的胎心率加速是无害的,但若脐静脉持续受压,则进一步发展为减速。

Ⅱ.减速(deceleration):是指依据与宫缩的关系出现的短暂性胎心率减慢。由于各种类型减速的

原因和病理生理机制不同,必须准确记录宫缩以便区别。依据胎心率减慢出现、持续的时间和形状分3种类型:

早期减速(early deceleration,ED):特点是胎心率减速发生几乎与子宫收缩同时开始,宫缩达到峰值时胎心率达到最低点,宫缩停止后即恢复到基线。下降幅度 <50 次 / 分,时间短,恢复快(图 11-2)。早期减速一般发生在第一产程后期,为宫缩时胎头受压引起,不受孕妇体位或吸氧而改变。

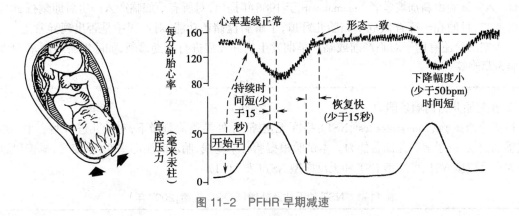

图 11-2 PFHR 早期减速

变异减速(variable deceleration,VD):特点是胎心率减速与宫缩无特定关系,下降迅速且下降幅度大(>70 次 / 分),持续时间长短不一,但恢复迅速(图 11-3)。一般认为宫缩时脐带受压兴奋迷走神经引起。变异减速对胎儿的影响取决于脐带受压的程度和时间,减速时间越长,振幅变化越大,对胎儿造成危害就越大。

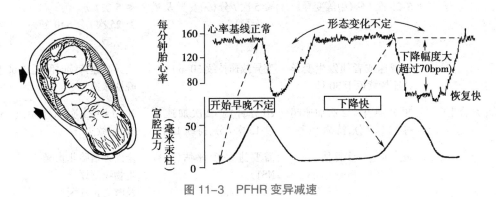

图 11-3 PFHR 变异减速

晚期减速(1ate deceleration,LD):特点是胎心率减速多在宫缩高峰后开始出现,即胎心率减速滞后于宫缩高峰期,下降缓慢,下降幅度 <50 次 / 分,持续时间长,恢复缓慢(图 11-4)。常伴胎心率基线变异减少或消失。一般认为是胎盘功能不良、胎儿缺氧的表现,应紧急处理。

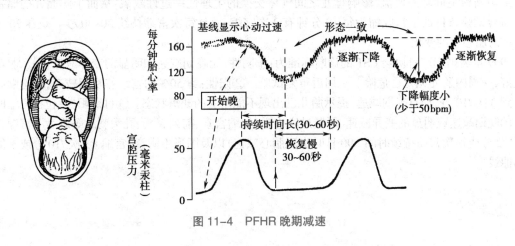

图 11-4 PFHR 晚期减速

193

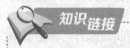

入 室 试 验

在国内当前状况下,有条件者应该在临产入产房后进行胎儿电子监护,即入室试验(admission test)。入室试验由新加坡学者 Ingemarsson 于 1986 年提出,对所有孕妇临产入产房后即刻行 20 分钟的监护,目的在于筛查低危孕妇胎儿窘迫,了解胎盘储备功能,对产程中是否出现异常进行预测。入室试验还有助于对临产前或临产早期发生的并发症进行早期诊断,如隐性脐带脱垂、不典型胎盘早剥等。

(2)预测胎儿宫内储备能力

1)无应激试验(non-stress test,NST):指在无宫缩、无外界负荷刺激下,对胎儿进行胎心率宫缩图的观察和记录,以了解胎儿储备能力。本试验根据胎心率基线、胎动时胎心率变化(变异、减速和加速)等分为有反应型 NST、可疑型 NST 和无反应型 NST(表 11-1)。

表 11-1　NST 的评估及处理(SOGC 指南,2007 年)

参数	反应型 NST	可疑型 NST	无反应型 NST
基线	110~160 次 / 分	100~110 次 / 分 >160 次 / 分 <30 分钟 基线上升	胎心过缓 <100 次 / 分 胎心过速 >160 次 / 分 >30 分钟 基线不确定
变异	6~25 次 / 分(中等变异)	≤ 5 次 / 分(无变异及最 小变异)	≤ 5 次 / 分 ≥ 25 次 / 分 >10 分钟 正弦型
减速	无减速或者偶发生变异 减速持续短于 30 秒	变异减速持续 30~60 秒	变异减速持续时间超过 60 秒 晚期减速
加速(足月胎儿)	20 分钟内 ≥ 2 次加速超 过 15 次 / 分,持续 15 秒	20 分钟内 <2 次加速超 过 15 次 / 分,持续 15 秒	20 分钟 <1 次加速超过 15 次 / 分,持续 15 秒
处理	观察或进一步评估	需要进一步评估(复查 NST)	全面评估胎儿状况 生物物理评分 及时终止妊娠

2)宫缩应激试验(contraction stress test,CST):又称缩宫素激惹试验(oxytocin challenge test,OCT),两者不同之处为前者为自然宫缩,后者是使用缩宫素诱导宫缩。本试验主要目的是通过子宫收缩时减少或阻断绒毛间隙的血流、影响母儿之间气体交换的生理性一过性缺氧,从而了解胎儿的储备能力。符合试验条件的子宫收缩为每 10 分钟有 3 次宫缩,而且每次宫缩持续 30~40 秒。观察 20 分钟内宫缩时胎心率的变化。

1999 年美国妇产科协会 CST 的诊断标准为:①阴性:无晚期减速和明显的变异减速,提示胎盘功能良好,一周内胎儿无死亡危险。一周后重复试验。②阳性:≥ 50% 的宫缩有晚期减速,若宫缩频率未达到 3 次 /10 分,即有晚期减速,提示胎儿已出现不能耐受的缺氧状态。③可疑阳性:包括宫缩时有间断的晚期减速或明显的变异减速、可疑过度应激(如缩宫素、前列腺素、乳头刺激等刺激下宫缩频率 >1 次 /2 分或每次宫缩持续时间 >90 秒时出现胎心减速)以及图形不满意(宫缩 <3 次 /10 分或不能判读的曲线)。

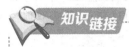

胎儿监护图形的解读

胎儿监护图形在判断胎儿有无宫内缺氧起到了重要的作用,但是由于各种因素的影响,可导致假阳性,一定程度上增加了剖宫产率;而正常的监护结果也不意味着胎儿在宫内完全正常,不能预测突发事件的发生。因此识图时要注意了解以下情况和病史:胎儿有无缺氧的病史;孕妇是否用过影响胎儿心率的药物;有无妊娠并发症等。影响胎儿心率的因素有:胎儿睡眠周期,胎龄,药物,胎儿畸形,如先天性心脏病、中枢神经系统畸形等。总之,判断胎儿有无宫内缺氧不能单纯依图分析,而应结合病史和其他检查手段进行综合判断。

5. 胎儿生物物理监测　即综合胎心电子监护及 B 超检查所示某些生理活动,以判断胎儿有无急、慢性缺氧的一种产前监护方法。根据 Manning 评分法(表 11-2),共 5 项指标,每项 2 分,满分 10 分,如评分 ≤ 6 分则表明有宫内缺氧的可能。Manning 评分的预测及处理原则见表 11-3。

表 11-2　Manning 评分法

项目	2分(正常)	0分(异常)
无应激试验 NST(20 分钟)	≥ 2 次胎动伴胎心加速 ≥ 15 次 / 分,持续 ≥ 15 秒	<2 次胎动;胎心加速 <15 次 / 分,持续 <15 秒
胎儿呼吸运动 FBM(30 分钟)	≥ 1 次,持续 ≥ 30 秒	无;或持续 <30 秒
胎动 FM(30 分钟)	≥ 3 次躯干和肢体活动(连续出现计 1 次)	≤ 2 次躯干和肢体活动;无活动肢体完全伸展
肌张力 FT	≥ 1 次躯干和肢体伸展复屈,手指摊开合拢	无活动;肢体完全伸展;伸展缓慢,部分复屈
羊水量 AFV	最大羊水暗区垂直直径 ≥ 2cm	无或羊水最大暗区垂直直径 <2cm

表 11-3　Manning 评分的预测及处理原则

评分	胎儿情况	处理原则
10	无急、慢性缺氧	每周复查 1 次,高危妊娠每周复查 2 次
8	急、慢性缺氧可能性小	每周复查 1 次,高危妊娠每周复查 2 次,羊水过少可终止妊娠
6	可疑急、慢性缺氧	24 小时内复查,仍 ≤ 6 分或羊水过少,可终止妊娠
4	急、慢性缺氧可能性大	24 小时内复查,仍 ≤ 6 分或羊水过少,可终止妊娠
2	急性缺氧或伴慢性缺氧	若胎肺成熟,终止妊娠;胎肺不成熟给予激素治疗,48 小时内终止妊娠
0	急、慢性缺氧	终止妊娠,若胎肺不成熟,同时激素治疗

6. 血流动力学监测　通过彩色多普勒超声测定胎儿脐动脉和子宫动脉血流,监测胎盘血管阻力,判断胎盘功能。常用的监测指标有:收缩期血流速度峰值 / 舒张末期血流速度值(S/D)、搏动指数(PI)、阻力指数(RI)。随孕周增加,这些指标值相应下降,否则提示胎盘血管阻力增高,胎儿可能缺氧。

7. 羊膜镜检查(amnioscopy)　利用羊膜镜观察羊水的性状,判断胎儿安危,当胎儿宫内缺氧时羊水中混有胎粪,呈黄色、黄绿色甚至棕黄色。

【胎儿成熟度的监测】

部分高危孕妇因病情需要计划分娩,在保证孕产妇安全的前提下,围生儿能否存活取决于胎儿的成熟度(fetal maturity)。其中胎肺成熟尤其重要,否则肺表面活性物质的缺乏,会造成新生儿呼吸窘迫综合征(respiratory distress syndrome,RDS)。当孕周在 36 周以上,体重 2500g 左右,胎头双顶径BPD ≥ 8.5cm,胎盘成熟度达到 II 级时,胎儿存活机会大。

文本:中晚期妊娠不同参数与孕周关系

(一)孕周核实

即胎儿的孕龄,根据末次月经起始日计算。但若末次月经记不清、孕前用过避孕药、月经失调,或前次人工流产、产后未转经及哺乳期月经未恢复,则根据早孕反应的时间、妊娠试验开始出现阳性结果的时间、早孕时妇科检查的子宫大小、初感胎动的时间以及胎儿 B 型超声测量的各项参数进行估计,如胎儿头围(head circumference,HC)、双顶径(biparietal diameter,BPD)、股骨长(femur length,FL)、腹围(abdomen circumference,AC)等(ER1101)。妊娠 6~12 周,测量胎儿的顶臀长(crown-rump length,CRL)是目前核对胎龄最准确的参数,在此阶段胚胎的生物学差异小,并且一周内增长的百分率最大。

(二)估计胎儿体重

是判断胎儿成熟度的一项重要指标。目前临床上主要依靠临床测量和 B 超测量估计胎儿的体重。

测量子宫底高度、腹围是临床常规监测的指标。计算新生儿出生体重的公式较多,常用的估算公式如:胎儿体重(g) = 宫高(cm)× 腹围(cm)+200。

超声检查测量胎儿各径线对估计新生儿的体重有重要价值,其中与胎儿体重最相关的参数是胎儿腹围,将所获数据直接查专用图表,即可查得胎儿体重,或将有关参数输入带有根据多参数推算胎儿体重公式的超声仪器,亦十分方便且较准确。经验公式如:胎儿体重(g) = 900 × BPD(cm) − 5200。但要注意无论采用何项参数均可能有 ±15% 的差异。

(三)胎盘成熟度检查

随着孕周增长,胎盘逐渐发育成熟。根据胎盘的绒毛板、胎盘实质和胎盘基底膜 3 个部分结构变化,将胎盘成熟度分级,以此间接判断胎儿成熟度:0 级为未成熟,多见于中孕期;I 级为开始趋向成熟,多见于孕29~36 周;II 级为成熟期,多见于 36 周以后;III 级为胎盘已成熟并趋向老化,多见于 38 周以后。

(四)羊水检测胎儿成熟度

1. 肺

(1)羊水卵磷脂 / 鞘磷脂(lecithin/sphingomyelin,L/S)比值:L/S 比值随孕周而上升,该值 ≥ 2,提示胎儿肺成熟。

(2)磷脂酰甘油:在妊娠 35 周时可测出,提示胎肺成熟,正确性高于 L/S。

(3)羊水泡沫试验(foam stability test)或震荡试验:是一种快速而简便测定羊水中表面活性物质的试验。试验利用表面活性物质既亲水又亲脂的特点而设计,方法:在两支试管中,分别加入 95% 乙醇1ml,第一支试管加羊水上清液 1ml,另一支加羊水上清液 0.75ml 及生理盐水 0.25ml,加盖后垂直用力振荡 15~20 秒,放置 15 分钟后观察,若两管液面均有完整泡沫环,意味着 L/S 比值 ≥ 2。如仅一管有泡沫环,而另一管无,则为临界值,两管均未见泡沫,提示胎肺未成熟。

2. 肾脏羊水肌酐值 ≥ 176.8μmol/L,提示胎儿肾已成熟。

3. 肝脏检测羊水胆红素类物质,用△ OD_{450} 测该值 <0.02,提示胎儿肝脏已成熟。

4. 唾液腺碘显色法测羊水淀粉酶值 ≥ 450U/L,提示胎儿唾液腺已成熟。

5. 皮肤随胎儿皮脂腺成熟,羊水中含有脂肪颗粒的脱落细胞逐渐增加,脂肪细胞出现率达 20%,提示胎儿皮肤已成熟。

【胎盘功能测定】

通过胎盘功能检查可以间接了解胎儿在宫内的健康状况。有多种检查方法可供选择,如胎动监测、OCT 试验、胎儿生物物理监测及阴道脱落细胞检查等,还可以行以下检测:

1. 雌三醇(E_3)测定 孕妇尿雌三醇及血清游离雌三醇随孕周而增加,以维持正常妊娠。尿雌三醇易受饮食、休息等因素的影响,正常值因测定方法不同变异也较大,因而目前基本不用。也可测尿雌激素 / 肌酐(E/C)比值,>15 为正常值,10~15 为警戒值,<10 为危险值。血清游离雌三醇测定不受母体肾功能和尿量影响,但需动态测定,32 周以后多次测定如低于 40nmol/L 或急剧减少达 35% 以上,提示胎盘功能减退。

笔记

2. 胎盘生乳素(human placental lactogen,HPL) 妊娠足月 HPL 值为 4~11mg/L,若该值于妊娠足月 <4mg/L,或突然降低 50%,提示胎盘功能低下。HPL 需连续测定,对某些合并胎盘病变的高危妊娠,如妊娠期高血压疾病、胎儿生长受限、过期妊娠等有较好的预测价值。

3. 特异性 β 糖蛋白测定 若该值于妊娠足月 <170mg/L,提示胎盘功能下降。

以上 3 项指标联合测定胎儿胎盘功能,可提高判定胎儿预后的准确性。

【胎儿先天畸形及遗传性疾病的宫内诊断】

1. 胎儿细胞遗传学检查 妊娠早期取绒毛或妊娠中期(16~20 周)抽取羊水,或抽取孕妇外周血提取胎儿细胞行遗传学检查,了解染色体数目及结构改变。

2. 胎儿影像学检查 妊娠 18~20 周超声筛查无脑儿、脊柱裂及脑积水儿等畸形。

3. 羊水蛋白、酶检查 羊水中甲胎蛋白(AFP)异常增高,是诊断开放性神经管缺损的重要指标;测定羊水中有关酶协助诊断胎儿代谢缺陷性疾病。

4. 羊膜腔内胎儿造影 诊断胎儿体表畸形及泌尿系统、消化系统畸形。

第三节 高危孕妇的管理

【护理评估】

1. 健康史 详细询问孕产妇个人的基本资料,包括年龄、职业、经济状况及家庭状况;了解孕产史、既往疾病史或手术史;了解有无妊娠合并症如心脏病、高血压等;了解本次妊娠经过,妊娠早期是否用过对胎儿有害的药物、是否有过病毒感染或接受过放射线检查。重点评估孕妇是否存在妊娠过程的潜在危险因素。

2. 身体状况

(1)症状:妊娠早期评估有无恶心、呕吐等早孕反应及严重程度,中晚期评估孕妇有无阴道出血、腹痛、头晕、眼花、乏力、心悸和呼吸困难等症状。

(2)体征

1)全身检查:评估孕妇身高、步态、体重,测量血压,评估心功能。

2)产科检查:妊娠期评估腹部的外形、大小、腹壁有无水肿;测量宫底高度和腹围,判断子宫大小是否与停经周数相符;了解胎位有无异常,听胎心、数胎动,了解胎儿宫内安危情况;测量骨盆大小,观察骨盆形态有无异常,有无头盆不称;检查软产道有无狭窄或梗阻;外阴部有无静脉曲张等。通过检查准确地估计胎龄,并描绘妊娠图。近分娩期要评估有无胎膜早破、羊水量及性状。

3. 心理-社会支持状况 了解孕妇及其家庭成员对此次妊娠的态度、相关知识的认知情况。评估孕妇有无担心自身健康和胎儿的安危,及焦虑不安的程度。高龄初孕妇、多年不孕、有不良孕产史的孕妇及家庭成员,因盼子心切,更加关注母儿的身心健康和安危,对异常情况的出现易紧张和焦虑不安。

4. 辅助检查

(1)胎儿缺氧检查:胎心电子监护,胎儿头皮血 pH 测定等。

(2)胎儿成熟度检查:超声检查了解胎盘的成熟度,抽取羊水进行卵磷脂/鞘磷脂比值、肌酐和胆红素类物质的含量、淀粉酶值及脂肪细胞出现率等。

(3)胎盘功能检查:可以采用测定孕妇血、尿雌三醇(E_3),血清胎盘生乳素(HPL),孕妇血清妊娠特异性 β 糖蛋白测定,阴道脱落细胞检查,胎盘酶的测定等方法进行判断。

(4)胎儿畸形检查:常用的如甲胎蛋白、血清标记物妊娠相关蛋白 A 等测定;超声检查进行胎儿畸形筛查,发现胎儿泌尿系统、消化系统和胎儿体表畸形。

5. 处理原则及主要措施治疗原则 预防和治疗引起高危妊娠的因素。主要措施:尽早筛查出具有高危因素的孕妇,进行重点管理监护,及时正确处理,不断提高高危妊娠管理的"三率"(高危妊娠检出率、高危妊娠随诊率、高危妊娠住院分娩率),是减少孕产妇及围生儿死亡的重要措施,对优生优育具有重要意义。

(1)病因治疗

1)防治遗传性疾病:做到预防为主,早发现、早处理。对有下列情况的孕妇应做羊水穿刺遗传学诊断:孕妇年龄≥35岁,曾经生育唐氏综合征患儿或有家族史,孕妇有先天性代谢障碍(酶系统缺陷)疾病或染色体异常的家族史,有神经管开放性畸形儿妊娠史等。有异常者要终止妊娠。

2)防治妊娠并发症:如前置胎盘、胎盘早期剥离、妊娠期高血压疾病等。本类疾病易引起胎儿发育障碍或死胎,或者危及母儿生命等,应认真作好围生期保健,及时发现高危人群,预防并发症和不良妊娠结局的发生。

3)治疗妊娠合并症:尤其合并有心脏病、糖尿病、贫血、肝炎及肺结核等疾病的患者。疾病与妊娠间的相互影响,可危及母儿的健康或生命,应积极处理。

(2)产科处理

1)预防早产:指导孕妇避免剧烈的运动和活动,必要时硫酸镁抑制宫缩。

2)适时终止妊娠:于适当的时间选择引产或剖宫产方式终止妊娠。对需终止妊娠而胎儿成熟度较差者,可于终止妊娠前用肾上腺皮质激素促进胎儿肺成熟,预防新生儿呼吸窘迫综合征。

3)加强产时监护:产时严密观察胎心变化,给予吸氧。尽量少用麻醉及镇静药物,避免加重胎儿缺氧。从阴道分娩者应尽量缩短第二产程,如出现胎儿窘迫时应及早结束分娩,并做好新生儿的抢救准备。应加强产时和产后的新生儿监护。

【常见护理诊断 / 问题】

1. 功能障碍性悲伤　与现实的或预感到将丧失胎儿有关。
2. 知识缺乏:缺乏高危因素及其对母儿影响和定期产前检查重要性的相关知识。
3. 恐惧　与现实或设想的对胎儿及自身健康的威胁有关。
4. 潜在并发症:胎儿生长受限、胎儿窘迫。

【护理目标】

1. 孕妇能正确面对自己及孩子的危险。
2. 孕妇能说出高危妊娠因素及其对母儿影响,定期接受产前检查,学会识别常见的异常征象,积极配合医护处理。
3. 孕妇恐惧感减轻或消失。
4. 高危因素得到有效控制,胎儿生长发育良好,母子平安。

【护理措施】

对于高危妊娠,应针对孕前、孕期、产时及产后提供不同的护理措施,要点如下:

(一) 孕前护理

了解男女双方是否适合婚配,是否有遗传性疾病或遗传性家族史,有无其他急慢性疾病,生殖器官是否正常等。如有健康问题,必须先请医师检查评估后,再决定怀孕与否。如果医师确定可以怀孕,指导育龄夫妇选择最佳的生育年龄,并遵医嘱行各项检查,对高危因素进行严密地监测及治疗。

(二) 妊娠期护理

1. 一般护理　增加营养,保证胎儿发育需要,与孕妇讨论食谱及烹饪方法,尊重饮食嗜好,同时提出建议;对胎盘功能减退、胎儿生长受限的孕妇给予高蛋白、高能量饮食,补充维生素、铁、钙及多种氨基酸;对胎儿增长过快或血糖测量异常者则要控制饮食。

卧床休息,一般取左侧卧位,以改善子宫胎盘血液循环,改善氧供;注意个人卫生,勤换衣裤;保持室内空气新鲜,通风良好等。

2. 监测母体和胎儿的健康状况

(1)监测孕妇的健康状况:测孕妇血压、体重、腹围、宫高;观察活动耐受力,有无阴道流血、水肿、腹痛、胎儿缺氧等症状和体征,及时报告医生并记录处理经过。如孕妇合并糖尿病、高血压等疾病,正确留置血、尿标本,监测血糖、尿糖及尿蛋白,了解疾病控制及药物使用的情况;观察孕妇各方面情况是否能耐受阴道分娩或需要剖宫产结束妊娠。

(2)监测胎儿的健康状况及胎盘功能:遵医嘱行各项检查,了解胎心、胎位及胎盘功能情况,结合子宫底高度、腹围及腹部触诊评估胎儿大小,根据骨盆测量结果估计胎儿能否经阴道分娩。

3. 心理护理　高危妊娠孕妇一般具有焦虑、自责、悲伤、恐惧等心理问题,护士要运用丰富的理论知识向孕妇做好解释工作,针对性地向孕妇及其家属介绍成功病例,帮助其正确认识和对待自己的妊娠,消除不必要自责和自卑,增强患者的自信心。同时鼓励和指导家人的参与和支持,提供有利于孕妇倾诉和休息的环境,给予精神上的安慰,帮助孕妇降低紧张情绪,减轻担忧。

4. 健康教育　妊娠早期向孕妇及其家属解释高危妊娠加强孕期保健的意义,指导自我护理的方法,介绍受孕过程和如何避免不良因素影响,讲授妊娠期并发症和合并症的护理要点;妊娠中晚期讲授乳房保健、家庭自我监测胎动、定期产前检查的意义、出现异常情况的处理、分娩的先兆、入院待产的指征和入院时的物品准备。

(三) 产时护理

1. 监护胎儿的健康状况　整个产程严密观察宫缩、胎心率的变化,破膜后观察羊水的色、量及性状,做好母儿监护。如出现胎儿窘迫的先兆,立即通知医师处理,同时可以改变母体姿势、纠正低血压、减少对子宫的刺激、暂停缩宫素的使用、给予母亲吸氧。

如需行人工破膜、阴道检查、剖宫产术,应做好用物准备及配合工作;同时做好新生儿的抢救准备及配合;如为早产儿或极低体重儿,还需准备好暖箱,并将其列为重点护理对象。

2. 心理护理　减轻产妇焦虑和疼痛,向孕妇及其家属讲授分娩过程的相关知识,指导孕妇掌握放松技巧和有关药物的使用方法,正确对待病情,主动配合治疗,减轻产妇的疼痛,从而减轻产妇的焦虑情绪。

(四) 产后护理

1. 观察产妇一般情况、乳房、子宫、恶露、会阴或腹部伤口恢复等情况。监测产妇的各项生命指标、产后出血量、子痫发作情况等。根据是否有产褥感染、产后出血、子宫复旧不佳、产后抑郁等问题及妊娠合并症康复程度,为产妇和新生儿提供相应的身体护理。

2. 健康教育　指导产妇注意产褥期保健和高危儿的喂养和护理;指导避孕措施,告知产后健康检查的内容和时间。对于妊娠合并症未康复者遵医嘱予相应的随访指导。

【护理评价】

1. 孕妇以良好的心态与医护人员讨论自己及胎儿的安全,或表达丧失胎儿的悲哀。

2. 孕妇能参与、配合治疗,主动获取自我护理的知识与技能。

3. 孕妇的高危因素得到有效控制,胎儿发育及生长情况良好。

文本:高危妊娠的筛查

思考与练习

1. 肖女士,26岁,孕1产0,妊娠38周,来院进行第7次产前检查。主诉无特殊不适,自我监测胎动≥30次/12小时。本次妊娠定期产前检查未发现异常。既往史、家族史无异常。体格检查:体温37.6℃,脉搏72次/分,呼吸19次/分,血压120/75mmHg。心肺听诊未发现异常,双下肢无水肿。产科情况:宫高35cm,腹围94cm,胎方位LOA,胎心率143次/分。

请问:

(1)为了解胎儿宫内状况需行哪些检查?

(2)如何预测胎儿宫内储备能力?

2. 王女士,29岁,孕1产0,妊娠40周,依约进行产前检查。本次妊娠定期产前检查,未发现异常。无不适主诉,无阴道流水、流血和腹痛。今体格检查未发现异常,产科情况:触诊时感觉有宫缩,宫高 34cm,腹围 95cm,胎位 ROA,先露已入盆,胎心率 148 次/分,骨盆外测量正常。行 NST 检查,连续监护 20 分钟,结果如下:胎心率基线 135 次/分,基线摆动振幅 10~25 次/分,基线摆动频率 ≥ 6 次/分,4 次胎动后伴胎心加快 ≥ 15 次/分,持续时间 ≥ 15 秒,无减速。B 超检查显示:双顶径 93mm,股骨长 73mm,羊水指数 10cm。王女士很紧张,担心检查结果有异常,咨询需要如何处理。

请问:

(1)如何向王女士解释 NST 检查和 B 超检查结果?

(2)目前王女士的主要护理诊断是什么?

(3)针对护理诊断应给予哪些护理措施?

思路解析　　　扫一扫,测一测

(张露)

第十二章　异常分娩

学习目标

1. 掌握产力异常的产程特点和护理措施。
2. 熟悉子宫收缩乏力的原因及对母儿的影响。
3. 了解骨盆狭窄的类型、常见异常胎位的种类。
4. 学会观察和初步识别各种异常分娩。
5. 具有爱心、同情心、责任心，细心观察每一位产妇的产程进展情况，运用沟通技巧协助产妇顺利度过分娩期。

异常分娩（abnormal labor），俗称难产（dystocia），是指由于各种原因所致的产程进展异常或分娩受阻。影响分娩的因素有产力、产道、胎儿和精神心理因素。这些因素在分娩过程中互相影响，其中任何一个或一个以上因素异常或这些因素相互之间不能协调、适应，都可能导致难产。顺产与难产一定条件下可以相互转化，妥善处理可使难产转化为顺产，否则可能出现难产导致母儿并发症，严重时危及母儿生命。因此严密观察产程、及时识别异常分娩征象，综合分析和判断，并做出正确恰当的处理，对保证母婴安全度过分娩期至关重要。

第一节　产力异常

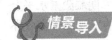

赵女士，26岁，孕1产0，孕39⁺⁴周。昨晚10点因阵痛入院。入院检查：宫缩持续30秒，间歇4~5分钟。骨盆测量：髂棘间径25cm，髂嵴间径28cm，骶耻外径18cm，坐骨结节间径8.5cm。估计胎儿3500g。今上午6点检查：宫缩持续50~60秒，间歇2~3分钟；阴检：宫口开大6cm，10：30再行阴检：宫口开大6cm，胎头在坐骨棘上0.5cm。

请思考：

1. 赵女士产程是否正常？
2. 若不正常，是属于哪种情况？
3. 可能的原因是什么？

产力（powers），即将胎儿及其附属物从子宫腔内逼出的力量。主要指子宫收缩力，贯穿于分娩的全过程；分娩后期，即第一产程末到第二产程，腹肌、膈肌和肛提肌的收缩力也参与其中。产力异常（abnormal uterine action）即子宫收缩力异常，包括子宫收缩的节律性、对称性和极性改变以及宫缩的强度和频率改变，也就是子宫收缩的协调性和强度的异常。

产力异常主要分为子宫收缩乏力（uterine atony）和子宫收缩过强（uterine hypercontractility）两大类，而每一类又分为协调性和不协调性（图 12-1）两种类型，临床上以协调性子宫收缩乏力最常见。

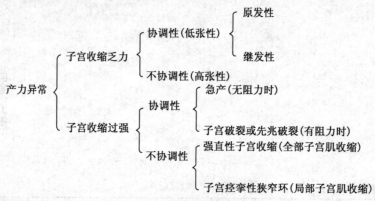

图 12-1　子宫收缩力异常的分类

一、子宫收缩乏力

【病因】

子宫收缩乏力是产科最常见的产力异常，多发生于初产妇（primipara），尤其是高龄初产妇（elderly primipara）。常为多种因素综合所致。常见的原因如下：

1. 头盆不称或胎位异常　胎儿先露部下降受阻，不能紧贴子宫下段及宫颈内口，不能有效地刺激盆底神经丛，影响内源性缩宫素的释放（ferguson reflex）及反射性地引起子宫收缩，是导致继发性宫缩乏力的最常见原因。

2. 子宫局部因素　子宫发育不良或畸形（如双角子宫）、子宫壁过度膨胀（如多胎妊娠、巨大儿、羊水过多等）、多产妇使子宫肌纤维变性、结缔组织增生；子宫肌瘤、子宫手术史（剖宫产和子宫肌瘤剔除）等均可引起子宫收缩乏力。

3. 精神因素　产妇精神紧张，对疼痛的耐受力弱，情绪不佳，对分娩阵痛的恐惧，与家人分离时的焦虑等导致大脑皮层功能紊乱；临产后进食不足，大声喊叫导致体力过度消耗，引起原发性子宫收缩乏力。

4. 内分泌失调　分娩是一个复杂的过程，许多内分泌因素与分娩有关，如妊娠后期雌激素水平上升，孕激素水平下降，缩宫素、前列腺素、某些电解质（如钾、钠、钙、镁等）均和分娩的发动和子宫收缩有关，这些内环境失调也可影响子宫的正常收缩。

5. 药物影响　临产后使用大剂量解痉、镇静、镇痛剂（如吗啡、氯丙嗪、硫酸镁等）及宫缩抑制剂，可引起继发性宫缩乏力。

6. 其他　膀胱、直肠过度充盈，前置胎盘影响胎先露下降；第一产程过早使用腹压；产妇过度疲劳、睡眠不足；体质虚弱以及急慢性疾病致全身衰竭等，都可能引起继发性宫缩乏力。

【临床表现】

1. 协调性宫缩乏力（coordinate uterine atony）　又称低张性宫缩乏力（hypotonic uterine atony）。指子宫收缩具有正常的节律性、对称性和极性，但收缩力弱，宫腔内压力 <15mmHg，宫缩持续时间短，间歇时间长且不规律，宫缩 <2 次 /10 分钟，当宫缩高峰时，宫体无明显隆起，用手指按压子宫底肌壁仍可出现凹陷。根据发生时期分为原发性和继发性两种。

(1)原发性宫缩乏力:指产程一开始,即出现子宫收缩乏力,初产妇多见,临床上常表现为潜伏期延长,需与假临产鉴别。肌内注射哌替啶100mg或地西泮10mg缓慢静脉推注,用药后宫缩停止为假临产,而真正的临产则宫缩逐渐加强,并伴有宫颈口扩张。

(2)继发性宫缩乏力:指产程开始宫缩正常,但进展到一定阶段后宫缩减弱,产程进展缓慢甚至停滞。多发生在活跃期或第二产程,常见于骨盆狭窄或持续性胎位异常。

2. 不协调性宫缩乏力(incoordinate uterine atony) 又称高张性宫缩乏力(hypertonic uterine atony)。指子宫收缩失去正常的节律性和对称性,极性倒置。宫缩的兴奋点不是起自两侧子宫角,而是来自子宫的一处或多处,子宫收缩波由下向上扩散,收缩波小而无规律,频率高,节律不协调。宫缩时子宫下段强度高而宫底部弱,宫缩间歇期子宫壁也不能完全放松。这种宫缩不能使宫颈口扩张和胎先露下降,属无效宫缩。常与精神过度紧张或缩宫素应用不当有关,往往伴有头盆不称和胎位异常,胎先露部不能紧贴子宫下段及宫颈内口,不能反射性引起有效宫缩。产妇自觉下腹部持续性疼痛,检查时下腹部压痛,宫缩期子宫收缩强度弱,间歇期子宫张力高。

3. 产程图异常 根据新产程标准及处理专家共识(2014),产程曲线异常有以下几种情况:

(1)潜伏期延长(prolonged latent phase):从规律宫缩至宫口扩张6cm,初产妇>20小时,经产妇>14小时,为潜伏期延长[图12-2(1)]。

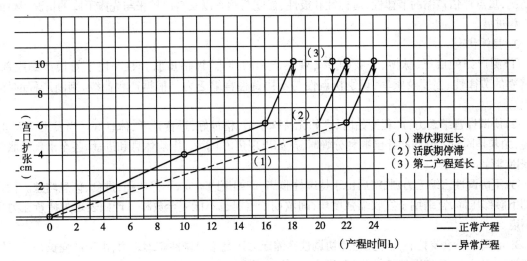

图12-2 异常的宫颈扩张曲线

(2)活跃期停滞(protracted active phase):当破膜且宫口扩张≥6cm后,宫缩正常,但宫口停止扩张≥4小时,或宫缩欠佳,宫口停止扩张≥6小时,为活跃期停滞[图12-2(2)]。

(3)第二产程延长(prolonged second stage):第二产程无进展,初产妇>3小时、经产妇>2小时;行硬膜外麻醉镇痛分娩者:初产妇≥4小时、经产妇≥3小时,为第二产程延长[图12-2(3)]。

产程图异常对诊断和处理宫缩乏力具有重要指导意义,应认真描绘。

【对母儿的影响】

1. 对产妇的影响

(1)体力消耗:因产程延长,影响产妇休息、进食,严重时可引起脱水、酸中毒、低钾血症;产妇精神疲惫与体力消耗,可致肠胀气、排尿困难等,加重宫缩乏力。

(2)产伤:由于第二产程延长,膀胱被压迫于胎先露(尤其是胎头)和耻骨联合之间,可致组织缺血、水肿、坏死、脱落,形成膀胱阴道瘘或尿道阴道瘘。

(3)产后出血:因宫缩乏力,影响胎盘的剥离和及时娩出,也影响子宫壁血窦的关闭,容易引起产后出血。

(4)产后感染:由于产程长,进展慢,产程中肛查及阴道检查次数多,胎膜早破、产后出血、手术产等均增加产后感染的机会。

2. 对胎儿及新生儿的影响 产程延长易发生胎儿窘迫,增加了手术助产率,使新生儿产伤、新生儿窒息、新生儿颅内出血、吸入性肺炎等并发症的发生率明显升高。不协调性宫缩乏力造成长时间宫内压力增高,使子宫－胎盘缺血,对胎儿及新生儿的损害更大。

【预防】

1. 加强产前健康教育,了解自然分娩过程,使产妇及其支持系统解除对分娩的顾虑和恐惧心理。积极开展导乐陪伴分娩,建立家庭化病房,临产后重视第一产程的护理,给予足够的营养和水分,保证充分休息,及时排空膀胱和直肠。

2. 认真记录产程图,严密观察产程进展,一旦发现产程异常,应及时查找原因,排除头盆不称及胎位异常。

3. 避免使用过多镇静剂。

【护理评估】

1. 健康史 首先要评估产前检查的一般资料,了解产妇的身体发育状况、身高、骨盆测量值、胎儿大小、头盆关系等;既往史,尤其是孕产史。注意评估临产后产妇的精神状态,产妇的休息、进食及排泄情况;重点评估宫缩的节律性、对称性和极性、强度与频率以及宫口扩张与先露下降的情况,从而了解产程进展。

2. 身体状况

(1)测产妇的血压、脉搏、呼吸、心率,观察产妇的神志,评估皮肤弹性。用手触摸产妇腹部评估宫缩的节律性、强度及频率,识别协调性与不协调性宫缩乏力。根据产程曲线,判断产程的异常情况。

(2)协调性宫缩乏力:产程开始时,产妇无特殊不适,精神好,进食正常,休息好。当发现产程进展缓慢,尤其是同时入院的同伴已顺利分娩时,产妇出现焦虑、紧张,影响休息和进食,甚至出现肠胀气、排尿困难等。

(3)不协调性宫缩乏力:临产后由于持续性腹痛,产妇烦躁不安,不停叫痛,进食、休息均差。检查:产妇下腹部压痛,宫缩期子宫收缩强度弱,间歇期子宫肌也不能完全放松。产妇表现为疲惫乏力、痛苦不堪。

3. 心理－社会支持状况 无论是协调性宫缩乏力还是不协调性宫缩乏力,由于产程长,尤其是不协调性宫缩乏力,产妇因持续性腹痛、进食差、休息不好而情绪急躁,甚至痛苦不堪,失去对阴道分娩的信心。家属担心母儿安危,显得焦虑与恐惧,常要求尽快剖宫产结束分娩。

4. 辅助检查

(1)胎心监测:超声多普勒胎心仪监测胎心变化。协调性宫缩乏力胎心变化较迟,而不协调性宫缩乏力较早出现胎心音变化。

(2)实验室检查:尿液检查可出现尿酮体阳性;血液生化检查可出现钾、钠、氯、钙等电解质的改变,二氧化碳结合力可降低。

(3)Bishop宫颈成熟度评分:利用Bishop宫颈成熟度评分法来估计人工破膜加强宫缩措施的效果。该评分法满分为13分(表12-1)。若产妇得分≤3分,人工破膜均失败,应改为其他方法,4~6分者成功率约50%,7~9分者成功率约80%,9分以上均成功。

5. 处理原则及主要措施

(1)协调性宫缩乏力:无论是原发性宫缩乏力还是继发性宫缩乏力,应及时查找原因,检查有无头盆不称与胎位异常,了解宫颈扩张及胎先露下降情况。如发现异常,应综合评估,估计不能经阴道分娩者应做好剖宫产术前准备。若有阴道分娩的可能应给予积极试产。

(2)不协调性宫缩乏力:停止一切操作,首先是恢复子宫收缩的节律性、对称性和极性,变不协调性宫缩为协调性宫缩,然后按协调性宫缩乏力处理,在恢复为协调性宫缩之前,严禁使用缩宫素。

表 12-1 Bishop 宫颈成熟度评分法

指标	分数			
	0	1	2	3
宫口开大(cm)	0	1 ~ 2	3 ~ 4	5 ~ 6
宫颈管退缩(%)(未消退为 2 ~ 3cm)	0 ~ 30	40 ~ 50	60 ~ 70	≥ 80
先露位置(坐骨棘水平 =0)	−3	−2	−1 ~ 0	+1 ~ +2
宫颈硬度	硬	中	软	
宫口位置	后	中	前	

【常见护理诊断 / 问题】

1. 疼痛 与子宫收缩不协调致子宫肌纤维间歇期不能完全放松有关。
2. 有体液不足的危险 与产程延长、进食少致电解质紊乱有关。
3. 焦虑 与知识经验缺乏,产程进展异常,担心母儿健康有关。

【护理目标】

1. 不协调性宫缩得到纠正,产妇能理解分娩阵痛的过程。
2. 产妇水、电解质保持平衡。
3. 产妇及家属能积极配合医护人员的处理方案,情绪稳定,安全度过分娩期。

【护理措施】

(一)协调性子宫收缩乏力

经综合评估判断,估计可经阴道分娩者应做好以下护理。

1. 第一产程的护理

(1)改善全身状况:①保证休息,鼓励产妇进食易消化、高热量食物,必要时应根据生化检查结果按医嘱给予静脉输液补充能量,同时纠正水电解质紊乱,保持酸碱平衡。②保持膀胱和直肠的空虚状态,以免充盈的膀胱影响子宫收缩及胎先露下降。③鼓励及时排尿,自行排尿有困难者,先行诱导排尿,无效时应予导尿。④产程时间长,产妇过度疲劳或烦躁不安者按医嘱给镇静剂,如地西泮 10mg 缓慢静脉推注或哌替啶 50~100mg 肌内注射。绝大多数潜伏期宫缩乏力产妇经充分休息后,体力得以恢复,从而子宫收缩力也得以恢复,自然进入活跃期。

(2)提供心理支持:提倡一对一导乐陪伴分娩,给予持续的全方位的支持,指导舒适体位,配合呼吸和按摩等放松技巧,消除精神紧张和恐惧心理,加强沟通,增强孕妇及家属从阴道分娩的自信心。

(3)加强子宫收缩:经上述护理措施 2~4 小时后仍宫缩乏力,且能排除头盆不称、胎位异常和骨盆狭窄,无胎儿窘迫,产妇无剖宫产史者可按医嘱选用以下方法加强宫缩。①针刺穴位:常用穴位有合谷、三阴交、太冲、关元、中极等穴位,有增强宫缩的效果。②刺激乳头:可加强宫缩。③人工破膜:宫颈扩张 ≥ 6cm,4 小时产程无进展,排除脐带先露后,可在宫缩间歇时行人工破膜,并用手指将胎膜破口稍加扩大,结合徒手宫口扩张法,待 1~2 次宫缩,胎头稍下降入盆后再将手取出,以免脐带脱垂,同时观察羊水量、性状及胎心变化。胎头下降直接紧贴子宫下段及宫颈引起有效的反射性宫缩。

(4)缩宫素静脉滴注:破膜后宫缩仍不理想,可用缩宫素静脉滴注加强宫缩。原则是以最小的浓度获得最佳的宫缩。先用生理盐水 500ml 静脉滴注,从 4~5 滴 / 分开始,然后加入缩宫素 2.5U,摇匀(相当于含缩宫素 0.33mU/ 滴,1~2 mU/min),每隔 15 分钟观察 1 次宫缩、胎心、血压和脉搏情况并记录。根据宫缩情况随时调节剂量和滴速,如宫缩不强可逐渐加快滴速,以每次增加 1~2 mU/min 为宜,最大给药剂量不超过 20mU(60 滴 / 分),以维持宫缩持续 30~60 秒,间歇 2~3 分钟。对于不敏感者,可酌情增加缩宫素剂量。如子宫收缩过强(10 分钟内宫缩 >5 次,持续 >1 分钟,间歇 <2 分钟)或出现胎心异常,应立即停止静滴缩宫素,必要时按医嘱给予宫缩抑制剂,以免发生子宫破裂或胎儿窘迫等严重并发症。若发现

血压升高,应减慢滴注速度。缩宫素具有抗利尿作用,可出现少尿,应注意水中毒的发生。使用缩宫素加强宫缩时需有专人看护,按照使用缩宫素滴注的护理做好观察和记录。

(5)剖宫产术的准备:如经上述处理试产 2~4 小时产程仍无进展,或出现胎儿窘迫,产妇体力衰竭等,应立即做好剖宫产的术前准备。

2. 第二产程的护理 经上述处理后,进入第二产程,此时应继续密切观察胎心、宫缩与胎先露下降情况。当胎头双顶径达坐骨棘水平或以下者,等待自然分娩并做好阴道助产和新生儿抢救的准备工作。若胎头仍未衔接或出现胎儿窘迫征象时,应行剖宫产结束分娩。

3. 第三产程的护理 继续与医师配合,预防产后出血和感染。

(1)预防产后出血:当胎儿前肩娩出后,立即给予缩宫素 20U 静脉滴注或肌内注射,加强宫缩,促使胎盘剥离与娩出及子宫血窦的关闭。若出血量较多,也可米索前列醇 0.4mg 肛门置入直肠给药。

(2)预防感染:破膜 >12 小时,总产程 >24 小时,产程中阴道检查次数多者,应给予抗生素预防感染。同时密切观察子宫收缩、阴道出血情况及生命体征。

一般在产后 2 小时内,每 15~30 分钟按压宫底 1 次,了解宫缩情况,防止凝血块堵塞宫颈口而阴道流血不多但大量积血淤滞宫腔内。若阴道排出液为淡红色血清样液体,伴宫底升高变软,提示宫腔内有血液聚积,必须及时处理(按摩子宫促进宫缩,必要时清理宫腔)。注意产后保暖,进食一些高热量饮品,留产房观察 2 小时,使产妇得到充分的休息和恢复。注意:胎儿娩出前,一切促进子宫收缩的药物都必须严格控制使用,除静脉给药外,缩宫素不得用于其他任何给药途径。

(二) 不协调性子宫收缩乏力

助产人员应关心、安慰、鼓励产妇,耐心细致向产妇解释疼痛原因,利用各种方法分散产妇注意力。如陪伴产妇交流,或听音乐、看电视、阅读微信等;指导产妇在宫缩时做深呼吸,腹部按摩及放松技巧,减轻疼痛,稳定情绪,消除对分娩的恐惧。多数产妇能恢复为协调宫缩。若宫缩仍不协调,给予哌替啶 100 mg 肌内注射或地西泮 10 mg 静脉推注,使产妇充分休息。若发现头盆不称或胎儿窘迫,应做好剖宫产术和抢救新生儿的各项准备。

(三) 提供心理支持,减少焦虑和恐惧

产妇的心理状态是影响子宫收缩的重要因素,不良心理状态可提高其对疼痛的敏感性。助产士必须及时给予解释和支持,防止精神紧张。可用语言和非语言性沟通技巧,加强沟通。如指导产妇左侧卧位,适当的室内活动有助于加强宫缩;讲解分娩过程,多举一些成功的例子给予积极的暗示;鼓励产妇讲出她们的担心和不适感,不断对分娩做出判断,并将产程进展和护理计划告知产妇及家属,以增加产妇对分娩的信心。做检查和治疗时应遵循知情同意的原则,以取得良好的配合。检查后应将结果用通俗的语言告诉产妇和家属,以解除其担忧。当婴儿性别不合心意或出现新生儿窒息时,应耐心地继续提供心理支持,及时处理,预防产妇因不良情绪引起的产后宫缩乏力性出血。有条件可经家属和本人同意,在产程中提供一对一的导乐陪伴分娩,给产妇以持续的科学的生理及情感上的支持,应用谈心、触摸和产时陪伴按摩,减轻产妇分娩疼痛,缩短产程,提高分娩质量。

【护理评价】

1. 产妇于待产和分娩过程中获得支持,能满足基本需要且舒适度增加。

2. 产妇没有出现水、电解质失衡与酸中毒问题。

3. 产妇情绪稳定,安全度过分娩期。

二、子宫收缩过强

子宫收缩过强是指宫缩持续时间超过正常时限,宫缩间歇时间过短,宫缩时产生的宫内压力过强。子宫收缩过强可造成急产、强直性子宫收缩或痉挛性狭窄环,均可对母儿产生不利影响,应积极寻找原因,予以恰当处理。

【病因】

1. 产妇精神高度紧张、过度疲劳、胎膜早破及粗暴地多次进行阴道内或宫腔操作均可引起痉挛性不协调性宫缩过强。

2. 缩宫素使用不当,如剂量过大或误注缩宫素,或个体对缩宫素过于敏感。

3. 分娩中遇有阻力或胎盘早剥血液浸润子宫肌层,也可导致强直性子宫收缩。

【临床表现】

(一) 协调性宫缩过强

协调性宫缩过强(coordinate uterine hypercontractility)是指子宫收缩的节律性、对称性和极性均正常,但子宫收缩力过强(宫腔内压力 ≥ 50mmHg)、过频(10 分钟内宫缩 ≥ 5 次,且持续时间 ≥ 60 秒)。当产道无阻力,无头盆不称及胎位异常时,宫口在短时间内迅速开全,产程可在短时间内结束,如总产程不足 3 小时,称急产(precipitate delivery)。由于宫缩过强、过频,产妇表现疼痛难忍,大喊大叫。急产多见于经产妇。

(二) 不协调性宫缩过强

根据不协调性宫缩过强(incoordinate uterine hypercontractility)发生的部位,可分为强直性子宫收缩(tetanic contraction of uterus)和子宫痉挛性狭窄环(contraction ring of uterus)。

1. 强直性子宫收缩 并非子宫肌纤维功能异常,多是由于外界因素造成的子宫颈口以上肌纤维普遍性发生强直性痉挛性收缩过强,宫缩无明显间歇或间歇期极短,产妇诉腹部剧痛难忍,烦躁不安,拒按。检查胎位触诊不明,胎心听诊不清,有时可在腹部见一病理性缩复环。导尿可见血尿,子宫下段压痛明显,为先兆子宫破裂的征象。常见于梗阻性难产、应用宫缩剂不当或胎盘早剥。

2. 子宫痉挛性狭窄环 子宫局部肌肉痉挛性不协调性收缩,形成环状狭窄,持续不放松。狭窄环可发生在宫颈、宫体的任何部位,多发生在子宫上下段交界处或胎体的某一狭窄部位,如胎颈、胎腰处(图 12-3),可阻碍胎儿下降。产妇表现持续腹痛,烦躁,宫颈扩张缓慢,胎心率不规则。需与病理性缩复环鉴别。此环特点是不随宫缩上升,阴道检查可在宫腔内触及狭窄环。多见于产妇精神紧张,过度疲劳,不恰当地应用宫缩剂及粗暴的宫腔操作。

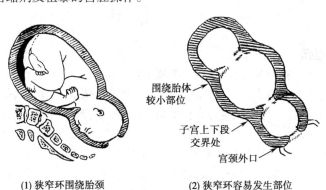

(1) 狭窄环围绕胎颈　　　(2) 狭窄环容易发生部位

图 12-3 子宫痉挛性狭窄环

【对母儿的影响】

1. 对产妇的影响 协调性宫缩过强造成急产,由于宫颈、阴道、会阴等未得到充分扩张,易造成产道撕裂,甚至严重损伤;若有梗阻则可发生子宫破裂,危及母儿生命。接生时常措手不及、消毒不严密而造成感染。产后子宫肌纤维缩复不良,可致胎盘滞留或产后出血。

2. 对胎儿及新生儿的影响 过强过频的宫缩使子宫胎盘血液循环受阻,致胎儿窘迫甚至死亡。宫缩过强可造成急产,胎儿在短时间内冲破产道阻力娩出,一旦娩出后,胎头的阻力骤然下降,可致新生儿颅内出血。如果来不及接生,新生儿坠地可致骨折、外伤及感染。如产道阻力过大引起子宫破裂,胎儿往往在短时间内死亡。

【护理评估】

1. 健康史 认真查阅产前检查的各项记录,包括骨盆测量值、胎儿大小、有无妊娠并发症等。经产妇需了解有无急产史。重点评估临产时间、宫缩强度、频率及胎心情况、用药情况等。

2. 身体状况

(1)产妇临产后突感腹部阵痛难忍,宫缩过频、过强,无间歇时间。

(2)产科检查:发现宫缩持续时间长,宫缩时宫内压很高,宫体硬,间歇时间短,松弛不良。触诊胎位不明,胎心听不清。如产道无梗阻,则产程进展快,胎头下降迅速。如产道梗阻,可在腹部见到一环状凹陷即病理性缩复环,此时有子宫下段很薄、压痛明显、尿潴留及血尿等先兆子宫破裂的征象。

3. 心理–社会支持状况 产程进展很快,产妇毫无思想准备,尤其周围无医护人员或家人的情况下,产妇有恐惧和极度无助感,担心自身和胎儿安危。

4. 辅助检查 及时抽血查血常规、血型和血生化,胎儿监护仪了解胎儿宫内安危情况,B超确定胎儿大小、胎方位及胎盘位置等。

5. 处理原则及主要措施 识别发生急产的高危人群和急产征兆,正确处理急产,预防并发症发生。一旦诊断为强直性子宫收缩,给产妇吸氧的同时应及时给予宫缩抑制剂,若合并产道梗阻,应立即行剖宫产。

【常见护理诊断/问题】

1. 急性疼痛 与宫缩过频过强有关。

2. 焦虑 与担心自身及胎儿安危有关。

3. 有感染的危险 与产道损伤、产程延长、失血过多机体抵抗力下降等因素有关。

【护理目标】

1. 产妇能应用减轻疼痛的常用技巧,应对宫缩痛。

2. 产妇能陈述宫缩过强对母儿的危害并能配合处理。

3. 产妇未发生产道损伤、产程延长和失血过多等。

【护理措施】

(一)协调性宫缩过强

1. 妊娠期 有急产史的孕妇在预产期前2~3周不宜外出,以免发生意外。应提前2周住院待产,入院后应经常巡视,嘱其勿远离病房。有产兆者嘱其左侧卧位休息,不要过早向下屏气,并迅速作好接产准备及新生儿抢救准备。待产妇主诉有便意时,先行检查,判断宫口大小及胎先露下降情况,以防分娩在厕所造成意外伤害。

2. 分娩期 鼓励产妇做深呼吸,嘱其不要用力向下屏气,以减慢胎儿娩出过程。胎头娩出时注意保护会阴及无菌操作,必要时做会阴侧切术以防止会阴严重撕裂,但不得强力抵压胎头,以免造成子宫破裂或新生儿颅内出血。如胎膜未破,包裹胎儿一并娩出(称包膜儿),应立即破膜,以防新生儿窒息或吸入性肺炎。及时发现软产道裂伤并缝合。按医嘱给予新生儿维生素 K_1 10mg 肌内注射,预防新生儿颅内出血。如产道阻力大或有头盆不称,则可能发生子宫破裂,应立即停用宫缩剂,按医嘱迅速给予解痉镇静药物,尽快结束分娩。

3. 产后护理 急产来不及消毒者,应重新无菌处理脐带,给予母儿抗生素预防感染,必要时给母儿各注射破伤风抗毒素 1500U。严密观察子宫复旧、会阴伤口、阴道出血等情况,并仔细检查软产道,有裂伤及时、正确缝合。如新生儿出现意外,应协助产妇及家属顺利度过悲伤期。

(二)不协调性宫缩过强

1. 应停止一切刺激,如禁止阴道内操作,并立即停用缩宫素。

2. 按医嘱给予宫缩抑制剂,如利托君 100mg 加于 5% 葡萄糖 500ml 中静脉滴注。若无胎儿窘迫,估计胎儿在 4 小时内不会娩出者,按医嘱给予镇静剂,如哌替啶 100mg 肌内注射。消除异常宫缩后,可行阴道助产或等待自然分娩。如经上述处理不能缓解,宫口未开全,胎先露高浮,或出现胎儿窘迫,应立即做好剖宫产的术前准备。

3. 健康指导 指导产妇继续观察子宫复旧及恶露的情况,注意局部卫生,及时更换会阴垫,产褥期禁止盆浴及性生活;指导产妇科学育儿;明确产后复查的时间;若产褥期出现异常应及时就诊,以便及时发现问题,及时处理。

【护理评价】

1. 产妇能应用减轻疼痛的技巧,使宫缩痛减轻。
2. 产妇分娩过程顺利,母子平安。

第二节 产道异常

产道是胎儿娩出的通道。包括骨产道(骨盆腔)和软产道(子宫下段,宫颈,阴道和外阴)两部分。产道异常以骨产道异常为多见(图12-4)。而骨产道又是分娩因素中相对不变的因素,因此在异常分娩中应引起高度重视。

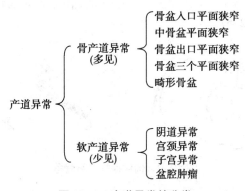

图 12-4 产道异常的分类

一、骨产道异常

骨盆径线过短或形态异常,致使骨盆腔容积小于胎儿先露部可通过的限度,阻碍胎先露下降,影响产程顺利进展,称狭窄骨盆(contracted pelvis)。狭窄骨盆可以表现为一个平面或多个平面狭窄,也可以是一条或多条径线过短。原因可为先天发育异常、出生后营养不良、疾病及外伤等。在临床实践中常遇到的是临界或轻度的骨盆狭窄,能否构成难产,还与胎儿大小、胎位、胎头可塑性、产力和处理是否得当等密切相关。

【骨盆狭窄的类型】

(一)骨盆入口平面狭窄(contracted pelvis inlet)

根据骶耻外径、对角径和入口平面的前后径(真结合径)的长度,将骨盆入口平面狭窄分为3级(表12-2)。

表 12-2 骨盆入口平面正常与异常各径线值(cm)

级别	程度	骶耻外径	骶耻内径(对角径)	前后径(真结合径)
	正常	18.0~20.0	12.5~13	10.0~11.0
Ⅰ级	临界性狭窄	18.0	11.5	10.0
Ⅱ级	相对性狭窄	16.5~17.5	10.0~11.0	8.5~9.5
Ⅲ级	绝对性狭窄	≤ 16.0	≤ 9.5	≤ 8.0

注:Ⅰ级:正常体重胎儿绝大多数可以自然分娩;Ⅱ级:必须经过充分试产后,才能确定能否经阴道分娩;Ⅲ级:必须以剖宫产结束分娩。绝对性狭窄少见,多为临界性狭窄或相对性狭窄

我国女性常见以下两种类型：

1. 单纯扁平骨盆(simple flat pelvis) 骨盆入口呈横椭圆形。因骶骨岬向前突出,使入口平面前后径缩短而横径正常,骶骨弧度存在。(图 12-5)。

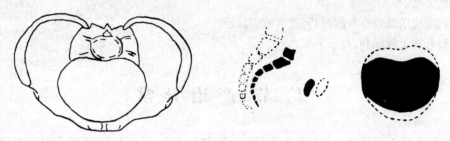

图 12-5 单纯扁平骨盆

2. 佝偻病性扁平骨盆(rachitic flat pelvis) 佝偻病性扁平骨盆多因幼年时患佝偻病,使骨骼软化,致骨盆变形。骶骨岬向前突,骶骨下段平直后移,骶骨弧度消失,尾骨前翘,坐骨结节外翻使耻骨弓角度及坐骨结节间径增大(图 12-6)。

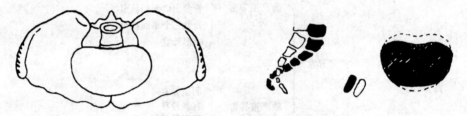

图 12-6 佝偻病性扁平骨盆

(二) 中骨盆及骨盆出口平面狭窄(contracted mid-outlet pelvis)

单纯中骨盆平面狭窄的诊断比较困难,临床上容易被忽略,但在下列 5 项中具有 3 项以上者应考虑为中骨盆狭窄:①坐骨棘中度或重度突出;②坐骨切迹底部宽度即骶结节韧带 <4.5cm(<2 横指);③耻坐径(耻骨联合下缘到同侧坐骨棘的距离)<8cm;④中骨盆前后径 <10cm;⑤坐骨结节间径 <7.5cm。

中骨盆狭窄常同时伴有出口狭窄,根据坐骨棘间径和坐骨结节间径的长度,可分为 3 级(表 12-3)。

表 12-3 中骨盆及骨盆出口平面正常与异常各径线值(cm)

级别	程度	坐骨棘间径	坐骨结节间径
	正常	10.0	8.5~9.5
I级	临界性狭窄	10.0	8.0
II级	相对性狭窄	8.5~9.5	6.0~7.5
III级	绝对性狭窄	≤ 8.0	≤ 5.5

我国女性常见以下两种类型：

1. 漏斗骨盆(funnel shaped) 骨盆入口平面各径线正常,两侧骨盆壁逐渐向内倾斜,呈漏斗状。其特点是:中骨盆及骨盆出口平面均明显狭窄,使坐骨棘间径、坐骨结节间径缩短,耻骨弓角度 <90°(图12-7),坐骨结节间径 + 后矢状径 <15cm。此类骨盆多见于男性。

2. 横径狭窄骨盆(transversely contracted pelvis) 临床上较少见,相当于类人猿形骨盆,即骨盆的入口平面、中骨盆平面和出口平面的横径均缩短,前后径略长,呈纵椭圆形,坐骨切迹增宽,骨盆显得深(图12-8)。外测量时,骶耻外径正常,髂棘间径和髂嵴间径均缩短。若横径轻度狭窄,当胎头下降到中骨盆或骨盆出口平面时,因不能完成内旋转动作而呈持续性枕后位,使产程延长;若横径明显狭窄,则不能经阴道分娩,需剖宫产结束分娩。

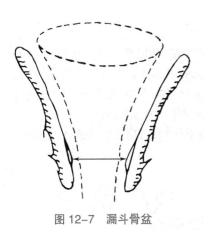

图 12-7 漏斗骨盆

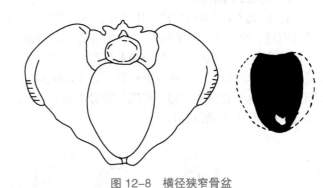

图 12-8 横径狭窄骨盆

(三) 骨盆 3 个平面均狭窄

骨盆的形态属正常女性骨盆,但骨盆 3 个平面各径线均较正常女型骨盆小 2cm 或更多,故称为均小骨盆(generally contracted pelvis)(图 12-9)。常见于身材矮小、体型匀称的女性。如胎儿较小,胎位正常,宫缩良好,可借助胎头的极度俯屈和变形,仍有经阴道分娩的可能。

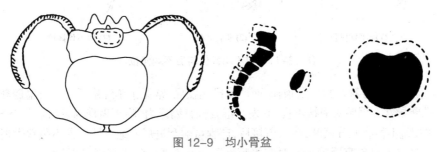

图 12-9 均小骨盆

(四) 畸形骨盆

骨盆外形失去正常形态和对称性。如骨软化症骨盆(osteomalacic pelvis),偏斜骨盆(obliquely contracted pelvis),脊柱病变、髋关节病变和骨盆外伤所致畸形骨盆。骨软化症骨盆特征是耻骨联合向前突出、骶骨岬前突、骨盆入口呈三角形、坐骨结节间径明显缩短。严重骨盆畸形使骨盆形态不规则,骨盆腔狭窄。畸形骨盆不能经阴道分娩,需行剖宫产术(图 12-10)。

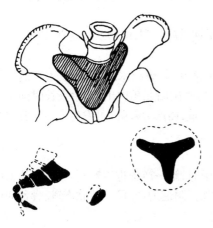

(1) 骨软化症骨盆

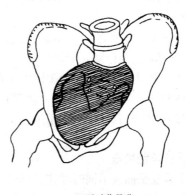

(2) 不对称骨盆

图 12-10 畸形骨盆

【骨盆狭窄的临床表现】

（一）入口平面狭窄

1. 胎先露及胎方位异常 骨盆入口平面狭窄影响胎先露的正常衔接,孕妇常表现为腹形异常,如悬垂腹或尖腹。胎位异常如臀先露、面先露、肩先露的发生率是正常骨盆的3倍。如为头先露,已临产而胎头仍不能入盆,腹部检查跨耻征阳性。扁平骨盆孕妇,妊娠末期或临产时,胎头矢状缝不能衔接于骨盆入口斜径上,只能衔接于横径上,即以枕横位入盆。胎头侧屈使其两顶部依次入盆。呈不均倾势入盆,称头盆倾势不均。若以前顶骨先嵌入,矢状缝偏后,称前不均倾;若后顶骨先嵌入,矢状缝偏前,称后不均倾(图12-11)。

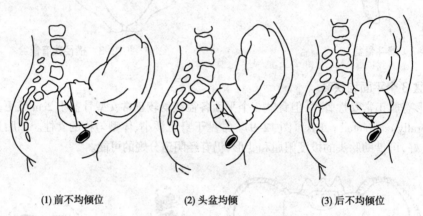

(1) 前不均倾位　　　　(2) 头盆均倾　　　　(3) 后不均倾位

图 12-11　前不均倾位与后不均倾位

有时在骨盆上方仍可触及胎头双顶径,而产瘤已达盆底,常见于单纯扁平骨盆骨盆腔较浅时。

2. 产程进展异常 因胎头衔接不良,易发生继发性宫缩乏力,临床表现为宫口扩张至5~6cm时即停滞。相对性头盆不称经充分试产,胎头衔接后,产程可顺利进展。绝对性头盆不称常表现产程停滞。

3. 其他 骨盆入口狭窄因胎先露对前羊膜囊压力不均或胎先露高浮,容易引发胎膜早破和脐带脱垂,其发生率是正常产妇的4~6倍以上。若伴有宫缩过强,因产道梗阻,产妇出现腹痛难忍、腹部拒按,排尿困难,甚至出现病理缩复环、肉眼血尿等先兆子宫破裂征象。

（二）中骨盆平面狭窄

1. 胎位异常 中骨盆平面狭窄主要影响胎头俯屈与内旋转,当胎头下降至中骨盆时,由于内旋转受阻,常出现持续性枕横位或枕后位等异常胎位,产妇表现为过早出现便意,不自主向下屏气,应及时行阴道检查。

2. 产程异常 胎头能正常衔接,潜伏期及活跃期早期进展顺利,但活跃期晚期及第二产程延长或停滞、胎头下降延缓或停滞。

3. 其他 胎头下降受阻,胎头极度变形,颅骨严重重叠,软组织水肿,形成较大产瘤。中骨盆狭窄常导致继发性宫缩乏力,使胎儿在产道内滞留过久,易发生胎儿颅内出血;胎头长时间压迫尿道及直肠,引起排尿困难,甚至发生生殖道瘘。若骨盆狭窄严重,而产力较强,可发生先兆子宫破裂及子宫破裂。

（三）出口平面狭窄

常与中骨盆平面狭窄同时存在。单纯出口平面狭窄时,第一产程进展顺利,胎头到达盆底后下降受阻,并继发宫缩乏力,导致第二产程延长或停滞。如强行阴道助产,可导致软产道、骨盆底肌肉及会阴严重损伤,新生儿严重产伤,对母儿危害极大。

【骨盆狭窄对母儿的影响】

1. 对产妇的影响 骨盆中度或重度狭窄时,分娩过程中子宫为了克服阻力,收缩逐渐增强,但先露下降受阻,使子宫下段被动牵拉变薄,如不及时处理可导致子宫破裂。若为中骨盆平面狭窄,胎头不能完成内旋转,胎头长时间嵌顿于产道内,压迫软组织引起局部缺血、坏死、脱落,于产后形成生殖道瘘。胎膜早破及手术助产增加感染机会。

2. 对胎儿及新生儿的影响 头盆不称易引起胎膜早破、脐带脱垂,导致胎儿窘迫甚至死亡;胎头受压过久、极度变形容易发生颅内出血;骨盆狭窄,手术助产机会增加,易发生新生儿产伤及感染,使围生儿死亡率增高。

【护理评估】

1. 健康史 认真查阅产妇产前检查的有关资料,尤其是骨盆测量异常资料及妇科检查的记录。了解既往分娩史,内、外科疾病史,如佝偻病、脊柱和关节结核及外伤史等。经产妇应了解有无难产史及其原因,分娩方式、新生儿体重、出生后情况、有无产伤等。

2. 身体状况

(1)评估本次妊娠的经过及身体反应。了解产妇情绪,妊娠各期经过,是否有妊娠并发症,了解产妇的心理状态及社会支持系统的情况。

(2)身体检查

1)一般检查:①体型:身材矮小的女性(身高<145cm),骨盆形态正常,但各径线都均匀性狭小。身材矮壮者往往骨骼粗大,骨盆外测量的各个径线可能正常,但内径可能狭窄。此时应测量孕妇的手腕围以了解骨质厚薄对骨盆内径的影响。脊柱侧弯、后凸等都可影响骨盆形态,导致骨盆畸形。米氏菱形窝形态也可间接反映骨盆情况(图12-12),如对称与否、上下三角的形态等都有助于判断骨盆是否正常。②步态:跛足、脊髓灰质炎后遗症可使骨盆产生偏斜性畸形。

2)腹部检查:①初产妇呈尖腹、经产妇呈悬垂腹(图12-13)常常有骨盆入口狭窄。测量子宫底高度及腹围,估计胎儿大小。②四步触诊判断胎位是否正常。骨盆入口平面狭窄常因头盆不称,胎头不易入盆而表现为胎位异常,如臀先露、肩先露,致临近预产期,胎头仍高浮或腹部检查跨耻征阳性。

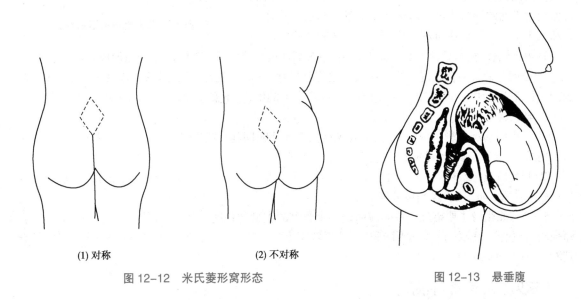

(1) 对称	(2) 不对称

图 12-12　米氏菱形窝形态　　　　　　　　　　图 12-13　悬垂腹

3)评估头盆关系:若临产后胎头仍未入盆则应行跨耻征检查,充分估计头盆是否相称。方法:产妇排空膀胱,仰卧,两腿伸直;检查者将手置于耻骨联合上方,将浮动的胎头向骨盆腔方向推压。若胎头低于耻骨联合表面,表示胎头可以入盆,头盆相称,称跨耻征阴性;若胎头与耻骨联合表面在同一平面,提示可疑头盆不称,即跨耻征可疑阳性;若胎头高于耻骨联合表面,表示头盆明显不称,称跨耻征阳性。阳性产妇应令其两腿屈曲半卧位,再次检查跨耻征,若为阴性,提示骨盆倾斜度异常,不是头盆不称(图12-14)。

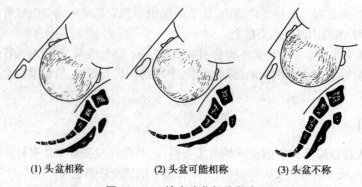

(1) 头盆相称　　　　(2) 头盆可能相称　　　　(3) 头盆不称

图 12-14　检查头盆相称程度

4) 骨盆测量:①骨盆外测量:可间接地反映骨盆的形态和类型。常测量 4 条径线即:髂棘间径,髂嵴间径,骶耻外径,坐骨结节间径。当骨盆外测量各径线都较正常值≤ 2cm,为均小骨盆;当骶耻外径 <18cm,为扁平骨盆;若坐骨结节间径 <8cm,耻骨弓角度 <90°,为漏斗骨盆,此时应测量后矢状径。如可疑骨盆偏斜,应测骨盆双侧斜径(即一侧髂前上棘至对侧髂后上棘之间的距离)及同侧直径(从髂前上棘至同侧髂后上棘间的距离),如两者相差 >1cm,为偏斜骨盆。②骨盆内测量:当骨盆外测量发现异常或身材矮壮、骨骼粗大者,应进行骨盆内测量。若对角径 <11.5cm,骶骨岬前突为骨盆入口平面狭窄,属扁平骨盆;中骨盆平面狭窄和骨盆出口平面狭窄常同时存在,应测量骶骨弧度(图 4-18)、坐骨棘间径、坐骨切迹宽度(骶棘韧带宽度)(图 4-17);若坐骨棘间径 <10cm,坐骨切迹宽度 <2 横指,为中骨盆平面狭窄;若坐骨结节间径 <8cm,应测量后矢状径及检查骶尾关节活动度(图 12-15),评估骨盆出口平面的狭窄程度。若坐骨结节间径与后矢状径之和大于 15cm 者,胎头可利用后三角间隙从阴道娩出。

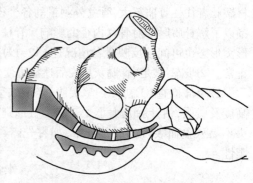

图 12-15　检查骶尾关节活动度

5) 阴道检查:狭窄骨盆常有骨盆内聚感、胎头高浮或胎位异常、宫颈水肿、产瘤形成等异常表现。

3. 心理 - 社会支持状况　当产妇被告之骨盆异常时,常表现为紧张、焦虑,不知所措,会急迫询问医护人员能否从阴道分娩。部分产妇会不听助产人员的解释,不愿意配合试产,而坚决要求剖宫产。

4. 辅助检查

(1)产程图动态监测:骨盆入口狭窄表现潜伏期和活跃期延长或停滞;中骨盆及骨盆出口狭窄易致活跃期及第二产程延长或停滞;胎头下降延缓或停滞。

(2)B超检查:观察胎先露与骨盆的关系,通过测量胎儿多条径线如双顶径、胸径、腹径、股骨长度估计胎儿体重,判断能否经阴道分娩。

5. 处理原则及主要措施　首先应明确狭窄骨盆的类型和程度,了解胎方位、胎儿大小、胎心率、宫缩强弱、宫颈扩张程度、胎先露下降程度、是否破膜等,并结合产妇年龄、产次、既往分娩史等进行综合判断,选择合理的分娩方式。

【常见护理诊断 / 问题】

1. 有感染的危险　与胎膜早破、产程延长、手术操作有关。
2. 有新生儿窒息的危险　与产道异常、产程延长有关。
3. 潜在并发症:子宫破裂、胎儿窘迫。

【护理目标】

1. 产妇的感染征象得到预防和控制。
2. 新生儿出生状况良好,Apgar 评分 >7 分。

3. 产妇能平安分娩,无并发症发生。

【护理措施】

(一) 骨盆入口平面狭窄

1. 绝对性狭窄　足月活胎,不能经阴道分娩,按医嘱做好剖宫产的术前准备与护理。

2. 相对性狭窄　若轻度头盆不称,跨耻征可疑阳性,预计胎儿体重 <3000g,枕先露,胎心率正常,产妇一般状况及产力良好,可在严密监护下试产。①产妇体位纠正:让产妇取半卧位,两腿弯曲,或平卧位,将两腿屈曲尽量贴近腹壁,以减小骨盆的倾斜度,利于胎头入盆(图 12-16)。②破膜后子宫颈口扩张 ≥ 6cm 后,试产时间以 4~6 小时为宜。如胎头下降入盆,产程有进展,可经阴道分娩,为试产成功;相反,如产力正常,胎头不能入盆,宫颈扩张缓慢,产程无进展,为试产失败,应考虑剖宫产。

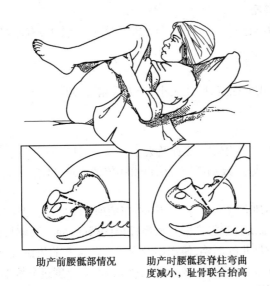

助产前腰骶部情况　　助产时腰骶段脊柱弯曲度减小,耻骨联合抬高

图 12-16　减小骨盆倾斜度示意图

试产中注意事项:①必须住院分娩,有专人守护,注意监护宫缩强弱、胎心音变化及先露部下降,胎儿电子监护仪的监护胎心变化情况。②调动产妇的积极性,消除恐惧心理,并注意营养和休息,以保持良好产力,必要时补充水、电解质、维生素 C 等,防止衰竭。③严密观察,发现宫缩过强、产程进展不顺利或有先兆子宫破裂征象、胎儿窘迫出现,应立即停止试产,行剖宫产术。④试产中不宜使用止痛、镇静剂,尤其不可使用对胎儿呼吸有抑制作用的药物,因在试产中随时都有改行剖宫产的可能。⑤胎膜已破者,应采取预防感染措施,并适当缩短试产时间。⑥胎位异常,或估计胎儿较大,存在明显头盆不称,以及合并子宫瘢痕者禁止试产。

(二) 中骨盆平面狭窄

因阻碍胎头的俯屈和内旋转,使胎头呈持续性枕横位或枕后位。若宫口开全,胎头双顶径达坐骨棘水平以下,在确定宫缩正常的前提下,可用手法协助胎头内旋转成枕前位或枕后位,再行阴道助产或自然分娩。若胎头双顶径未达坐骨棘水平,或出现胎儿窘迫征象,应行剖宫产术结束分娩。

(三) 骨盆出口平面狭窄

骨盆出口平面为骨产道的最低平面,即使是临界性骨盆出口狭窄,也不可试产,因坐骨结节间径变短,前三角狭窄不能利用,迫使胎儿利用后三角娩出。若骨盆出口横径与后矢状径之和 >15cm,胎儿体重 <3000g,部分产妇可充分利用出口后三角,经阴道自然分娩(图 12-17)。若两者之和 <15cm,应做好剖宫产术前准备。如产前不能及时发现,产程中发现异常时往往胎头已达盆底,此时行剖宫产手术极为困难,对母儿均可造成极大伤害。故骨盆出口平面狭窄的处理,关键在于产前及时诊断,一旦确定骨盆出口平面狭窄,应行选择性剖宫产术。

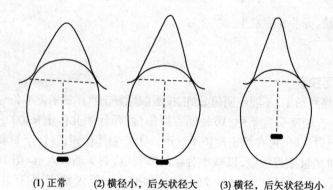

(1) 正常　　(2) 横径小，后矢状径大　　(3) 横径，后矢状径均小

图 12-17　骨盆出口横径与后矢状径的关系

（四）骨盆 3 个平面均狭窄

如头盆相称、胎位及胎心正常，产力好，可以试产；若胎儿较大，有明显头盆不称，应尽早行剖宫产术。

（五）畸形骨盆

根据畸形骨盆的种类、狭窄程度、胎儿大小、产力等情况具体分析。严重畸形、明显头盆不称者，应及时行剖宫产术。

（六）一般护理

提倡导乐陪伴分娩，指导产妇休息、饮食及大小便，注意补充营养与水分。不能进食者静脉补充营养，排尿困难时给予及时导尿。鼓励产妇采用自由体位待产及分娩，扩大骨盆径线，促进胎头下降。

（七）心理护理

为产妇及其家属提供心理支持和做好产妇的心理护理。①向产妇及家属讲清楚阴道分娩的可能性及优点，增强其自信心。②认真解答产妇及家属提出的疑问，使其了解目前产程进展的情况。③向产妇及家属讲明产道异常对母儿的影响，使产妇及家属解除未知的焦虑，以取得良好的合作。④提供最佳服务，使她们建立对医护人员的信任感，缓解恐惧心理，安全度过分娩期。

（八）预防产后出血和感染

胎儿娩出后，及时按医嘱使用缩宫素、抗生素，预防产后出血和感染。保持外阴清洁，每日用 1：20 碘伏棉球擦洗外阴 2 次，使用消毒会阴垫。胎先露长时间压迫阴道或出现血尿时，产后留置导尿管 8~12 日，以防止发生生殖道瘘，定期更换橡皮管和接尿袋，用无菌等渗盐水冲洗以保持尿管通畅和防止尿路感染。

（九）新生儿护理

胎头在产道压迫时间过长或经手术助产的新生儿，应按高危儿处理，严密观察颅内出血或其他损伤的症状。

（十）健康指导

指导产妇多休息，多进食易消化且富有营养的饮食，以保持充沛的体力。不可过早向下屏气用力，及时排空膀胱。向产妇及家属宣传阴道分娩的可能性及优点，增强其自信心。

【护理评价】

1. 产妇无感染征象，产后体温、恶露、白细胞计数正常，伤口愈合情况好。
2. 未发生新生儿窒息。
3. 产妇能配合实施处理方案，母儿平安度过分娩期，无并发症。

二、软产道异常

软产道异常所致的难产包括阴道、宫颈、子宫下段、子宫本身发育异常或病变以及盆腔其他器官病变所致的难产。软产道异常所引起的难产临床上较少见，容易被忽略，但分娩中如处理不当会造成母儿损伤。因此，孕期至少应作一次阴道检查及 B 超检查，以便及早发现软产道及盆腔器官的异常。

【外阴异常】

(一) 会阴坚韧

多见于初产妇,尤其 35 岁以上高龄初产妇更为多见。由于会阴体与盆底组织坚韧,缺乏弹性,会阴体伸展性差,使阴道口狭窄。常在第二产程中使胎头下降受阻,胎头娩出时造成会阴体严重撕裂。分娩时应做预防性会阴切开。

(二) 外阴水肿

常发生在重度妊娠期高血压疾病、重度贫血、慢性营养不良等各种原因引起的低蛋白血症、心脏病、肾炎的孕妇,在引起全身性水肿的同时,可伴有严重的外阴水肿,使外阴组织失去弹性,分娩时妨碍胎先露下降,容易造成组织损伤、感染、伤口愈合不良等。

处理:临产前应积极纠正全身性疾病及营养不良、低蛋白血症等,局部可用 50% 硫酸镁湿热敷,以减轻水肿。临产后会阴水肿仍未消退者,可在严密消毒下进行多点针刺放液,产时行会阴切开术;产后应加强会阴部护理,预防感染。

(三) 外阴瘢痕

为炎症或外伤之后遗症,如瘢痕挛缩,可使阴道口过于狭窄,不能扩张,影响胎先露的下降和娩出。如瘢痕范围仅限于外阴,胎头可达盆底者,应行会阴切开缝合术经阴道分娩。如瘢痕范围过大,累及阴道,妨碍胎头下降,应行剖宫产术。

(四) 其他异常

如会阴处炎症明显或有其他肿物,而妨碍胎头娩出或防其因分娩损伤,而加重炎症,应选择剖宫产。

【阴道异常】

(一) 阴道横隔

阴道横隔多位于阴道中、上段,往往较坚韧。完全性阴道横隔不能受孕,不完全横隔在其中央或偏一侧有一小孔,常被认为是宫口而忽略诊断。阴道横隔在临产后不能像宫颈那样扩张,可阻止胎先露下降。当胎头下降将横隔撑薄后,可以中央小孔为中心做 X 形切开,待分娩结束后,再修剪剩余隔瓣,用肠线作间断或毯边缝合。由于胎先露压迫,切开后一般无明显出血。厚的横隔可阻止胎先露下降,需行剖宫产术。

(二) 阴道纵隔

阴道纵隔常伴有双子宫、双宫颈畸形。位于一侧宫内的胎儿下降通过阴道时,纵隔被推向对侧,一般不阻碍分娩。单宫颈合并部分性阴道纵隔时,纵隔位于胎先露的下方,有时产力强,胎头可冲断纵隔娩出。如纵隔肥厚坚韧,阻碍胎先露下降可于纵隔中部剪断,分娩结束后再修剪残余纵隔,用肠线毯边或间断缝合残端。如系臀位,胎儿可骑跨纵隔之上而阻碍先露部下降应行剖宫产。

(三) 阴道闭锁或狭窄

先天性阴道闭锁常伴有子宫发育不良,通常没有受孕机会。导致难产的阴道狭窄多见于因分娩损伤、感染、腐蚀性药物等引起的瘢痕挛缩。严重阴道瘢痕挛缩者可因影响性生活而导致不孕,狭窄范围小者,在妊娠期可随妊娠进展而充血、软化,临产后,胎先露对之扩张往往能克服瘢痕阻力而完成分娩。瘢痕广泛而坚韧者可阻碍胎头下降,不宜试产,应以剖宫产为妥。

(四) 阴道尖锐湿疣

妊娠期尖锐湿疣常生长迅速,如阴道尖锐湿疣范围广,体积大,疣体根部弹性差,可阻碍分娩,容易发生撕裂、血肿及感染。并可能使新生儿患喉乳头状瘤,故以剖宫产为宜。

(五) 阴道囊肿或肿瘤

如瘤体较大,可能妨碍分娩者,特别是有恶性肿瘤可能者,应行剖宫产。待产后再处理原有病灶。若为单纯性阴道囊肿,可经阴道穿刺抽出囊液,使之体积缩小,以利于娩出胎儿。

【宫颈异常】

(一) 宫颈外口粘连

多在分娩受阻时发现。当宫颈管消失而宫口迟迟不扩张,行阴道检查时用手指轻轻扩张宫口,使粘连分离,宫口往往可迅速扩张。

(二) 宫颈水肿

多见于持续性枕后位或前不均倾位。宫口未开全前,由于胎先露压迫直肠,产妇过早出现便意感而增加腹压,使宫颈前唇长时间地受压于胎头和耻骨联合之间,血液回流受阻,而引起宫颈水肿。水肿常发生于宫颈前唇。处理时可先用手法旋转异常胎位,解除胎头对宫颈的压迫。如宫颈扩张尚小,可用1%普鲁卡因10ml于宫颈两侧注射。如宫口近开全,可用手法扩张宫颈并将之上推,使胎头越过宫颈,上推后予以加强宫缩使胎头降低,防止宫颈再度滑下。上推宫颈时避免使用暴力,以防宫颈裂伤和出血。如经上述处理后宫口扩张缓慢或停滞,应行剖宫产。

(三) 宫颈坚韧

常见于高龄初产或精神过度紧张的初产妇,或宫颈手术后瘢痕形成,宫颈坚韧不易扩张,可用1%普鲁卡因宫颈封闭,或地西泮(安定)10mg缓慢静推,若仍不能缓解,可改行剖宫产术。

(四) 宫颈肿瘤

常见有子宫颈肌瘤和宫颈癌。较大的子宫下段或宫颈肌瘤可占据盆腔,妨碍胎头入盆。应行剖宫产术。若肌瘤在胎头以上不阻碍先露下降,可经阴道分娩,产后再处理肌瘤。宫颈癌合并妊娠不常见。但患者宫颈质地脆硬,缺乏伸展性,如从阴道分娩,有导致宫颈撕裂、出血、感染和癌细胞扩散的危险,应行剖宫产术。产后根据癌肿的期别、大小、有无扩散等进一步处理。

【子宫异常】

常见有子宫肌瘤和子宫畸形。

(一) 子宫肌瘤

妊娠期子宫肌瘤可随妊娠的进展而充血、增大,肌瘤增大,影响瘤体中心血供可发生红色变性。多发性子宫肌瘤可影响子宫收缩的协调性和极性,引起宫缩乏力。少数位于子宫下段的子宫肌瘤阻塞产道,影响先露的入盆和下降(图12-18),需行剖宫产术。大部分妊娠合并子宫肌瘤并不影响分娩的进程。因妊娠期子宫血管处于扩张充血状态,为术中同时切除子宫肌瘤而行剖宫产术是不可取的。

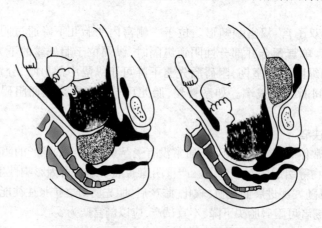

(1)胎头下降受阻 　　 (2)不影响胎头下降

图 12-18 妊娠合并子宫肌瘤

(二) 子宫畸形

子宫畸形合并妊娠常见有双子宫、双角子宫、子宫纵隔和残角子宫妊娠。双角子宫和子宫纵隔一般对分娩影响不大,常在分娩后或剖宫产时发现。但可能因宫腔形态异常而导致胎位异常,或因子宫发育不良而致宫缩乏力。如胎盘附着于子宫纵隔,产后不易自然剥离,需行人工剥离术,且易残留宫内而引起产后出血。双子宫一侧子宫妊娠时,未孕侧子宫可稍增大,一般不影响分娩,偶见未孕侧子宫阻塞产道,妨碍分娩,需行剖宫产术。

残角子宫妊娠维持至足月或近足月分娩极为少见。多在中期妊娠就发生子宫破裂,需与输卵管间质部妊娠鉴别。残角子宫可因经血潴留而导致严重痛经,如发生妊娠对孕妇危害极大,剖腹探查或剖宫产时如发现发育不良的残角子宫应予切除。

第三节　胎　位　异　常

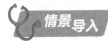 情景导入

杨女士,24 岁,初产妇,妊娠 40 周,宫缩 3 小时后收住院。入院检查:头先露,宫缩 20~30 秒/5 分钟,胎心音 142 次/分,宫口开 2.5cm,未破膜。骨盆测量:髂棘间径 25cm,髂嵴间径 28cm,骶耻外径 18cm,坐骨结节间径 8.5cm。入院 4 小时,宫口开大 4cm,宫缩 20~30 秒/3~4 分钟。经积极处理后,于入院 10 小时宫口开全,宫缩 40~50 秒/2~3 分钟,阴道检查:胎膜已破,羊水淡绿色,矢状缝于骨盆横径上,耳廓在耻骨弓下,耳背朝向母体右侧,双顶径达坐骨棘水平下 2cm,胎心音 118 次/分。

请思考:

1. 该产妇胎位目前处于什么情况?

2. 处理原则是什么?

3. 该产妇存在的主要的护理诊断是什么?

胎位异常包括胎头位置异常、臀位、横位及复合先露。分娩时正常胎位占 90%,异常胎位占 10%,其中胎头位置异常居多,占 6%~7%,属头位难产。所以,头位难产在产科临床上占有重要地位。常见胎头位置异常有持续性枕后位/枕横位、颜面位、高直位和前不均倾位等。臀位占 3%~4%,横位及复合先露极少见。

一、持续性枕后位、持续性枕横位

正常头位分娩时,大部分胎头以枕前位衔接,仅有少数以枕后位或枕横位入盆。在下降过程中,在强有力的宫缩压力下,绝大多数胎位能向前旋转 90~135°,转成枕前位分娩。只有少数(约 5%~10%)在分娩过程中,胎头枕骨不能转向前方,至中骨盆及盆底时仍位于母体骨盆的后方或侧方,致使分娩发生困难者,称为持续性枕后位(persistent occiput posterior position,POPP)或持续性枕横位(persistent occiput transverse position,POTP)(图 12-19)。持续性枕后位/枕横位在头位难产中发生率最高。

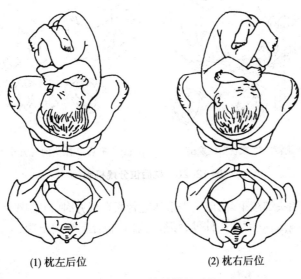

(1) 枕左后位　　　　　　　　　(2) 枕右后位

图 12-19　持续性枕后位

【原因】

1. **骨盆异常** 男型骨盆或类人猿型骨盆,骨盆入口前半部较狭窄,后半部较宽,胎儿枕部取枕后位或枕横位衔接;这类骨盆常伴有中骨盆平面及骨盆出口平面狭窄,阻碍胎头在中骨盆平面向前旋转。扁平骨盆和均小骨盆的骨盆入口前后径均较小,横径最长,胎头以枕横位衔接入盆;畸形骨盆多条径线异常,胎头旋转困难易致持续性枕后位或枕横位。

2. **胎头俯屈不良** 当胎头以枕后位衔接时,由于胎背和母体脊柱靠近,不利于胎头俯屈,头和脊背间不能形成弧形以适应产道的弯曲度。胎头俯屈不良使胎头径线与产道不相称,阻碍胎头下降及内旋转,使胎头枕部持续位于骨盆的侧方或后方。

3. **子宫收缩乏力** 宫缩乏力时胎头下降与旋转的动力不足,胎头易保持原来位置不变,形成持续性枕后位或枕横位,而持续性枕后位或枕横位易致继发性宫缩乏力,两者互为因果。

4. **头盆不称** 胎头过大可妨碍胎头的内旋转,而呈持续性枕后位或枕横位。

5. **其他** 胎盘位于子宫前壁且位置较低时,膀胱充盈、子宫下段肌瘤等均可妨碍胎头的内旋转而出现持续性枕后位或枕横位。

【临床表现】

1. **协调性宫缩乏力** 临产后胎头衔接较晚且俯屈不良。胎先露不能紧贴子宫下段及宫颈内口,常导致继发性宫缩乏力和宫口扩张缓慢。

2. **宫颈水肿** 由于胎头枕部持续位于骨盆后方压迫直肠,产妇自觉肛门坠胀,有便意感,致使宫口未开全就过早使用腹压,容易使宫颈前唇水肿和疲劳,影响产程进展。

3. **产程延长** 多发生在活跃晚期或第二产程。阴道口见到胎发,但多次宫缩屏气却不见胎头继续下降。

【分娩机制】

(一)持续性枕后位

枕后位衔接时,在良好的产力驱动下,胎头向前旋转135°,多数以枕前位娩出,或向前旋转45°以枕横位分娩。少数向后旋转45°成正枕后位(图12-20)。其分娩方式有以下2种:

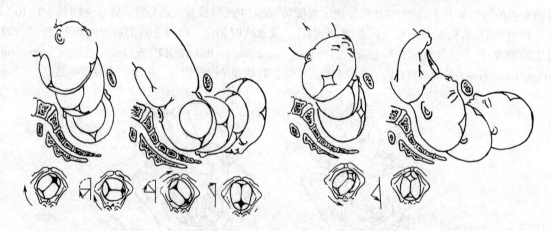

(1) 枕右后位,胎头向前旋转135°,成枕前位娩出   (2) 枕右后位,胎头向后旋转45°,成枕直后位娩出

图12-20 枕后位分娩机制

1. **胎头俯屈良好** 胎头继续下降,前囟先抵达耻骨联合下方时,以前囟为支点,胎头继续俯屈,使顶部及枕部自会阴前缘娩出,继而胎头仰伸,相继由耻骨联合下缘娩出额、鼻、口、颏。此为最常见的分娩方式(图12-21)。

笔记

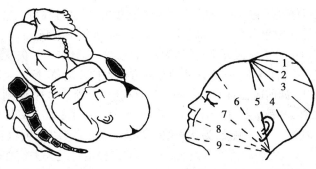

图 12-21　正枕后位以前囟为支点娩出（胎头俯屈良好）

2. 胎头俯屈不良　当鼻根出现在耻骨联合下缘时,以鼻根为支点,胎头先俯屈,从会阴前缘娩出前囟、顶部及枕部,然后胎头仰伸,使鼻、口、颏相继由耻骨联合下娩出。由于胎头以较大的枕额周径旋转,胎儿娩出更加困难,多需手术助产(图 12-22)。

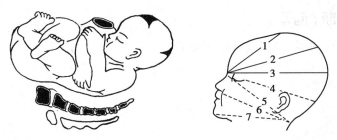

图 12-22　正枕后位以鼻根为支点娩出（胎头俯屈不良）

(二) 持续性枕横位

枕横位胎头可向前旋转 90° 以枕前位娩出,部分枕横位在下降过程中无内旋转动作,或枕后位胎头枕部仅向前旋转 45° 而形成持续性枕横位,虽然也能经阴道分娩,但多数需要用手或借助胎头吸引器将胎头转成枕前位娩出。

【对母儿的影响】

(一) 对产妇的影响

1. 手术产机会增加　持续性枕后(横)位时,由于胎头以较大径线适应产道,胎头下降缓慢或停滞。由于产程长,产妇疲劳,也容易发生胎儿窘迫,常需行剖宫产术及阴道助产结束分娩。

2. 软产道损伤　胎头以较大径线适应产道分娩,容易造成产道撕裂;由于产程长,特别是第二产程延长,胎头长时间压迫软产道,可发生软组织缺血、坏死、脱落,形成生殖道瘘。

3. 产后出血　持续性枕后(横)位时,常继发宫缩乏力,产妇疲劳;产后子宫复旧差,容易发生产后出血。

4. 产褥感染　由于产程长,肛查及阴道检查的次数增加,阴道助产及剖宫产率增加,容易诱发产褥感染。

(二) 对胎儿及新生儿的影响

由于产程长,手术助产常引起胎儿窘迫、新生儿窒息和产伤,使围生儿死亡率增高。

【护理评估】

1. 健康史　详细阅读产前检查的资料,如身高、骨盆测量值、胎方位,估计胎儿大小、羊水量、有无前置胎盘及盆腔肿瘤等。重点询问既往分娩史,注意有无头盆不称、糖尿病史等。了解是否有分娩巨大儿、畸形儿等家族史。评估待产过程中产程进展、胎先露下降情况等。

2. 身体状况　胎位异常常导致产程延长,继发性宫缩乏力,或出现胎膜早破、脐带脱垂等,导致胎心不规则,甚至胎儿窒息死亡。

(1)腹部检查:宫底可触及胎臀,胎背在母体的后方或侧方,胎儿肢体可明显触及。若胎头已衔接,可在胎儿肢体侧耻骨联合上方触及胎儿颏部。胎心在母体偏外侧最清晰。

(2)阴道检查:当宫口部分扩张或开全时,如为枕后位,盆腔后部空虚,矢状缝位于骨盆的斜径上,前囟位于骨盆的右前方,后囟(枕部)位于骨盆的左后方则为枕左后位,反之为枕右后位。枕横位时,矢状缝位于骨盆的横径上,如前囟在骨盆的左侧,后囟(枕部)在骨盆的右侧,则为枕右横位,反之为枕左横位。当出现胎头水肿,颅骨重叠,囟门常触摸不清,此时可行了解胎儿耳屏的位置及耳廓的朝向,如耳屏在耻骨联合后方或骶骨前方触及,为枕横位。耳廓朝向骨盆后方,为枕后位。

3. 心理-社会支持状况 产妇因产程过长,体力消耗,极度疲乏失去信心而产生急躁情绪,同时也十分担心自身及胎儿的安危,表现紧张、焦虑。

4. 辅助检查 B超检查根据胎头枕部、颜面及脊柱所处位置,可准确查明胎方位,并有助于了解胎头入盆的深度。准确率可达90%以上。

5. 处理原则及主要措施 当骨产道正常,胎儿不大时,可以试产,试产时应严密观察产程,注意胎头下降和宫口扩张情况、宫缩强度和胎心变化。

【常见护理诊断/问题】

1. 有新生儿窒息的危险 与分娩因素异常有关。
2. 焦虑 与产程延长,体力消耗有关。
3. 潜在并发症:产道裂伤。

【护理目标】

新生儿没有发生窒息。

产妇能正视分娩障碍,与医护人员合作,接受分娩处理方案。

产程进展顺利,阴道助产得当,没有发生产道裂伤。

【护理措施】

(一) 第一产程

1. 潜伏期 以支持疗法为主,保证产妇充分营养和休息。如产妇精神紧张,睡眠欠佳,宫缩乏力,可予肌内注射哌替啶或地西泮,使产妇得以充分休息后,宫缩常转好。让产妇朝向胎背对侧的方向侧卧,有助于胎头枕部转向前方;进食少者可予静脉输液,以补充能量和液体。经上述处理后宫缩仍乏力者,应尽早静脉滴注缩宫素。

2. 活跃期 如产程停滞,排除明显头盆不称后,宫口开大6cm以上,可行人工破膜,观察羊水性状,促进产程进展。如宫缩欠佳,可予静脉滴注缩宫素。在宫口开全之前,嘱产妇不可用力屏气,以防宫颈水肿影响产程进展;如宫口扩张 >1cm/h,伴胎先露下降,则可能经阴道分娩,可继续试产。如经上述处理后,宫颈扩张缓慢 <1cm/h 或停滞,或出现胎儿窘迫,应行剖宫产术结束分娩。

(二) 第二产程

宫口开全后先露下降缓慢或停滞,阴道检查胎头双顶径已达坐骨棘水平以下,可试行徒手旋转胎头成枕前位(图 12-23)。若旋转成功,胎头继续下降,可等待自然分娩或行阴道助产。如向前旋转困难,也可向后转为正枕后位,以产钳助产。如胎头位置偏高,可疑头盆不称或徒手旋转胎位失败,应改行剖宫产术。

(三) 枕后位或枕横位阴道助产要点

1. 会阴切开时切口应够大,以防会阴严重撕裂。

2. 枕后位一般用产钳助产而不用胎头吸引器,因为枕后位时胎头俯屈不良,先露部为前囟,胎头吸引器的负压作用于此,易导致新生儿颅内出血。

3. 枕横位如不能徒手转成枕前位,则以胎头吸引器助产为宜。胎头吸引器放置简便,旋转容易,可以一边旋转一边牵引,较易成功。产钳因锁扣使胎头径线更大,且产钳在旋转胎头时在产道内旋转弧度较难掌握,容易损伤产道。

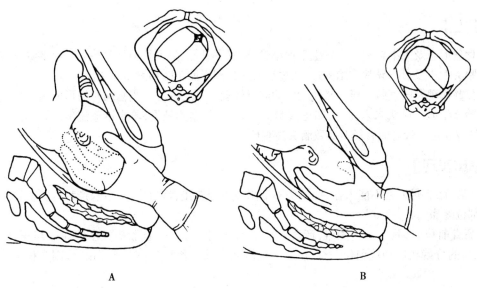

图 12-23　徒手转胎头于枕前位

(四) 第三产程

因产程较长,容易发生产后宫缩乏力性出血,胎儿娩出后应立即肌内注射或静脉注射缩宫素,以促进子宫收缩和胎盘娩出;及时修补软产道裂伤;凡手术助产、软产道撕裂、产程较长、产程中多次阴道检查者,产后应予抗生素预防感染。

【护理评价】

未发生新生儿窒息。

产妇能与医护人员合作,接受分娩处理方案。

产程进展顺利,阴道助产得当,未发生产道裂伤。

二、胎头高直位

胎头以不屈不伸的位置衔接于骨盆入口,其矢状缝与骨盆入口前后径一致,大小囟门分别位于骨盆入口前后径的两端,称为胎头高直位(sincipital presentation)。胎头枕骨在前,靠近耻骨联合者称高直前位,又称枕耻位(occipito-pubic position);胎头枕骨向后靠近骶岬者称高直后位,又称枕骶位(occipito-sacral position)(图 12-24)。胎头高直位发生率为 1% 左右。

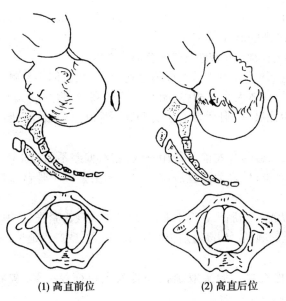

　　(1) 高直前位　　　　　(2) 高直后位

图 12-24　胎头高直位

223

【原因】

1. 骨盆形态及大小异常 多发生于均小骨盆、扁平骨盆、类人猿型骨盆等。以扁平骨盆多见。
2. 胎头大小及形态异常 胎头过大、过小或呈长圆形胎头时易发生胎头高直位。
3. 腹壁松弛及腹直肌分离 易使胎背朝向母体前方,胎头高浮,当宫缩时易形成胎头高直位。
4. 胎膜早破 胎头未入盆时,如正值胎头转动,突然胎膜破裂,羊水迅速流出,胎头骤然下降,矢状缝恰好被固定于骨盆前后径上而致胎头高直位。

【临床表现】

临产后,胎头仍迟迟不能入盆,使胎头不下降或下降缓慢,宫口扩张缓慢,产程延长。产妇常感耻骨联合部位疼痛。

1. 高直前位时,胎头入盆困难,产程图显示活跃期停滞。一旦胎头极度俯屈被纠正,胎头得以入盆,以后的分娩机制和枕前位一样,产程多能顺利进展。若胎头一直不能衔接,则产程常停滞于活跃期。
2. 高直后位时,胎头常高浮,难以入盆,影响宫口扩张,常停滞于3~5cm,无法经阴道分娩,被认为是严重的胎位异常,如被忽视可导致先兆子宫破裂或子宫破裂。

【分娩机制】

1. 高直前位 临产后在强有力的宫缩作用下,发生杠杆作用,使胎头极度俯屈,胎头枕部以耻骨联合下缘为支点,胎头顶、额、颏部相继沿骶骨岬下滑入盆,待胎头极度俯屈的姿势得到纠正后,双顶径降至坐骨棘平面以下,胎头以正枕前位的分娩机制经阴道娩出。
2. 高直后位 临产后,胎头枕部及胎背与母体腰骶部贴近,较长的胎头矢状缝置于较短的骨盆入口前位径上,妨碍胎头俯曲及下降,胎头高浮不能入盆,即使入盆降至盆底也难以向前旋转180°,阴道分娩的可能性极小。

【对母儿的影响】

1. 对母体的影响 产程长,产妇体力消耗量大,增加产后出血、产褥感染的机会。高直后位不及时发现可致子宫破裂。
2. 对围生儿的影响 容易引起胎儿窘迫、新生儿窒息和产伤。

【护理评估】

1. 健康史 仔细阅读产前检查的资料,着重了解骨盆大小与形态、胎方位,估计胎儿大小,是否有胎膜早破。评估产程进展及胎先露下降情况。
2. 身体状况 产妇腹壁较松弛,常感耻骨联合部位疼痛。
(1)腹部检查:①高直前位者,胎背靠近母体腹前壁,胎儿肢体不易触及,耻骨联合上触及胎头横径,故感觉胎头较小,与身体大小不相称,胎心位置较高,在腹中线偏左听得最清楚。②高直后位者,腹部可触及多个胎儿肢体,耻骨联合上方可触及胎儿的下颏部,胎心在下腹正中或稍偏右听到。
(2)阴道检查:胎头矢状缝与骨盆前后径相一致,左右偏差不超过15°。后囟在耻骨联合后面,前囟在骶骨前者为高直前位,反之为高直后位。由于胎头紧嵌于骨盆入口,常有宫颈水肿和胎头水肿。
3. 心理–社会支持状况 当胎头迟迟不能入盆,产妇表现为紧张、焦虑,一旦高直前位胎头入盆后,产妇信心增强,产程进展顺利。但高直后位胎头无法入盆,致产程延长,体力消耗失去信心而要求剖宫产结束分娩。
4. 辅助检查 B超检查显示胎头双顶径和骨盆入口横径一致,矢状缝和骨盆入口前后径一致。

5. 处理原则及主要措施　正确判断胎方位。若为高直前位,在医师指导下可予试产;若为高直后位,应积极行剖宫产术前准备。

【常见护理诊断/问题】

1. 有新生儿窒息的危险　与产程延长、胎儿窘迫有关。
2. 焦虑　与产程延长、体力消耗有关。
3. 潜在并发症:子宫破裂。

【护理目标】

1. 未发生新生儿窒息。
2. 产妇焦虑缓解,与医护人员合作,接受分娩处理方案。
3. 及时发现胎头高直后位,行剖宫产术,未发生子宫破裂。

【护理措施】

有50%~70%高直前位可经阴道自然分娩。如骨盆正常,胎儿不大,产力好,应给予充分试产机会,加强宫缩同时指导产妇侧卧或半卧位,促使胎头俯屈、衔接、下降,胎头转成枕前位可经阴道分娩。若试产失败,再行剖宫产术结束分娩。高直后位不能从阴道分娩。一经确诊,应立即行剖宫产术。

【护理评价】

1. 未发生新生儿窒息。
2. 产妇能与医护人员合作,接受分娩处理方案。
3. 产妇未发生子宫破裂。

三、前不均倾位

胎头以枕横位入盆,如其矢状缝不位于骨盆入口横径上,为头盆倾势不均。如胎头侧屈,以前顶骨先入盆,矢状缝靠近骶骨,称前不均倾位(anterior asynclitism)。发生率为0.50%~0.81%。如以后顶骨先入盆,矢状缝靠近耻骨联合,称后不均倾位(posterior asynclitism)(图12-11)。

【原因】

1. 骨盆异常　常见于扁平骨盆。由于骨盆入口前后径短小,横径宽大。胎头以枕横位入盆。骨盆入口前后径小于胎头双顶径时,胎头侧屈以不均倾势入盆。
2. 骨盆倾斜度过大　使骨盆入口平面的投影面相对狭窄,胎头为利用较大的平面入盆,容易发生前不均倾位。
3. 头盆不称。
4. 腹壁松弛及悬垂腹　胎体向前倾斜,使胎头前顶骨先入盆,形成前不均倾。

【临床表现】

1. 产程特点　临产后胎头迟迟不衔接,胎头下降停滞,常并发继发性宫缩乏力和胎膜早破,产程延长。
2. 尿潴留　因前顶骨紧嵌于耻骨联合上方,压迫尿道,产程早期即出现排尿困难及尿潴留。
3. 宫颈和胎头水肿　由于前顶骨压迫的作用,宫颈的血液循环和淋巴回流受阻,导致宫颈前唇水肿;胎头长时间受压,也易发生水肿,水肿的范围常和宫口扩张的大小一致。枕左横时,胎头水肿在右顶部,枕右横时在左顶部。

【分娩机制】

前不均倾位,不能从阴道分娩,需行剖宫产术结束分娩。

【对母儿的影响】

由于产程长,胎头长时间嵌压于耻骨联合上方,可压迫母体膀胱、尿道及宫颈,引起膀胱损伤、血尿、尿潴留、宫颈水肿或坏死。产后出血及产褥感染发生率增高。胎头受压时间久,可导致颅内出血,围生儿死亡率增高。

【护理评估】

1. 健康史 仔细阅读产前检查的资料,着重了解是否有引起前不均倾位的因素存在。如骨盆大小与形态、胎方位,估计胎儿大小,有无胎膜早破。

2. 身体状况 产妇在产程开始不久就出现排尿困难、尿潴留。产程初期宫缩正常,当产程进入活跃期后,因胎头迟迟不入盆,继而出现宫缩乏力。

(1)腹部检查:胎儿背部、肢体及胎心的位置和枕横位一样。产程早期,胎头不入盆,在耻骨联合上方可清楚地触及胎头前顶部。随产程进展,胎头继续侧屈,前顶骨入盆,胎头折叠于胎肩之后,在耻骨联合上方触不到胎头,有胎头已衔接入盆的假象,常误认为胎头已深入骨盆。

(2)阴道检查:胎头前顶骨紧嵌于耻骨联合之后,后顶骨架于骶岬之上,无法入盆,致使盆腔后半部空虚。胎头矢状缝平行于横径,向后移靠近骶岬。大小囟门同时向后移。因不能同时摸清两个囟门,多数只能摸到一个囟门,故容易误认为是枕前位或枕后位。宫颈前唇受压水肿,尿道受压不易插入导尿管。

3. 心理-社会支持状况 产程初期,产妇子宫收缩力正常,对自然分娩有信心,当得知胎头迟迟不能入盆,产妇开始紧张,当出现继发性宫缩乏力,被告之需要剖宫产时,表现出恐惧、焦虑和无助感。

4. 辅助检查 B超检查显示胎头矢状缝和骨盆入口横径一致,并偏向骨盆后半部。

5. 处理原则及主要措施 一旦确诊,应立即行剖宫产术结束分娩。护理人员应立即做好剖宫产术前的各项准备。

【常见护理诊断/问题】

1. 有新生儿窒息的危险 与分娩因素异常有关。
2. 有受伤的危险 与产程延长、产妇易发生生殖道瘘有关。
3. 潜在并发症:产后出血,产褥感染。

【护理目标】

新生儿未发生颅内出血。
产妇未发生生殖道瘘。
及时发现前不均倾位,行剖宫产术,未发生产后出血,产褥感染。

【护理措施】

临产后早期,产妇宜取坐位或半卧位减小骨盆倾斜度,避免胎头以前不均倾位衔接。助产人员应严密观察产程,认真描绘产程图,发现异常应及时寻找原因,再次评估产妇骨盆的大小与形态,胎方位等。并报告医师,请医师做进一步的检查,一旦确定为前不均倾位,应做好产妇及其家属的心理安慰和解释工作,及时做好剖宫产术前的各项准备。

【护理评价】

新生儿无颅内出血。
产妇未发生生殖瘘。
产妇未发生产后出血、产褥感染。

面先露与额先露

面先露(face presentation),又称颜面位。因胎头极度仰伸,使胎儿枕部与胎背接触。以颏骨为指示点,有6种胎位。以颏左前和颏右后多见。发生率2.7‰。多见于经产妇,常在临产后发现。颜面位时阴道检查应注意与臀先露鉴别。颏前位时,先露不能紧贴子宫下段及宫颈内口,易引起宫缩乏力,导致产程延长。胎儿面部的骨质不易变形,容易发生会阴裂伤。颏后位不能经阴道分娩,处理不及时,可致子宫破裂。

额先露(brow presentation)是指胎头的姿势介于俯屈与仰伸之间,额部作为先露的指示点,此时胎头以最大径线枕颏径衔接,故正常足月胎儿不能经阴道分娩。如产程中,胎头不能进一步仰伸成面先露或俯屈成枕先露,而呈持续额先露,则需行剖宫产术结束分娩。

四、臀先露

臀先露(breech presentation)即臀位,是异常胎位中较常见的一种。在足月分娩中占3%~4%。多见于经产妇。因胎臀比胎头小易娩出,后出胎头无明显变形,可造成胎头娩出困难。同时,由于胎先露衔接不良,易发生脐带脱垂,使臀位分娩的难产率、围生儿死亡率较头位明显增高。臀位以骶骨为指示点,有骶左前(LSA)、骶左横(LST)、骶左后(LSP)、骶右前(RSA)、骶右横(RST)、骶右后(RSP)6种胎位。

【原因】

妊娠30周以前,臀先露较多见,30周以后多能自然转成头先露。持续臀先露可能与以下因素有关:

1. 胎儿在宫内的活动范围过大 羊水过多、经产妇、多产妇、腹壁过于松弛、早产儿羊水量相对偏多等,胎儿在宫腔内活动频繁,易形成臀位。

2. 胎儿在宫内的活动范围受限 如双胎、羊水过少、单角子宫、子宫纵隔等。胎儿活动空间狭窄,臀位不易转成头位。

3. 胎头衔接受阻 如骨盆狭窄、巨大儿相对性头盆不称、胎儿脑积水、前置胎盘、盆腔肿瘤阻塞产道等。

【临床分类】

根据臀位时胎儿下肢所取的姿势,可分为3种类型:

1. 单臀先露(frank breech presentation) 又称腿直臀先露。胎儿的两髋关节屈曲,双膝关节伸直,以臀为先露。临床上最常见。

2. 完全臀先露(complete breech presentation) 又称为混合臀先露。胎儿双髋关节和双膝关节均屈曲,如盘膝而坐,以臀和双足为先露。是较常见的臀先露。

3. 不完全臀先露(incomplete breech presentation) 以一足或双足先露,有时还可以是一侧或双侧膝先露。但膝先露是暂时的,多数在分娩时转成足先露。临床上较少见。

【临床表现】

妊娠晚期胎动时孕妇常有季肋部胀痛感,临产后由于胎臀或胎足不能紧贴子宫下段及宫颈内口以充分扩张宫颈及刺激宫旁、盆底神经丛,容易导致宫缩乏力及产程延长。胎儿足先露时容易发生胎膜早破及脐带脱垂。

【分娩机制】

在胎儿身体的各部分中,胎头最大,胎肩次之,胎臀最小。头先露时,胎头对产道进行了充分的扩张,一旦胎头娩出,身体的各个部分随即娩出。而臀先露时,较小且软的胎臀不足以使产道充分扩张,径线最大的胎头最后娩出,由于产道没有充分扩张,容易发生胎头娩出困难。所以,在娩出胎臀、胎肩、胎头时需按一定机制适应产道条件,下面以骶右前位为例加以阐述。

1. 胎臀娩出　临产后,胎臀以粗隆间径衔接于骨盆入口的右斜径上,骶骨位于母体右前方。胎臀逐渐下降,前髋下降稍快,故位置较低,抵达盆底遇阻力后,发生内旋转,前髋向母体右侧旋转 45°,使前髋转到母体的耻骨联合后方。此时粗隆间径和母体骨盆入口前后径一致。骶骨位于母体骨盆的右侧。胎臀继续下降,胎体由于适应产道的弯曲而稍侧屈,后髋从会阴体前缘娩出,随即胎体稍伸直,使前髋自耻骨弓下娩出。继之娩出双下肢。当胎臀和双下肢娩出后,胎体行外旋转,使胎背转向前方或右前方。

2. 胎肩娩出　当胎体外旋转时,胎儿双肩径衔接于骨盆入口的右斜径或横径上,并沿此径线逐渐下降,当双肩到达盆底时,前肩向右旋转 45° 至耻骨弓下,使双肩径和骨盆出口前后径一致,同时胎体侧屈使后肩及后上肢从会阴前缘娩出,继之前肩及前上肢从耻骨弓下娩出。

3. 胎头娩出　当胎肩通过会阴时,胎头矢状缝衔接于骨盆入口的左斜径或横径上,并沿此径线下降,同时胎头俯屈。当枕骨到达骨盆底时,胎头枕骨向母体左前方旋转 45°,使枕骨朝向母体的耻骨联合后方。胎头继续下降,当枕骨下凹到达耻骨弓下时,以此处为支点,胎头继续俯屈,使颏、面、额部自会阴前缘相继娩出,枕部随之自耻骨弓下娩出(图 12-25)。

【对母儿的影响】

(一) 对产妇的影响

1. 产后出血及产褥感染　因胎先露形状不规则,不能紧贴子宫下段和子宫颈内口,易引起继发性宫缩乏力,导致产程延长,使产后出血及产褥感染的机会增多。

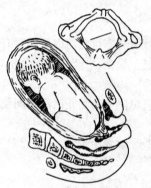
(1) 胎臀粗隆间径衔接于骨盆入口右斜径上

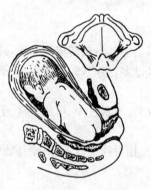
(2) 胎臀径内旋转后,粗隆间径与母体骨盆出口前后径一致

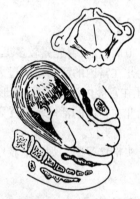
(3) 前髋自耻骨弓下娩出,臀部娩出时粗隆间径与骨盆前后径一致

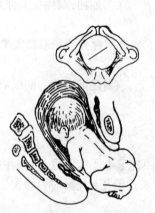
(4) 胎臀娩出后顺时针方向旋转,胎臀转向前方

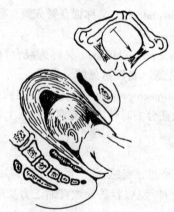
(5) 胎头矢状缝衔接于骨盆入口的左斜径上

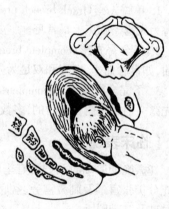
(6) 胎头入盆后矢状缝沿骨盆左斜径下降

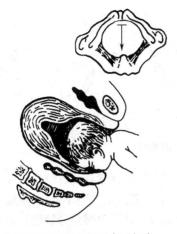
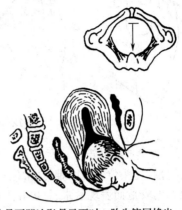

(7) 枕骨径内旋转达耻骨联合下方时，
矢状缝与骨盆出口前后径一致

(8) 枕骨下凹达耻骨弓下时，胎头俯屈娩出，
此时胎头矢状缝仍与骨盆前后径一致

图 12-25 骶右前位分娩机制

2. 软产道损伤 由于产道扩张不充分或操作不当，宫口未开全强行牵引，容易造成复杂的宫颈、阴道裂伤，甚至延及子宫下段。

(二) 对胎儿及新生儿的影响

1. 胎膜早破、早产 因胎先露形态不规则，前羊水囊压力不均匀，易致胎膜早破，引起早产增多、羊膜腔内感染等。

2. 脐带脱垂 臀位脐带脱垂的发生率是头位的 10 倍。脐带受压可致胎儿窘迫，围生儿死亡率可高达 40%。单臀先露时先露形态规则，较少发生脐带脱垂，足先露时脐带脱垂的发生率最高。

3. 新生儿产伤和窒息 因胎儿臀部小于胎头，分娩时先露部不能充分扩张产道，易致后出头困难，导致新生儿窒息及颅内出血。此外，新生儿产伤发生率较高，如臂丛神经损伤、骨折、关节脱位等。

【护理评估】

1. 健康史 详细查阅产前检查的资料，重新测量骨盆径线、腹围、宫高，评估胎儿大小，羊水量，有无前置胎盘及盆腔肿瘤等，是否胎膜早破。着重了解臀位的类型。

2. 身体状况 当出现产程延长、体力消耗量大等因素时，产妇表现为疲乏；当发生胎膜早破时，常被要求卧床休息。

(1) 腹部检查：子宫呈纵椭圆形，胎体纵轴与母体纵轴一致。在宫底部触及圆而硬的胎头，有浮球感。若先露未衔接，在耻骨联合上方，可触到不规则、软而宽的胎臀，胎心在脐左（或右）上方听得最清晰。衔接后胎臀位于耻骨联合之下，胎心在脐周或脐下听得最清楚。

(2) 阴道检查：宫颈扩张 2cm 以上且胎膜已破时，可触及软而不规则的胎臀或下肢。同时还应注意有无脐带脱垂。如触及胎臀、外生殖器及肛门，此时应和颜面位区别（图 12-26）。如触及胎足，应与胎手鉴别（图 12-27）。

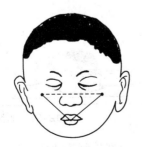
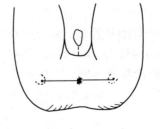

图 12-26 阴道触诊时胎儿面与臀位的鉴别

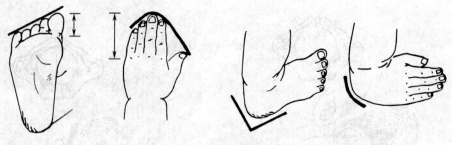

图 12-27　胎足与胎手的鉴别

3. 心理 - 社会支持状况　产程初期,产妇子宫收缩力正常,对自然分娩有信心,当产程进展不顺利,得知臀位分娩比头位分娩困难时,常失去阴道分娩的信心。若发生胎膜早破、脐带脱垂,产妇十分担心胎儿宫内的安危而表现紧张、恐惧和无助感。部分产妇及家属因对臀位分娩的知识有所了解,常要求剖宫产结束分娩。

4. 辅助检查

(1)实验室检查:若在妊娠 37 周之前发生胎膜早破,需行胎儿成熟度检查、胎盘功能检查等。若需行剖宫产应行血常规、血型、血生化等检查。

(2)B 超检查:可准确探清臀位的类型,并估计胎儿大小、胎头姿势、胎儿畸形等,有助于分娩方式的决定。

(3)胎儿监护仪:通过监护仪描绘的曲线,可随时了解胎儿宫内安危。

5. 处理原则及主要措施　妊娠 30 周后,应予胎位矫正。妊娠期根据产妇的产力、胎儿大小、骨盆形态、臀位类型及母体情况等综合因素,选择分娩方式。

【常见护理诊断 / 问题】

1. 有新生儿窒息的危险　与胎位异常有关。
2. 恐惧　与担心胎儿宫内安危和自身健康有关。
3. 潜在并发症:产后出血、产褥感染。

【护理目标】

未发生新生儿窒息。

产妇及时了解胎心情况,情绪稳定。

未发生产后出血、产褥感染。

【护理措施】

(一)妊娠期

1. 矫正胎位　妊娠 30 周前,臀先露多能自行转为头先露,不必急于处理。如妊娠 30 周后仍为臀先露,可予以矫正。常用的方法有以下几种:

(1)胸膝卧位:让孕妇排空膀胱,松解裤带,双膝跪于床上,身体前俯,胸部尽量贴近床面,大腿与床面垂直(图 12-28)。每次 15 分钟,每日 2 次,坚持 1 周后复查。这种姿势可使胎臀退出骨盆腔,借助重心改变,使胎头与胎背所形成的弧形顺着宫底弧面滑动而完成胎位矫正。取胸膝卧位前半小时口服沙丁胺醇(舒喘灵)4.8mg 或利托君10mg,使子宫处于松弛状态,则矫正胎位成功率更高。

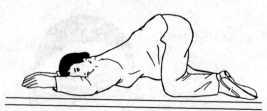

图 12-28　胸膝卧位

(2)激光照射或艾灸至阴穴:至阴穴位于足小趾甲根部外侧角旁 0.1 寸。每日 1 次,每次 15~20 分钟,5 次为一疗程。

(3)外转胎位术(external version):经上述矫正方法无效时,可尝试行外转胎位术(详见第十六章第一节)。

2.提前入院待产 孕妇应于预产期前1~2周提前入院待产,以防意外情况出现。

(二)分娩期

1.分娩方式的选择 应根据产妇年龄、胎产次、骨盆类型、胎儿大小、胎儿是否存活、臀先露的类型以及有无妊娠合并症等综合分析,选择分娩方式。

2.选择剖宫产的指征 ①有臀位难产、死产史。②预计胎儿体重超过3500g,或双顶径大于9.5cm。③足先露或胎头过度仰伸(望星位)。④骨产道、软产道异常。⑤宫缩乏力,经加强宫缩后无改善者。⑥胎儿窘迫,脐带脱垂、脐带先露,或脐带先露,宫口未开全而胎心尚好者。⑦严重妊娠合并症与并发症,如妊娠期高血压疾病、前置胎盘、胎盘早剥、心脏病等。⑧高龄初产,多年不孕后妊娠。

3.经阴道分娩的处理

(1)第一产程:①产妇左侧卧位,不宜站立或走动。补充液体和能量,以保持良好的体力。临产后少做阴道检查,避免胎膜早破。②破膜后应立即听胎心,行阴道检查有无脐带脱垂,若有脐带脱垂。宫口未开全,胎心好,应抬高臀部,减少先露对脐带的压迫,立即行剖宫产。如宫口已开全,可行臀牵引术。若无脐带脱垂,继续严密观察产程及胎心变化。③足先露,当宫口扩张至4~5cm时,胎足即可脱出阴道口。为使产道充分扩张,此时应开始"堵"外阴。即消毒外阴后,在每一阵宫缩时,用无菌巾以手掌堵住阴道口,阻止胎足脱出,使胎臀在下降过程中充分扩张产道,以利于后出胎头。在"堵"的过程中,应注意胎心变化,每10~15分钟听1次胎心,待胎臀全部下降(形成完全臀位)使会阴膨隆,接生者于阵缩时感到手掌有较大冲击力,提示宫口已开全,应做好接产和新生儿抢救的准备。宫口开全不应再"堵",以免脐带受压,引起胎儿窘迫或子宫破裂(图12-29)。

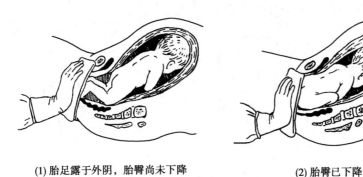

(1)胎足露于外阴,胎臀尚未下降　　(2)胎臀已下降

图12-29 用手堵住外阴

(2)第二产程:助产前,应先导尿排空膀胱,行双侧阴部神经阻滞麻醉,以松弛产道。初产妇应行会阴侧切术。臀位分娩有3种方法:①自然分娩:胎儿不需任何牵拉而自然娩出。极为少见。仅见于经产妇,骨盆宽大而胎儿较小,产力好的情况下。②臀位助娩术:当胎臀自然娩出至脐部后,由助产者协助娩出胎儿肩部以上部分。是最常见的臀位分娩方式。一般在胎儿脐部娩出后,将脐带向下牵出5~10cm,用消毒巾包裹胎儿躯干,按臀牵引法助脐带以上部位娩出,要求在8分钟内娩出胎儿。③臀位牵引术:胎儿全部由助产人员牵拉娩出。此种手术对胎儿损伤大,容易造成后出头困难及产伤,现已被剖宫产所取代,一般情况下禁用臀牵引术,只有在宫口开全,母儿出现紧急情况如急性胎儿窘迫、脐带脱垂时才允许使用。

(3)第三产程:应积极抢救新生儿窒息及预防产后出血。胎儿娩出后立即肌内注射缩宫素,以促使胎盘娩出,防止产后出血。胎盘娩出后,及时检查软产道有无损伤并缝合,同时给予抗生素预防感染。

(三)心理护理

因臀位为异常胎位,产妇常表现紧张、焦虑,反复询问分娩可能出现的问题,助产人员应耐心解释,讲解有关臀位分娩的知识,消除产妇紧张情绪,增强产妇自然分娩的信心。及时将检查结果和产程进展情况告之产妇及家属,并指导产妇配合医护人员。

（四）健康指导

臀位是较常见的异常胎位,在妊娠晚期应避免性生活,以防胎膜早破、脐带脱垂。一旦发生胎膜早破应立即卧床,由救护车护送入院,以防继发脐带脱垂。臀位虽然是异常胎位,但在母体骨盆正常、胎儿大小正常、产妇产力好、情绪稳定的情况下,可以在助产人员的协助下经阴道分娩,而并非剖宫产不可。自然分娩无论对母体或胎儿均较剖宫产好。

【护理评价】

未发生新生儿窒息。

产妇能及时了解胎儿宫内安危情况。

产妇未发生产后出血、产褥感染。

附:臀位助产法

（一）娩出臀与下肢

1. 单臀先露 单臀先露时胎儿双侧髋关节屈曲,臀部先露,形态规则,伸直的下肢增大了躯干的周径,并可保护脐带免于受压,双上肢交叉于胸前,胎头俯屈,伸直的下肢压于上肢之上。随宫缩加强,臀部和腹面部将宫颈和阴道充分扩张,助产时不必堵阴道口,而立足于"扶"的手法,即当臀部暴露于阴道口时,可行会阴切开,助产者双手扶持逐渐娩出的胎臀,躯干及下肢,随胎体下降,握持点逐渐上移,使胎儿保持下肢伸直的姿势,防止其脱出阴道外(图 12-30)。

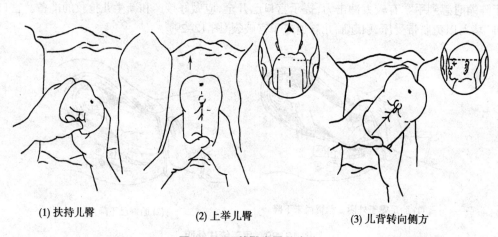

(1) 扶持儿臀   (2) 上举儿臀   (3) 儿背转向侧方

图 12-30 单臀先露助产法

2. 完全臀先露 当胎儿下肢及臀部自然娩出至脐部,用消毒巾裹住胎臀,双手握住胎儿髋关节,拇指放置在骶部,其余四指握持髋部,保持胎儿背部向上方,使胎儿成俯卧姿势,双肩径与骨盆入口斜径或横径一致,以便通过骨盆入口(图 12-31),当肩胛下角露出后,将胎背转向母体侧方,胎儿前肩即下降至耻骨联合下。

（二）娩出上肢与胎肩

1. 滑脱法 术者一手握持胎儿双足,上提胎体,使左肩显露会阴,再用左手示、中指伸入阴道,由胎儿后肩沿上臂至肘关节处,协助后臂及肘关节沿胸前滑出阴道,然后将胎体放低,前肩自然由耻骨弓下娩出[图 12-32(1)]。

2. 旋转胎体法 术者双手握住胎臀,两手拇指在背侧,其余四指在腹侧(不可压腹部),将胎背逆时针旋转,同时稍向下牵拉,使右肩及右臂从耻骨弓下自然娩出[图 12-32(2)]。然后,再将胎背顺时针旋转,娩出左肩及左臂。

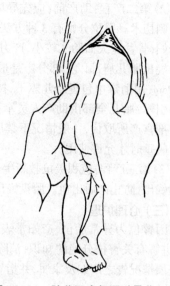

图 12-31 胎儿双肩径通过骨盆入口

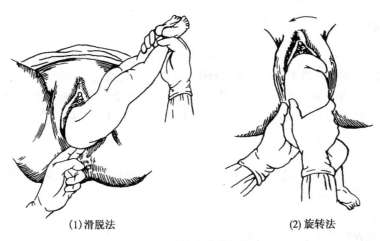

(1)滑脱法 (2)旋转法

图 12-32 娩出上肢与胎肩

(三)娩出胎头

先将胎背转向正前方,使胎头矢状缝与骨盆出口前后一致,术者将胎体骑跨在左前臂上,左手中指伸入胎儿口内压住下颌,示指和无名指扶于两侧上颌骨,使胎头俯屈,右手中指抵住胎儿枕部,使示指和无名指置于胎儿双肩及锁骨上(不可放于锁骨上窝,以免损伤臂丛神经),使胎头俯屈,两手协同用力,沿产轴向下牵引胎头(图 12-33)。当胎头枕部达耻骨联合下方时,即可以其为支点,术者将胎体上举,上提胎头,使胎儿之颏、口、鼻、眼、额及顶部相继娩出(图 12-34)。

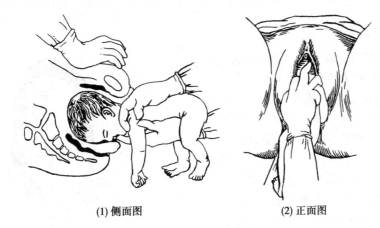

(1)侧面图 (2)正面图

图 12-33 胎头牵出法

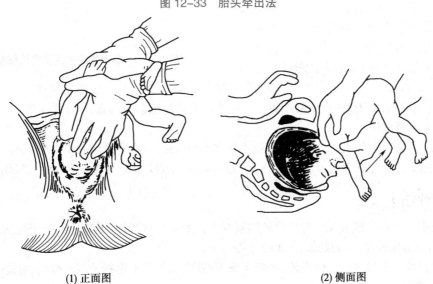

(1)正面图 (2)侧面图

图 12-34 胎头即将娩出

五、肩先露

胎体横卧于母体的骨盆上方,先露部为肩时,称为肩先露(shoulder presentation),又称横位。占妊娠足月分娩总数的 0.25%,是最不利于分娩的胎位。临产时忽略诊断,处理不及时,可造成母体子宫破裂、胎儿死亡的严重后果。根据胎头位置在母体的左侧或右侧及胎儿肩胛骨朝向母体的前方或后方,可分为肩左前(LScA)、肩左后(LScP)、肩右前(RScA)、肩右后(RScP)4 种胎位。

【原因】

1. 经产妇腹壁过于松弛,如悬垂腹时子宫前倾使胎体纵轴偏离骨产道,斜向一侧或呈横产式。
2. 未足月儿尚未转成头位。
3. 前置胎盘,阻碍胎体纵轴衔接。
4. 子宫畸形或肿瘤,阻碍胎头衔接。
5. 骨盆狭窄。
6. 羊水过多。

【临床表现】

除部分孕妇自觉腹部两侧较其他孕妇略宽外,其余无明显症状。

【分娩机制】

除死胎和部分早产儿可以折叠娩出外,足月活胎不可能经阴道娩出,需行剖宫产术结束分娩。

【对母儿的影响】

1. 对产妇的影响 横位时,胎头和躯干横跨于骨盆入口上方,肩胛骨不能紧贴子宫下段和宫颈内口,容易发生胎膜早破及宫缩乏力。临产后随着宫缩加强,迫使胎肩下降,胎肩及一小部分胸廓被挤入盆腔内,胎体折叠弯曲,颈部被拉长,先露侧胎儿上肢脱出阴道口外,但胎头及躯干的大部分挤叠于骨盆入口的上方,形成嵌顿性肩先露或称忽略性肩先露(neglected shoulder presentation)(图 12-35)。如不及时处理,宫缩继续加强,子宫体越来越厚,而子宫下段被动扩张越来越薄,由于子宫上下段肌壁厚薄相差悬殊,形成环状凹陷,并随宫缩逐渐升高,甚至可达脐上,形成病理性缩复环

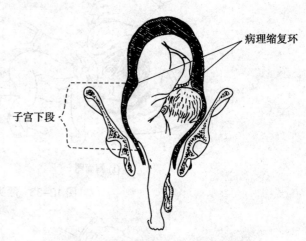

图 12-35 忽略性肩先露及病理缩复环

(pathologic retraction ring),是子宫破裂的先兆,不及时处理,将发生子宫破裂。有时,分娩梗阻使子宫收缩变弱,乃至麻痹,如不及时处理,产程延长可致严重宫腔感染。因此,母体手术产、术后出血和产褥感染的概率显著增加。

2. 对胎儿及新生儿的影响 由于胎先露不能有效地衔接,易造成胎儿脐带及上肢脱出,胎儿窘迫、死产、分娩损伤的机会也显著增加。如发生忽略性横位,手术难度加大,可造成严重胎儿损伤,甚至死亡。

【护理评估】

1. 健康史 详细了解有无引起横位的因素存在。如是否早产、有无骨盆狭窄、前置胎盘、子宫畸形、子宫肌瘤或盆腔肿瘤、多胎妊娠、羊水过多等。
2. 身体状况 若出现忽略性横位,产妇腹痛不断增强,可引发先兆子宫破裂,也可能使子宫收缩变弱,出现麻痹。

（1）腹部检查：子宫轮廓呈横椭圆形，子宫底高度低于妊娠周数，子宫横径宽，宫底部和耻骨联合上方空虚，于腹部两侧触及胎儿的头臀两极。肩前位时，胎背朝向母体腹壁，触及宽大平坦的胎体；肩后位时，胎肢朝向母体腹壁，可触及高低不平的小肢体。胎心在脐周听诊最清楚。

（2）阴道检查：如胎膜已破，宫口已扩张，阴道检查可触及胎儿肩峰、肋骨、肩胛和腋窝。根据腋窝的方向可判断胎头在母体的左侧或右侧，根据肩胛骨朝向母体的前方或后方确定肩前位或肩后位（图12-36）。如胎手已脱出阴道外，可用握手法确定是左手还是右手，术者的手只能和胎儿同侧的手相握，肩左前或肩右后时胎儿右手脱出，肩右前或肩左后时胎儿左手脱出（图12-37）。

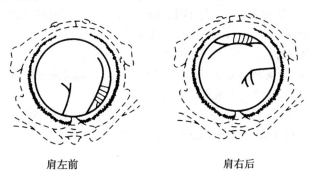

肩左前　　　　　　　　　肩右后

图 12-36　根据腋窝方向及肩胛骨位置确定胎位

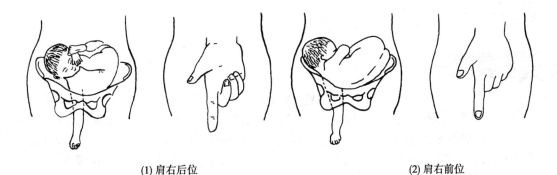

(1) 肩右后位　　　　　　　　　(2) 肩右前位

图 12-37　握手法判断胎方位

3. 心理 - 社会支持状况　产妇及家属当得知横位不能从阴道分娩，需要剖宫产结束分娩时，常能理解并服从医护人员安排。

4. 辅助检查

（1）实验室检查：行剖宫术前需行血常规、血型、血生化等检查。

（2）B 超检查：能准确探清肩先露，并确定具体胎位，明确胎盘位置。

5. 处理原则及主要措施　妊娠 30 周前，应予以矫正胎位。临产后，需剖宫产结束分娩，应做好剖宫产术前的各项准备。

【常见护理诊断 / 问题】

1. 有胎儿受伤的危险　与胎位异常有关。

2. 恐惧　与担心胎儿宫内安危和自身健康有关。

3. 潜在并发症：子宫破裂、产后出血、产褥感染。

【护理目标】

新生儿未发生产伤。

产妇未发生子宫破裂、产后出血、产褥感染。

胎儿宫内安危情况得到及时了解，产妇自身健康状况良好。

【护理措施】

1. 妊娠期　妊娠后期发现肩先露时应及时纠正,如采取膝胸卧位或外转胎位术。如不成功,应提前住院,择期剖宫产。

2. 分娩期　剖宫产术是处理肩先露的首选方法。①如为经产妇,宫口开大 5cm 以上,破膜不久,羊水尚未流尽,胎儿存活,无明显子宫破裂先兆,可在乙醚深麻醉下行内转胎位术,将胎儿转成臀先露,待宫口开全行臀助产或臀牵引术娩出。②双胎妊娠第一胎娩出后,第二胎变为肩先露,应立即行内转胎位术,使第二胎儿转成臀先露娩出。③如有子宫破裂先兆,不论胎儿是否存活,宫颈口是否开全,都应立即行剖宫产术。④胎儿已死,或有明显畸形,无子宫破裂先兆者,宫口近开全,在全麻下行毁胎术。⑤术后常规检查子宫下段、宫颈及阴道有无裂伤,并及时缝合。

3. 产褥期　防止产后出血,应用抗生素预防感染。

4. 心理护理　告之产妇及家属可能引起横位的因素,解释横位不能阴道分娩的原因。让产妇面对现实,积极配合医护人员安全度过分娩期。

5. 健康指导　指导产妇剖宫产后要加强营养,多进高蛋白富有营养的食物,有利腹部切口的愈合,同时要注意休息,保持局部清洁卫生,勤换会阴垫,避免发生产褥感染。

【护理评价】

新生儿未发生产伤。

胎儿宫内安危情况得到及时关注。

产妇未发生子宫破裂、产后出血、产褥感染。

复合先露

当胎头或胎臀伴有上肢或下肢同时进入骨盆入口,称复合先露(compound presentation)。临床以一手或一前臂的复合先露最常见,多发生于早产者,发病率为 0.8‰~1.66‰。凡先露部不能完全充填骨盆入口,周围留有空隙时,均可发生复合先露。以经产妇、腹壁松弛者、临产后胎头高浮、骨盆狭窄、胎膜早破、早产、双胎妊娠、羊水过多、胎位异常等为常见原因。常因产程进展缓慢行阴道检查时发现。阴道检查胎头或胎臀旁触及胎儿肢体,如手或脚。应注意和臀位、横位鉴别。头手复合先露较少阻碍胎头下降,多在产程中,胎头下降而胎手相对不动而转成单纯头先露。发现复合先露后,应立即评估是否存在头盆不称。如有明显头盆不称,应立即行剖宫产术。如无头盆不称,一般可经阴道分娩。

第四节　胎位异常的评估要点与助产原则

胎位异常可导致宫缩乏力、产程延长、胎先露下降停滞、胎儿窘迫、死产、子宫破裂、新生儿产伤、新生儿窒息等母儿严重并发症。早期发现,及时采取正确的措施纠正胎位是防止上述母儿并发症的关键。一旦发现产程异常,纠正胎位无效,应及时行剖宫产术。

【评估要点】

明显的骨盆及胎儿异常在临产前即可作出诊断,处理也较明确,多以剖宫产结束分娩。绝大多数头位难产在进入产程后才逐渐表现出来。因此,仔细观察产程,认真绘制产程图,结合病史和各项检查,综合分析,才能及时发现异常。

1. 产妇的评估　认真阅读产前检查的各项指标,重点关注阴道检查和 B 超检查结果,有无骨盆及软产道异常。若为经产妇,应了解既往分娩史,有难产史应了解难产的原因、分娩经过、处理方法及母婴预后。

2. 胎儿的评估　尽可能准确估计胎儿体重,辨明胎方位,并注意有无头盆不称以及胎心情况。

3. 产程评估　胎位异常主要表现是产程延长。临产后,每隔2~4小时阴道检查,了解宫颈厚薄、软硬度、容受情况;胎膜是否破裂;宫颈口扩张程度、有无水肿及水肿部位;胎方位,胎头下降程度,颅骨有无重叠,产瘤情况;骨盆内部情况等。若出现胎膜早破、宫缩乏力、胎头衔接不良、宫颈扩张缓慢、胎头下降延缓或停滞,预示有难产的可能,应进一步明确诊断,尽快剖宫产或阴道助产结束分娩。

【助产原则】

1. 支持与照顾　提倡导乐陪伴分娩,给予产妇全程的心理、生理上的关怀与照顾,解除产妇紧张、恐惧心理,鼓励家属参与待产护理,给予产妇更多的信心与支持。

2. 提供优美环境　营造温馨的待产环境,播放一些轻音乐,有条件者可提供家庭化的待产室,让产妇在安静、舒适、轻松的氛围中待产。

3. 不限制产妇体位　鼓励产妇入院后采取自由体位,如走、坐、立、趴、蹲、跪、卧等自觉能减轻产痛的体位。助产士可根据产程评估的情况,指导并建议产妇采取有利于纠正异常胎位的体位,促进产程的进展,提高自然分娩率。

4. 鼓励进食　为保证产程中产妇能量的消耗,防止胎儿出生后低血糖,鼓励产妇少量多次进食易消化、富有营养的流质或半流质食物。助产士应督导产妇及时排空膀胱,以利胎先露下降。

5. 提供舒适服务　给予产妇各种非药物镇痛方法,如按摩、水疗、芳香疗法,分娩球运动等,指导产妇呼吸减痛。

【处理与配合】

(一) 选择性剖宫产

对明显产道异常,胎儿过大,严重胎位异常,有严重妊娠合并症及并发症不适宜经阴道分娩的产妇,应在临产前或临产初期行选择性剖宫产。

(二) 充分试产

无明显剖宫产指征的产妇应给予充分试产,在试产中严密观察产程进展,及时发现难产倾向并随时予以纠正。经积极处理产程无进展或在试产中出现胎儿窘迫等应配合做好术前准备,及时行剖宫产或阴道助产结束分娩。

1. 促进产程的配合　助产士当好产科医生助手,产程中做好骨盆内测量、人工破膜、缩宫素静滴、手转胎头等促进产程进展的配合,预防并发症发生。

2. 阴道助产配合　当宫口开全,需要行胎头吸引术或产钳术或臀位牵引术时,应备好相应的助产器械(胎头吸引器、低位产钳等)及导尿包。必要时做好新生儿窒息复苏的物品准备。

思考与练习

1. 姚女士,24岁,初产妇,妊娠40周,宫缩3小时后于上午7:30收住院。入院检查:头先露,宫缩30~40秒/5分钟,胎心率142次/分,宫口开2.5cm,未破膜。骨盆测量:髂棘间径25cm,髂嵴间径28cm,骶耻外径18cm,坐骨结节间径8.5cm。入院当晚7:00检查:宫口开大4cm,宫缩30~40秒/5~6分钟,胎心140次/分,排除头盆不称后人工破膜,3小时后检查宫口开全,宫缩50~60秒/1分钟,矢状缝位于骨盆横径上,耳廓在耻骨弓下,耳背朝向母体右侧,胎头达"S+2",胎心率118次/分。

请问:

(1)对姚女士如何诊断? 依据是什么?

(2)作为助产士,该如何处理?

2. 林女士,28岁,孕2产1,足月临产,宫缩8小时,刚破膜时胎手脱出急诊入院。检查:一般情况好,血压120/80mmHg,全身查体无特殊。腹软无压痛,宫底剑突下4指,宫缩强,子宫下段轻

压痛,胎头位于母体右侧,胎心音好,宫口近开全,胎儿上肢脱出阴道至腕部,无水肿,色红润,脱出
上肢与检查者右手合握。导尿 250ml,尿色清。

请问:

(1)该产妇出现了什么情况?

(2)对于上述情况该如何处理?

3. 齐女士,30 岁,初产妇,妊娠 42 周,已临产 8 小时,宫缩乏力,已破膜 9 小时,胎方位 LSA,胎心音 138 次 / 分。骨盆测量:髂棘间径 23cm,髂嵴间径 25cm,骶耻外径 17.5cm,坐骨结节间径 8.5cm。宫高 35cm,腹围 86cm。宫口开大 3cm,疑足先露。

请问:

(1)目前齐女士存在哪些问题?

(2)对于齐女士该如何处理?

思路解析　　　　　扫一扫,测一测

(魏碧蓉)

笔记

第十三章 分娩期并发症

学习目标

1. 掌握产后出血、子宫破裂、脐带脱垂和羊水栓塞的概念、护理评估、护理诊断和护理措施。
2. 熟悉软产道损伤的护理评估和护理措施。
3. 了解产后出血、子宫破裂、脐带脱垂、软产道损伤和羊水栓塞的病因。
4. 能识别产后出血、子宫破裂、脐带脱垂、软产道损伤和羊水栓塞,并能运用护理程序对上述患者进行整体护理。
5. 具有爱心、同情心、责任心,关爱母儿的健康。

情景导入

张女士,30 岁,第一胎,孕 39 周入院生孩子。入院当天经阴道顺利娩出一活婴,胎儿娩出后 10 分钟胎盘完整娩出,宫颈处有一裂伤,缝合修补后阴道仍间歇性出血,流血量约 650ml,腹部检查子宫又大又软,病人出现眩晕、面色苍白、脉搏快而细弱。

请思考:
1. 该患者发生上述表现的原因是什么?
2. 如何预防产后出血的发生?
3. 该患者应如何处理?

第一节 产后出血

产后出血(postpartum hemorrhage)是指胎儿娩出后 24 小时内阴道流血量超过 500ml,剖宫产时超过 1000ml,是分娩期的严重并发症,约 80% 发生于产后 2 小时内,是我国孕产妇死亡的首要原因。发生率占分娩总数的 2%~3%。产后出血的预后随失血量、失血速度及产妇体质不同而异。短时间内大量失血可迅速发生失血性休克,严重者甚至危及产妇生命,休克时间过长可引起垂体缺血坏死,继发严重的腺垂体功能减退,称希恩综合征。由于精确的测量和收集分娩时失血量有一定困难,造成估计的失血量往往低于实际出血量,故实际发生率可能更高。因此,应特别重视产后出血的防治与护理,以降低产后出血发生率及孕产妇死亡率。

【病因】

视频：产后出血的病因

引起产后出血的主要原因有子宫收缩乏力、胎盘因素、软产道裂伤和凝血功能障碍。其中子宫收缩乏力是最主要原因，约占产后出血总数的70%~80%。产后出血的发生可由单一因素所致，也可能是多种因素并存。

1. 子宫收缩乏力（uterine atony）　凡是影响子宫平滑肌收缩和缩复功能的因素均可导致子宫收缩乏力性产后出血。常见因素有：

（1）全身因素：产妇精神过度紧张；产程延长，体力消耗过多；临产后过多使用镇静剂和麻醉剂；体质虚弱或合并有慢性全身性疾病等。

（2）局部因素：①子宫肌纤维过度伸展：多胎、羊水过多等；②子宫肌壁损伤：剖宫产史、子宫肌瘤剔除术后、急产等；③子宫病变：子宫发育不良、子宫肌瘤、畸形等；④子宫肌壁水肿或渗血：重度贫血、妊娠期高血压疾病、子宫胎盘卒中、宫腔感染累及肌层等。

2. 胎盘因素　根据胎盘剥离情况，导致产后出血的胎盘因素如下：

（1）胎盘滞留：胎盘多在胎儿娩出后15分钟娩出，若胎儿娩出后30分钟胎盘尚未娩出者，称胎盘滞留（retained placenta）。常见原因有：

1）胎盘剥离不全：多由第三产程处理不当，过早牵拉脐带或按压子宫影响胎盘正常剥离导致的胎盘剥离不全，剥离面血窦开放导致出血。

2）胎盘剥离后滞留：由于宫缩乏力、膀胱充盈等因素使已剥离的胎盘滞留于宫腔，影响胎盘剥离面血窦关闭，引起产后出血。

3）胎盘嵌顿：由于不恰当使用宫缩剂或粗暴按压子宫，使子宫颈内口附近子宫平滑肌形成痉挛性狭窄环，使已剥离的胎盘嵌顿于狭窄环以上，影响宫缩，多引起隐性出血。

图片：胎盘粘连

（2）胎盘粘连（placenta accreta）或胎盘植入（placenta increta）：胎盘绒毛仅穿入子宫肌壁表层为胎盘粘连，胎盘绒毛穿入子宫壁肌层为胎盘植入。常因多次刮宫或宫腔感染损伤子宫内膜和原发性蜕膜发育不良导致。根据胎盘植入面积不同可分为部分性或完全性。部分性胎盘粘连或植入，因胎盘部分剥离，部分未剥离，导致子宫收缩不良，已剥离面血窦持续开放发生致命性产后出血；完全性粘连与植入则因未剥离而无出血。

图片：胎盘植入

（3）胎盘、胎膜残留：多为部分胎盘小叶或副胎盘残留在宫腔，有时部分胎膜残留于宫腔，影响子宫收缩引起产后出血。

3. 软产道裂伤　分娩过程中软产道裂伤，尤其未及时发现者，可导致产后出血。常见原因有胎儿过大、助产手术不当、娩出过快、宫缩过强、软产道组织弹性差等。

4. 凝血功能障碍　较少见，多数由于产科情况引起的弥散性血管内凝血（DIC）所致的凝血功能障碍，如胎盘早剥、羊水栓塞、妊娠期高血压疾病、重症肝炎、死胎等。少数由于产妇合并有血液系统疾病，如原发性血小板减少、白血病、再生障碍性贫血等。

知识链接

产后出血高危因素

有学者用4个"T"概括产后出血高危因素：Tone（张力）：指子宫收缩乏力，包括全身、子宫、产科和医源性因素所致的子宫收缩乏力；Tissue（组织）：指胎盘因素如胎盘滞留、剥离不全、嵌顿、粘连、植入和残留等；Trauma（损伤）：指会阴、阴道、宫颈等软组织裂伤、盆腔血肿、子宫破裂等；Thrombin（凝血）：指凝血功能障碍性疾病。对具有这些高危因素的孕产妇，应及时采取针对性的防范措施，以降低产后出血的发生率。

【临床表现】

笔记

产后出血的主要临床表现是胎儿娩出后阴道流血过多及失血性休克的症状和体征。

1. 休克表现　表现轻重与出血量、出血速度、产妇机体反应及全身状况有着密切的关系。休克前可有眩晕、口渴、恶心、呕吐、打哈欠、烦躁不安，随之出现面色苍白、出冷汗、脉搏细数、血压下降等休克表现。

2. 阴道流血　不同原因引起的产后出血，阴道流血表现也不相同。胎儿娩出后，立即出现阴道持续流血，色鲜红，可自凝，出血时宫缩好，应考虑软产道裂伤；胎儿娩出后胎盘娩出前，阴道流血量多，色暗红，间断性流出，有血块，应考虑胎盘因素；胎盘娩出后阴道流血较多，色暗红，呈间歇性，有凝血块，多为子宫收缩乏力；胎儿娩出后持续性阴道流血，血液不凝固，同时伴有全身不同部位的出血，应考虑凝血功能障碍。如果阴道流血不多，但失血表现明显，伴阴道疼痛时，应考虑为隐匿性软产道损伤，如阴道血肿。

视频：产后
出血的临床
表现

【护理评估】

1. 健康史　评估与产后出血有关的病史，如出血性疾病、重症肝炎、子宫肌瘤及产后出血史等；此次妊娠有无前置胎盘、胎盘早剥、多胎妊娠等；评估分娩期产妇是否过多使用镇静剂、麻醉剂，有无产程过长、产妇衰竭、急产或软产道裂伤等情况。

2. 身体状况

(1)症状：不同原因引起的产后出血症状不完全相同，应仔细评估。产妇多表现为面色苍白、出冷汗、心慌、头晕、表情淡漠等。软产道损伤造成阴道壁血肿的产妇会有尿频或肛门坠胀感，且有排尿疼痛。

(2)体征：不同原因引起的产后出血体征不同。①子宫收缩乏力：腹部触诊摸不到宫底，子宫轮廓不清，按压宫底时可压出大量积血。②胎盘因素：胎盘剥离不全、粘连、植入，无胎盘剥离征象，行徒手剥离胎盘时发现胎盘较牢固附着在子宫壁上。胎盘已剥离而排出困难者，检查可发现子宫颈内口附近呈痉挛性收缩，形成狭窄环，使已剥离的胎盘嵌顿于子宫腔内。胎盘残留，胎盘娩出后检查胎盘、胎膜不完整。③软产道裂伤：仔细检查软产道，可发现宫颈、阴道或会阴有裂口、血肿。宫颈裂伤常发生在两侧，有时可上延至子宫下段、阴道穹隆。④凝血功能障碍：产妇发生持续性阴道流血，血液不凝固，同时可出现全身多部位出血。而检查软产道无损伤，胎盘胎膜完整，子宫收缩良好。

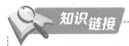知识链接

失血量测定及估计方法

产后出血量测定方法包括主观测定法（目测法）和客观测定法，其中目测法不够准确，客观测定法可以较准确地测定出血量，常用测定方法有三种：①称重法：失血量(ml)＝［分娩后敷料湿重(g)－分娩前敷料干重(g)]/1.05（血液比重 g/ml)；②容积法：用弯盘或专用的产后接血容器收集血液后用量杯测定失血量；③面积法：血湿面积按 10cm×10cm ＝ 10ml 计算。

3. 心理－社会支持状况　产后出血一旦发生，产妇及家属会表现异常惊慌、恐惧，由于对疾病的发展不可预测，更加担心产妇的生命安危和身体康复等问题。

4. 辅助检查　包括血常规、血型、出凝血时间、凝血酶原时间、纤维蛋白原及中心静脉压测定等。

5. 处理原则与主要措施　针对病因迅速止血、补充血容量、防治休克，预防感染。在止血的同时应积极预防与抢救休克。根据不同原因采取不同的方法止血，主要措施如下：

(1)子宫收缩乏力止血

1)按摩子宫：主要是刺激子宫收缩。有经腹壁按摩子宫法和腹部－阴道双手按摩子宫法。经腹壁按摩子宫法包括单手按摩法和双手按摩法。单手按摩法助产者将一手置于子宫底，拇指在前壁，其余四指在后壁，均匀而有节律地按摩子宫（图 13-1)。双手按摩法是用双手在腹部按摩子宫，一手放在耻骨联合上方按压下腹部，将子宫向上推起，另一手放于子宫底部，拇指在前壁，其余四指在后壁握住子宫底部进行有节律地按摩（图 13-2)，同时间断用力挤压子宫，压出子宫腔内的血块。经上法按摩无效，可改用腹部－阴道双手按摩子宫法。助产者一手带消毒手套握拳置于阴道前穹隆，顶住子宫前壁，

笔记

另一手自腹部按压子宫后壁,两手相对紧紧压迫子宫并做按摩(图 13-3),一般 5~10 分钟即可止血。

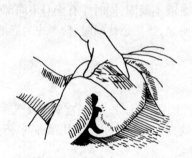
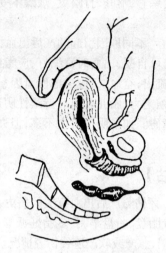

图 13-1　腹部单手按摩子宫法　　　　图 13-2　腹部双手按摩子宫法

2)使用宫缩剂:常用药物有:①缩宫素(oxytocin)10U 加于 0.9% 氯化钠注射液 500ml 静脉滴注,必要时缩宫素 10U 直接行宫体注射。②麦角新碱 0.2~0.4mg 肌内注射或宫体直接注射,或静脉快速滴注,或加入 25% 葡萄糖注射液 20ml 中静脉缓慢推注,心脏病、妊娠期高血压疾病和高血压患者慎用。③前列腺素类药物:米索前列醇 200μg 舌下含化或卡前列甲酯栓 1mg 置于阴道后穹隆;地诺前列酮 0.5~1mg 直接行宫体注射。

3)宫腔填塞纱条:用特制的无菌纱条塞入宫腔,局部压迫止血。操作时注意无菌,术者用卵圆钳将纱布条自宫底由内向外填紧(图 13-4),不留死腔。术后严密观察血压、脉搏、宫底高度的变化,严防宫内隐性出血发生。24 小时后取出,取出前先注射宫缩剂,并给予抗生素预防感染。此种方法只有子宫全部松弛无力,缺乏血源,病情危急时考虑使用。

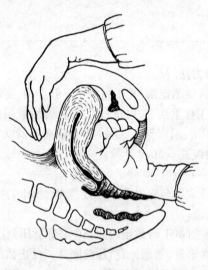
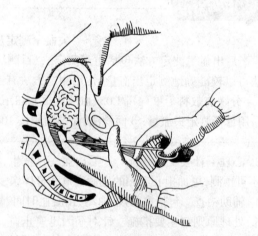

图 13-3　腹部–阴道双手按摩子宫法　　　　图 13-4　宫腔填塞纱布条法

4)结扎盆腔血管:严重的宫缩乏力性出血,用以上方法不能止血时或要求保留生育能力者,可经阴道结扎子宫动脉上行支,若无效再经腹结扎子宫动脉或髂内动脉,以达到止血的目的。

5)髂内动脉或子宫动脉栓塞:行股动脉穿刺插入导管至髂内动脉或子宫动脉,注入明胶海绵颗粒栓塞动脉。适用于产妇生命体征稳定时进行。

6)切除子宫:用上述几种方法抢救无效时,为挽救产妇生命,应立即行子宫次全切除术或子宫全切除术。

(2)胎盘因素止血:根据不同原因,采取相应方法娩出胎盘而止血,处理前应排空膀胱。

1)胎盘剥离后滞留:助产者一手轻按子宫底并按摩子宫刺激宫缩,嘱产妇屏气向下用力,另一手轻轻牵拉脐带使胎盘娩出。

2)胎盘粘连、剥离不全:应行人工剥离胎盘术(图13-5),注意无菌操作,操作轻、稳、准,切忌挖除。

3)胎盘嵌顿:在全身麻醉下,待子宫狭窄环松解后用手取出胎盘。

4)胎盘植入:应根据产妇出血情况及剥离面积行保守治疗或行子宫次全切除术,切忌用手指强行挖除。

5)胎盘、胎膜残留:用手取出,手取困难者,可用大号刮匙刮取。

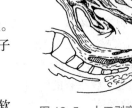

图 13-5 人工剥离胎盘术

(3)软产道裂伤止血:应按解剖关系准确地缝合直至彻底止血。软产道血肿应切开并清除积血、彻底止血缝合,必要时放置引流条。

(4)凝血功能障碍止血:应积极止血,治疗原发病。输新鲜血、血小板、纤维蛋白原或凝血因子等。

【常见护理诊断/问题】

1. 组织灌注量不足　与阴道多量流血,不能及时补充有关。
2. 有感染的危险　与失血过多抵抗力下降及手术操作有关。
3. 恐惧　与阴道大出血有关。
4. 潜在并发症:失血性休克、希恩综合征。

【护理目标】

1. 产妇无并发症发生。
2. 产妇无感染发生。
3. 产妇情绪稳定,恐惧消除,并积极配合治疗与护理。

【护理措施】

(一) 预防产后出血

1. 妊娠期　加强孕期保健,及早发现妊娠合并症或并发症,对可能发生产后出血的高危人群进行科学干预。

2. 分娩期　正确处理产程。

(1)第一产程:消除产妇紧张情绪,严密观察产程进展,加强营养,注意休息,避免产程延长。

(2)第二产程:正确保护会阴,正确掌握会阴切开的时机,胎儿娩出不宜过快,勿使胎头过早仰伸。有出血可能者,当胎儿前肩娩出后,立即肌内注射或静脉推注缩宫素10U。

(3)第三产程:在胎盘未剥离之前,避免过早挤压子宫及牵拉脐带,胎盘剥离后协助胎盘娩出,并常规检查胎盘是否完整,有残留应及时取出,常规检查软产道有无损伤,有损伤及时缝合。

3. 产褥期　产后2小时内产妇应留在分娩室,严密观察产妇子宫收缩、阴道流血、会阴伤口等情况,定时测量生命体征,鼓励产妇及时排尿、早期哺乳,有感染可能者,应用抗生素。

(二) 协助止血,纠正休克

1. 协助产妇采取中凹卧位,去枕、吸氧、保暖,立即建立静脉通道。
2. 备好急救物品及药品,遵医嘱尽快输液、输血,并记录出入量。
3. 密切监测血压、脉搏、呼吸、神志变化,观察皮肤黏膜、嘴唇及指甲的颜色,注意宫缩及阴道流血情况,发现休克征象立即报告医生。
4. 根据产后出血的不同原因,协助医生采取相应的止血措施。
5. 根据医嘱准确采集各种标本,及时送检。

(三) 防治感染

严格按照无菌操作原则进行检查和手术操作,遵医嘱给予抗生素。积极改善产妇一般状况,加强营养,纠正贫血,给予支持疗法。保持外阴清洁,每日两次擦洗,指导产妇应用消毒会阴垫。

（四）心理护理

1. 出血发生时,护理人员保持镇静,紧张有序地开展抢救工作。

2. 尽量陪伴在产妇身旁,给予同情和关爱,增加安全感。

3. 教会产妇一些放松的方法,分散其注意力,鼓励产妇说出内心的感受,消除恐惧心理。

（五）健康指导

1. 重视孕期检查 告知孕妇定期产前检查,若不宜妊娠,尽早终止妊娠;对可能发生产后出血的高危孕妇做好救治和转诊准备。

2. 指导产妇产后继续观察子宫复旧及恶露的情况,警惕晚期产后出血和产褥感染的发生。

3. 明确产后复查的时间、目的和意义,使产妇能按时接受检查,以便及时发现问题,及时处理,使其尽快恢复健康。

【护理评价】

1. 产妇避免了失血性休克,血压、脉搏、尿量保持正常。

2. 产妇无感染发生。

3. 产妇情绪稳定,能主动配合各种治疗与护理。

第二节 子宫破裂

子宫破裂(rupture of uterus)是指在妊娠晚期或分娩期子宫体部或子宫下段发生破裂。是产科严重的并发症,若未及时处理,将直接危及产妇及胎儿生命。近些年来,由于加强了围生期保健,普及了新法接生,开展了计划生育,其发病率已明显降低。

【病因】

1. 胎先露下降受阻 是发生子宫破裂的主要原因。当有头盆不称、骨盆狭窄、胎位异常(特别是忽略性横位)、胎儿发育异常、软产道阻塞时,均可使胎先露下降受阻,子宫体部为克服阻力而强烈收缩,使子宫下段变薄破裂。

2. 子宫因素 临产后子宫壁原有瘢痕因子宫收缩牵拉及宫腔内压力升高而发生破裂。宫体部瘢痕常在妊娠晚期自发破裂,多为完全性破裂;子宫下段瘢痕破裂常在临产后,且多为不完全性破裂。

3. 宫缩剂使用不当 未正确掌握缩宫素的使用指征、用法和用量,应用过程中缺乏监护或子宫对缩宫素过于敏感,均可引起强烈子宫收缩,如果胎先露下降受阻,就会发生子宫破裂。

4. 手术创伤或外伤 不适当或粗暴的阴道助产术,如忽略性横位强行内倒转术,宫口未开全时行臀牵引术,中、高位产钳术,胎盘植入时强行剥离等;少数可因外伤引起。

【分类】

按破裂原因分自然破裂和创伤性破裂;按破裂部位分子宫体部破裂和子宫下段破裂;按发生时间分为妊娠期破裂和分娩期破裂;按破裂程度分完全性破裂和不完全性破裂。以破裂程度分类更具有临床意义。

【临床表现】

子宫破裂多数发生于分娩过程中,也可发生在妊娠晚期尚未临产时。子宫破裂可分为先兆子宫破裂和子宫破裂两个阶段,症状与破裂的时间、部位、范围、内出血的量、胎儿及胎盘排出的情况以及子宫肌肉收缩的程度有关。

1. 先兆子宫破裂 在临产过程中,当胎先露下降受阻时,子宫收缩加强,强有力的宫缩使子宫下段拉长变薄,而子宫体增厚变短,两者之间形成明显环状凹陷,称为病理缩复环(pathologic retraction

ring),此时子宫外形呈葫芦状(图 13-6)。产妇烦躁不安,呼吸急促,脉搏加快。下腹部疼痛难忍,而且压痛明显。胎动活跃,胎心改变或听不清。由于膀胱受压充血,可出现排尿困难或血尿。

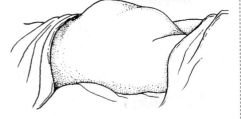

2. 子宫破裂　根据破裂程度可分为完全性子宫破裂和不完全性子宫破裂两种。

图 13-6　先兆子宫破裂时腹部外观

(1)不完全性子宫破裂:子宫肌层全部或部分破裂,而浆膜层尚未破裂,宫腔与腹腔不相通,胎儿及其附属物仍在宫腔内。腹部检查:子宫轮廓清楚,破裂处压痛明显。若破裂发生在子宫侧壁,可形成阔韧带血肿,此时在宫体一侧可触及边界不清、逐渐增大且有压痛的包块。胎心音多不规则或消失。

图片:子宫完全破裂

(2)完全性子宫破裂:子宫肌壁全层破裂,宫腔与腹腔相通。破裂时,产妇突感腹部撕裂样剧痛,随即宫缩骤然停止,腹痛暂缓解,产妇顿感轻松,但很快因羊水、血液进入腹腔刺激腹膜,全腹出现持续性疼痛,并伴有呼吸急促、面色苍白、脉搏细数、血压下降等休克征象。腹部检查:全腹压痛明显有反跳痛,叩诊有移动性浊音。子宫缩小在腹部一侧,胎心和胎动消失。阴道检查:胎先露部升高,宫颈口较原来回缩,部分产妇可触及子宫破裂口。

【护理评估】

1. 健康史　评估与子宫破裂有关的既往史与现病史,如剖宫产史、此次妊娠是否有胎位不正或头盆不称、分娩期是否滥用宫缩剂、是否有阴道助产手术操作史及外伤史等。

2. 身体状况

(1)症状:先兆子宫破裂产妇自诉下腹疼痛难忍、拒按,烦躁不安,呼吸急促,胎动频繁,排尿困难及血尿;子宫破裂产妇常感下腹撕裂样剧痛,随即子宫收缩停止,腹痛暂时缓解,但很快出现持续性腹痛。

(2)体征:先兆子宫破裂腹部检查有病理缩复环,子宫有压痛,胎心改变或听不清;不完全性子宫破裂腹部检查子宫轮廓清楚,破裂处压痛明显,胎心音多不规则;完全性子宫破裂腹部检查全腹有压痛和反跳痛,叩诊有移动性浊音,子宫缩小位于胎儿侧方,胎心消失。阴道检查:宫颈口较原来回缩,下降的胎先露部缩回。

3. 心理-社会支持状况　产妇因剧烈疼痛而焦虑不安,担心自身及胎儿安危,一旦得知胎儿死亡,自身又无法再孕时,表现为悲伤、否认,甚至出现罪恶感。家属亦感恐慌,会出现悲伤、失望、愤怒等情绪。

4. 辅助检查

(1)B 型超声检查:确定破口部位、胎儿与子宫的关系。

(2)实验室检查:血常规检查血红蛋白值下降,尿常规检查可见肉眼血尿或镜下血尿。

5. 处理原则与主要措施　先兆子宫破裂时应立即抑制宫缩,尽快行剖宫产术;子宫破裂者无论胎儿是否存活,均应在抢救休克同时剖腹取胎,根据病情处理子宫,预防感染。主要措施如下:

(1)先兆子宫破裂:确诊后立即采取措施抑制子宫收缩,如肌内注射哌替啶 100mg、乙醚全麻等,同时准备立即行剖宫产术,防止子宫破裂。

(2)子宫破裂:一旦确诊子宫破裂,不管胎儿是否存活,均应在输血、输液抢救休克的同时剖腹取胎,清理腹腔内羊水、积血。手术的方式应根据子宫破裂程度、部位、有无感染及产妇有无生育要求等综合考虑。

【常见护理诊断/问题】

1. 疼痛　与强直性子宫收缩、子宫破裂血液刺激腹膜有关。

2. 组织灌注无效　与有效循环血量减少有关。

3. 预感性悲哀　与切除子宫及胎儿死亡有关。

4. 潜在并发症:失血性休克。

【护理目标】

1. 强直性子宫收缩得到抑制,产妇疼痛减轻。
2. 产妇低血容量得到纠正和控制,无休克发生。
3. 产妇情绪得到调整,哀伤程度减低。

【护理措施】

1. 预防子宫破裂
(1)建立健全三级保健网,宣传孕期保健知识加强产前检查。
(2)对有剖宫产史及子宫手术史等高危因素者,应提前2周入院待产。
(3)严格掌握子宫收缩剂的使用指征和方法。
(4)正确处理产程,严密观察产程进展,及时发现先兆子宫破裂征象并恰当处理。
2. 先兆子宫破裂的护理
(1)密切观察产程进展,观察宫缩和腹部形态,及时发现先兆子宫破裂的征象,并立即报告医生。
(2)遵医嘱给予抑制宫缩药物。
(3)给予吸氧、建立静脉通道,同时做好剖宫产术前准备。
(4)协助医生向产妇家属交代病情,取得其配合治疗。
3. 子宫破裂的护理
(1)协助产妇采取中凹卧位或平卧位,给予吸氧、保暖并迅速建立静脉通道,
(2)遵医嘱输液、输血抢救休克,同时做好术前准备。
(3)严密观察并记录生命体征和出入量。
(4)术中、术后遵医嘱应用大剂量抗生素预防感染。
4. 心理护理
(1)向产妇及家属解释子宫破裂的治疗计划和对再次妊娠的影响。
(2)对胎儿死亡或子宫切除的产妇及家属所表现的悲伤、怨恨等情绪,应表示同情和理解,帮助其度过悲伤期。
(3)为产妇及家属提供舒适的环境,给予生活上的护理,更多的陪伴,鼓励其进食,以更好地恢复体力。
5. 健康指导
(1)对行子宫修补术的病人,若无子女应指导其避孕2年后再孕,妊娠后应加强产前检查,提前入院待产。
(2)开展计划生育宣传,减少流产、分娩的次数。

【护理评价】

1. 强直性子宫收缩得到抑制,产妇疼痛缓解。
2. 产妇血容量得到及时补充,血压、脉搏、尿量正常。
3. 产妇情绪稳定。

第三节　软产道裂伤

一、子宫颈裂伤

初产妇分娩时,宫颈口两侧均有轻度撕裂,但长度一般不超过1cm,且无明显出血,一般在产后常很快自然愈合,因而属于正常范围。一般认为,只有当宫颈裂口 >1cm,且伴有不同程度的出血,才称为宫颈裂伤(cervical laceration)。较深的宫颈裂伤,可延及阴道穹隆部、阴道上 1/3 段或子宫下段。严

重裂伤者,可引起产后出血,造成休克,危及产妇生命,日后易形成慢性宫颈炎、宫颈瘢痕狭窄等。

【病因】

1. 胎儿娩出过快　常见于急产或滥用宫缩剂时,子宫颈口未开全,宫缩过强或产妇用力不当,使胎儿快速娩出。

2. 手术助产损伤　产钳术、胎头吸引术、臀牵引术等手术过程中,如果宫口未开全或操作方法不当,均可引起宫颈裂伤。

3. 子宫颈病变　宫颈瘢痕、水肿、慢性炎症、宫颈坚韧等,宫颈组织弹性较差,不能适应胎体娩出而引起裂伤。

4. 宫颈受压时间过长　分娩过程中如有头盆不称、宫颈坚韧不易扩张、宫颈过长、第二产程延长等,使宫颈被压在胎头与盆壁之间,时间过长使局部血液循环障碍,受压部位组织水肿、缺血、坏死,造成宫颈环形裂伤。

【临床表现】

1. 阴道流血　胎儿娩出前、娩出后、胎盘剥离前阴道流出鲜红血液,胎盘娩出后宫缩良好,阴道仍有鲜血流出。宫颈裂口小于1cm时流血少。

2. 宫颈裂口　产后行阴道检查,宫颈可见裂口。应特别注意宫颈两侧,因该处最易发生裂伤。宫颈口多为纵形裂口,一般位于3点或9点处,环形裂口少见。严重裂伤可达阴道穹隆,子宫体下段,甚至盆壁。

【护理评估】

1. 健康史　注意评估有无宫颈瘢痕、慢性炎症、水肿、高龄初产妇、头盆不称等病史,是否有急产、产程延长、阴道助产术等情况。

2. 身体状况

(1)症状:胎儿娩出前、娩出后、胎盘剥离前、胎盘娩出后阴道有持续性、鲜红色血液流出。

(2)体征:宫缩良好,子宫轮廓清晰。阴道检查可见宫颈裂口,多为纵形裂口。

3. 心理－社会支持状况　严重宫颈裂伤者,可引起产后出血,危及产妇生命,日后易形成慢性宫颈炎、宫颈瘢痕狭窄等,产妇多表现焦虑,担心日后的愈合情况。

4. 辅助检查　评估血常规、血型及出凝血时间。

5. 处理原则与主要措施　处理原则:宫颈裂口应及时缝合,预防宫颈狭窄和感染。

(1)宫颈裂口>1cm、出血多,应查清裂伤部位,立即修补缝合。用两把无齿卵圆钳钳夹裂口两侧,向下牵引,直至见到撕裂伤口的顶端,先用0号铬制肠线在裂口顶端以上0.5cm处缝合第1针作为牵引,然后用1号铬制肠线自上而下做全层间断缝合(图13-7),下端最后1针要距离宫颈伤口下端约0.5cm,以免产后宫颈回缩而引起宫颈狭窄。

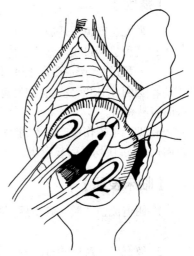

(2)宫颈裂伤合并阴道穹隆部裂伤要一并缝合,已向上延伸至子宫下段者,应立即剖腹探查。

(3)宫颈环形裂伤,视裂口大小及压迫所致坏死情况行综合缝补或子宫切除术。

(4)术后给予抗生素预防感染。

(5)失血多者,应予输血、补液补充血容量。

【常见护理诊断／问题】

1. 组织完整性受损　与裂伤程度及愈合情况有关。

2. 焦虑　担心术后愈合情况有关。

3. 有感染的危险　与修补缝合手术操作有关。

图 13-7　子宫颈裂伤缝合

【护理目标】

1. 产妇宫颈裂伤口及时、准确缝合,伤口愈合良好。
2. 产妇术后无感染发生,体温、恶露、伤口无异常。
3. 产妇能描述自己的焦虑,自述心理和生理舒适感有所增加。

【护理措施】

1. 预防宫颈裂伤

(1)宫颈口开全之前阻止产妇用力屏气。急产者避免使用腹压,加强会阴保护,控制胎先露缓慢娩出。

(2)严格掌握阴道助产术的适应证与禁忌证,宫颈口未开全时禁做阴道助产术。行助产术时要动作轻柔、准确,避免暴力,助产术后常规检查软产道有无损伤。

(3)严格掌握缩宫素使用浓度、滴速,并严密观察宫缩及产程进展。

(4)防止第二产程过长,避免胎头长时间压迫宫颈。

2. 配合医生及时缝合宫颈裂伤　分娩过程中严密观察阴道流血情况,一旦发现异常立即报告医生,及时行阴道检查,发现宫颈裂伤后应配合医生及时、准确缝合。

3. 预防感染

(1)加强无菌操作,遵医嘱给予抗生素预防感染。

(2)术后密切观察恶露和体温的变化。

(3)保持会阴清洁干燥,用消毒液每日两次擦洗,指导产妇应用消毒会阴垫,并及时更换。

4. 心理护理　对于较严重裂伤,做好产妇及家属的安慰、解释工作,使产妇情绪稳定,积极配合医护人员的治疗和护理。

5. 健康指导　指导其出院后继续保持外阴清洁干燥,每日清洗外阴2次,勤换月经垫,观察体温及恶露的情况,产褥期禁止盆浴、阴道冲洗及性生活,警惕产褥感染的发生;产后按时复查,以便及时发现问题,及时处理,使其尽快恢复健康。

【护理评价】

1. 产妇宫颈裂伤及时缝合,伤口愈合良好。
2. 产妇无感染发生。
3. 产妇焦虑减轻。

二、会阴、阴道裂伤及血肿

【病因】

1. 胎儿与产道不适应　如巨大儿胎头过大而软产道狭窄,或胎位异常如枕后位、面先露等。
2. 产程进展过快　常见于急产、第二产程产妇用力过猛,使会阴与阴道未充分扩张。
3. 产程过长,产道受压水肿,伸展性变小。
4. 会阴、阴道病变　会阴发育不良、会阴体过长、组织肥厚、阴道瘢痕、阴道横隔或阴道纵隔等,分娩时容易裂伤。
5. 助产术损伤　产钳术、胎头吸引术、臀牵引术和臀助产术等手术过程中,操作方法不当,如牵引方向错误、过快均可引起裂伤。

【临床表现】

1. 阴道流血　胎儿娩出后、胎盘剥离前阴道流出鲜红血液,胎盘娩出后宫缩良好,阴道仍有鲜血流出。
2. 裂伤口　产后检查外阴、阴道可见有裂伤口。会阴、阴道裂伤,根据会阴及阴道壁损伤的轻重

248

程度,一般分为 4 度(图 13-8):

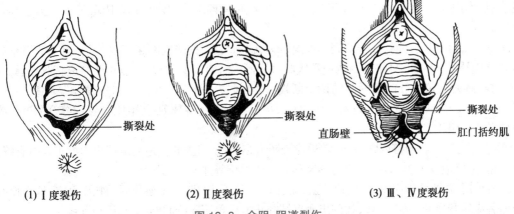

| (1) Ⅰ度裂伤 | (2) Ⅱ度裂伤 | (3) Ⅲ、Ⅳ度裂伤 |

图 13-8　会阴、阴道裂伤

(1) Ⅰ度裂伤:是指会阴部皮肤、阴唇系带、前庭黏膜或阴道黏膜等处有裂伤,但未伤及肌肉层,伤口较浅,一般出血不多。

(2) Ⅱ度裂伤:是指裂伤已累及骨盆底的肌肉与筋膜(球海绵体肌、会阴浅横肌、会阴深横肌、肛提肌等),未伤及肛门括约肌。此类裂伤多数呈向上与向两侧的方向,并延及阴道侧沟,严重者可达到侧穹隆;如两侧阴道侧沟均发生撕裂,则可使阴道后壁的下段黏膜呈舌片状。

(3) Ⅲ度裂伤:裂伤向会阴深部扩展,肛门括约肌已断裂,直肠黏膜未伤及。

(4) Ⅳ度裂伤:撕裂累及直肠阴道隔、直肠壁及黏膜,肛门、直肠、阴道完全贯通,直肠肠腔暴露,组织损伤严重,为最严重的会阴、阴道裂伤,但出血量可不多。

3. 外阴、阴道血肿　外阴、阴道血肿时无明显的阴道出血,但却出现失血征象。外阴血肿在检查时可见局部肿胀隆起,皮肤暗紫色,有触痛及波动感。阴道血肿产后当时不易发现,血肿较大时,可压迫膀胱和直肠,出现排尿困难及肛门胀痛。

【护理评估】

1. 健康史　评估与会阴、阴道裂伤相关的病史。详细询问此次妊娠经过,注意评估有无巨大儿、软产道狭窄、胎位异常、会阴及阴道瘢痕等引起软产道损伤的因素,是否有急产、产程延长、手术助产等情况。

2. 身体状况

(1)症状:胎儿娩出后、胎盘剥离前、胎盘娩出后发生阴道流血,血色较红。

(2)体征:宫缩良好,子宫轮廓清晰。外阴、阴道检查仔细辨清解剖关系,明确损伤程度。检查时可见会阴部消失,肛门后面皮肤呈放射状皱纹,括约肌断端退缩处在肛门两侧形成小凹陷。肛查时嘱患者向内缩肛,可检查其括约肌的控制功能。如直肠也有裂伤,直肠黏膜呈红色,向外翻出。

3. 心理 – 社会支持状况　会阴、阴道裂伤较重者,出血较多,产妇可出现失血表现,修补缝合困难以及影响肛门括约肌功能者,产妇多表现烦躁、焦虑,担心术后愈合及对性生活的影响。

4. 辅助检查　评估血常规、血型及出凝血时间。

5. 处理原则与主要措施　处理原则:按解剖关系及时缝合,预防感染及血肿形成。主要措施包括:

(1)缝合应在胎盘娩出后进行,避免偶尔需做宫腔内操作,影响探查及裂伤愈合。

(2)缝合应有充分的光线照明,缝合前先将 1 块纱布垫放入阴道,以便暴露清楚并阻挡子宫内流出的血液影响缝合。

(3)缝合时仔细认清解剖关系,以处女膜痕为标志,将组织对合整齐,逐层缝合,不留空隙或死腔,彻底止血,严格无菌操作。

(4)缝线不宜过紧过密,以免影响组织的血液供应。

(5)如阴道前壁撕裂处接近尿道口,于缝合前应放置导尿管,避免损伤尿道。

(6)阴道黏膜伤口一般用 0~00 号铬制肠线或可吸收线作连续或间断缝合,第一针缝线一定要缝在阴道撕裂顶端的上方,以保证止血彻底;尿道口附近的黏膜撕裂要用 000 号铬制肠线或可吸收线作间断缝合;肌肉组织可用 0~00 号铬制肠线或可吸收线作间断缝合;皮肤和皮下组织用 1 号或 0 号细丝线作间断缝合。

(7)修补Ⅲ、Ⅳ度裂伤时,先查清裂伤情况,辨明解剖关系,按层次由深至浅缝合。如有直肠壁裂伤,先行直肠修补术。用 00 号铬制肠线或可吸收线间断缝合直肠壁裂口,注意不要穿透直肠黏膜。用鼠齿钳寻找、钳夹与拉拢肛门括约肌的两个断端,以 0 号或 1 号铬制肠线或粗丝线"8"字缝合,然后用 00 铬制肠线或可吸收线缝合肛提肌、会阴深、浅横肌以及球海绵体肌等组织,并逐层缝合阴道黏膜、会阴皮肤及皮下组织。

(8)缝合完毕取出阴道内纱布垫,常规检查阴道,对合伤口皮肤。最后肛门指诊检查是否有缝线穿透直肠壁,如有应立即拆除重缝,以防感染和直肠阴道瘘等并发症的发生。

(9)会阴小血肿可局部冷敷、压迫止血;血肿较大者,应切开,取出血块后结扎出血点,缝合血肿腔。阴道血肿应切开血肿,取出血块,找到出血点结扎止血后再用肠线间断缝合,不留死腔。

【常见护理诊断 / 问题】

1. 有排便失禁的危险　与会阴、阴道Ⅲ、Ⅳ度裂伤损伤肛门括约肌有关。
2. 有感染的危险　与修补缝合手术操作及粪便污染有关。
3. 组织完整性受损　与裂伤程度及愈合情况有关。
4. 焦虑　担心术后愈合情况及对性生活的影响。

【护理目标】

1. 产妇能自主控制排便。
2. 产妇术后无感染发生,体温、恶露、伤口无异常。
3. 产妇会阴、阴道裂伤口按解剖关系缝合,伤口愈合良好。
4. 产妇能描述自己的焦虑,并陈述心理舒适感有所增加。

【护理措施】

1. 预防会阴、阴道裂伤
(1)妊娠早期进行阴道检查,以便及时发现软产道异常,及早处理。对阴道有较严重的瘢痕性狭窄者,临产后可考虑及早以剖宫产术结束分娩。
(2)提高助产技能:严密观察产程进展,熟悉分娩机制,掌握正确的保护会阴的方法,指导产妇正确运用腹压,避免胎儿娩出过快。
(3)恰当运用会阴切开缝合术:正确掌握适应证、切开时机、切开的方法、切开的角度和长度。会阴侧切时切开角度一般为 45°,切口一般 4~5cm,正中切开长约 2cm。会阴切开后仍应注意保护会阴,防止切口延长。

2. 配合医生及时缝合会阴、阴道裂伤伤口　分娩过程中严密观察阴道流血情况,一旦发现异常立即报告医生,及时行阴道检查,发现会阴、阴道裂伤后应配合医生按解剖关系及时、准确缝合。

3. 预防感染
(1)加强无菌操作,遵医嘱给予抗生素预防感染。
(2)术后密切观察会阴、阴道切口,有无渗血、血肿及感染等,会阴裂伤口术后 3~5 日拆线,有感染提前拆线。
(3)会阴保持清洁干燥,用消毒液每日两次擦洗,指导产妇及时更换消毒会阴垫。
(4)会阴、阴道Ⅲ、Ⅳ度裂伤修补术后,伤口用无菌纱布或会阴垫覆盖,按时更换。
(5)术后给半流质无渣饮食,为保持 5 日内不排便,可服用复方樟脑酊 4ml,每日 3 次,连用 3~5 日,第 5 日给液体石蜡 20~30ml 口服润滑通便,如大便硬结可用"123 灌肠液"(硫酸镁 30ml、甘油 60ml、水 90ml)保留灌肠法排便。

4. **心理护理** 对于较严重的会阴、阴道裂伤,给予产妇安慰和鼓励,增强术后愈合信心。

5. **健康指导** 为产妇提供产褥期保健指导。指导其出院后继续保持外阴清洁干燥,观察体温及恶露的情况,产褥期禁止盆浴、阴道冲洗及性生活,警惕产褥感染的发生;会阴阴道Ⅲ、Ⅳ度裂伤者,指导其锻炼肛门括约肌功能,控制大便,避免腹泻及便秘;产后定期复查,以便及时发现问题,及时处理,使其尽快恢复健康。

【护理评价】

1. 产妇能自主控制排便。
2. 产妇无感染发生,体温、恶露、伤口正常。
3. 产妇会阴、阴道裂伤口按解剖关系缝合,伤口愈合良好。
4. 产妇焦虑减轻。

第四节 脐带脱垂

脐带脱垂(prolapse of umbilical cord)是指胎膜破裂,脐带脱出宫颈口外,降至阴道甚至外阴者(图13-9)。若胎膜未破,脐带位于胎先露部前方或一侧,称为脐带先露(presentation of umbilical cord),也称为隐性脐带脱垂(图13-10)。

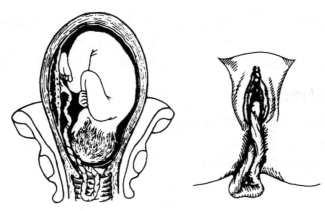

图 13-9 脐带脱垂

【病因】

易发生在胎先露部不能衔接时:

1. 胎头入盆困难 骨盆狭窄、头盆不称等。
2. 胎位异常 臀先露、肩先露、枕后位等。
3. 其他原因 脐带过长、羊水过多、双胎、胎儿过小、胎儿发育畸形等。

【临床表现】

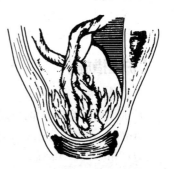

图 13-10 脐带先露

1. 脐带先露 表现为胎膜未破,于胎动、宫缩后胎心率突然变慢,经改变体位、上推胎先露及抬高臀部后可迅速恢复。
2. 脐带脱垂 表现为胎膜已破,胎心率突然变慢或不规则,阴道检查可触及条索状物。

【对母儿影响】

1. 对母体影响 增加剖宫产手术率。

2. 对胎儿影响　脐带脱垂在分娩过程中脐带受胎先露压迫,使血循环受阻,引起胎儿窘迫,甚至死亡,脐带血流阻断 7~8 分钟即可造成胎儿死亡。

【护理评估】

1. 健康史　评估是否有头盆不称、骨盆狭窄、胎位不正、羊水过多等易发生脐带脱垂的因素。
2. 身体状况
(1)症状:当发生胎儿窘迫时,孕妇感觉胎动改变,初期胎动频繁,继而减弱,进而消失。
(2)体征:发生胎儿窘迫时,检查可发现胎心改变,变慢或不规则,变换体位或抬高臀部可缓解。未破膜时,行肛诊检查,可触及搏动的条索状物;若已破膜,行阴道检查,能触及或看到部分脐带。
3. 心理 – 社会支持状况　脐带受压,胎儿血循环受阻,可造成胎儿窘迫或死亡,孕产妇及家属因担心胎儿的安危而焦虑不安。当胎儿死亡时,会表现出极度恐惧、悲伤情绪。
4. 辅助检查
(1)胎心监护:有变异减速,说明有脐带受压。
(2)B 型超声检查:有助于确定脐带的位置。
5. 处理原则与主要措施　处理原则:争取胎儿存活,防止母体损伤。处理方法取决于脐带脱垂的种类、宫口扩张程度和胎儿情况。
(1)脐带先露:产妇应卧床休息,吸氧,取臀高头低位,密切观察胎心率。如为头先露,宫缩良好,宫口逐渐扩张,先露入盆而胎心率正常,可经阴道分娩。否则应行剖宫产术,做好新生儿窒息抢救的准备。
(2)脐带脱垂:一旦确诊,应立即抬高臀部,并严密监测胎心。若胎儿存活,宫口未开全,应尽快行剖宫产术;若宫口已开全,胎头位置低者,可行阴道助产术;胎心已消失,脐带搏动也消失者等待经阴道自然分娩;若无剖宫产条件,宫口未开全,可采用脐带还纳术,但操作困难,目前已少使用。

【常见护理诊断 / 问题】

1. 有围生儿受伤的危险　与脐带脱垂胎儿血液循环受阻有关。
2. 焦虑　与担心胎儿的生命安全有关。
3. 有感染的危险　与增加阴道检查和行助产术有关。

【护理目标】

1. 脐带脱垂被及时处理,胎儿顺利出生。
2. 孕产妇无感染发生。
3. 孕产妇情绪稳定,焦虑减轻。

【护理措施】

1. 预防措施
(1)加强产前检查,及时发现并纠正异常胎位。临产时对头盆不称及异常胎位者应卧床休息,少做肛诊,不灌肠,严密观察胎心变化,及早发现脐带先露或脐带脱垂。
(2)严格掌握人工破膜适应证和操作方法,人工破膜应在宫缩间歇期进行,采取高位破膜,让羊水缓慢流出。
2. 改善胎儿缺氧,减轻脐带受压
(1)指导产妇取脐带受压的对侧卧位或臀高头低位,以减轻脐带受压。立即吸氧。
(2)严密监测胎心的变化。
(3)配合医生及时行助产术或剖宫产术迅速结束分娩,做好术前准备和抢救新生儿窒息的准备。
3. 预防感染
(1)密切观察体温、脉搏、呼吸和白细胞计数,及时发现感染征象并报告医生。
(2)行阴道检查或阴道助产术时注意无菌操作。

（3）保持外阴清洁,每日擦洗 2 次,并及时更换消毒会阴垫。

（4）遵医嘱应用抗生素预防感染。

4. 心理护理

（1）向产妇及家属解释脐带脱垂的病情及治疗方法,争取其积极配合治疗。

（2）耐心听取产妇及家属对胎儿的担心,表示同情及理解。

（3）向产妇及家属交代有可能造成胎儿死亡,让其做好心理准备,能够面对现实。

5. 健康指导　定期产前检查,发现并及时纠正胎位异常;加强产时监护,勤听胎心,发现异常立即行阴道检查;发生脐带脱垂应绝对卧床休息,必要时抬高臀部;出院后应继续观察恶露和体温的情况,警惕产褥感染的发生;产褥期禁止盆浴及性生活。

【护理评价】

1. 胎儿顺利娩出,及时发现脐带脱垂并正确处理。

2. 孕产妇无感染发生,体温、白细胞计数无异常。

3. 孕产妇情绪稳定,焦虑减轻。

第五节　羊　水　栓　塞

羊水栓塞（amniotic fluid embolism,AFE）是指在分娩过程中羊水突然进入母体血液循环,引起肺栓塞、过敏性休克、弥散性血管内凝血（DIC）、肾衰竭等一系列病理改变的严重分娩并发症,其发病急,病情凶险,是导致产妇死亡的重要原因之一,发生在足月分娩者死亡率高达 80%,发生在中期引产或钳刮术中情况比较缓和,极少造成死亡。

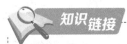

羊水栓塞的命名

羊水栓塞最早在 1941 年由 steiner 和 Luschbaugh 首先提出,他们在分娩期死亡产妇的肺血管中发现羊水有形成分,故命名羊水栓塞。但近年的研究认为羊水栓塞的核心问题是过敏,是羊水进入母体循环后,引起一系列过敏反应,故有人建议命名为"妊娠过敏反应综合征",所以一旦确诊,应迅速抗过敏。

【病因】

羊水进入母体血循环有三个途径:①经子宫颈内膜静脉;②经胎盘附着部位的血窦;③病理情况下开放的子宫壁血窦。羊水进入母体血液循环必须具备三个条件:①强烈子宫收缩;②子宫壁血窦开放;③胎膜破裂。

因此,高龄初产妇、前置胎盘、胎盘早剥、子宫收缩过强、宫颈裂伤、子宫破裂、剖宫产术、引产、钳刮术等均可诱发羊水栓塞。

【病理生理】

羊水进入母体血液循环后,通过阻塞肺小血管,引起变态反应并导致凝血机制异常,使机体发生一系列病理生理变化。

1. 肺动脉高压　羊水中有形成分直接形成栓子,经肺动脉进入肺循环,在肺小血管内造成机械性栓塞;羊水中含有大量促凝物质,可激活外源性凝血系统,在血管内形成大量微血栓,进一步阻塞肺小血管;肺小血管栓塞反射性引起迷走神经兴奋,引起支气管痉挛和支气管分泌物增多,使肺通气、换气量减少,又反射性地引起肺内小血管痉挛,致肺动脉高压。肺动脉高压可引起急性右心衰,继而导致呼吸循环功能衰竭,病人可突然死亡。

图片:羊水栓塞病理生理

2. 过敏性休克 羊水中有形成分是很强的致敏原,进入母体血循环,引起 I 型变态反应,发生过敏性休克,多在羊水栓塞后立即出现血压骤降甚至消失。心肺功能衰竭发生在休克之后。

3. 弥散性血管内凝血(DIC) 羊水中含有大量促凝物质,可激活外源性凝血途径,在血管内形成大量微血栓,消耗大量凝血因子和纤维蛋白原。同时,羊水中含有纤溶激活酶,可激活纤溶系统。由于大量凝血物质的消耗和纤溶系统的激活,产妇血液系统由高凝状态迅速转变为纤溶亢进,导致血液不凝固,可导致严重的产后出血及失血性休克。

4. 急性肾衰竭 循环功能衰竭引起肾缺血及 DIC 形成的微血栓堵塞肾内小血管,引起肾脏急性缺血,导致肾功能障碍甚至肾衰竭。

【临床表现】

羊水栓塞多数发病急、病情凶险,多发生于分娩过程中,尤其是胎儿娩出前后的短时间内。典型的临床表现可分为呼吸循环衰竭及休克、出血和急性肾衰竭 3 个阶段。

1. 呼吸循环衰竭及休克 在分娩过程中,尤其是刚刚破膜不久,产妇突然发生寒战、烦躁不安、呛咳等症状,随后出现发绀、呼吸困难、抽搐、昏迷、血压下降、肺底部湿啰音等征象。发病急骤者,突然惊叫一声即进入昏迷状态,呼吸循环骤停,于数分钟内死亡。

2. 出血 患者度过第一阶段,继之发生难以控制的全身广泛性出血,大量阴道流血、切口渗血、全身皮肤黏膜出血,血尿甚至出现消化道大出血,产妇可因失血性休克死亡。

3. 急性肾衰竭 后期存活的患者可出现少尿、无尿及尿毒症征象。主要由于循环功能衰竭引起的肾缺血及 DIC 前期形成的血栓堵塞肾内小血管,引起肾脏缺血、缺氧,导致肾脏器质性损害。

综上所述,羊水栓塞典型病例三个阶段按顺序出现,但有时不全出现或出现的症状不典型。

【护理评估】

1. 健康史 评估是否存在引起羊水栓塞的各种因素,如是否有胎膜早破或人工破膜、前置胎盘、胎盘早剥、宫缩过强、中期妊娠引产或钳刮术、羊膜腔穿刺等病史。

2. 身体状况

(1)症状:产妇在分娩过程中或分娩后短时间内突然出现烦躁不安、呛咳、呼吸困难、发绀等,迅速出现循环衰竭,进入休克或昏迷状态。严重者发病急骤,于数分钟内死亡。未死亡者,可出现难以控制的阴道出血、切口渗血、全身皮肤黏膜出血,血液不凝固,继而出现少尿、无尿等急性肾衰竭的表现。

(2)体征:心率增快,肺部听诊有湿啰音。全身皮肤黏膜有出血点;阴道出血不止;切口渗血不凝。

3. 心理–社会支持状况 羊水栓塞发病急骤,病情凶险,产妇会感到痛苦和恐惧。家属毫无精神准备,当产妇和胎儿的生命受到威胁时而感到焦虑,一旦抢救无效会对医务人员产生抱怨和不满,甚至愤怒。

图片:羊水栓塞病人肺部X线片

4. 辅助检查

(1)胸部 X 线摄片:可见双肺出现弥散性点片状浸润影,沿肺门周围分布,伴有右心扩大。

(2)床旁心电图:提示右心房、右心室扩大,ST 段下降。

(3)实验室检查:可进行血小板、凝血酶原时间及纤维蛋白原定量等与 DIC 相关的检查。

(4)血涂片查找羊水成分:镜检见到羊水中有形物质即可确诊。

5. 处理原则与主要措施 一旦出现羊水栓塞的临床表现,应立即抢救。主要原则是抗过敏、纠正呼吸循环衰竭、抗休克、纠正凝血功能障碍、防治肾衰竭及感染和正确处理产科问题。主要措施包括:

(1)抗休克维持心肺功能

1)纠正呼吸困难:取半卧位,加压给氧,必要时做气管内插管或气管切开人工呼吸机给氧,维持有效呼吸,改善组织缺氧状态。

2)抗过敏:在改善缺氧的同时,早期使用大剂量肾上腺糖皮质激素,氢化可的松 100~200mg 加入 5% 或 10% 葡萄糖注射液 50~100ml 快速静脉推注,以后 300~800mg 加入 5% 葡萄糖注射液 250~500ml 静脉滴注,每日量可达 500~1000mg。也可用地塞米松 20mg 加入 25% 葡萄糖注射液静脉推注后再加 20mg 于 5% 或 10% 葡萄糖注射液中静脉滴注。

笔记

3)解除肺动脉高压:应用解痉药物,缓解肺动脉高压,改善肺血流灌注,预防右心衰竭所致的呼吸循环衰竭。①盐酸罂粟碱:首选用药,30~90mg 加入 10% 或 25% 葡萄糖注射液 20ml 中缓慢静脉推注,每日剂量不超过 300mg。②阿托品:1mg 加于 10% 或 25% 葡萄糖注射液 10ml 中,每 15~30 分钟静脉推注一次,直至面色潮红、症状缓解为止。心率 >120 次 / 分者慎用。③氨茶碱 250mg 加于 25% 葡萄糖注射液 20ml 缓慢推注。

4)抗休克纠正酸中毒:用低分子右旋糖酐 24 小时输入 500~1000ml,有条件者行下腔静脉插管及测中心静脉压,以补充血容量。用 5% 碳酸氢钠溶液 250ml 静脉滴注纠正酸中毒。

5)纠正心力衰竭:常用毛花苷丙或毒毛花苷 K 静脉缓注。

(2)纠正凝血功能障碍:早期应用抗凝剂,如肝素;纤溶亢进时,以补充凝血因子、改善微循环、纠正休克及抗纤溶药物治疗为主。

(3)防治急性肾衰竭:治疗过程中密切观察尿量,尿量减少时,应及早补充血容量,如尿量仍少,可用利尿剂预防肾衰,同时注意检测电解质。

(4)产科处理:原则上先进行抢救,待病情好转后再处理产科情况。若发生在第一产程,应行剖宫产终止妊娠。若发生在第二产程,可根据情况行阴道助产结束分娩。对发生难以控制的子宫出血,应在抢救休克的同时行子宫切除术,分娩后应用足量抗生素预防感染。

【常见护理诊断/问题】

1. 气体交换受阻　与肺动脉高压、肺水肿有关。
2. 组织灌注量不足　与弥散性血管内凝血及失血有关。
3. 恐惧　与病情危重,濒死感有关。
4. 潜在并发症:休克、肾功能衰竭、DIC。

【护理目标】

1. 产妇胸闷,呼吸困难有所改善。
2. 产妇能维持体液平衡,生命体征平稳。
3. 产妇情绪稳定,并积极配合治疗与护理。

【护理措施】

1. 预防羊水栓塞
(1)严格掌握剖宫产指征,预防子宫或产道损伤。
(2)正确掌握缩宫素的使用方法,防止宫缩过强。
(3)严格掌握破膜时间,人工破膜应在子宫收缩间歇时进行。
(4)中期妊娠引产时,宜先破膜,羊水放出后再钳刮;先取胎儿后取胎盘;刮宫前不用缩宫素;术中减少子宫的损伤。

2. 急救护理
(1)吸氧:取半卧位,加压给氧,必要时行气管插管或气管切开。
(2)配合医生进行抗过敏、解痉挛、抗休克、纠正酸中毒、纠正心力衰竭、纠正凝血功能障碍的治疗。

3. 产程及病情监测
(1)监测产程进展,宫缩强度与胎心率变化,破膜者注意观察羊水性状,若出现胎儿窘迫征象,立即报告医生。
(2)观察出血量、血液凝固情况,如子宫出血不止,做好子宫切除术的术前准备。
(3)密切观察尿量,尿量减少时应及早补充血容量,如尿量仍少,遵医嘱及时给予利尿剂预防和治疗肾功能衰竭。
(4)严密监测生命体征,定时检查并记录。

4. 心理护理
(1)医护人员应沉着冷静、从容有序地展开救治工作,勿惊慌失措、高声喧哗,否则将加重产妇和家属的恐惧感。

(2)陪伴、鼓励、支持产妇,使其增强信心,相信自己的病情会得到控制。

(3)向家属解释病情,介绍羊水栓塞的相关知识、胎儿和产妇可能发生的意外,减轻或消除其恐惧心理,取得家属的理解和配合。

5. 健康指导 做好出院指导。指导产妇加强营养,增强机体抵抗力,预防产褥期感染;产后 42 天复查时应做肾功能和凝血功能检查;保留子宫者,做好计划生育指导,想再生育者嘱其避孕 1 年。

【护理评价】

1. 产妇胸闷、呼吸困难的症状改善。

2. 产妇无并发症发生,血压、脉搏、尿量保持正常。

3. 产妇情绪稳定,恐惧感减轻。

思考与练习

1. 张女士,32 岁,初孕妇,双胎妊娠,孕 38 周时经阴道分娩,当第二个胎儿娩出后,阴道出血约 650ml,色暗红,伴血块。检查胎盘、胎膜完整,子宫时软时硬,轮廓不清。产妇面色苍白、脉搏快而细弱、血压下降。

请问:

(1)该产妇发生出血的原因是什么?

(2)如何协助医生止血?

2. 赵女士,26 岁初产妇,妊娠 39 周,产程进展 24 小时,宫口开大 4 cm 应用缩宫素加强宫缩,应用过程中宫缩持续不缓解,胎心 100 次 / 分,产妇烦躁不安,呼叫腹痛难忍,检查:子宫下段压痛明显,腹部外观呈葫芦形。

请问:该产妇最可能发生了什么情况?

思路解析　　扫一扫,测一测

（程艳）

第十四章　高危新生儿

学习目标

1. 掌握新生儿窒息的概念及复苏技术；新生儿窒息和新生儿颅内出血与产伤的护理评估和护理措施。
2. 熟悉新生儿窒息、新生儿颅内出血与产伤的病因。
3. 了解新生儿产伤的治疗原则。
4. 能熟练备齐新生儿复苏器械；配合医师进行抢救；能做好复苏后新生儿护理。
5. 具有良好沟通能力、关爱母儿的健康、一定的评判性思维和良好的应急反应能力。

第一节　新生儿窒息

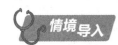

张女士,30 岁,患妊娠期高血压疾病,住院治疗期间曾用过地西泮和硫酸镁等药物,分娩过程中发生过胎儿缺氧,采用了产钳阴道助产,新生儿娩出后没有哭声,肤色苍白,四肢松软。

请思考:

1. 此新生儿出现了什么问题?
2. 应如何应急处理?
3. 新生儿发生这种问题的原因有哪些?

新生儿窒息(neonatal asphyxia)是指新生儿出生后 1 分钟,只有心跳而无呼吸或未建立规律呼吸的缺氧状态。根据窒息程度可分为轻度(青紫)窒息和重度(苍白)窒息。必须积极抢救,精心监护,降低新生儿死亡率及智障发生率。

【病因】

1. 胎儿窘迫　各种原因造成的胎儿缺氧在出生前未得到纠正,胎儿娩出后即可表现为新生儿窒息。

2. 呼吸中枢受到抑制或损害

(1)胎儿颅内出血及脑部长时间缺氧导致呼吸中枢受到损害。

（2）药物影响：在分娩过程中母体使用麻醉剂、镇静剂,抑制了呼吸中枢。

3. 呼吸道阻塞　胎儿在通过产道时吸入胎粪、黏液、羊水,阻塞呼吸道影响气体交换。

4. 先天发育异常　早产、呼吸道畸形、肺部发育不良,导致新生儿不能进行正常的气体交换。

【临床表现】

以 Apgar 评分为指标,于出生后 1 分钟、5 分钟、10 分钟进行(表 14-1)。

表 14-1　轻度窒息与重度窒息的鉴别

项目	轻度(青紫)窒息	重度(苍白)窒息
Apgar 评分	4~7 分	0~3 分
心跳	心跳规则,强且有力, 80 次 / 分 ≤ 心率 ≤ 120 次 / 分	心跳不规则,慢而弱, 心率 <80 次 / 分
呼吸	呼吸表浅或不规律	无呼吸或仅有喘息样微弱呼吸
肌张力	肌张力好	肌张力松弛
喉反射	存在	消失
皮肤颜色	面部与全身皮肤呈青紫色	皮肤苍白,口唇暗紫

【护理评估】

1. 健康史　了解有无导致新生儿窒息的诱因,如产妇孕期是否患有妊娠期高血压疾病、前置胎盘、胎盘早剥、妊娠合并心脏病、胎膜早破等;胎儿有无心脏、呼吸道先天畸形等;产妇分娩中是否有产程延长、脐带脱垂、胎儿窘迫,用镇静剂等。了解新生儿有无早产、颅内出血等。

2. 身体状况　根据 Apgar 评分,1 分钟评分是新生儿窒息程度的依据。5 分钟及以后评分是对复苏效果的依据,评分越低,低氧血症越严重,如 5 分钟评分 <3 分,则新生儿死亡率及日后脑部后遗症发病率明显增加。

3. 心理 – 社会支持状况　产妇因担心新生儿死亡或留下后遗症,而表现焦虑、恐惧、悲伤等心理。

4. 辅助检查　新生儿血气分析 pH 下降,$PaCO_2$ 升高,PaO_2 降低。

5. 处理原则　以预防为主,估计胎儿娩出后有窒息的危险时应做好复苏准备。一旦发生新生儿窒息,应立即实施新生儿复苏计划(neonatal resuscitation program,NRP),应及时复苏,以降低新生儿死亡率,预防远期后遗症。

【常见护理诊断 / 问题】

1. 气体交换受损(新生儿)　与胎儿窘迫未纠正,新生儿呼吸道阻塞、呼吸中枢抑制或损害有关。

2. 有受伤的危险(新生儿)　与抢救操作、缺氧损害心脑脏器有关。

3. 有感染的危险(新生儿)　与受凉、全身抵抗力下降、抢救操作有关。

4. 体温过低(新生儿)　与环境温度低和新生儿缺氧有关。

5. 预感性悲哀(母亲)　与新生儿的生命受到威胁有关。

【护理目标】

1. 新生儿呼吸道通畅,建立自主、规则呼吸,复苏成功。

2. 新生儿缺氧并发症降至最低。

3. 新生儿未发生感染。

4. 新生儿体温维持在正常范围。

5. 母亲情绪稳定。

【护理措施】

（一）复苏前准备

分娩前做好新生儿复苏的设备和物品准备，一切均在正常工作状态。

（二）抢救配合

按 A、B、C、D 复苏原则，必须强调新生儿窒息复苏，不能等待新生儿出生 1 分钟评分来判断新生儿窒息的状况，应及时复苏，以免延误抢救时机。新生儿窒息复苏可分为 5 个步骤：快速评估、初步复苏、正压通气、胸外按压、给药进行。

（三）病情监护

新生儿复苏后进入新生儿监护室，复苏后的新生儿有多器官损害的危险，应继续监护。包括：①体温管理。②监护新生儿呼吸道是否通畅，注意观察面色、呼吸、心率。③早期发现并发症。监测：心率、血压、血氧饱和度、血细胞比容、血糖、血气分析及血电解质等。复苏后立即对新生儿进行血气分析有助于估计窒息的程度；对新生儿的脑、心、肺、肾及胃肠等器官进行功能监测，早期发现异常并及时干预，减少新生儿的死亡和伤残率。

（四）一般护理

窒息复苏后的新生儿置暖箱中保暖，维持肛温 36.5~37℃；保持安静，减少刺激；应延迟哺乳，以静脉补液维持营养。

（五）心理护理

向家属介绍本病的相关医学知识，告知家长，该病可能引起缺血缺氧性脑病，发生神经系统严重后遗症，如智力低下、听力下降、瘫痪等，取得家长的理解和配合。

（六）健康指导

对恢复出院的患儿应指导定期复查。对有后遗症的患儿，应指导家长学会康复护理的方法。

【护理评价】

1. 新生儿是否建立自主、规则呼吸。
2. 新生儿缺氧并发症是否降至最低。
3. 新生儿是否有感染征象。
4. 新生儿体温是否恢复正常。
5. 新生儿母亲是否能接受事实，情绪稳定。

图片：新生儿呼吸困难三凹征

附:新生儿窒息复苏技术

【复苏前准备】

1. 设备　T- 组合复苏器、脉搏血氧饱和监测仪、吸痰管、低负压吸引器、面罩、复苏气囊、喉镜（电池、镜片）等。

2. 物品及药物　一次性物品：各种型号的空针、胎粪吸引管、氧气及导管、气管导管、肩垫、固定胶布；药品：肾上腺素、等渗晶体液碳酸氢钠、纳洛酮等药物。

3. 环境　产房温度设置 26~28℃。提前预热辐射保暖台，足月儿辐射台温度设置 28~30℃，早产儿设置为 32~34℃或根据儿科医生医嘱设置。将用于新生儿擦干皮肤和保暖的毛巾预热，关闭门、窗、空调，减少人员走动。

4. 人员　两名经过复苏专门训练、配合默契的医务人员（通常是助产士和医生）。

【抢救配合】

（一）快速评估（3~5 秒钟完成）

新生儿娩出后立即快速评估孕周、羊水（性状）、呼吸、肌张力 4 项指标。具体为：①足月吗？②羊水清吗？③有哭声或呼吸吗？④肌张力好吗？如 4 项均为"是"，应快速彻底擦干，和母亲皮肤接触，进行常规护理。如 4 项中有 1 项是"否"，则需复苏，进行初步复苏。

图片：早产儿复苏需要关注的问题

（二）初步复苏

1. 保暖　产房温度设置 26~28℃。提前预热辐射保暖台。用预热毛巾包裹新生儿放在辐射保暖台上，注意头部擦干和保暖。有条件的医疗单位复苏胎龄 <32 周的早产儿时，可将其头部以下躯体和四肢放在清洁的塑料袋内，或盖以塑料薄膜置于辐射保暖台上，摆好体位后继续初步复苏的其他步骤。避免高温，防止引发呼吸抑制。

2. 摆正体位　置新生儿头轻度伸仰位（鼻吸气位），新生儿仰卧，头略后仰，颈部适度仰伸；在其肩下垫布卷使肩抬高 2~2.5cm，从而使呼吸道通畅。

3. 清理呼吸道　常规处理：在新生儿肩娩出前助产士用手挤捏新生儿的面、颏部排出口、鼻腔羊水及黏液；娩出后如口腔黏液较多，应把其头部转向一侧，使黏液聚集在一侧，尽快用吸球吸出。吸出黏液时，先口咽后鼻腔清理羊水及分泌物。用吸管注意吸痰管型号（12F 或 14F）、吸引时的负压、吸痰管插入的深度要适度，过度用力吸引可导致喉痉挛，可刺激迷走神经引起心动过缓，并可延迟自主呼吸出现。应限制吸痰管的深度和吸引时间（<10 秒），吸引器负压不超过 100 mmHg（13.3kPa）。

羊水胎粪污染时处理：当羊水有胎粪污染时，无论胎粪是稠或稀，头部一旦娩出，即用手法将胎儿口鼻中的黏液挤出，待新生儿全部娩出，迅速初步断脐置于保暖台上，再次用手清理呼吸道。评估新生儿有无活力，新生儿有活力时（有活力：强有力的呼吸、肌张力好、心率 >100 次 / 分，3 项具备 1 项），继续初步复苏；如无活力，即采用气管插管吸引胎粪清理呼吸道。

4. 迅速擦干　清理完呼吸道，迅速擦干身上的羊水（数秒中内完成，毛巾最好预热），擦用后的毛巾应取走。

5. 触觉刺激呼吸　适当的刺激方法为用手拍打或手指弹新生儿的足底或轻轻摩擦新生儿背部 2 次以诱发自主呼吸。

6. 重新摆正体位。

7. 评估　前述步骤要求 30 秒完成。评估心率，耗时 6 秒，必要时监测血氧饱和度。

8. 常压给氧　如果经过上述处理诱发呼吸成功，助产人员进行下一步的处理。如仍没有改善，应给予负压吸氧（氧流量 5L/min），对于触觉刺激 2 次无效者，应立即改用气囊面罩复苏期进行人工呼吸。

（三）呼吸支持（图 14-1 步骤 B）

新生儿复苏有效：心率 >100 次 / 分、自主呼吸建立、皮肤黏膜转红，予支持护理；如未达预期效果进行下列处理。

1. 保暖　当呼吸正常，心率 >100 次 / 分，皮肤周围性青紫，给予保暖。

2. 常压给氧　当呼吸正常，心率 >100 次 / 分，皮肤中心性青紫，常压给氧。

3. 气囊面罩正压人工呼吸　如呼吸暂停或喘息样呼吸；心率 <100 次 / 分。对有以上指征者，要求在"黄金一分钟"内实施有效地正压通气。

（1）器械：自动充气气囊（图 14-2）、复苏面罩（足月儿与早产儿型号不同）。预先检查气囊是否连接良好、有无漏气。

（2）正压人工呼吸方法：操作者位于新生儿的头侧或一侧，新生儿头部轻度仰伸（鼻吸位），以保证气道通畅。面罩的安置应按照下颏、口、鼻的顺序放置，注意保持密闭（图 14-3）。挤压气囊速率为40~60 次 / 分，吸呼比率1 : 2。确定人工呼吸方法的有效性：胸廓随着进气而扩张，双肺闻及呼吸音。异常情况分析：如正压人工呼吸达不到有效通气，需检查面罩和面部之间的密闭性；是否有气道阻塞（可调整头位，清除分泌物，使新生儿的口张开）。

4. 评估　正压通气 30 秒后，评估心率，耗时 6 秒，乘 10 即得出每分钟心率的快速估计值，或使用血氧饱和度仪测量。

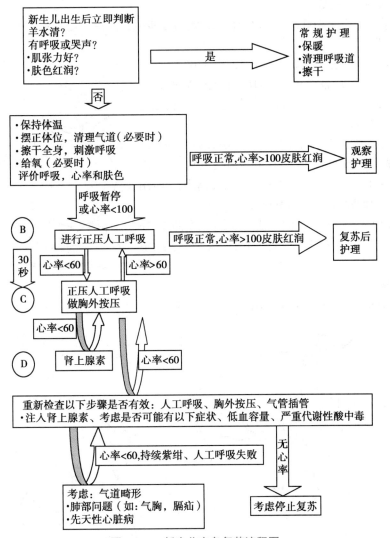

图 14-1　新生儿窒息复苏流程图

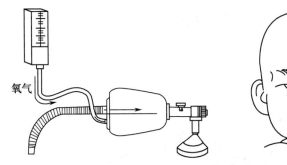

图 14-2　自动充气复苏气囊

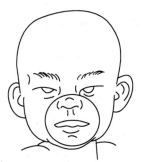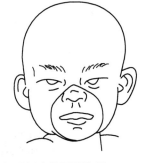

图 14-3　圆形(左)和解剖形(右)的面罩位置

知识链接

气管插管指征

1. 新生儿有羊水粪染且无活力时。

2. 在数分钟中内气囊 – 面罩人工呼吸后或气囊 – 面罩人工呼吸无效者。

3. 需促进胸外按压和人工呼吸的配合。

4. 当静脉正在建立时需注入肾上腺素刺激心脏者。

（四）呼吸、循环支持（C）

1. 复苏有效 心率≥100次/分,有自主呼吸,可逐步减少并停止正压人工呼吸。如未达预期效果,进行下列处理。

2. 如自主呼吸不充分,或60次/分<心率<100次/分,应给予矫正通气步骤(调整面罩、重新摆正体位、清理口鼻、轻微张口、增加压力、改变气道),矫正通气完成后再正压通气30秒钟,再次评估。

3. 如心率<60次/分,继续正压人工呼吸并开始胸外按压(图14-1步骤C)。胸外按压,是有节奏地按压胸骨,把压力传到心脏,心脏内压力升高,血液被挤入动脉系统。当作用在胸骨上的压力撤除时,血液从静脉回流入心脏。

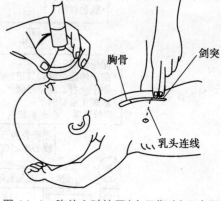

图14-4 胸外心脏按压(中示指法)示意图

（1）胸外按压的体位和部位:取仰卧位,颈部轻度仰伸,并正压呼吸。按压部位在胸骨的下1/3,即两乳头假想连线中点下缘。

（2）操作步骤

1)方法:有双指法(图14-4)和拇指法(图14-5)两种。

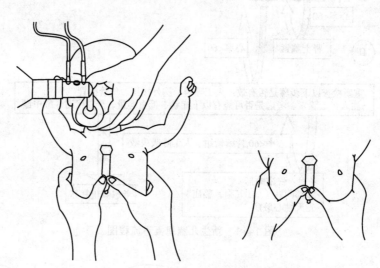

图14-5 胸外心脏按压(双拇指法)示意图

2)压力:按压深度为胸骨前后径1/3(图14-6)。

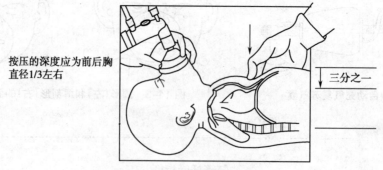

图14-6 胸外心脏按压深度

3)速度:胸外按压和正压通气配合,按压3次,正压通气1次,耗时2秒,每分钟120个动作。

4)注意:手不能离开胸骨按压区,以防错位或按压过深损害脏器;按压速度及深度要恒定,按压同时要检查效果。

5) 可能发生的损伤:肋骨骨折、气胸、肝破裂。

4. 评估　正压通气加胸外按压 45~60 秒后,应对新生儿心率进行评估,进而决定下一步的复苏如何进行。

（五）药物治疗（D）

观察脉搏血氧饱和度仪上显示的心率及血氧饱和度值,如果没有则需要听诊器测心率,每次听心率 6 秒钟。如 60 次 / 分 < 心率 <100 次 / 分,继续正压通气;如心率 <60 次 / 分,继续正压通气加胸外按压,并给予药物治疗（图 14-1 步骤 D）。

1. 肾上腺素　为强心药,能加快心率,加强心肌收缩力。使用特点:静脉或气管套管内快速给药,静脉给药 0.1~0.3ml/kg（1:10 000）;气管内给药 0.5~1ml/kg（1:10 000）。观察:如心率仍 <60 次 / 分,3~5 分钟可重复使用肾上腺素。

2. 扩容剂　血容量不足者给扩容剂,可用全血、生理盐水溶液、乳酸林格液。使用特点:静脉给药,10ml/kg,缓慢推入（>10 分钟）。观察:如仍有低血容量表现,可重复使用;如改善不明显,考虑有代谢性酸中毒。

3. 碳酸氢钠　确诊为代谢性酸中毒时给碳酸氢钠。用药特点:3.3mmol/kg,静脉给药,至少大于 5 分钟缓慢推注。观察:若心率仍 <60 次 / 分,继续人工呼吸加胸外按摩,考虑再使用肾上腺素、扩容剂;若持续低血压,考虑使用多巴胺。

4. 纳洛酮　适用于严重呼吸抑制,其产妇分娩前 4 小时使用过麻醉剂者。用药特点:0.1mg/kg,静脉或气管套管内给药。严密观察呼吸、心跳,若再出现呼吸抑制,可再给药。

（六）复苏后监护

对于采取正压人工呼吸和更多抢救措施复苏后的新生儿还需继续给予生命支持,避免再次恶化的可能,应转到新生儿重症监护室。密切观察生命体征、血氧饱和度、心率、血压、血细胞比容、血糖、血气分析及血电解质等,做好重症监护记录。

第二节　新生儿颅内出血

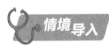

男,11 天,2017 年 1 月 21 日入住某市中心医院分娩,因骨盆小,助产士用力挤压肚皮过猛导致新生儿轻度窒息,MR 检查提示颅内出血。

请思考:

1. 该患儿会出现哪些临床表现?

2. 该患儿如何进行护理?

新生儿颅内出血（intracranial hemorrhage of the newborn）主要由缺氧或产伤引起,早产儿多见,是新生儿死亡的重要原因之一,存活者神经系统后遗症较多。

【病因】

1. 缺氧　多见于早产儿,胎龄越小发生率越高。可因宫内窘迫、产时和产后窒息缺氧导致血管通透性增加,血液外渗,出现室管膜下出血、脑实质点状出血、蛛网膜下出血。

2. 产伤　以足月儿、巨大儿多见。可因胎头过大、头盆不称、臀位产、急产、胎头吸引器或产钳助产等,使头部受挤压、牵拉而引起颅内血管撕裂。出血部位以硬脑膜下多见。近年产伤导致颅内出血发生率已明显下降。

3. 其他　快速输入高渗液体、血压波动过大、机械通气不当、颅内先天性血管畸形或全身出血性疾病也可引起颅内出血。

【临床表现】

临床表现与出血部位和出血量有关。主要表现有：①意识改变：如激惹、过度兴奋、嗜睡或昏迷。②眼征：如凝视、斜视、眼震颤等。③颅压增高的表现：如脑性尖叫、前囟隆起、惊厥等。④呼吸改变：呼吸增快、减慢、不整、暂停等。⑤肌张力改变：早期增高，以后减低。⑥瞳孔不等大，对光反射减弱或消失。⑦黄疸或贫血。一般先出现兴奋症状，后转为抑制。产伤引起者多见于足月儿，以兴奋症状为主；缺氧引起者多见于早产儿，临床表现不典型，常表现为抑制症状，也可缺乏明显症状。

【护理评估】

1. 健康史　了解是否为早产儿、巨大儿；了解分娩过程中是否发生急产、臀位产、胎头吸引术或产钳术助产；了解是否发生胎儿窘迫和新生儿窒息等。

2. 身体状况　评估患儿的意识、瞳孔和呼吸节律等异常变化，有无惊厥，以及前囟张力、肌张力、反射和体温、循环情况等。

3. 心理－社会支持状况　患儿父母因担心其神经系统预后不良而表现焦虑、无助。因此，需评估家长的心理以及家庭经济状况等。

4. 辅助检查　脑脊液检查、影像学检查，如 B 超、CT 或 MRI 等有助于确诊出血部位、范围及程度等。

5. 处理原则及主要措施

(1)镇静、止痉：首选苯巴比妥钠，如果惊厥未被控制可加用地西泮或水合氯醛等。

(2)降低颅内压：用呋塞米(速尿)，严重者可加脱水剂如 20% 甘露醇。一般不主张用地塞米松。

(3)控制出血：可选用维生素 K_1、酚磺乙胺(止血敏)等。重症患儿，可输少量新鲜血或血浆，每次 10ml/kg 以促进凝血。

(4)其他治疗：使用恢复脑细胞功能的药物；根据血气分析结果酌情给予 5% 碳酸氢钠静脉滴注；及时处理合并症。

【常见护理诊断／问题】

1. 低效性呼吸型态　与呼吸中枢受损有关。

2. 有窒息的危险　与惊厥、昏迷有关。

3. 营养失调(低于机体需要量)　与摄入量不足有关。

4. 恐惧　与新生儿预后不良有关。

5. 潜在并发症：颅内压增高。

【护理目标】

1. 患儿的呼吸维持正常。

2. 患儿的惊厥得到控制，意识恢复。

3. 患儿生理需要量得到满足，体重有所增加。

4. 家长了解患儿的病情，能面对现实，情绪稳定，配合治疗。

5. 患儿脑水肿得到控制，颅内压维持正常。

【护理措施】

1. 病情监护　密切观察患儿生命体征、神志、瞳孔变化、呼吸型态、肌张力及反射等；及时清除呼吸道分泌物，保持呼吸道通畅；仔细观察有无惊厥，及时报告医生并记录惊厥发生的时间、性质等。

2. 治疗配合　将护理和治疗集中进行，动作做到轻、稳、准，静脉穿刺最好用留置针，减少反复穿刺，尽量减少对患儿的移动和刺激。

（1）遵医嘱给止血药或血浆,必要时扩容、纠正酸中毒。

（2）合理用氧,根据缺氧的程度给予氧疗,注意用氧的方式,控制给氧的浓度和时间。

（3）保证热量供给,维持正常体温。注意:患儿多有脑水肿,总液量按每日 60~80ml/kg 计算,满足患儿机体的基本需要;病情稳定后,让患儿自行吸吮或滴管、鼻饲,不应抱起新生儿喂奶,以免加重出血;注意保暖,病初一般宜置于暖箱中,病情稳定出暖箱后仍需注意保暖。

3. 一般护理　保持环境安静,患儿绝对静卧,头部抬高 15°~30°。若需将头偏向一侧时,整个身躯也应取同向侧位,保持头呈正中位,以免颈动脉受压。

4. 心理护理　随时与家属联系,告知病情的严重程度、治疗效果及预后,并安慰家属。

5. 健康指导　新生儿颅内出血的远期预后影响因素较多,结局难以预料,主要与出血灶的大小和受累的范围有关。病灶较小的患儿神经系统预后较好。有后遗症的患儿,指导家长护理患儿的方法,并做好患儿智力开发、肢体功能康复的训练。

【护理评价】

1. 患儿的呼吸型态正常。
2. 患儿的意识恢复正常。
3. 患儿的体重增加。
4. 家长能面对患儿的现实情况,情绪稳定,配合治疗。
5. 患儿的颅内压维持正常。

第三节　产　　伤

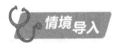 情境导入

新生儿,男,出生时产伤,右肩锁骨骨折。

请思考:

1. 新生儿产伤常见的还有什么?
2. 该患儿如何进行护理?

产伤(birth injuries)是指胎儿在分娩过程中,因机械因素对胎儿或新生儿所造成的损伤。临床上产伤多数与难产相伴,以产程延长、产科手术或分娩处理不当引起的损伤多见。因此,产科工作者应加强责任心,提高产科技术与质量,避免产伤发生。本节仅介绍临床常见的产伤。

一、头颅血肿

【病因】

新生儿颅骨骨膜下血管破裂,血液聚积于骨膜与颅骨之间所致。多因分娩时胎儿颅骨和母体骨盆相摩擦或因胎头受压时间过长损伤颅骨骨膜所致,亦可因胎头负压吸引术或产钳手术引起。

【临床表现】

血肿常位于顶骨的一侧,以顶骨边缘为界,不超过骨缝;肿块有囊样感,表面皮肤正常;严重者可有颅骨骨折或并发颅内出血。头颅血肿需与胎头水肿(产瘤)鉴别(图 14-7)(表 14-2)。

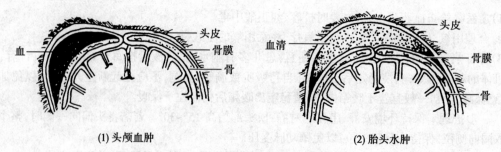

(1) 头颅血肿　　　　　　　　　　(2) 胎头水肿

图 14-7　头颅血肿与胎头水肿的鉴别

表 14-2　头颅血肿与胎头水肿的鉴别

项目	头颅血肿	胎头水肿
部位	骨膜下血肿	胎先露皮下组织
范围	不超过骨缝	不受骨缝限制
出血时间	产后 2~3 日	娩出时即存在
局部特点	有波动感	凹陷性水肿
消失时间	3~8 周	产后 2~4 日
处理	静卧,肌内注射维生素 K_1	不需处理

【护理评估】

1. 健康史　了解胎龄、出生体重、分娩经过,了解有无难产、手术产史等。

2. 身体状况　注意头颅血肿与胎头水肿的区别。除了评估局部情况外,还应观察全身情况,如神志、肌张力、血压、心率、末梢循环、肤色等表现。

3. 心理－社会支持状况　家长担心新生儿头颅血肿是否能恢复,是否会影响患儿智力。

4. 处理原则及主要措施　头颅血肿一般不需特殊处理,但应保持患儿安静,忌按揉,切忌血肿内穿刺,以免感染。血肿较大者,给予维生素 K_1 肌内注射,每日 1 次,共 3 次。

【常见护理诊断 / 问题】

1. 焦虑　与家长担心会影响患儿智力有关。

2. 潜在并发症　贫血、休克。

【护理目标】

1. 缓解患儿家长的焦虑与担心。

2. 患儿无并发症发生。

【护理措施】

1. 病情监护　除了观察患儿生命体征、意识、肌张力、肤色和原始反射外,还应注意头颅血肿范围是否扩大,有无吸收。

2. 治疗配合　保持呼吸道通畅,如有呼吸困难或发绀,需报告医生并遵医嘱给氧及药物。

3. 一般护理　应静卧,尽量避免对患儿的移动和刺激。

4. 心理护理　对病情危重的患儿告知家长病情的严重程度及治疗效果,并安慰家长。

5. 健康指导　介绍相关的医学知识,指导家长学会观察和护理患儿,使其配合诊疗。

【护理评价】

1. 患儿家长的焦虑与担心有效缓解。
2. 患儿的血压、血液循环状态维持正常。

二、骨折

新生儿骨折大多数发生在难产中。常见有锁骨骨折(fracture of clavicle)、颅骨凹陷性骨折(fracture cranial bone)、肱骨或股骨骨折(humeral or femoral fracture)等。新生儿骨折愈合快,引起永久性畸形者少见。正确掌握各种难产助产手法及助产动作轻柔是防止新生儿骨折的关键。

（一）锁骨骨折

产伤骨折中最常见的一种。常因无明显症状而被忽略。多发生于巨大儿肩娩出困难或臀牵引术牵拉肩部时用力过猛者,自然分娩时也偶有发生。锁骨骨折多发生在锁骨中外 1/3 交界处。表现为患儿患侧肩部活动受限,局部可有肿胀和压痛,有时除拥抱反射消失外,局部可无明显表现。

（二）颅骨凹陷性骨折

多因母体骨盆突出的骶尾骨压迫胎头所致。存活婴儿的颅骨凹陷性骨折可随着生长发育而逐渐矫正。

（三）肱骨骨折

多因臀位牵引术中,胎儿上肢娩出困难,助产者未按操作规程进行,动作粗暴所致;头位分娩时,如果上肢通过耻骨联合下方,压力过大或娩出时将胎肩抬得过高,尤其巨大儿,也容易发生肱骨骨折。骨折部位多在肱骨中段,常为横断骨折,移位明显,患侧上肢活动受限。

（四）股骨骨折

多见于臀牵引术,因用手钩取下肢时操作不当所致。骨折部位多在股骨中下 1/3 处。患肢活动受限,局部肿胀明显,按压患处患儿因疼痛而啼哭。

【护理评估】

1. 健康史　了解分娩时的情况,是否有阴道助产以及助产方式;了解新生儿出生体重;评估患儿有无被动活动患肢而哭闹等表现。

2. 身体状况　如锁骨骨折可见局部肿胀、压痛,患儿上臂活动减少或被动活动时哭闹;如为肱、股骨干骨折表现患肢出现肿胀、畸形、皮下瘀斑,被动活动患儿哭闹;如为颅骨骨折可触及颅骨局部凹陷;有时伴有软组织损伤。

3. 心理-社会支持状况　家长担心骨折能否愈合,担心是否留有肢体残疾等后遗症。

4. 辅助检查　X 线、CT 或 MRI 有助于骨折的诊断。

5. 处理原则及主要措施　锁骨骨折:产伤性骨折一般不需处理,护理上应避免压迫患儿伤处或牵动患肢,可将患侧上臂固定于躯干上,使患侧手部到达对侧锁骨水平,2 周可治愈。颅骨凹陷性骨折:不需处理。肱骨骨折:可在患侧腋下置一棉垫,使肘关节处于直角位,前臂屈曲置于胸前,然后加以固定,一般 2 周即可治愈。股骨骨折:处理时可用小夹板固定或悬垂牵引,2 周后可治愈。

【常见护理诊断/问题】

1. 疼痛　与骨折周围软组织损伤、肿胀、血肿压迫等因素有关。
2. 焦虑　与家长担心患儿伤痛及预后有关。

【护理目标】

1. 治疗患儿损伤,缓解疼痛。
2. 患儿家长能了解患儿骨折的原因,能够配合诊疗。

【护理措施】

1. 治疗配合 固定患肢,避免压迫患处或牵动患肢,遵医嘱保持好固定位置,以免移位。颅骨骨折患儿应静卧,减少不必要的刺激与搬动。

2. 心理护理 与家长沟通,使其了解患儿的病情以及多数会完全恢复的结局,争取其配合治疗与护理。

3. 健康指导 介绍有关骨折的医学及护理知识,教会家长对患儿患肢进行功能锻炼,争取患儿完全康复。

【护理评价】

1. 患儿的疼痛是否得以缓解,损伤是否减轻,患肢的功能是否得以恢复。
2. 患儿的家长是否了解病情、理解原因、配合治疗。

三、肌肉和神经损伤

(一)胸骨乳突肌损伤

多因前肩娩出时过度旋转或用力牵拉胎头引起胸锁乳突肌损伤所致,也可能是一侧胸锁乳突肌先天性过短所致。患儿表现为斜颈。局部可有小血肿形成,血肿可于 3~7 日消失。

(二)面神经麻痹

多由产钳压迫面神经或面神经周围有血肿压迫而引起。以周围性面神经麻痹最常见。多在生后第 1~2 日出现,患侧鼻唇沟平坦,眼睑不能闭合,啼哭时口角向健侧歪斜,哺乳时乳汁从口角溢出。

(三)臂丛神经麻痹

多因臀位分娩时旋转或牵引头部,或头位分娩时过度牵拉胎头致臂丛神经损伤,与锁骨骨折同样表现为上臂活动减少。有时锁骨骨折同时发生臂丛神经产伤,易被漏诊。其表现为患肢下垂、上臂靠胸内旋,肘部不能弯曲,可伴有前臂小肌群瘫痪。

【护理评估】

1. 健康史 了解患儿分娩时的情况,包括胎位、分娩方式、阴道助产方式、新生儿出生体重等。询问患儿出生后有无患肢活动受限、吸吮力弱及哺乳时口角溢乳等表现。

2. 身体状况 观察患儿有无异常,如在安静时头向一侧倾斜并扪及胸锁乳突肌小血肿;有口角歪斜的患儿患侧鼻唇沟平坦,眼睑不能闭合,啼哭时口角向另一侧歪斜。若患儿一侧上肢下垂,检查上臂内旋,肘部不能弯曲等。

3. 心理 - 社会支持状况 家长担心患儿神经、肌肉损伤的康复效果,是否会留下残疾等问题。

4. 处理原则及主要措施 胸骨乳突肌损伤一般不需处理;面神经麻痹,给予支持性治疗;臂丛神经麻痹,生后最初几天,可用保守疗法,1 周后开始做按摩及被动运动,以防肌肉萎缩。多数患儿在生后数周完全恢复;如症状加重或恢复缓慢者,应请外科会诊。

【常见护理诊断 / 问题】

1. 肢体活动障碍 与患肢神经损伤造成运动障碍有关。
2. 焦虑 与家长担心患儿损伤的治疗效果以及是否会留下残疾有关。

【护理目标】

1. 患儿损伤程度减轻,肢体功能或面部表情恢复正常。
2. 患儿家长能了解患儿的病情,理解其原因,对治愈有信心,能配合诊疗,直到患儿康复。

【护理措施】

1. 配合治疗 周围性面神经麻痹患儿,眼睑不能闭合者,用眼罩或在睡眠时涂眼膏以保护患侧角膜;臂丛神经损伤患儿注意保持患肢呈松弛状态,即患臂置于外展、外旋、肘部屈曲位;1 周后开始做按摩及被动运动,以防肌肉萎缩。

2. 心理护理 向家长介绍患儿病情,注意避免不良语言刺激家长,争取其理解原因并树立治愈的信心。

3. 健康指导 耐心教会家长保护患儿的患肢,以及被动运动的方法,积极配合诊疗,争取患儿康复。

【护理措施】

1. 患儿的损伤程度减轻,肢体功能或面部表情恢复正常。

2. 患儿家长了解患儿的病情,理解其原因,能配合诊疗。

思考与练习

新生儿,女,出生 1 分钟时,助产士对其进行评估,发现心率 80 次 / 分,呼吸微弱而不规则,四肢肌张力松弛,喉反射消失,全身皮肤青紫,躯干红。

请问:

(1) 该新生儿 Apgar 评分应得多少分?

(2) 对于该新生儿应如何进行护理?

思路解析　　　　　扫一扫，测一测

(杨春红)

学习目标

1. 掌握产褥感染、产褥病率、晚期产后出血的概念；护理评估及护理措施。
2. 熟悉产褥感染、晚期产后出血的病因及预防。
3. 了解产后抑郁症的病因、临床表现及护理措施。
4. 学会识别产褥感染、晚期产后出血，并配合医生处理及提供护理。
5. 具有良好的沟通能力，运用语言和非语言沟通技巧，关爱母儿健康。

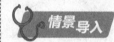 **情景导入**

　　刘女士，30岁，在妊娠39周时，因产程较快，在家中分娩。产后第10天，出现寒战、发热，小腹胀痛，恶露有臭味，自行口服头孢类抗生素，效果不明显，到医院就诊。
　　请思考：
　　(1) 刘女士最可能发生了什么情况？
　　(2) 确诊后应给予哪些护理措施？

第一节　产褥感染

　　产褥感染(puerperal infection)是指分娩期及产褥期生殖道受病原体侵袭，在产褥期引起的生殖器官局部或全身的炎症变化。产褥感染是常见的产后并发症，是产妇死亡的四大原因之一。分娩24小时后的10日内，每日测口温4次，有2次达到或超过38℃者，称产褥病率(puerperal morbidity)。
　　产褥病率最常见的原因是产褥感染，此外还有泌尿系统感染、上呼吸道感染、急性乳腺炎等感染性疾病。

【病因】

　　1. 感染途径　分内源性感染与外源性感染。
　　(1) 内源性感染：正常孕妇的生殖道内或其他部位寄生的病原体，多数并不致病，当机体抵抗力下降，出现感染诱因时可致病。
　　(2) 外源性感染：由外界的病原体侵入生殖道引起的感染，常由被污染的衣物、用具、各种手术诊疗

 笔记

器械或妊娠晚期不洁性交、盆浴等,将致病菌带入生殖道引起感染。

2. 病原体 引起产褥感染病原体有需氧菌、厌氧菌、支原体、衣原体等,种类繁多,且常为混合感染,许多非致病菌在特定环境下也可以致病。厌氧菌是产褥感染最常见的病原体。

【类型及临床表现】

产褥感染多以发热、疼痛、恶露改变为主要症状。由于感染部位、机体反应程度、病原体种类不同,其临床表现也不同。

1. 急性外阴、阴道、宫颈炎 以局部红、肿、热、痛为主,全身反应轻,体温多不超过38℃。外阴伤口感染表现为局部疼痛、灼热,伤口红肿、发硬,有脓性分泌物;阴道与宫颈感染表现为黏膜充血、溃疡、脓性恶露增多,感染部位较深时,可导致阴道旁结缔组织炎。宫颈裂伤感染可向宫旁深部蔓延,引起盆腔结缔组织炎。

2. 急性子宫内膜炎、子宫肌炎 为最常见的类型,两者常伴发。子宫内膜炎一般发生在产后3~4天,表现为低热、下腹痛、恶露多、混浊有臭味;子宫复旧不全有压痛。子宫肌炎者全身症状重,寒战、高热,体温可高达40℃,脉搏加快,血白细胞增多。

3. 急性盆腔结缔组织炎、急性输卵管炎 病原体经淋巴、血行扩散至宫旁组织而引起盆腔结缔组织炎,累及输卵管可致输卵管炎。表现为持续高热、寒战、下腹痛,全身不适,子宫复旧不全,一侧或双侧下腹痛。严重者侵及整个盆腔,可形成"冰冻骨盆",全腹压痛,输卵管增粗或呈腊肠状肿块。

4. 急性盆腔腹膜炎及弥漫性腹膜炎 在上述病变基础上,炎症继续发展、扩散而成。临床表现为全身中毒症状,如寒战、高热,全腹剧痛,伴呕吐、腹胀;腹部压痛、反跳痛明显伴腹肌紧张。若脓肿波及肠管、膀胱时,可出现腹泻、里急后重、排尿困难。

5. 血栓性静脉炎 多发生于产后1~2周,常表现为盆腔血栓性静脉炎与下肢血栓性静脉炎两类。盆腔血栓性静脉炎常继发于子宫内膜炎后,临床表现为寒战、高热并反复发作,症状可持续数周。下肢血栓性静脉炎,病变多在股静脉、腘静脉及大隐静脉,表现为弛张热,下肢持续性疼痛,局部静脉压痛或触及硬索状,使血液回流受阻,引起下肢水肿,皮肤发白,习称"股白肿"。彩色超声多普勒检查可协助诊断。

6. 脓毒血症及败血症 是产褥感染最严重阶段。表现为寒战、持续高热,体温高达40℃以上,全身明显中毒症状,甚至出现感染性休克,可危及生命。

【护理评估】

1. 健康史 了解妊娠、分娩经过,有无营养不良、孕期贫血、慢性疾病、胎膜早破、产科手术操作、产程延长、滞产、产后出血等诱发因素的存在;了解产妇个人卫生习惯等。

2. 身体状况

(1)症状:评估产妇全身情况,有无发热,发热类型,是否伴寒战、恶心、呕吐;有无腹胀、腹痛;有无下肢水肿、持续性疼痛等;观察恶露的量、性质、气味,会阴伤口情况。

(2)体征:检查阴道、宫颈有无炎性表现,检查子宫复旧情况,有无压痛、轮廓不清,宫颈有无举痛,阴道后穹隆是否饱满、有无触痛。

3. 心理-社会支持状况 了解产妇的情绪及心理情况,评估产妇及家属是否有焦虑、沮丧等情绪。

4. 辅助检查

(1)血常规:白细胞计数升高。

(2)后穹隆穿刺:急性盆腔腹膜炎时,直肠子宫陷凹脓肿形成,后穹隆穿刺有脓液。

(3)确定病原体:阴道、宫颈分泌物、后穹隆穿刺液培养阳性,血细菌培养阳性。

(4)B型超声、彩色多普勒超声、CT、磁共振成像等:检查子宫及盆腔组织,了解感染部位及病变情况。对感染形成的炎性包块、脓肿及静脉血栓做出定位和定性诊断。

5. 治疗原则及主要措施

（1）支持疗法：加强营养，给予高热量、高蛋白、高维生素饮食，纠正贫血及水、电解质紊乱，必要时静脉补充能量，提高机体抵抗力。高热者给予物理降温。产妇取半卧位，利于恶露引流和炎症局限于盆腔。

（2）抗生素治疗：感染严重者，首选广谱高效抗生素，做到早期、足量、足疗程，以求彻底治愈，最好根据细菌培养和药敏试验结果选择抗生素。中毒症状严重者，短期选用肾上腺皮质激素，提高机体应激能力。

（3）手术治疗：若会阴伤口或腹部切口感染，则应拆线引流，如宫腔有残留或积脓，应在控制感染后清理宫腔；如已形成盆腔脓肿可经腹或后穹隆切开引流。

（4）血栓性静脉炎的治疗：每日肝素用量 1mg/kg，即 50mg 肝素加于 5% 葡萄糖液 500ml 中静脉滴注，每 6 小时 1 次，体温下降后改为每日 2 次，连用 4~7 日；尿激酶 40 万 U 加于 0.9% 氯化钠溶液或 5% 葡萄糖液 500ml 中，静脉滴注 10 日，用药期间监测凝血功能。同时可口服双香豆素、阿司匹林等，也可用活血化瘀中药。

【常见护理诊断 / 问题】

1. 焦虑　与担心疾病预后、母子分离有关。
2. 体温过高　与感染因素存在有关。
3. 舒适度减弱　与疼痛、高热有关。

【护理目标】

1. 产妇情绪稳定，焦虑明显减轻或消失。
2. 产妇感染得到控制，体温正常，白细胞计数正常。
3. 产妇疼痛减轻或消失，舒适感增强。

【护理措施】

1. 一般护理

（1）休息：患者卧床休息，取半卧位或将床头抬高以利恶露排出、盆腔炎症局限。如为血栓性静脉炎，应绝对卧床休息 2 周左右。

（2）饮食：增强营养，给予高热量、高蛋白、高维生素、易消化的食物，保证足够的液体摄入，保持大小便通畅，减轻盆腔充血，以利于子宫复旧，必要时少量输血，纠正贫血，提高机体抵抗力。

2. 局部护理　保持外阴清洁、干燥，取健侧卧位，用 0.05% 聚维酮碘擦洗外阴，每日 2 次，大、小便后及时擦洗。外阴伤口感染者早期行远红外线灯照射，每日 2 次，每次 20~30 分钟；脓肿已形成者应提前拆线引流；盆腔脓肿可经腹或后穹隆切开引流。产妇用物及时消毒、更换。严格做好床边隔离措施，防止交叉感染。

3. 疼痛、高热的护理　协助患者采取合适的体位。下肢血栓性静脉炎产妇应抬高患肢，局部保暖、湿热敷，以增加血液回流，减轻肿胀，以支架支撑衣被等覆盖物，防止摩擦引起疼痛。体温高达 39℃ 者应采取有效的物理降温措施，鼓励产妇多饮水，遵医嘱补液，促进毒素排泄，准确记录出入量，维持机体水、电解质平衡。

4. 用药护理　遵医嘱正确使用抗生素，严格遵守药物配伍原则。注意抗生素使用的时间间隔，维持血液中有效药物浓度。

5. 心理护理　向产妇及家属讲解病情变化，耐心解答产妇及家属的疑问，减轻其心理焦虑。说明应用抗生素的必要性和注意事项，指导产妇自我护理技巧，提供母婴接触的机会，鼓励家属为产妇提供有力的社会支持。

6. 健康教育　加强孕期指导，临产前 2 个月禁止性生活及盆浴。嘱患者养成良好的个人卫生习惯，保持会阴部清洁，便后及时清洁会阴，勤换会阴垫。告诉产妇有异常及时就诊。指导产妇定时挤奶、吸奶维持泌乳，感染控制后可继续哺乳。

视频：会阴
红外线照射

笔记

【护理评价】

1. 产妇情绪稳定,焦虑减轻或消失。

2. 产妇感染得到控制,体温及白细胞计数正常。

3. 产妇疼痛减轻或消失,舒适感增强。

第二节　晚期产后出血

晚期产后出血(late puerperal hemorrhage)是指分娩24小时后,在产褥期内发生的子宫大量出血,又称产褥期出血。产后1~2周发病最常见,亦有迟至产后6周发病。

【病因】

1. 胎盘、胎膜残留　残留的胎盘组织发生变性、坏死、机化,当坏死组织脱落时,暴露基底部血管,引起大出血。

2. 蜕膜残留　若蜕膜剥离不全,长时间残留,可致子宫复旧不全,继发子宫内膜炎症,引起出血。

3. 子宫胎盘附着面感染或复旧不全　子宫胎盘附着面血管在分娩后即有血栓形成,继而血栓机化,出现玻璃样变,血管上皮增厚,管腔变窄、堵塞,子宫内膜逐渐修复,此过程需6~8周。若胎盘附着面感染、复旧不全可引起出血。

4. 感染　以子宫内膜炎多见,炎症引起胎盘附着面复旧不良和子宫收缩欠佳,血窦关闭不全导致子宫出血。

5. 剖宫产术后子宫切口裂开　多见于子宫下段剖宫产横切口两侧端。常因切口感染导致肠线溶解脱落,血窦重新开放,引起大量阴道出血。由于近年多采取子宫下段横切口剖宫产,横切口裂开引起大量出血病例有所增加。

6. 产后子宫滋养细胞肿瘤、子宫黏膜下肌瘤等　也可引起晚期产后出血。

【临床表现】

1. 症状

(1)阴道流血:胎盘胎膜残留、蜕膜残留引起的阴道流血多在产后10日发生。胎盘附着部位复旧不良常发生在产后2周左右,可以反复多次阴道流血,也可突然大量阴道流血。剖宫产子宫切口裂开或愈合不良所致的阴道流血多在术后2~3周发生,常常是子宫突然大量出血,可导致失血性休克。

(2)腹痛和发热:常合并感染,伴恶露增加且有恶臭味。

(3)全身症状:继发性贫血,严重者因失血性休克危及生命。

2. 体征　子宫复旧不佳,可扪及子宫增大、变软、宫口松弛,有时可触及残留组织和血块;伴有感染者子宫明显压痛。

【护理评估】

1. 健康史　了解产妇分娩史,若为阴道分娩,应注意产程进展及产后恶露变化,有无反复或突然阴道流血病史;若为剖宫产,应了解手术指征、术式及术后恢复情况。

2. 身体状况

(1)症状:除阴道流血外,多伴有腹痛、发热和贫血症状;大量出血可有脉搏细速、血压下降等休克表现。若合并感染,可表现为发热、恶露量多,并有臭味。

(2)体征:妇科检查可见子宫增大、软,宫口松弛,内有血块或组织,伴有感染者子宫压痛明显。

3. 心理－社会支持状况　因阴道反复流血、腹痛、发热,会使产妇产生焦虑、抑郁情绪;若突然发生的阴道大量出血,常使产妇惊慌失措,紧张、恐惧;不能很好照顾新生儿,影响正常哺乳而烦躁不安。家属担心产妇身体能否完全康复而忧虑。

4. 辅助检查

(1)血常规:了解感染与贫血情况。

(2)B 型超声检查:了解子宫大小、宫腔内有无残留物、子宫切口愈合状况等。

(3)病原体和药物敏感试验:以便选择有效的广谱抗生素。

(4)病理检查:宫腔刮出物或切除子宫标本应送病理检查。

5. 治疗原则与主要措施

(1)止血:①少量或中等量阴道流血,给予宫缩剂及支持疗法,同时应用抗生素。②疑剖宫产子宫切口裂开,仅少量阴道流血也应住院治疗,密切观察病情变化,给予广谱抗生素及支持疗法。③多量阴道流血,可行剖腹探查。

(2)刮宫:疑有胎盘、胎膜、蜕膜残留或胎盘附着部位复旧不良,在建立静脉通道输液、做好输血准备下行刮宫术。刮宫时操作轻柔,以防子宫穿孔,刮出物应送病理检查,以明确诊断;术后继续用抗生素及子宫收缩剂。

【常见护理诊断 / 问题】

1. 有感染的危险　与失血后机体抵抗力下降及手术操作有关。
2. 组织灌注量不足　与阴道大量出血有关。
3. 疲乏　与失血性贫血、产后体质虚弱有关。
4. 恐惧　与阴道出血多,担心生命安危有关。

【护理目标】

1. 产妇无感染症状,体温、恶露正常。
2. 产妇低血容量迅速得到纠正,生命体征平稳。
3. 产妇主诉疲劳感觉减轻。
4. 产妇主动配合临床治疗与护理,恐惧明显减轻。

【护理措施】

1. 一般护理　保持病房安静、舒适,保证产妇充足的休息和睡眠;给予高蛋白、高维生素、高热量、易消化的食物,增强机体的抗病能力。

2. 观察病情变化　观察产妇全身情况,密切观察生命体征、子宫复旧、阴道出血情况,一旦阴道出血增多或出现出血性休克的早期征兆(产妇皮肤、黏膜发白,四肢厥冷、尿量减少等)应及时通知医生,并做好抢救休克准备。

3. 治疗配合　遵医嘱进行相关检查,查明出血原因,并配合医生采取止血措施。如:应用宫缩剂;发现大块胎盘胎膜残留,应在输液输血的情况下配合完成清宫术,刮出物送病理检查;如为子宫切口裂开,保守治疗无效,需做好剖腹探查术准备。一旦出现休克,应积极配合医生采取有效的急救措施,建立良好的静脉通路进行输液、输血、补充血容量。

4. 预防感染　保持环境清洁,定期消毒。保持床单的清洁干燥,指导产妇经常更换会阴垫,每日用碘伏棉球擦洗外阴,并遵医嘱给予有效抗生素。

5. 心理护理　产妇因阴道出血时间长、出血量多,非常紧张,护士应主动安慰产妇,使产妇保持安静;向产妇及家属做好解释工作,解除产妇及家属不安、焦虑等不良情绪。允许家属陪伴,给予产妇关爱及关心,增加安全感。

6. 健康指导　指导产妇加强营养,多吃含蛋白质、含铁丰富食物,注意休息,避免过度劳累。教会产妇做好产褥期保健,指导会阴护理,保持会阴清洁,避免产褥感染,督促产妇早期下床活动,以促进子宫复旧。

【护理评价】

1. 产妇无感染症状,体温、恶露正常。

2. 产妇低血容量迅速得到纠正,生命体征平稳。

3. 产妇疲劳感减轻,生活能够自理,血红蛋白恢复正常。

4. 产妇主动配合临床治疗与护理,恐惧明显减轻。

第三节　产后抑郁症

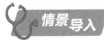

王女士,30 岁,结婚 2 年。婚后意外怀孕,1 个月前顺利分娩一 3500g 的男婴。在家人的精心呵护下,母子健康。孩子满月后,家人发现王女士发生一些变化,她白天无精打采,缺少笑容,晚上睡不着觉,怕声响和亮光,烦躁、易发脾气,对什么都没兴趣,不思茶饭,奶水明显减少,总担心孩子会生病,怀疑自己能否把孩子养大,甚至有抱孩子去跳楼,一起死去的念头。望着王女士日渐消瘦的面庞,家人都很着急,带领王女士到医院就诊。

请思考:

(1) 王女士最主要的护理诊断是什么?

(2) 作为床位护士,该如何对王女士进行护理?

产褥期随着新生命的降临,产妇会因为初做母亲感到欣慰、自豪,精神过于兴奋,不思睡眠,注意力几乎全部集中到孩子身上。但如前所述,产褥期是产妇心理转换时期,容易受体内外环境不良刺激而导致心理障碍。产后心理异常包括产后忧郁(postpartum blues or baby blues)、产后抑郁症(postpartum depression,PPD)和产后精神病(postpartum psychosis)三种类型。本节介绍产后抑郁症,也叫产后忧郁症,指部分产妇产后持续存在情绪低落,是妇女在产后由于生理和心理因素造成的抑郁症状。

【病因】

产后抑郁症发生的确切原因不明,目前认为可能与下列因素有关:

1. 生物学因素　产后 24 小时体内激素水平急剧变化,目前认为雌孕激素水平的降低严重影响了产妇的情绪,这与雌孕激素具有稳定精神神经的作用有关。有研究表明,某些女性对激素水平的变化特别敏感,在生育期表现为心理脆弱,对环境和生理压力缺乏调节能力。由于妊娠分娩阶段激素水平的急剧变化,发生心理疾病的概率明显增高。

2. 社会 - 心理因素　产妇对婴儿的期待,对即将承担母亲角色尚不适应,既新鲜又恐惧,对照料婴儿的一切事物都需从头学起,这些都对产妇造成心理压力,导致过度紧张及情绪紊乱;存在重男轻女思想的产妇,生了女婴后感到失望,担心受到丈夫及其家人的歧视;有的产妇因婴儿有生理缺陷或意外死亡心情沮丧,觉得对不起家人,有强烈的自卑感。此外,睡眠不足,身体疲惫以及对自己现状不满,缺少他人关怀和支持等问题也是导致产后抑郁症的重要原因。

3. 遗传因素　通过对家族遗传史及双胎的追踪性研究发现,一级亲属中有情绪异常相关疾病的女性发生产后抑郁症的概率比普通人群的发生率明显增高。这类产妇对某些心理障碍疾病具有易感性,以自我为中心或成熟度不高,敏感、好强、认真和固执的性格特征会加重产后心理的不稳定状况。

除此以外,有学者研究发现,产后抑郁还可能与以下因素有关:与分娩有关的身体创伤及心理创伤史;产前及产时焦虑;新生儿窒息或有异常情况人工喂养;精神抑郁病史;吸烟;低自尊;经济状况低下;低社会支持;计划外或非意愿怀孕;单亲母亲或婚姻关系差等。

【临床表现】

当前世界各国对产后抑郁症至今尚无统一的诊断标准。美国精神病学会(1994)在《精神疾病的诊断与统计手册》一书中,制定了产后抑郁症的诊断标准(表 15-1)。

表 15-1 产后抑郁症的诊断标准

---

1. 在产后 2 周内出现下列 5 条或 5 条以上的症状,必须具备①、②两条

① 情绪抑郁

② 对全部或多数活动明显缺乏兴趣或愉悦

③ 体重显著下降或增加

④ 失眠或睡眠过度

⑤ 精神运动性兴奋或阻滞

⑥ 疲劳或乏力

⑦ 遇事皆毫无意义或自罪感

⑧ 思维力减退或注意力溃散

⑨ 反复出现死亡想法

2. 在产后 4 周内发病

【护理评估】

1. 健康史　评估分娩后产妇的精神状态情况,了解既往是否有心理疾病,精神疾病等病史。

2. 身体状况　注意了解产妇产褥期精神症状及体征,评估产妇及家属的心理状态,是否有精神过度紧张、惊慌失措、恐惧等情况。

3. 心理-社会支持状况　产褥期妇女情感处于脆弱阶段,特别是产后 1 周情绪变化更为明显,心理处于严重不稳定状态;产妇对即将承担母亲角色的不适应,造成心理压力,常感到心情压抑、沮丧、情绪低落,甚至焦虑、恐惧、易怒,自我评价降低,自暴自弃、自责、负罪,或表现对身边的人充满敌意、戒心;对生活缺乏信心,觉得生活无意义。

4. 辅助检查　必要时可应用心理测量仪,如用产后抑郁量表等对产妇的心理状态进行评估,评估产妇心理障碍的严重程度。

5. 治疗原则　需要进行两方面的治疗,一是心理治疗;二是药物治疗。心理治疗能有效减轻抑郁症状,通过主动与产妇交流,尽可能消除致病的心理因素;给予产妇关心、体贴和精心照顾,指导其养成良好睡眠习惯;调整好家庭和社会关系,来自丈夫与长辈的帮助有利于产妇树立生活信心。

对于中重度产后抑郁、焦虑患者,可给予药物干预。应用抗抑郁药,主要选择 5-羟色胺再吸收抑制剂和三环类抗抑郁药,如帕罗西丁、舍曲林、氟西丁、阿米替林等。

【常见护理诊断/问题】

1. 个人应对无效　与情绪抑郁、心理沮丧有关。
2. 有暴力行为的危险　与自我评价降低、丧失生活信心有关。

【护理目标】

1. 产妇抑郁症状消除,生理、心理舒适感增加。
2. 产妇进入母亲角色,主动关心、照顾婴儿。

【护理措施】

加强对产妇的照顾是缓解产后抑郁症最有效的方法。

1. 加强与产妇沟通　了解产妇在妊娠前及妊娠时是否有情绪低落的情况,正确评估产妇的心理状况;尽可能地让产妇说出心中的焦虑,进行情感的宣泄。使产妇保持良好的情绪,认识到产褥期生理变化对情绪的影响,让产妇有充分的思想准备。一旦情绪波动较大,尽量的自我克制,同时要善于

调节,例如听音乐、与周围的人聊天等。

2. 积极向产妇宣传和普及产褥期的心理卫生知识　及时进行母乳喂养指导,给产妇讲解新生儿正常的生理发育过程,尽量减轻他们照顾孩子的压力。出院后,在做好常规产后访视、产后检查、了解生殖器官恢复状况的同时,也应注意观察产妇的心理变化,以便及时发现问题,适时开导产妇,保持产妇心理卫生健康。

3. 营养指导　宣传产后营养的重要性,鼓励进食高蛋白、高热量、高碳水化合物,多食新鲜的鱼虾肉、蔬菜及水果等,忌食辛辣等刺激性食物,避免摄入过多碳水化合物,造成产妇情绪波动。

4. 鼓励产妇适当的活动　正常分娩产妇于产后 6~8 小时就可以坐起,24 小时后可以下床适当活动,如在室内走动等,还可以在床上做一些简单的、活动量小的康复体操或做一些轻微的家务劳动,如照顾婴儿;难产、高危产妇和剖宫产产妇应适当推迟下床活动的时间。也可以鼓励产妇在室外适当活动,呼吸新鲜空气,暂时抛开喂奶、换尿布等烦琐工作,有时即使几分钟,情绪就会有很大的改善。

5. 预防重度产后抑郁症　加强妊娠期、分娩期及产褥期的健康教育,可有效地预防重度产后抑郁症的发生。首先通过提供必要的教育,认识产后抑郁症的早期症状和体征,有助于早期发现并及时处理;鼓励家属注意观察产妇的身体变化、饮食营养、睡眠等状况,同时要以亲切温和的态度与语言和妻子交流,以调节产妇的情绪,使产妇在分娩后处于最佳的心理状态。其次,可以帮助产妇了解如何表达内心的烦躁和焦虑,达到情绪的宣泄。这种方式可以提高产妇的整体精神健康状态,从而有可能预防或减少重度产后抑郁症发生的可能。

【护理评价】

1. 产妇情绪稳定,生活信心增强,主动配合医护人员的治疗与护理。
2. 产妇能正确进行母乳喂养,并掌握护理婴儿的技巧。

(朱桐梅)

第四节　产褥期常见问题

一、产褥期乳房常见问题

产褥期乳房的主要变化是泌乳。孕期乳房为泌乳作充分准备。分娩后体内雌激素和孕激素水平急剧下降,解除了对垂体催乳素功能的抑制,乳汁开始分泌。尽管垂体催乳素是泌乳的基础,但乳汁的分泌与吸吮刺激关系密切;此外,乳汁分泌还与产妇营养、休息、睡眠、情绪和乳房健康状况等密切相关。因此,缺乏吸吮刺激、营养不良、乳头凹陷等原因,均可导致产后乳汁分泌不足、乳汁淤积、乳头皲裂、乳腺炎等产后常见乳房问题的发生。

【病因及其临床表现】

1. 乳汁分泌不足　亦称缺乳,为产后较常见的现象。乳汁的形成和分泌受许多因素的影响,如母亲营养摄入不足或消化系统功能障碍,或患有慢性消耗性疾病;乳腺先天性发育不良,尤其是乳腺腺泡发育不良,或内分泌失调(如催乳素分泌不足);缺乏婴儿强力地吸吮及规律地乳汁排空,使泌乳和射乳异常;精神因素如失眠、过度疲劳、焦虑、恼怒、悲伤等情绪波动,通过对下丘脑、垂体神经内分泌的影响;其他如避孕药、泻下药、阿托品、利尿脱水剂以及消导药(麦芽、神曲等)等均可减少乳汁的分泌。

2. 乳汁淤积　乳腺因受外力挤压,部分腺管充血、水肿而不通或通而不畅;或因乳头凹陷、过短授乳困难,不适当或不经常哺乳,均可使乳汁排出不畅,引起乳汁淤积,形成大小不等的硬块。表现为局部胀痛、表面微红,有压痛,体温略有升高,一般不超过 38℃。如不及时处理,容易引起感染,形成化脓性乳腺炎。

3. 乳头皲裂　乳头皲裂多发生于初产妇。往往由于乳头凹陷、过短、缺乳或授乳方法不当,乳头受强力吸吮而造成皮肤损伤。表现为乳头表皮脱落、乳头皮肤裂开或溃疡。哺乳时,产妇疼痛难忍,以致影响授乳而造成乳汁淤积或乳汁分泌减少,亦可因细菌自裂口侵入而发生化脓性乳腺炎。

4. 急性乳腺炎 急性乳腺炎是乳房的急性感染,常因乳汁淤积或乳头破损使细菌侵入乳腺组织而导致感染。以初产妇为多见,发病多在产后3~4周。常见的致病菌为金黄色葡萄球菌或溶血性链球菌。表现为乳房肿胀疼痛,患处出现有压痛的硬块,皮肤红、热。若炎症继续发展,疼痛加剧,呈搏动性,产妇可有寒战、高热。患侧腋窝淋巴结肿大,有压痛。白细胞计数明显增高。

【护理评估】

1. 健康史 了解产妇的分娩过程,特别注意异常情况及其处理经过;了解产妇产后的营养、休息、睡眠状况,有无用药及其用药具体情况。

2. 身心状况 评估产妇的全身健康状况,检查乳房的发育及其乳汁量;检查乳头是否凹陷、过短,乳房有无硬块、肿胀、疼痛等体征,观察产妇的精神心理状态,有无过度疲劳、焦虑、恼怒、悲伤等情绪波动。

3. 辅助检查 根据需要进行必要的血常规、尿常规等辅助检查。

【护理诊断】

1. 母乳喂养无效 与乳汁分泌不足、乳腺腺管受阻、喂养技能不熟等有关。
2. 疼痛 与急性乳腺炎、乳头皲裂、乳汁淤积等引起的乳房疼痛有关。
3. 父母不称职 与过度疲劳及与自己期盼的分娩不符有关。

【预期目标】

1. 产妇母乳喂养成功。
2. 维持产妇正常体温,产妇疼痛不适感减轻。
3. 产妇能在护士指导下积极参与自我护理和新生儿护理。

【护理措施】

1. 一般护理

(1)乳房应保持清洁、干燥,经常擦洗。分娩后第1次哺乳前,应将乳房、乳头用温开水洗净,以后每次哺乳前均用温开水擦洗乳房及乳头。注意切忌用酒精之类擦洗,以免引起局部皮肤干燥、皲裂。

(2)乳头处如有痂垢应先用油脂浸软后再用温水洗净。每次哺乳前柔和地按摩乳房,刺激泌乳反射。

(3)哺乳时应让新生儿吸空乳房,如乳汁充足孩子吸不完时,应用吸乳器将剩余的乳汁吸出,以免乳汁淤积影响乳汁分泌,并预防乳腺管阻塞及两侧乳房大小不一等情况。如吸吮不成功,则指导产妇挤出乳汁喂养。

(4)哺乳期使用棉质乳罩或专用哺乳文胸,大小适中,避免过松或过紧。

2. 平坦及凹陷乳头护理 有些产妇的乳头凹陷,一旦受到刺激乳头呈扁平或向内回缩,婴儿很难吸吮到奶头,则指导产妇采取如下方法:

(1)乳头伸展练习:将两拇指平行放在乳头两侧,慢慢地由乳头向两侧外方拉开,牵拉乳晕皮肤及皮下组织,使乳头向外突出;接着将两拇指分别放在乳头上侧和下侧,将乳头向上、下纵行拉开(见图6-2)。此练习重复多次,做满15分钟,每天两次。

(2)乳头牵拉练习:用一只手托乳房,另一只手的拇指和中指、食指抓住乳头向外牵拉,重复10~20次,每日2次。

(3)配置乳头罩:从妊娠7个月起佩戴,对乳头周围组织起到稳定作用。柔和的压力可使内陷的乳头外翻,乳头中央小孔保持持续突起。

(4)改变喂奶姿势和方法:经常改变喂奶姿势有利吸吮。在婴儿饥饿时可先吸吮平坦一侧,因此时婴儿吸吮力强,容易吸住乳头和大部分乳晕。使用假乳套可训练婴儿含住乳头,也可利用负压吸引的作用使乳头突出。

3. 乳房胀痛的护理 产后 3 日内,因淋巴和静脉充盈,乳腺管不畅,乳房逐渐胀实、变硬,触之疼痛,可有轻度发热。一般于产后 1 周乳腺管畅通后自然消失。也可用以下方法缓解:

(1)尽早哺乳:于产后半小时内开始哺乳,促进乳汁畅流。

(2)外敷乳房:哺乳前乳房热敷,可促使乳腺管畅通。在两次哺乳间乳房冷敷,可减少局部充血肿胀。

(3)按摩乳房:哺乳前按摩乳房,从乳房边缘向乳头中心按摩,可促进乳腺管畅通,减少疼痛。

(4)佩戴乳罩:乳房肿胀时,产妇穿戴合适的具有支托性的乳罩,可减轻乳房充盈时的沉重感。

(5)服用药物:口服维生素 B_6 或散解通乳的中药,常用方剂为柴胡(炒)、当归、王不留行、木通、漏芦各 15g,水煎服。

4. 乳头皲裂的护理 轻者可继续哺乳,哺乳时产妇取舒适的姿势,哺乳前先湿热敷乳房和乳头 3~5 分钟,同时按摩乳房,并挤出少量乳汁使乳晕变软容易被婴儿含吮。先在损伤轻的一侧乳房哺乳,以减轻对另一侧乳房的吸吮力。让乳头和大部分乳晕含吮在婴儿口中,增加哺乳的次数,缩短每次哺乳的时间。哺乳后,挤出少许乳汁涂在乳头和乳晕上,短暂暴露使乳头干燥,因乳汁具有抑菌作用,且含丰富蛋白质,能起到修复表皮的作用。疼痛严重者,可用吸乳器吸出乳汁喂给新生儿或用乳头罩间接哺乳,在皲裂处涂敷蓖麻油铋糊剂,于下次喂奶时洗净。

5. 乳腺炎护理 当产妇乳房出现局部红、肿、热、痛时,或有痛性结节,提示患有乳腺炎。轻度时,在哺乳前湿热敷乳房 3~5 分钟,并按摩乳房,轻轻拍打和抖动乳房,哺乳时先喂患侧乳房,因饥饿婴儿的吸吮力强,有利于吸通乳腺管。每次哺乳时应充分吸空乳汁,在哺乳时同时按摩患侧乳房。同时增加哺乳的次数,每次哺乳至少 20 分钟。哺乳后充分休息,饮食要清淡。

6. 催乳护理 对于出现乳汁分泌不足的产妇,应指导其正确的哺乳方法,按需哺乳、夜间哺乳,调节饮食,同时鼓励产妇树立信心。此外,可选用以下方法催乳:①中药涌泉散或通乳丹加减,用猪蹄 2 只炖烂吃肉喝汤。②针刺合谷、外关、少泽、膻中等穴位。

7. 退乳护理 产妇因疾病或其他原因不能哺乳者,应尽早退奶。限进汤类饮食,不排空乳房,停止哺乳及挤奶,并束紧乳房。遵医嘱给予己烯雌酚退奶。此外可用生麦芽 60~90g,水煎服,每日 1 剂,连服 3~5 日,配合退奶。如乳房胀痛,用芒硝 250g 分装于两个布袋内,敷于两侧乳房并包扎固定。

【护理评价】

1. 产妇在喂养孩子后感到舒适,新生儿体重增长正常。
2. 产妇体温保持正常。
3. 产妇疼痛不适感减轻。
4. 产妇在护士的指导下积极参与新生儿护理及自我护理,表现出自信和满足。

【健康教育】

1. 产妇应注意休息,合理安排家务及婴儿护理。居住环境应安静、清洁、通风。
2. 哺乳期营养需要增加,应合理安排营养均衡的食谱。产妇应少食多餐,多吃含高热量、高蛋白质、高维生素及富含矿物质的食物,如鱼、排骨、猪蹄炖汤等,以保证自身的营养需要及分泌乳汁的质量;不宜吃辛辣刺激食品,少量甜米酒有助乳汁分泌。
3. 强调母乳喂养、母婴同室、按需哺乳的重要性并指导母乳喂养的技巧;哺乳前后应洗净双手、擦洗乳头,注意个人卫生。
4. 鼓励产妇丈夫及其家人为产妇提供良好的心理支持和生活帮助。

二、产褥期泌尿系统感染

产后大约有 2%~4% 的产妇会发生泌尿系统感染。引起感染的病原体绝大多数为革兰阴性杆菌,以大肠杆菌多见,其他有变形杆菌、产气杆菌和葡萄球菌等。感染途径主要为上行性感染,细菌首先从尿道外口侵入感染膀胱,随后再沿输尿管上行感染肾盂、肾盏。

【病因】

女性尿道短、直,尿道口与肛门邻近,产后机体抵抗力低,容易造成上行感染引起膀胱炎、肾盂肾炎。分娩过程中,膀胱受压引起黏膜充血、水肿、挫伤,容易发生膀胱炎。

分娩时膀胱受压迫导致膀胱失去收缩力,不能将膀胱内的尿液完全排出,引起尿潴留而导致膀胱炎。产后尿道和膀胱张力降低,对充盈不敏感,或因会阴部伤口疼痛使产妇不敢排尿,造成尿潴留而引起细菌感染。分娩过程中安插尿管或过多的阴道检查、无菌操作执行不彻底,也可引起细菌侵入造成感染。

【临床表现】

1. 膀胱炎　症状多在 2~3 日出现,有尿频、尿急、尿痛,排尿时有烧灼感或排尿困难;也可表现为尿潴留或膀胱部位压痛或下腹部胀痛不适;也可伴有低热,但通常没有全身症状。

2. 肾盂肾炎　感染多由下泌尿道上行所致,较常发生在右侧,也可能两侧均受累,患者症状通常发生在产后第 2、3 日,也可发生在产后 3 周,表现为单侧或双侧腰部疼痛、高热、寒战、恶心、呕吐,周身酸痛等,同时伴有尿频、尿急、尿痛、排尿未尽感及膀胱刺激症状。

【处理原则】

及时有效抗感染并保证液体摄入量。

【护理评估】

1. 健康史　评估患者过去是否有泌尿系感染的病史,本次分娩情况,是否有产程过长、排尿困难、手术助产、安放尿管的经历;并了解产后第一次自解小便时间、尿量、膀胱功能恢复情况。

2. 身心状况　评估产妇体温,产后是否出现尿急、尿频、尿痛及尿潴留等泌尿系感染的症状;检查膀胱部位有无压痛、肾区有无叩击痛;评估是局限于下泌尿道膀胱炎,还是已经上行感染发生肾盂肾炎;通过观察产妇的语言、行为,了解产妇有无焦虑不安、恐惧等不良情绪。

3. 辅助检查　尿常规检查可见脓细胞、白细胞、红细胞;可有蛋白尿、管型尿;中段尿培养细菌数 $\geq 10^5/ml$。做血尿素氮及肌酐检查,以确定肾功能有无受损。

【护理诊断】

1. 排尿障碍　与泌尿系统感染有关。
2. 知识缺乏:缺乏预防泌尿系统感染的相关知识。

【预期目标】

1. 患者泌尿道感染得到控制,症状消失,排尿功能恢复正常。
2. 患者能讲述预防泌尿道感染的相关知识。

【护理措施】

1. 一般护理　保持居室安静、舒适;鼓励产妇多饮水,每日需饮水 3000~4000ml,达到冲洗膀胱的目的;提供排尿的良好环境,用屏风遮挡,使病人安心排尿。

2. 心理护理　针对病人的心态给予解释和安慰,以缓解其窘迫及焦虑不安。

3. 采取各种方法促使产妇自行排尿:用温水冲洗会阴、听流水声或针灸疗法等。

4. 治疗配合　遵医嘱给予抗生素。复查尿常规,必要时行尿培养。遵医嘱使用抗痉挛药和止痛药,以缓解病人不适。

【护理评价】

1. 出院时,病人恢复正常排尿功能。

2. 出院时,病人尿液检查和细菌培养阴性。

3. 病人出院后能进行自我护理,并能定期复查。

【健康教育】

1. 指导产妇摄入足够量的液体,养成定时排尿的习惯。

2. 指导产妇注意会阴部的卫生,每次便后冲洗会阴部,以防逆行感染。

3. 督促产妇每 4 小时定时排尿 1 次,有助于除去感染尿液,避免膀胱过度膨胀,有利于正常排尿功能的恢复。

(顾琳)

思考与练习

1. 张女士,孕 39^{+4} 周,因"臀位,胎膜早破"行剖宫产分娩一活女婴,新生儿体重 3.4kg,Apgar 评分 10 分,胎盘、胎膜娩出完整,无胎盘胎膜粘连,手术顺利。术后第二天,体温 37℃,子宫脐上 2 指,血性恶露,量中等。术后 5 天出院。出院后一直阴道不规则流血,褐色,自诉无异味,淋沥不尽,量少。术后 12 天突然出现阴道大量流血,伴血块,暗红色,量约 500ml,急诊以"晚期产后出血,失血性贫血"收入院。

请问:

(1)该产妇的护理诊断有哪些?

(2)为预防感染,应做好哪些护理措施?

2. 王女士,30 岁,以"孕 1 产 1 孕 40 周,胎膜早破"之诊断入院。临产进入第二产程,胎儿呈持续性枕后位,胎头吸引术助产,产后出血不多。产后第 6 天体温为 37.8~38.6℃,两乳房稍胀,无肿块,宫底脐下 1cm,轻压痛,血性恶露,量多有臭味,会阴切开伤口已愈合。

请问:

(1)该产妇的主要病因是什么?

(2)目前该产妇的主要护理诊断是什么?

(3)针对护理诊断应给予哪些护理措施?

思路解析　　　扫一扫,测一测

(朱桐梅)

第十六章 产科常用手术及护理配合

 学习目标

1. 掌握会阴切开缝合术的适应证、禁忌证、注意事项及护理措施。
2. 熟悉胎头吸引术、低位产钳术、臀位牵引术、剖宫产术、人工剥离胎盘术的适应证、禁忌证、注意事项及护理措施。
3. 熟练掌握会阴切开缝合术的操作步骤。
4. 学会胎头吸引术、低位产钳术、臀位牵引术、人工剥离胎盘术的手术配合。
5. 对产妇要有爱心、同情心，语言要亲切，能取得产妇的信任和合作。

第一节 外转胎位术

回转胎位（version）是用徒手的方法，将不利分娩的胎位转成为有利于分娩的胎位，分为外转胎位术（external cephalic version）及内转胎位术（internal cephalic version）两种。本节只介绍外转胎位术。

【适应证】

1. 胎儿正常，单胎臀位或横位，B超检查胎头无过度仰伸。
2. 胎膜未破有适量羊水。
3. 无子宫畸形，如纵隔子宫、双角子宫等。
4. 先露未入盆。
5. 估计胎儿能从阴道分娩者。

【转胎位最佳时间】

臀位以妊娠32~36周为宜，在妊娠32周前羊水较多，虽转位容易成功，但此时自然转胎的机会多，因此，无需急于处理；在临近预产期，子宫敏感度增加，先露已入盆，转位不易成功。横位转位较臀位容易，妊娠30周后，膝胸卧位失败，胎膜未破者可试用外转胎位术，转为头先露或臀先露。

【禁忌证】

1. 先兆早产或有早产史。

 笔记

2. 羊水过多或过少。

3. 产前阴道流血,如前置胎盘或胎盘早剥。

4. 有妊娠合并症或并发症,不宜阴道分娩者。

5. 有骨盆狭窄。

6. 有剖宫产史或子宫有瘢痕者。

7. 子宫畸形,胎儿畸形,双胎妊娠。

8. B 超检查有脐带缠绕或前置胎盘。

【必备条件】

1. 单胎正常儿,胎心良好。

2. 胎膜未破有适量羊水。

3. 先露部未入盆或虽已入盆但能退出者。

【术前准备】

1. 向孕妇及家属讲解外转胎位术的方法,可能出现的并发症,知情选择。常规签字。

2. 排空膀胱,便秘者可以于前一晚服缓泻药,使直肠排空。

3. 做好解释工作,取得孕妇主动配合,充分说明危险性。

4. 明确臀先露类型,完全臀先露转位成功率高,不完全臀先露次之,单臀先露成功率低。

5. 听取胎心率并记录或用胎心监护仪监测。

6. 必要时,术前 0.5~1 小时口服沙丁胺醇 4.8mg,使子宫肌肉及腹壁肌肉松弛。

7. 准备腹带或毛巾两条、长布单 1 条。

【手术步骤】

1. **体位**　孕妇取仰卧位,两下肢屈曲略外展,暴露腹壁。

2. **松动先露部**　如臀先露已入盆,可先让孕妇取臀高头低位半小时,亦可先用两手插入盆腔入口将先露部向上提拉,使之松动(图 16-1)。

3. **转胎**　两手分别握持胎头及胎臀,一手将胎头保持俯屈姿势沿腹侧方向,轻轻推向骨盆入口处,另一手握持胎臀将其轻轻上推,与推头动作相配合,操作应交替断续进行,转动一下后,稍停片刻,以一手固定,保持已转动的位置(图 16-2),听胎心音无变化,再转胎,直到手术成功,宫缩时暂停转位。

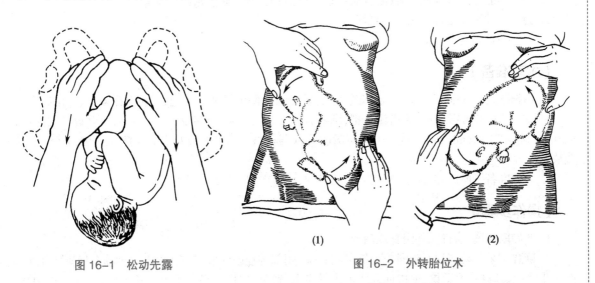

图 16-1　松动先露

(1)　(2)

图 16-2　外转胎位术

4. **术后处理**　转为头先露后,听取胎心率、观察胎动,若无异常,用腹带包裹固定或将两个毛巾卷分别置胎头两侧,用长布单包裹固定。包扎松紧适度,术后观察半小时,无异常,1 周后复查。

【注意事项】

1. 转动胎位时操作须轻柔而有力,不可用暴力,以免造成胎盘早剥及早产。

2. 如有较强的子宫收缩或腹痛,不宜继续进行。

3. 倒转过程中注意胎心音及胎动变化,若胎心音异常,胎动频繁,一般经 4~5 分钟后恢复正常。观察 30 分钟仍不能恢复者,应停止操作并转回原位,以免脐带缠绕受压及胎盘早剥。

4. 先露部已入盆或转胎有困难者,不可强行倒转。

5. 转位后至少继续监护 30 分钟并注意孕妇有无阴道流血、流水等。

第二节　会阴切开缝合术

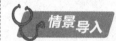

小周是一名工作了 2 年的助产士,她正在给一名 30 岁的初产妇接生。现该产妇宫口已开全 2 小时,胎头拨露时,会阴过紧,小周为该产妇实施了会阴侧切术,胎儿顺利娩出。

请思考:

1. 小周为什么要给该产妇进行会阴切开?

2. 会阴侧切伤口应如何缝合?

3. 缝合后的会阴侧切伤口应如何护理?

会阴切开缝合术是产科常用手术之一,其目的是避免会阴严重裂伤,减轻分娩时的阻力,有利于胎儿娩出,缩短第二产程。常用的手术方式有会阴侧斜切及会阴正中切两种,临床上以前者多用。

【适应证】

1. 分娩时可能引起会阴严重裂伤者,如会阴过紧、会阴体过长、胎儿过大等。

2. 初产妇阴道助产术,如胎头吸引术、低位产钳或臀位助产术等。

3. 第二产程延长或缩短第二产程,如重度子痫前期、妊娠合并心脏病、胎儿窘迫等。

【禁忌证】

1. 估计不能经阴道分娩,如梗阻性难产;不宜经阴道分娩,如生殖器疱疹等。

2. 会阴条件好或足月胎儿较小者等。

3. 人免疫缺陷病毒感染者。

【术前准备】

1. 用物准备　10ml 注射器 1 支,长穿刺针头 1 个,会阴侧切剪刀 1 把,弯止血钳 4 把,带尾纱布 1 块,持针器 1 把,有齿镊 1 把,无齿镊 1 把,圆缝合针 2 个,三角缝合针 2 个,0.5%~1% 普鲁卡因 20ml 或 0.5% 利多卡因 10ml,2-0 号或 3-0 号可吸收线,1 号丝线,治疗巾 4 块,巾钳 4 把,治疗碗 1 个,纱布数块等。

2. 心理准备　向产妇说明会阴切开术的目的,取得产妇的积极配合。

【操作步骤】

1. 产妇取膀胱截石位,外阴常规消毒、铺巾。

2. 麻醉　采用阴部神经阻滞或局部浸润麻醉。阴部神经阻滞麻醉有止痛和松弛盆底肌肉的作用。操作步骤:术者将一手示指、中指伸入阴道内做指引,触及坐骨棘,另一手持带长针头装有 0.5%~1% 普鲁卡因 20ml 或 0.5% 利多卡因 5~10ml 的注射器,在肛门与坐骨结节连线中点进针,将针头刺向坐骨棘尖端内侧约 1cm 处注入药液 1/2,再将针头抽回至皮下,沿切开侧的大阴唇、会阴体皮下做扇形注射,松弛盆底肌肉。如正中切开时,则在会阴体局部行浸润麻醉(图16-3、图16-4)。

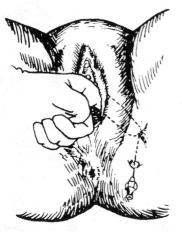

图16-3　阴部神经阻滞麻醉

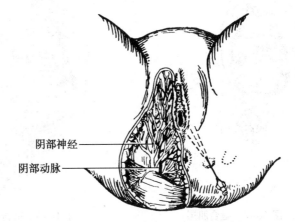

阴部神经
阴部动脉

图16-4　阴部神经局部浸润麻醉

3. 切开会阴

(1)会阴侧斜切开:一般采用会阴左侧斜切开术。术者左手示、中两指伸入阴道,置胎先露和阴道左侧后壁之间,撑起阴道壁,以保护胎儿并指示切口位置,右手持剪刀放在会阴后联合中线左侧成45°,会阴高度膨隆时可为60°,剪刀刃与皮肤垂直,于宫缩时一次全层切开,切口一般长4~5cm(图16-5)。

(2)会阴正中切开:沿会阴后联合的中央向肛门方向垂直切开,长2~3cm,注意不要伤及肛门外括约肌。

4. 止血　出血处立即用纱布压迫止血,小动脉出血时应予结扎。

5. 缝合会阴　待胎盘完整娩出后,检查产道其他部位有无撕裂,将一带尾纱布置入阴道内,以免宫腔血液外流妨碍手术视野。

(1)缝合阴道黏膜:用左手示、中指撑开阴道壁,自切口顶端上方0.5cm处开始,用可吸收线以约1cm针距间断或连续缝合至处女膜环,并对齐处女膜环(图16-6)。

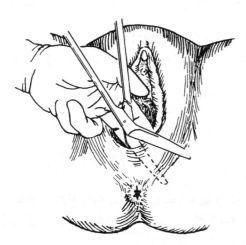

图16-5　会阴左侧斜切开

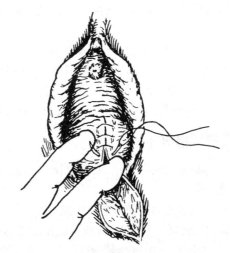

图16-6　缝合阴道黏膜

(2)缝合肌层和皮下组织:用同样肠线间断缝合肌层(图16-7)和皮下组织(图16-8)。

(3)缝合皮肤:最后用1号丝线间断缝合皮肤,也可用3-0号可吸收线连续皮内缝合法缝合皮肤(此法可不拆线)(图16-9)。缝合完毕取出阴道内带尾纱布。

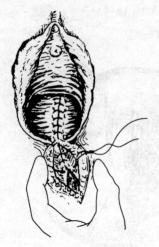
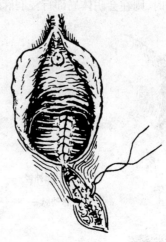
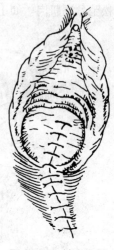

图 16-7 缝合肌层　　　　　　图 16-8 缝合皮下组织　　　　　图 16-9 缝合皮肤

6. 常规肛门检查　检查有无缝线穿透直肠黏膜。如有,应立即拆除,重新消毒缝合。

会阴正中切开与会阴侧斜切开的优缺点

会阴正中切开术的优点是切开组织少,出血少,易缝合,愈合好,术后疼痛轻。缺点是如会阴切口下延,可造成会阴Ⅲ度裂伤,故胎儿较大、手术助产等分娩不宜采用;接产技术不够熟练、经验不足的接生者不宜采用。

会阴侧斜切开术的优点是可充分扩大阴道口,不易出现会阴及盆底严重裂伤,故临床上较常采用。缺点是切开组织较多,出血多,缝合技术要求较高,术后疼痛较重。

【注意事项】

1. 会阴切开时间应在预计胎儿娩出前 5~10 分钟,不宜过早;于宫缩同时切开会阴,把握切开时机。

2. 切开时剪刀刃应与皮肤垂直,一次全层剪开,黏膜、肌层与皮肤切口长度应一致。

3. 缝合时注意层次清楚,切口对齐,勿留死腔。缝合阴道黏膜时注意不能穿透直肠黏膜,如有缝线穿过直肠黏膜,应立即拆除,重新缝合,防止形成阴道直肠瘘。

4. 缝线不可过紧,以免组织水肿,缝线嵌入组织内,影响愈合。

【护理措施】

1. 术后保持会阴清洁,及时更换会阴垫;术后 5 日内用碘伏棉球擦洗外阴,2 次 / 日,大小便后及时擦洗外阴。

2. 术后查看会阴伤口愈合情况。如产妇会阴伤口疼痛剧烈或有肛门坠胀感,应及时报告医生,检查阴道及会阴伤口有无血肿;如无血肿,产妇感觉会阴伤口胀痛,可遵医嘱 24 小时内冷敷或 95% 乙醇湿敷,24 小时后可用 50% 硫酸镁湿热敷或红外线照射。

3. 术后查看会阴伤口有无感染征象。如伤口出现红、肿、热、硬结或针眼渗出脓性分泌物,应配合医生及时拆线、清创、换药等处理。如会阴伤口感染及愈合不良,可于产后 7~10 日起给予高锰酸钾溶液坐浴。

4. 术后嘱产妇多向健侧卧位。正常愈合伤口 3~5 天拆线,并记录拆线情况。

第三节 胎头吸引术

胎头吸引术是将胎头吸引器置于胎头上,形成一定负压后吸住胎头,按胎头娩出机制,通过牵引协助胎头娩出的手术。其优点为易于掌握,对母儿危害小,可用以代替低位产钳。缺点是:若负压不足,吸引器滑脱可造成胎儿伤害;如负压过大,牵引时间长,易损伤头皮,甚至发生颅内出血。目前临床常用的有金属直筒状、牛角形或扁圆形及硅胶喇叭形胎头吸引器(图16-10)。

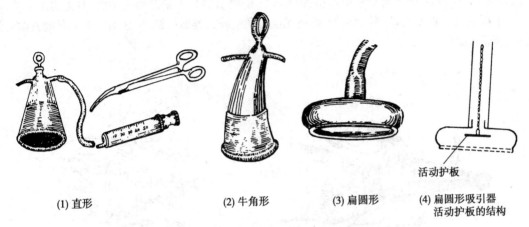

活动护板

(1) 直形　　　　　(2) 牛角形　　　　(3) 扁圆形　　　(4) 扁圆形吸引器
　　　　　　　　　　　　　　　　　　　　　　　　　　活动护板的结构

图 16-10　胎头吸引器的种类与结构

【适应证】

1. 缩短第二产程　常用于产妇有妊娠期高血压疾病、心脏病等不宜分娩时用力者;轻度胎儿窘迫需尽快结束分娩者;宫缩乏力导致第二产程延长者。

2. 持续性枕横位或枕后位须做胎头旋转并牵引胎头助产者。

【禁忌证】

1. 头盆不称,胎位异常(颜面位、额先露、横位、臀位等)。

2. 产道畸形、阻塞,子宫颈癌。

3. 子宫脱垂手术后,尿瘘修补术后。

4. 刚进行过胎儿头皮采血者。

【手术条件】

1. 活胎,顶先露。

2. 头盆相称。

3. 胎头双顶径已达坐骨棘水平以下。

4. 宫口开全,胎膜已破。

5. 有一定强度的子宫收缩。

【术前准备】

1. 用物准备　胎头吸引器1个,橡皮管1根,50ml注射器1支,止血钳1把,治疗巾2块,低压吸引器1台,一次性吸痰管1根,吸氧面罩1个,无菌纱布数块,导尿包,消毒液状石蜡,会阴切开缝合术包,氧气,抢救药品等。

2. 心理准备　向产妇说明胎头吸引术的目的及方法,可能发生的并发症,取得产妇和家属的理解及配合。

【操作步骤】

1. 检查器械 吸引器有无损坏,漏气,并将橡皮管接在吸引器空心管柄上。
2. 体位 产妇取膀胱截石位,外阴常规消毒、铺巾,导尿排空膀胱。
3. 阴道检查 明确是否符合手术条件。
4. 会阴切开 初产妇或会阴较紧张者,行麻醉后做会阴侧斜切开术。
5. 放置胎头吸引器 先将吸引器开口缘涂好润滑油,术者用左手指撑开阴道后壁,右手持吸引器沿阴道后壁放入,然后用手指环形拨开阴道口四周,使整个胎头吸引器滑入阴道内,并使其开口缘与胎头贴紧(图16-11)。用手指沿吸引器检查一周,了解吸引器是否紧贴胎儿头皮,有无阴道壁及宫颈组织夹于吸引器及胎头之间(图16-12),检查无误后调整吸引器牵引柄,使之与胎头矢状缝方向一致,作为旋转胎头的标记。

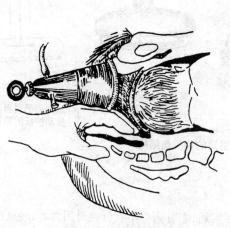

图16-11 放置胎头吸引器

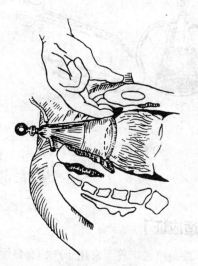

图16-12 检查胎头吸引器附着位置

6. 抽吸负压 术者将胎头吸引器顶住胎头,助手将注射器接上胎头吸引器的橡皮管,分次缓慢地抽出吸引器内空气150~200ml,使吸引器内变成负压,负压相当于200~300mmHg,硅胶喇叭形吸引器抽空气60~80ml即可。用血管钳钳夹住橡皮管,取下注射器,等候2~3分钟,使吸引器与胎头吸牢(图16-13)。

7. 牵引吸引器 如为枕前位,待宫缩时,让产妇向下屏气,术者手持牵引柄顺骨盆轴方向,按正常分娩机制进行牵引,使胎头俯屈、仰伸、娩出,同时注意保护会阴。宫缩间歇期暂停牵引(图16-14)。若胎头为枕横位或枕后位时,可先旋转后牵引。

8. 胎头双顶径牵出阴道口时,即可松开止血钳,解除吸引器负压,取下吸引器,相继娩出胎体。

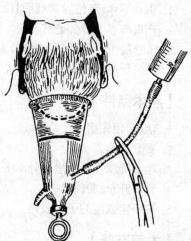

图16-13 抽吸空气形成负压

【注意事项】

1. 严格掌握适应证,如早产儿、胎儿窘迫者慎用。
2. 吸引器必须放置正确,应避开囟门。
3. 牵引时用力要均匀,按正常胎头分娩机制辅助牵引。切忌左右摇晃,切勿用力过大。
4. 牵引时如有漏气或脱落,应查找其原因。如系牵引方向错误、负压不够,可重新放置。放置一般不超过2次,牵引时间一般主张10~15分钟,全部牵引时间不宜超过20分钟,否则应改用产钳术助产。
5. 预防感染 由于阴道操作次数多,术后常规给予抗生素。

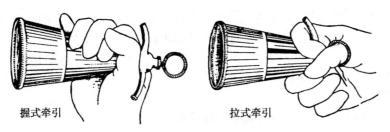

握式牵引　　　　　　　　　　拉式牵引

图 16-14　牵引吸引器手法

【护理措施】

1. 治疗配合　做好术前用物、产妇及新生儿窒息抢救的各项准备工作,积极协助医师完成胎头吸引术的操作过程。胎儿娩出后及时清理呼吸道。

2. 病情监护

(1)术后检查新生儿有无产伤。如新生儿头皮损伤、头皮血肿及颅内出血等,如有异常及时配合医生处理。

(2)术后仔细检查产妇软产道,如有裂伤应及时缝合。定时观察产妇宫缩,预防产后出血。注意观察会阴伤口愈合情况,每日清洁、消毒外阴。术后按医嘱给予抗生素治疗。

3. 一般护理　嘱产妇产后加强营养,多进高能量、易消化、富含维生素及微量元素的食物。

第四节　低位产钳术

情景导入

陈女士,28 岁,初产妇,已进入第二产程 1 小时,助产士发现,该产妇胎儿的胎心率为 102 次 / 分,助产士报告医生后,配合医生为该产妇实施了产钳助产。胎儿娩出后立即复苏,1 分钟 Apgar 评分为 8 分。

请思考:

1. 该产妇产钳助产的适应证是什么?

2. 助产士如何配合医生进行产钳助产?

3. 产钳助产后应如何护理?

产钳术是用产钳牵引胎头,协助胎儿娩出的手术。根据胎头在骨盆内的位置,可分为低位产钳、中位产钳和高位产钳术。目前我国助产绝大部分采用低位产钳术,中位以上的产钳术已被剖宫产术替代。

【产钳构造】

临床常用的产钳为短弯型和臀位后出头产钳(图 16-15)。

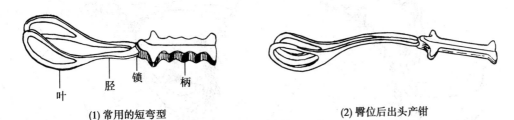

叶　　胫　锁　　柄

(1)常用的短弯型　　　　　　　(2)臀位后出头产钳

图 16-15　产钳构造

产钳分为左叶和右叶,两叶之间最宽的距离为 9cm,每叶产钳由钳匙、钳胫、钳锁、钳柄 4 部分组成。钳匙是长圆形,中央有卵圆形窗孔,是夹持胎儿的部分。钳匙有 2 个弯度,钳匙内面凹,外面凸,以抱住胎头;另一个是盆弯,钳匙向上弯,上面凹,下面凸,以适应产道及骨盆的弯度,两叶产钳交合部为钳锁。钳匙与钳锁间是钳胫。钳锁下方为钳柄,为术者握持牵拉的部分。

【适应证】

1. 同胎头吸引术。
2. 胎头吸引术失败者或产妇昏迷不能增加腹压者。
3. 臀位分娩后出胎头困难者。
4. 面先露(颏前位)娩出困难者。

【禁忌证】

1. 绝对和相对头盆不称,胎头未衔接。胎方位异常,如颏后位、额先露、高直位、横位等。
2. 严重胎儿窘迫,估计短时间内不能经阴道结束分娩者。
3. 畸形儿、死胎应采取毁胎术。
4. 宫口未开全。

【手术条件】

1. 与胎头吸引术条件基本相同。
2. 胎先露必须明确,如顶先露或颏前位等。臀位产只用于牵拉后出头。

【术前准备】

1. 用物准备 高压灭菌的产钳,消毒液状石蜡,导尿包,会阴切开缝合术用物,新生儿急救用物等。
2. 心理准备 向产妇及家属交代病情,讲解产钳助产的目的及可能出现的并发症及预后,取得产妇及家属积极配合,术前签字。

【操作步骤】

1.2.3.4 步骤同胎头吸引术。

5. 放置产钳 产钳两叶涂好润滑油,术者以右手掌面四指伸入阴道左侧壁和胎头之间,左手持左叶钳柄,使钳叶下垂,钳盆弯朝前,将左钳叶沿右手掌与胎头之间缓缓插入(图 16-16),使钳叶置于胎头左侧,由助手将钳叶固定。继而放置右叶,术者右手持右叶钳柄,左手四指伸入阴道右侧壁与胎头之间,引导产钳右叶至胎头右侧(图 16-17),达产钳左叶对应位置。右叶产钳在左叶产钳之上。

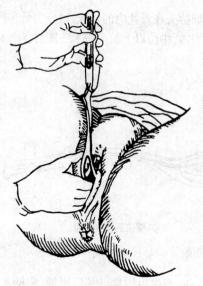

图 16-16 放置左叶产钳

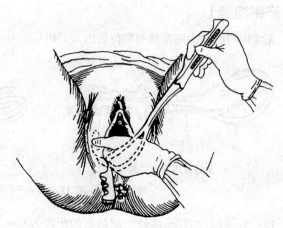

图 16-17 放置右叶产钳

6. 合拢产钳　将两钳叶柄平行交叉,扣合锁扣,钳柄对合(图 16-18)。

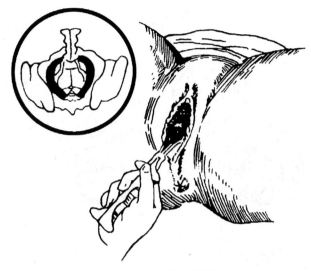

图 16-18　扣合钳锁

7. 检查钳叶位置　产钳扣合后,伸手入阴道内,检查钳叶与胎头之间有无软组织或脐带夹入,两钳叶是否分别置于胎儿面颊部位,胎头矢状缝是否在两钳叶正中。

8. 试牵产钳　术者左手握住钳柄,右手掌固定在左手背上,并将右手中指尖抵于胎先露,向外、向下缓慢牵拉(图 16-19)。如中指尖远离胎头,则表示产钳从胎头上已滑脱,须重新放置;如中指尖随产钳下降未离开胎头,则表明位置正确,可正式牵引。

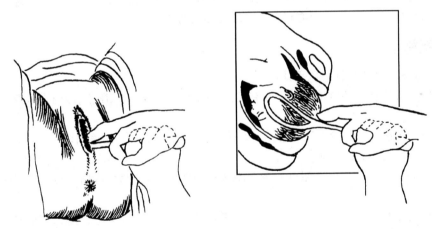

图 16-19　试牵产钳

9. 牵引　在宫缩时术者握住钳柄先向外,后稍向下,沿产轴方向进行缓慢牵拉。当先露部着冠时,逐渐将钳柄上提,使胎头仰伸娩出(图 16-20),此时助手应注意保护会阴。

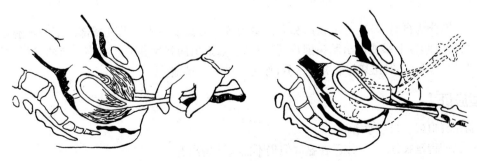

图 16-20　按产轴方向牵引

10. 取下产钳 当胎头仰伸额部后,即可取下产钳,松解钳锁,先取下右钳叶,再取下左钳叶,应顺胎头缓慢滑出(图16-21)。

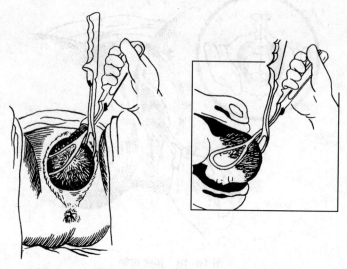

图16-21 取下产钳

【注意事项】

1. 术前必须查清胎方位,才能正确放置产钳。如放置不正确有可能导致胎儿或母体软组织损伤。
2. 牵拉产钳时用力要均匀,速度不宜过快,产钳不能左右摇晃。
3. 当胎头仰伸、额部外露时,立即停止用力,以免造成严重的会阴裂伤。
4. 胎盘娩出后,常规检查软产道有无裂伤,有裂伤给予缝合。

【护理措施】

同胎头吸引术。尤其应注意以下几点:

1. 检查新生儿产伤 注意检查新生儿有无面部软组织损伤、眼球压伤、颅内出血等,并及时配合医生处理。
2. 预防产后出血 仔细检查软产道,尤其宫颈、阴道壁有无裂伤,阴道侧切伤口有无延长,会阴是否Ⅲ度裂伤。一经确诊,立即修补。
3. 缝合会阴侧斜切伤口 产钳助产者会阴侧斜切伤口相对较大,常伤及会阴浅层肌肉,应仔细缝合。
4. 预防产后尿潴留 实施产钳术的产妇,由于产程延长,膀胱黏膜受压水肿,产后易发生尿潴留,应尽早处理,必要时导尿。

第五节 臀位牵引术

臀位分娩分为自然分娩、臀位助产和臀位牵引等。臀位牵引术因胎儿臀部及下肢不能很好地扩张软产道,易致胎臂上举或后出胎头困难,臀位牵引术娩出的新生儿死亡率高。目前,臀位牵引术已逐渐被剖宫产术取代,但在某些情况下,仍可作为一种应急措施。

【适应证】

1. 胎儿窘迫或脐带脱垂者。
2. 第二产程延长,胎儿肢体已在盆底但仍不能自然娩出者。

3. 有严重合并症必须立即结束分娩者。

4. 双胎妊娠,已娩出第一胎,第二胎娩出困难者。

5. 横位或其他异常胎位行内倒转胎位术术后,宫口已开全,继以牵引胎足娩出胎儿者。

【禁忌证】

1. 骨盆明显狭窄或畸形。

2. 胎儿体重在 3500g 以上。

3. 胎头仰伸,不完全臀位。

4. 胎臀高浮、骨盆狭窄、胎儿异常者。

5. 高龄初产,瘢痕子宫,患有严重妊娠合并症和妊娠并发症者。

【必备条件】

1. 无头盆不称或骨盆狭窄。

2. 宫口开全,胎膜已破。

3. 胎儿存活,估计胎儿体重小于 3500g,胎头不仰伸。

【术前准备】

同产钳术。

【操作步骤】

1. 检查器械 检查产钳及新生儿窒息抢救等器械完好。

2. 体位 产妇取膀胱截石位,外阴常规消毒、铺巾,导尿排空膀胱。

3. 阴道检查 明确是否符合手术条件。

4. 麻醉及会阴切开 一般采用阴部神经阻滞或局部浸润麻醉后做会阴侧斜切开术,若估计牵引操作困难或盆底组织较紧者,应考虑硬膜外麻醉或全身麻醉。

5. 牵出下肢及臀部(以骶右前位为例) 足先露或混合臀先露时,术者一手伸入阴道内以示指置两踝之间握住胎儿双足,或用中、示指夹住一足牵出阴道。牵引时应将足跟转向上方(图 16-22)。单臀先露,臀部位置较低时,术者可用一手示指钩住胎儿前腹股沟稍下降后,另手的示指钩住对侧腹股沟,双手同时用力牵引,臀部下降,下肢随之娩出(图 16-23)。

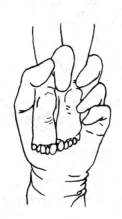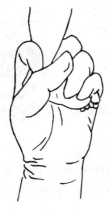

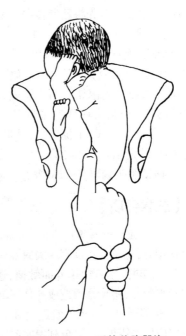

图 16-22 握持胎足的方法　　　　　图 16-23 一手钩住腹股沟

6. 牵出胎肩及上肢　胎臀娩出后，术者双手握住胎儿髋关节，拇指放置在骶部，其余四指握持髋部，向下牵拉躯干，一边牵引，一边保持胎儿背部向上方向，使胎儿成俯卧姿势，双肩径与骨盆入口斜径或横径一致，以便通过骨盆入口，牵引至肋缘、肩胛下角相继露出，将胎背转向母体侧方，胎儿前肩即下降至耻骨联合下。此时，可用两种方法娩出胎肩及上肢。

(1)滑脱法：术者右手握持胎儿双足，向前上方提，使左肩显露于会阴，再用左手示、中指伸入阴道，由胎儿后肩沿上臂至肘关节处，协助后臂及肘关节沿胸前滑出阴道，然后将胎体放低，前肩自然由耻骨弓下娩出［图 12-32(1)］。

(2)旋转胎体法：术者双手握住胎臀，两手拇指在背侧，另四指在腹侧(不可按压胎腹)，将胎背按逆时针旋转，同时稍向下牵拉，使右肩及右臂从耻骨弓下自然娩出［图 12-32(2)］。然后再将胎背顺时针旋转，使左肩及左臂娩出。

上肢娩出困难，可能为胎儿臂上举，助产者可一手伸入阴道内，置胎儿前臂肘窝处向胸前方下压，使肘关节屈曲，上肢沿胎儿面部及胸前滑下娩出(图 16-24)；如果胎儿上肢举至枕后，用前述方法不能解脱，可用双手握住胎儿髋部，将胎体稍稍送回阴道一段，然后向手所指方向旋转胎体180°(图 16-25)，使胎儿上肢屈曲降至胸前娩出，继之，向相反方向旋转胎体，再娩出另一上肢。

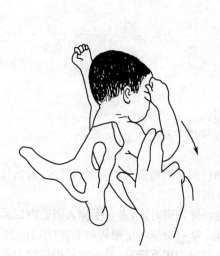
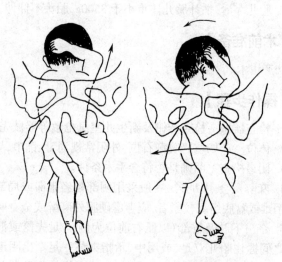

图 16-24　下压前臂肘窝　　　　图 16-25　向儿手所指方向旋转胎体娩出上肢

7. 牵出胎头　先将胎背转向正前方，使胎头矢状缝与骨盆出口前后径一致，将胎体骑跨在术者左前臂上，左手中指伸入胎儿口内压住下颌，示指和无名指扶于两侧上颌骨；右手中指抵住胎儿枕部，使示指和无名指置于胎儿双肩及锁骨上(不可放于锁骨上窝，以免损伤臂丛神经)，使胎头俯屈。两手协同，沿产轴向下牵引胎头(图 12-33)。当胎头枕部达耻骨联合之下时，即以其为支点，术者将胎体上举，上提胎头，使胎儿之颏、口、鼻、眼、额及顶部相继娩出(图 12-34)。胎头娩出困难者，可用后出头产钳协助胎头娩出(图 16-26)。

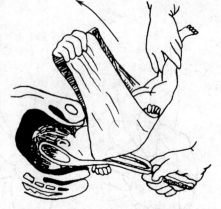

图 16-26　后出头产钳助产

【注意事项】

1. 术前应充分考虑适应证和必备条件。如估计阴道分娩有困难时，应及早行剖宫产为宜。

2. 操作时，术者应镇静而敏捷，遵循操作步骤，按分娩机制娩出胎儿，避免暴力造成产伤，如骨折、臂丛神经损伤、颅内出血、颈椎脱臼等。

3. 脐部至胎头娩出不宜超过 8 分钟，否则胎儿将因窒息而死亡。在估计胎头娩出有困难时，须及早决定应用产钳助产，以免延误时间。

4. 术中发现胎头畸形娩出困难,或胎儿死亡,应改行穿颅术。

【护理措施】

1. 第二产程应及时做好导尿、麻醉、会阴侧斜切开术及抢救新生儿的准备;配合助产者严格按照臀位牵引术操作规程协助胎儿娩出;积极抢救新生儿。第三产程注意子宫收缩、胎盘剥离及阴道出血情况,分娩结束后需详细记录产程。

2. 注意观察并发症的发生,余护理同产钳术。

第六节　剖宫产术

剖宫产术(cesarean section)是指妊娠≥28周,经切开腹壁及子宫壁取出胎儿及其附属物的手术。20世纪70年代以来剖宫产术已被广泛应用于临床。由于剖宫产技术的不断提高,对母婴相对较安全,故剖宫产率有逐年增高趋势。但若盲目放宽剖宫产手术指征,可造成各种严重并发症,如出血、羊水栓塞、感染、盆腔脏器损伤、器官粘连、子宫瘢痕等,对产妇的健康和安全造成威胁。因此,产科工作者应严格掌握手术适应证,提高手术质量,严格无菌操作,做好围术期的各项工作。

【适应证】

(一)母体方面

1. 产道异常　如骨盆狭窄、软产道异常,有瘢痕组织或盆腔肿瘤阻碍先露下降者。

2. 产力异常　如子宫收缩乏力经处理无效者。

3. 胎位异常　如持续性枕后位、枕横位不能经阴道分娩者;初产妇臀先露,胎儿较大,产力不佳者,应适当放宽指征。

4. 产前出血　如前置胎盘、胎盘早剥者等。

5. 有剖宫产史或子宫有瘢痕者,如子宫肌瘤剔除术、子宫切开取环者等。

6. 有先兆子宫破裂征象者。

7. 产妇合并全身性疾病未能控制,如心脏病、糖尿病、妊娠期高血压疾病者等。

8. 引产或阴道助产失败,需短期内结束分娩者。

9. 高龄初产妇、多年不孕或有异常分娩史无子女者。

(二)胎儿方面

1. 胎儿窘迫或胎盘功能明显减退者,羊水过少短时间内不能经阴道分娩者。

2. 脐带脱垂,胎心音良好,估计短时间内不能经阴道分娩者。

3. 胎儿珍贵(如试管婴儿)、双胎妊娠可适当放宽指征。

【术前准备】

1. 物品准备　剖宫产手术包1个。内有:25cm不锈钢盆1个,弯盘1个,卵圆钳6把,1、7号刀柄各1把,解剖镊2把,小无齿镊2把,大无齿镊1把,18cm弯血管钳6把,10cm、12cm、14cm直血管钳各4把,组织钳4把,持针器3把,吸引器头1个,阑尾拉钩2个,腹腔双头拉钩2个,刀片3个,双层剖腹单1块,手术衣6件,治疗巾10块,纱布垫4块,纱布20块,手套6副,1、4、7号丝线各1个,肠线若干包。

2. 心理准备　告之产妇及家属剖宫产的目的,耐心解答有关疑问,缓解其焦虑。告之可能出现的并发症,请家属签字。

3. 交叉配血试验,备血,药物敏感试验。

4. 腹部准备同一般开腹手术。

5. 放置留置导尿。

6. 术前禁用呼吸抑制剂。

7. 择期剖宫产者,手术前日晚上进流食,当日早晨禁饮、禁食,急诊剖宫产需立即禁饮、禁食。

8. 备好抢救新生儿窒息的用品,如气管插管、氧气及急救药品,必要时请儿科医师进手术室。

【体位】

一般取仰卧位,为防止仰卧位低血压综合征的发生,亦可取左侧倾斜 10°~15° 卧位。

【麻醉方式】

首选硬膜外麻醉,也可用局部麻醉加强化麻醉,必要时可用全麻。

【术式选择】

1. 子宫下段剖宫产 切口在子宫下段,在膀胱腹膜反折下面,此处宫壁薄,出血少,切口容易愈合,感染、粘连及再次孕产子宫破裂机会相对较少。目前已广泛应用于临床。

2. 新式剖宫产术 是以色列 Stark 医生改进的子宫下段剖宫产术。其特点是子宫肌层一层缝合及不缝合腹膜、膀胱返折腹膜的方法。关腹方法为连续缝合筋膜,皮肤及皮下脂肪全层缝合。

3. 子宫体部剖宫产 切口在子宫体部。其特点是操作简单,但切口处宫壁厚、出血多,术后与腹腔脏器易粘连、感染,切口愈合不如子宫下段式式,再次妊娠瘢痕裂开可能性大,故已极少采用。仅用于前置胎盘等为抢救产妇和胎儿需紧急剖宫产者。

4. 腹膜外剖宫产 剖宫产术各步骤未进入腹腔,均在腹膜外进行,需分离推开膀胱暴露子宫下段,手术较复杂。因可避免手术对腹腔内脏器功能干扰及感染扩散,且术后恢复快等优点,故对于胎膜早破、严重宫腔感染者尤为适用。但未进入产程者、或为紧急抢救产妇及胎儿者不宜采用。

5. 剖宫产子宫切除术 剖宫产娩出胎儿、胎盘后立即行子宫切除术。适用于胎盘早剥、羊水栓塞所致子宫胎盘卒中、宫缩乏力大出血难以控制或合并严重子宫感染者。

【手术步骤】

(一) 子宫下段剖宫产术

1. 准备 常规消毒腹部皮肤、铺巾。

2. 切开腹壁 取下腹正中纵切口或耻骨联合上横切口,长约 12cm,逐层切开腹壁,进入腹腔。

3. 探查 探查子宫体有无右旋、子宫下段伸展情况及有无胎盘附着,胎头位置、高低、大小。扶正子宫位置,塞入生理盐水纱布,保护肠管。

4. 剪开膀胱腹膜反折 在膀胱腹膜反折外下 2cm 处,横形剪开一小口,继向两侧弧形剪开膀胱子宫反折腹膜,延长至约 12cm(图 16-27)。注意弧形凹面向上,距圆韧带约 2cm,以防损伤宫旁及韧带内的血管丛。用鼠齿钳提起切口下缘,用手指下推膀胱,将膀胱与子宫下段钝性分离,暴露子宫下段(图 16-28)。

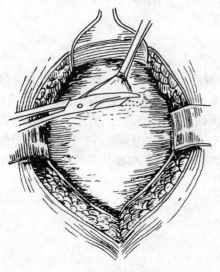

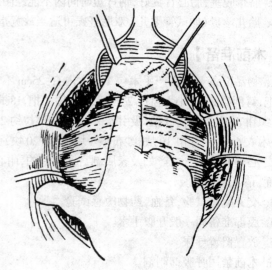

图 16-27 弧形剪开膀胱子宫反折腹膜　　　　图 16-28 下推膀胱

5. 切开子宫　在已暴露的子宫下段正中做一小横切口约 3cm（图 16-29），直达宫腔，尽可能勿刺破胎囊。然后用两手示指，向左右两侧将切口钝性撕开长 10~12cm（图 16-30）。

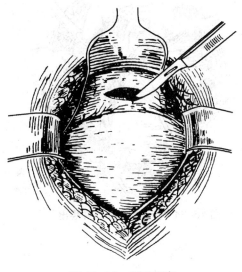

图 16-29　切开子宫

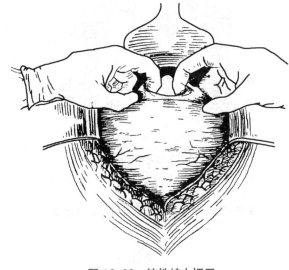

图 16-30　钝性扩大切口

6. 娩出胎儿　破膜吸出羊水后，一手伸入子宫腔，绕过胎头最低点，托起胎头，另一手于子宫底部加压，协助娩出胎头（图 16-31）。胎头娩出后立即清除口、鼻腔黏液，胎体相继娩出。若为臀先露，则牵出胎足，按臀位牵引法协助娩出（图 16-32），胎儿娩出后再清除口、鼻腔黏液与羊水。断脐后，新生儿交助手处理。在子宫体或静脉注入 10U 缩宫素或麦角新碱 0.2mg（妊娠期高血压疾病及妊娠合并心脏病者不用）。

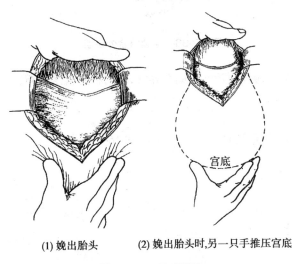

(1) 娩出胎头　　　(2) 娩出胎头时，另一只手推压宫底

图 16-31　娩出胎头

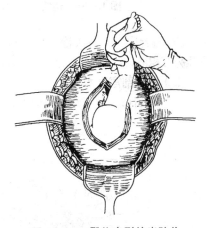

图 16-32　臀位牵引娩出胎儿

7. 娩出胎盘　胎儿娩出后，用卵圆钳或组织钳钳夹子宫切口边缘及左右角（图 16-33），稍等胎盘自然剥离，若出血多或不能自然剥离者，徒手剥离胎盘并娩出（图 16-34）。继用卵圆钳夹持干纱布，擦拭子宫腔两遍，擦净宫腔内残留的胎盘、胎膜组织。

8. 缝合子宫壁切口　用 1 号肠线缝合，第一层做全层连续或间断缝合，勿穿透子宫内膜（图 16-35），第二层做连续褥式包埋缝合子宫下段浅肌层（图 16-36）。

9. 缝合膀胱子宫反折腹膜　检查子宫缝合口，特别注意两角有无出血，然后用 1 号肠线连续缝合膀胱反折腹膜（图 16-37）。

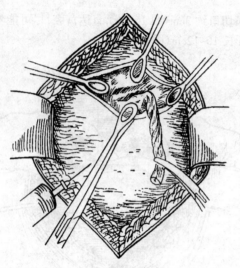

图 16-33 卵圆钳钳夹子宫切口边缘止血

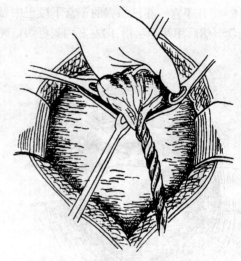

图 16-34 徒手剥离胎盘并娩出

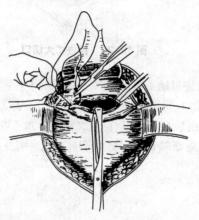

图 16-35 连续缝合内层肌

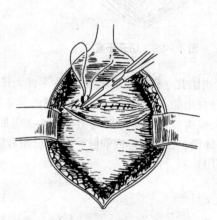

图 16-36 连续缝合外层肌

10. 缝合腹壁 再次检查子宫缝合处无渗血,两侧输卵管、卵巢无异常,取出护肠盐水纱布,彻底清理腹腔积液,清点器械和纱布无误后,逐层缝合腹壁。

(二)新式剖宫产术

1. 选择切口 位于双侧髂前上棘连线下 3cm,切口呈直线型,约 15cm(图 16-38)。

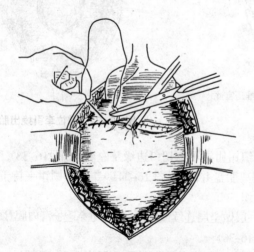

图 16-37 缝合膀胱子宫反折腹膜

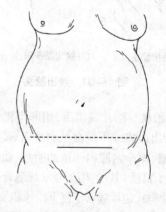

图 16-38 新式剖宫产切口的选择

2. 切开皮肤 一般在消毒前设计切口位置、长度,可用血管钳钳夹做出标志,只切开皮肤。

3. 切开皮下脂肪、筋膜进入腹膜外腔　于切口中间向下切开脂肪层 2~3cm 达筋膜层,再将筋膜切开 2~3cm(图 16-39),用直剪刀向两侧剪开筋膜层,暴露腹直肌。术者与助手配合向两侧钝性撕开皮下脂肪和腹直肌,暴露腹膜外腔(图 16-40)。

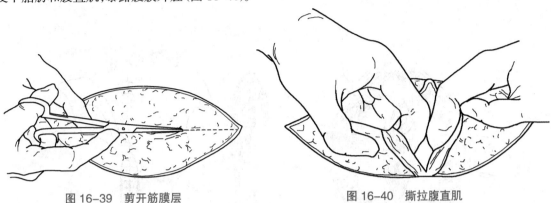

图 16-39　剪开筋膜层　　　　　　　　　　　图 16-40　撕拉腹直肌

4. 切、撕开腹膜　用止血钳夹起腹膜,确认无误后将腹膜剪一小口,然后横向撕开,暴露子宫下段(图 16-41)。

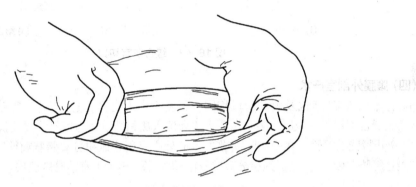

图 16-41　撕开腹膜暴露子宫下段

5. 切开子宫　子宫切口选择在距膀胱上缘约 3cm,于子宫下段肌层中央切开 2~3cm 横口,勿切破胎囊,术者两手配合向两侧撕开子宫肌层扩大切口达 10~12cm。

6. 手取胎儿胎盘　刺破胎膜,吸净羊水,按分娩机制娩出胎儿,胎儿娩出后立即手取胎盘,干纱布擦拭宫腔。

7. 缝合子宫切口　将子宫暴露于切口外,按摩子宫,必要时用缩宫素,用 Allis 钳钳夹子宫切口下缘中间部位。对尚未临产的产妇,用宫颈扩张器扩张宫颈,以免术后宫腔积血。用 1 号肠线自子宫切口一侧全层锁边缝合切口,若有出血时,再单独缝合止血。

8. 缝合腹壁切口　探查子宫及双侧附件无异常,清除凝血块,用 1 号肠线连续缝合筋膜层,对合脂肪和皮肤,用普通丝线将脂肪和皮肤一起缝合,一般垂直褥式缝合,仅缝合 3 针。

(三) 子宫体部剖宫产

操作步骤与子宫下段剖宫产不同之处如下:

1. 切口与切开腹壁　取正中或旁正中切口,为便于暴露子宫体,应较子宫下段剖宫产切口略高,根据皮肤弹性,可于耻骨联合上方 4~5cm 至脐旁上 2~3cm。

2. 切开子宫　在子宫前壁正中做纵切口 4~5cm,然后用剪刀延长切口至 10~12cm(图 16-42)。

3. 娩出胎儿　破膜后,吸净羊水,一手伸入宫腔,握住胎足以臀位娩出。

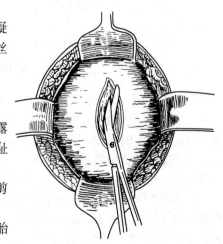

图 16-42　子宫体部纵切口

4. 缝合子宫切口 因子宫体部肌层较厚,故需用 1 号肠线缝合 3 层。第一层间断缝合近子宫内膜侧 1/2 肌层,勿穿透内膜。第二层间断缝合近浆膜层的 1/2 肌层。第三层连续包埋缝合浆肌层(图 16-43)。

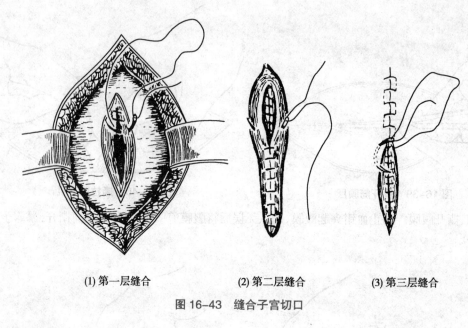

| (1) 第一层缝合 | (2) 第二层缝合 | (3) 第三层缝合 |

图 16-43 缝合子宫切口

(四) 腹膜外剖宫产术

麻醉、术前准备、体位及腹部切口均同于子宫下段剖宫产,只是不打开腹膜,分离膀胱腹膜与膀胱,暴露出子宫下段不入腹腔。多采用顶入法和侧入法相结合较为容易分离反折腹膜。

1. 切开膀胱前筋膜 在距膀胱顶缘 2~3cm 处中点用止血钳分离膀胱前筋膜,并用剪刀向两侧剪开,左侧达膀胱左侧壁,按上法逐层分离膀胱前筋膜(图 16-44),直达膀胱肌层。

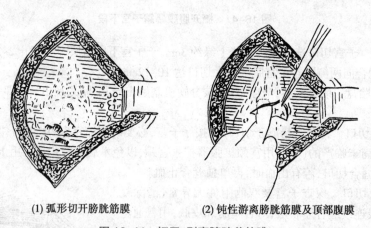

| (1) 弧形切开膀胱筋膜 | (2) 钝性游离膀胱筋膜及顶部腹膜 |

图 16-44 切开、剥离膀胱前筋膜

2. 分离左侧膀胱三角区 用腹壁拉钩将腹直肌向左侧拉开,暴露出膀胱左侧缘,勿损伤腹壁下动、静脉。以刀柄沿膀胱顶左侧稍加分离,即能暴露出左侧膀胱三角区,该区以堆积的黄色脂肪为界,上界为膀胱反折腹膜,下界是膀胱侧缘,外侧为部分脐圆韧带(图 16-45)。

3. 部分游离膀胱宫颈间隙 在近膀胱角处将膀胱壁向中线部位剥离,暴露出左侧宫颈前筋膜,并在其上做一小横切口,将手指伸入切口内行钝性剥离宫颈前筋膜。

4. 分离膀胱反折腹膜 宫颈前筋膜被分离后,即可清楚地见到左侧脐圆韧带附着腹膜处和左侧膀胱的起始处。在直视下将反折腹膜及膀胱向右侧钝性剥离,附着较紧处可行锐性分离。这样较多地推下膀胱,暴露出子宫下段(图 16-46)。

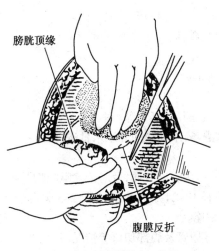

图 16-45 暴露膀胱三角区

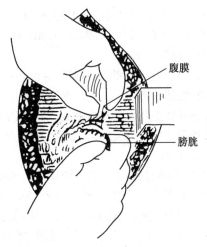

图 16-46 分离膀胱反折腹膜

5. 切开子宫 取出胎儿、胎盘,缝合子宫同子宫下段剖宫产术式。

6. 复位膀胱 以 1 号肠线缝合膀胱筋膜。检查膀胱左侧三角区,有无出血。

7. 逐层缝合腹壁。

【注意事项】

1. 子宫切口的选择 切口够大、部位适宜是预防术中出血及顺利娩出胎头的关键。子宫下段横切口应选择相当胎头最大周径的部位,胎头位置较高或较低,切口可适当调整,但不宜超出子宫下段。如切口下有胎盘附着,应改为跨子宫上下段的纵切口或子宫体部切口。切口的大小应根据胎头的大小而决定。钝性撕开切口时,要注意子宫右旋的特点,避免切口偏向一侧损伤子宫动脉,造成大出血。向左右两侧延伸切口勿用暴力,遇到阻力大即停止。切口不够大时,可向上做弧形剪开。

2. 胎头娩出困难的处理 胎头娩出困难时,应即时分析原因。常见的原因为腹壁或子宫切口过小、胎头位置过低或高浮、枕后位等,应针对原因行相应处理。延长腹壁切口应注意皮肤与筋膜之阻力;子宫切口过小时,可于切口上缘中点向上做 T 形切口。胎头嵌入骨盆过深,术者可用手伸入宫腔握住胎足以臀位娩出,或用单叶产钳娩出,或由助手经阴道上推胎头娩出。胎头位置不正应矫正后娩出。

3. 对齐解剖层次 子宫切口缝合必须解剖层次清楚,对合整齐,不留死腔,缝线松紧适度,以防伤口愈合不良。

4. 术中仔细清理宫腔,防止胎膜胎盘残留,有感染可能者用 0.5% 甲硝唑冲洗宫腔,以防术后宫腔感染。

5. 关腹前清除腹腔的羊水及积血,以防术后感染与粘连。

6. 术毕常规行阴道检查,如宫颈口未扩张,可用示指使之扩张,同时另一手按压宫底,排出宫腔与阴道积血。

【护理措施】

1. 术前准备

(1)向产妇进行解释并给予安慰,使其解除恐惧。

(2)备皮:凡行择期剖宫产,术前嘱产妇沐浴、洗发、剪指(趾)甲。腹部和外阴部按一般妇科手术备皮范围准备。

(3)重新测量产妇生命体征,复核各项辅助检查结果,如有异常及时报告医生。

(4)药物过敏试验:如普鲁卡因、青霉素等药物过敏试验。

(5)核实交叉配血情况,并做好输血准备。

（6）指导产妇练习术后病床上翻身、饮水、用餐、咳嗽、吐痰等技巧。

（7）术前4小时禁用呼吸抑制剂,如吗啡,以防新生儿窒息。

（8）安放留置导尿管。

（9）按医嘱术前半小时用基础性麻醉药物(阿托品0.5mg)。

（10）在腹部消毒前须常规复查胎心率并记录。

（11）做好新生儿保暖和抢救准备,如新生儿急救器械、药品、氧气等。

（12）如为选择性剖宫产,未破膜者遵医嘱用肥皂水灌肠,术前晚间和手术日清晨各一次。

2. 术后护理

（1）产妇回病室后,全麻患者应有专人护理,去枕平卧,头转向一侧,及时清除呕吐物及呼吸道分泌物,避免吸入性肺炎;硬膜外麻醉患者,平卧6小时,术后12~24小时改半卧位,2~3天可坐起,以利恶露排出。协助产妇翻身,鼓励产妇早下床活动,避免肠粘连。

（2）严密观察并定时监测血压、脉搏、呼吸、输液管、导尿管及腹部切口等情况,并记录。术后24小时拔除导尿管。

（3）指导产妇在翻身、咳嗽时轻按腹部两侧以减轻疼痛,必要时按医嘱给予止痛药物,如哌替啶等。

（4）术后24小时内注意观察阴道流血及子宫收缩情况,流血多者及时按摩子宫,并按医嘱给予促子宫收缩的药物。

（5）术后母儿无特殊情况,在麻醉清醒后可抱新生儿接触、吸吮乳头。热敷乳房,指导产妇的哺乳姿势,做好乳房护理。

（6）术后6~12小时进流质饮食,以后根据胃肠功能恢复情况,改半流质及普通饮食。不能进食或进食不足者,应给静脉补充液体及电解质。

（7）预防感染:遵医嘱使用抗生素,擦洗外阴每日2次,避免上行感染。每日观察腹部切口有无渗血、血肿、红肿、硬结等。观察恶露性状及气味,子宫复旧情况,发现异常及时报告医生并配合处理。

（8）健康指导

1）注意外阴卫生:指导产妇保持外阴清洁。

2）补充营养:术后每日应给予高热量、高蛋白、高纤维素的食物。

3）保健操:嘱产妇出院后坚持做产后保健操,积极参加适宜体育锻炼,利于体力恢复。

4）产后复查:告知产妇于产后42天到门诊复查,了解各器官特别是生殖器官的恢复情况、乳房及泌乳情况。

5）避孕:指导产妇产后6周内禁止性生活,产后落实避孕措施,术后应至少避孕2年方可再孕,以免再次妊娠发生子宫破裂。

新式剖宫产术介绍

1994年,在加拿大蒙特利尔召开的世界妇产科大会上,Stark教授介绍了新式剖宫产手术,引起与会者的极大关注。1996年10月,以色列Stark教授应中国外国专家管理局的邀请前来北京医科大学第一临床医院妇产科进行学术交流。他介绍了新式剖宫产术,并进行了手术表演。对此,《健康报》发表了题为"神速的剖宫产"的文章。目前,许多国家开展了这种手术。新式剖宫产术具有手术时间短、手术出血少、手术损伤少、术后恢复快、术后疼痛轻、术后粘连少、拆线时间短、住院时间短、节省手术器械、降低医疗费用等优点,是一种很有发展前途的手术方式。

第七节 人工剥离胎盘术

人工剥离胎盘术是指用手剥离并取出滞留于子宫腔内胎盘的手术。

【适应证】

1. 胎儿娩出后,胎盘部分剥离引起子宫出血,不到 30 分钟出血量已达 200ml 者。
2. 胎儿娩出后 30 分钟,经一般处理,胎盘仍未排出者。
3. 某些难产手术,胎儿娩出后,需立即娩出胎盘者。

【术前准备】

1. 用物准备　无菌产包、注射器、无菌导尿包、无菌手套、无菌纱布数块,阿托品注射液,哌替啶注射液,缩宫素。
2. 心理准备　向产妇讲解人工剥离胎盘的目的,指导产妇如何配合,解除产妇恐惧。

【操作步骤】

1. 产妇取膀胱截石位,导尿、排空膀胱。
2. 重新消毒外阴,更换无菌手套。
3. 按医嘱肌内注射哌替啶 50~100mg 用于麻醉镇痛。
4. 术者一手在腹壁紧握并下推子宫,另一手五指合拢成圆锥状,沿脐带伸入宫腔,触及胎盘边缘。宫腔内的手掌展开,四指并拢,手背紧贴宫壁,进入胎盘与子宫壁之间,以手掌的尺侧缘做钝性剥离(图 16-47)。待整个胎盘剥离后,将胎盘握在手掌中取出。

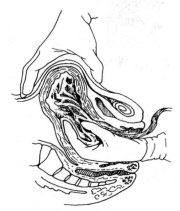 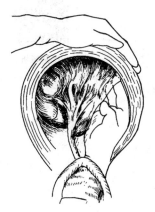

(1) 徒手剥离胎盘侧面观　　　　　　　　(2) 徒手剥离胎盘正面观

图 16-47　徒手剥离胎盘侧面及正面观

5. 检查胎盘胎膜,如不完整,可再探查子宫腔,或用干纱布擦拭宫腔,或用大刮匙轻轻搔刮宫腔,清除残留的胎盘胎膜。

【注意事项】

1. 徒手剥离胎盘应一次完成,因反复进出宫腔会增加感染机会。
2. 剥离胎盘时,应触摸清胎盘与子宫壁的接触面,操作轻柔,切忌强行剥离和抓挖子宫壁,防止穿破子宫壁。如发现胎盘与子宫壁之间无明显界限,且有根样组织扎进子宫壁,找不到疏松剥离面时,应考虑胎盘植入,立即停止操作,必要时切除子宫。
3. 术后注射缩宫素预防产后出血,给抗生素预防感染。

【护理措施】

1. 病情监护　术中严密观察产妇生命体征、阴道出血、子宫收缩情况,及时做好输血准备。
2. 配合治疗　配合医生尽快完整娩出胎盘,遵医嘱给予抗生素和缩宫素。
3. 心理护理　向产妇解释此项手术的必要性,身旁有专人留守解除产妇恐惧、指导产妇术中配合。

思考与练习

1. 郭女士,27岁,孕39周,孕2产0,曾有1次人工流产及宫腔感染史。今晨7:00阴道娩出一男活婴,体重3400g,当时阴道少量出血,胎儿娩出后40分钟胎盘未娩出,阴道出血量增多,共约600ml,血压110/80mmHg,脉搏110次/分。

请问:

(1)该产妇的临床诊断有哪些?

(2)对于该产妇的诊断依据有哪些?

(3)应给予哪些处理方法?

2. 郝女士,34岁,孕1产0,孕40周,已临产16小时,宫口已开全3小时,先露头,胎头双顶径达坐骨棘水平下1cm,胎心率100次/分,会阴较紧。B超提示:胎头双顶径9.5cm。

请问:

(1)对于该产妇应如何处理?

(2)给予上述处理的适应证是什么?

(3)进行处理的注意事项有哪些?

思路解析

扫一扫,测一测

(魏碧蓉)

附 录

附录一 爱丁堡产后抑郁量表

序号	内容	同以前一样	没有以前那么多	肯定比以前少	完全不能
1	我能看到事物有趣的方面,并能笑得开心	0	1	2	3
2	我欣然期待未来的一切	0	1	2	3
	内容	没有这样	很少这样	有时这样	经常这样
3	当事情出错时,我会不必要地责备自己	0	1	2	3
4	我无缘无故感到焦虑和担心	0	1	2	3
5	我无缘无故感到害怕和恐慌	0	1	2	3
6	我很不愉快,难以入睡	0	1	2	3
7	我感到难过和悲伤	0	1	2	3
	内容	我应付得与过去一样好	大多数时间我应付得比较好	有时我不能像平时那样应付	大多数情况下我全然不能应付
8	很多事情冲着我来,使我透不过气	0	1	2	3
	内容	从不	极少有	有时	经常
9	我很不愉快,想哭泣	0	1	2	3
10	我想过要伤害自己(自杀)	0	1	2	3
备注	把选项分数相加得出总分 •得分大于或等于9分时,为可疑产后抑郁,需加强观察,必要时咨询医生 •得分大于或等于13分时,极有可能是产后抑郁,须立即咨询医生,进一步确诊 •"自伤"得分不是0分,或有自杀及其他奇怪的想法或行为,须立刻转诊到精神专科				

附录二 爱婴医院的十条标准

1. 有书面的母乳喂养规定,并常规传达到全体卫生人员。
2. 对全体卫生人员进行必要的技术培训,使其能实施有关规定。
3. 把有关母乳喂养的好处及处理办法告诉所有的孕妇。
4. 帮助母亲在产后一小时内开始母乳喂养。
5. 指导母亲如何喂奶,以及在需与其婴儿分开的情况下如何保持泌乳。
6. 除母乳外,禁止给新生儿吃任何食物或饮料,除非有医学指征。

7. 实行 24 小时母婴同室。

8. 鼓励按需哺乳。

9. 不要给母乳喂养的婴儿吸人工奶头，或使用奶头做安慰物。

10. 促进母乳喂养支持组织的建立并将出院的母亲转给这些组织。

附录三　我国母婴友好医院十条措施建议

1. 尊重妇女的知情同意权和隐私权。

2. 告知妇女分娩过程中持续陪伴、活动和适当饮食的好处，并尊重妇女的选择。

3. 提供文化敏感性照顾。

4. 提供连续性服务。

5. 避免常规应用无证据且具潜在伤害性的操作和程序。

6. 提供非药物性缓解疼痛及促进舒适的方法。

7. 尊重每位妇女平等接受服务的权利。

8. 提供循证的有益的实践。

9. 具有并常规使用助产知识和技术。

10. 达到爱婴医院要求。

中英文名词对照索引

参考文献

1. 魏碧蓉.高级助产学.2版.北京：人民卫生出版社，2009.

2. 魏碧蓉，盘晓娟.助产技术.北京：人民卫生出版社，2012

3. 魏碧蓉.助产学.北京：人民卫生出版社，2014.

4. 谢幸，苟文丽.妇产科学.8版.北京：人民卫生出版社，2013.

5. 刘树伟，李瑞锡.局部解剖学.8版.北京：人民卫生出版社，2013.

6. 沈铿，马丁.妇产科学.3版.北京：人民卫生出版社，2016.

7. 姜梅，庞汝彦.助产士规范化培训教材.北京：人民卫生出版社，2017.

8. 闫金凤，韦秀宜.助产技术.北京：人民卫生出版社，2017

9. 郑修霞.妇产科护理学.5版.北京：人民卫生出版社，2013.

10. 安立彬，陆虹.妇产科护理学.6版.北京：人民卫生出版社，2017.

11. 蔡文智.助产技能实训.北京：人民卫生出版社，2015

12. 苗银凤，李伟.妊娠期糖尿病的诊断标准及治疗.实用妇科内分泌杂志（电子版），2017，4（5）：16-17.

13. 李国平，蒋丽萍，周智平，等.新诊断标准筛查妊娠期糖尿病患者的临床应用及意义.中国妇幼保健，2017，32（8）：1609-1610.

14. 贺木兰，刘双萍，程琰，等.妊娠期糖尿病最新诊断标准与妊娠结局.中国优生与遗传杂志，2014，22（7）：71-74.

15. 齐薇薇，邵宗鸿.《妊娠期铁缺乏和缺铁性贫血诊治指南》解读.中国实用内科杂志，2015，35（2）：136-138.

16. 周筠，寿金文，费玉琴.妊娠合并急性胰腺炎的护理.浙江实用医学，2013，18（3）：225-226.

17. 毕云凤.妊娠合并急性胰腺炎患者的护理体会.中国社区医师，2016，32（18）：175-176.

18. 李金枝，陆静.妊娠合并急性胰腺炎的护理分析.中国继续医学教育，2017，9（22）：229-231.

19. 曹泽毅.中华妇产科学　临床版.北京：人民卫生出版社，2009.

20. 吴培英.妇产科护理　案例版.北京：科学出版社，2010.

21. 张淑兰，刘彩霞.妇产科急重症与疑难病例诊治评述.北京：人民卫生出版社，2012.

22. 周昌菊，丁娟，严谨，等.现代妇产科护理模式.2版.北京：人民卫生出版社，2010.

23. 马彦彦.新式剖宫产术.北京：北京科学技术出版社，1991.